# 口腔顎顔面痛の最新ガイドライン 改訂第4版
―米国 AAOP 学会による評価, 診断, 管理の指針―

# American Academy of Orofacial Pain
# Guidelines for Assessment, Diagnosis, and Management

*Contributors*

### Reny de Leeuw, DDS, PhD
### Editor

Peter M. Baragona, DMD
Peter M. Bertrand, DMD, MS
David F. Black, MD
Charles R. Carlson, PhD
J. Richard Cohen, DDS
Dorothy C. Dury, DDS, PhD
Donald A. Falace, DMD
Steven B. Graf Radford, DDS
Gary M. Heir, DMD
Jules R. Hesse, PT, PhD
Andrew S. Kaplan, DMD

Steven L. Kraus, PT, OCS
Jeffrey Mannheimer, PT, PhD
Richard Ohrbach, DDS, PhD
Jeffrey P. Okeson, DMD
Richard A. Pertes, DDS
Jerry W. Swanson, MD
Alan Stiles, DMD
Mark V. Thomas, DMD
Corine Visscher, PT, PhD
Edward F. Wright, DDS, MS

# 口腔顎顔面痛の最新ガイドライン

## 改訂第4版

―米国 AAOP 学会による評価,診断,管理の指針―

Reny de Leeuw, DDS, PhD　編

杉崎正志・今村佳樹　監訳

クインテッセンス出版株式会社　2009

Tokyo, Berlin, Chicago, London, Paris, Barcelona, Istanbul, Milano, São Paulo, Moscow, Prague, Warsaw, New Delhi, Beijing, and Bukarest

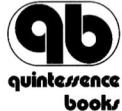

© 2008 Quintessence Publishing Co, Inc

Quintessence Publishing Co, Inc
4350 Chandler Drive
Hanover Park, IL 60133
www.quintpub.com

All rights reserved. This book or any part thereof may not be reproduced, stored in a retrieval system, or transmitted in any form or by any means, electronic, mechanical, photocopying, or otherwise, without prior written permission of the publisher.

Editor: Bryn Goates
Design: Dawn Hartman
Production: Sue Robinson

Printed in the USA

# はしがき

　American Academy of Orofacial Pain：AAOP(米国口腔顔面痛学会)は，TMD(顎関節症)と口腔顔面痛の理解と教育の質を改善することを目標として1975年に創立された．AAOPは，口腔顔面痛および関連疾患の分野での教育，研究および患者治療の，卓越性を推進することで疼痛と苦悩を軽減するという使命をもった熱心なヘルスケア専門家の組織であり続けている．3種の公刊がこの版に先行して存在し，「AAOPガイドライン」として一般的に参照されている．Dr. Charles McNeill は最初の2版を編集した．すなわち"Craniomandibular Disorders：Guidelines for Evaluation, Diagnosis, and Management"1990(加治初彦，古賀正忠，中沢勝宏 訳．頭蓋顎機能障害　評価，診断，治療管理のガイドライン上下．the Quintessence 1992；11(1), 11(2).) と"Temporomandibular Disorders：Guidelines for Classification, Assessment, and Management"1993(杉崎正志，藤井弘之 監訳．TMD治療の最新ガイドライン─米国AAOP学会による分類・評価・管理の指針─．クインテッセンス出版，1993)である．これらの公刊物は主にTMD(顎関節症)に焦点を当てたものであった．ヘルスケア専門家や研究者はTMD(顎関節症)と頭頸部の他疾患との関係をより意識し始めていたため，このガイドラインはTMD(顎関節症)としてみられる疾患，あるいはTMD(顎関節症)に関連した疾患を含めて拡大する必要があった．これらの疾患は頭痛や頸部痛だけではなく，いくつかの神経因／原性疼痛疾患も同様に包含された．したがって，委員会は口腔顔面痛および関連する疾患の適応範囲を拡大するために，文章を展開することを決定した．1996年に，Jeffrey P. Okeson を編集者として，「AAOPガイドライン」の第3版("Orofacial Pain：Guidelines for Assessment, Diagnosis, and Management" 1996)が公刊された(藤井弘之，杉崎正志 監訳：口腔顎顔面痛の最新ガイドライン─米国AAOP学会による評価，診断，管理の指針─．クインテッセンス出版，1997)．この第3版はTMD(顎関節症)と口腔顔面痛を別個の病態とみなすべきではなく，むしろ，疾患分類としてはTMD(顎関節症)は口腔顔面痛という傘の下に流れ落ちる重要な部分として考えるべきであるという考えを強調すると同時に，口腔顔面痛の分野での変化に同調するように「口腔顔面痛」という言葉を用いた．

　この「AAOPガイドライン」第4版では，再び「口腔顔面痛：評価，診断および管理のためのガイドライン」というタイトルを付け，口腔顔面痛の分野は現行の根拠に基づく概念(evidence based concept)をより完全に示すために展開した．このガイドラインの構造は第3版のそれに類似しているが，すべての章は重要な新しい情報を含めており，またいくつかの章は徹底的な改訂が行われた．利用可能な場合，科学的に正当で効果的な診断法と治療オプションを添えて，

科学的根拠に基づく論文を読者に提供した．以前の版では，頸部障害の情報はいくつかの章に分散されていたが，この版では，いくつかの口腔顔面痛障害と頸部痛障害との近い関連性を強調するために，頸部障害として1つの章立てで書かれており，そのうえ，これらの障害に関連した相違と類似性に注意を喚起している．

　この仕事は，口腔顔面痛のあらゆることを総括的に詳述するような，すべてを網羅するような教科書にしようと意図したものではないのであって，読者はそのことを理解することが重要である．その代わりに，読者に口腔顔面痛状態の根拠に基づく評価，診断および管理の方法を最近の科学的知識に基づいて支援し，この疾患の知識を提供するつもりである．なぜなら，TMD（顎関節症）は口腔顔面痛の主たる部分であり，また臨床医のほとんどは，おそらくはその評価，診断，および治療に焦点を当てるので，この分野はもっとも詳細に記述されている．さらに，TMD（顎関節症）は分類の章の主体となっている．神経因／原性疼痛疾患や歯原性疼痛，粘膜歯肉障害のような他の章もまた，より詳細な情報を含んでいる．頭痛に関する章は，一次性頭痛を記載しており，経験の少ない専門家にも熟練した専門家にも，TMD（顎関節症）と関連する，あるいは関連しないであろう頭痛を見分けたり，区別するのに役立つであろう．頸椎障害の章は頸椎と三叉神経間の神経解剖学的結びつきについて主に記載されており，また，口腔顔面痛の原因としてあるいは症状としてみられる，より一般的な頸椎原性疾患のいくつかを強調している．頭蓋内疾患や精神疾患のような他の関連疾患はそれらの疾患についての見識をもたらすように記述されており，また，他の口腔顔面痛疾患との間の関係やそれらへの可能性のある影響について記述されている．

*Reny de Leeuw, DDS, PhD*
ガイドライン委員会委員長

# 謝　辞

　「AAOP ガイドライン」の以前の版が公刊されて以来，10年以上が経過した．AAOP のメンバーが，この第4版を制作するのに費やした多くの時間を言葉で表すのは困難である．多数のメンバーが長年にわたってこのガイドライン委員会の委員を務めた．彼らの有意義な意見や見識に心からの謝辞を捧げるものである．

　「AAOP ガイドライン」のこの版への主たる貢献者は，タイトルページの隣に挙げてある．しかし，この10年間の経過のなかに特筆すべき努力を果たしたのは彼らのみではない．多くの人びとが「AAOP ガイドライン」の，最終的にはこの版になる以前のバージョンに従事した．不幸にも，引き続いて行われた内容の大きな再編成のために，数名の著者の仕事はこの版に含めることはできなかった．それでもなお，これらの人びとは重要な努力と時間を払い，またそのため，功績に値するものである．Robert Rosenbaum はこの点において特別の評価に値する．この再編成以前に，彼はこの版でのはるかに広範囲の内容を含むバージョンで陣頭指揮を執った．心からの感謝を彼の献身，努力および勤勉のすべてに対して贈るものである．初期のドラフト作成に関与した他の人びとは Romulo Albuquerque, Francisco Alençar, Ronald Attanasio, Dennis Bailey, Elizangela Bertoli, Hong Chen, Glenn Clark, Harold Cohen, Jeffrey Crandall, Karen Decker, Jim Fricton, Henry Gremillion, Sheldon Gross, Steve Harkins, Lisa Heaton, Maureen Lang, Matthew Lark, Pei Feng Lim, John Look, James Luderitz, Bruce Lundgren, Jeannette McNeill, Robert Merrill, Somsak Mitrirattanakul, Mariona Mulet, Cibele Nasri, Hieu Nguyen, Elaine Nicholson, Richard Niedermann, Donald Nixdorf, Diane Novy, John O'Brien, Kathy Robbins, Mariano Rocabado, Eric Schiffman, Anthony Schwartz, Donald Tanenbaum, Ed Truelove, および Eduardo Vazquez Delgado である．

　最後に，影になって精勤してくれた Jenna Klingenberg, Dewayne Martin, Lisa McCoy, および Tipton Moody に感謝を表したい．彼らの支援業務に深謝する．

# 日本語版刊行によせて

　私は"Orofacial Pain : Guidelines for Assessment, Diagnosis, and Management, 4th edition."の日本語版を読者の皆さまと共有できることが非常に幸せであり，またうれしく思っている．本書はすでに日本語に翻訳された「ガイドライン」として知られている２冊目のものである．本書は数多くのAmerican Academy of Orofacial Pain（AAOP）の学会員と，数名の学会員以外のメンバーによる国際的な努力によるものである．第３版の改訂には長い期間がかかってしまったが，私はこの共同の試みにおいて，われわれが米国で十分に受け入れられる版を作り上げたことをうれしく思う．読者諸氏にも本書にご満足いただければ幸いである．

　ご存じのように，AAOPは大部分が歯科医師によって構成されているが，理学療法士，心理学者や口腔外科医および顎顔面外科医，そして一部の麻酔科医や神経内科医までもそのメンバーに含まれている．AAOPの多様な会員構成は，私見では，いかに口腔顔面痛の分野が拡大したかを示す証である．AAOPは，伝統的にTMD（顎関節症）の保存的療法の強い支持者であった．本書を読めば，これが「AAOPのガイドライン」に反映されていると気づくであろう．AAOPは慢性痛のより幅広い分野を組み込むために，長年にわたってその陣営を広げてきたことにより，頭痛やニューロパシー性（神経障害性／神経因性）疼痛の診断的特徴と治療オプションを加えた．疼痛の体験へのさまざまな精神障害の影響についても言及している．また，いくつかの一般的な精神障害の定義と特徴も提供している．さらに，長年にわたるわれわれと理学療法士との協力により，今回，頸部痛の独立した章を成し得た．一部の頸椎障害がどのように顔面痛に影響し，あるいはそれ自身を顔面痛として体現する可能性があるかを理解することが，より正確な診断へと導くことになり，それにより，優れた治療戦略に至るであろう．

　国が異なれば，治療戦略はわずかに異なるであろうが，私はこのガイドラインが日本でのTMD（顎関節症）と口腔顔面痛の治療理念としてうまく形を変えてくれると信じている．日本の研究者によって，相当な量の研究がTMD（顎関節症）のさまざまな側面から行われており，そして，これらの研究は日本でも同様に保存的アプローチが優位であることを示している．日本人研究者による多くの刊行物が，「AAOPガイドライン」の基礎を形づくっている．

　本書は網羅的な教科書ではなく，また伝統的な教科書が含んでいる詳細も提供していない．本書は口腔顔面痛とその関連疾患，病状評価ツール，および根拠に基づく治療アプローチの概要を提供することを目的としている．また，本書は歯学生にも医学生にも，口腔顔面痛医療提供者の初心者にも熟練者にも，また，頭痛や頸部痛患者にかかわる他の医療従事者にとっても最適の補遺である．

Reny de Leeuw, DDS, PhD

# 監訳者序

　American Academy of Orofacial Pain：AAOP（米国口腔顔面痛学会）の編集による"Orofacial Pain：Guidelines for Assessment, Diagnosis, and Management"が，10年ぶりに大幅に改訂され，第4版として2008年に出版されました．この第4版が上梓されるまでの間に，国内では2000年に口腔顔面痛学会が組織され，口腔顔面痛の臨床と基礎の進歩と普及に貢献してきました．本年4月にはJapanese Academy of Orofacial Painと合併し，7月には第14回日本口腔顔面痛学会として，第22回日本顎関節学会と合同で学術大会が開催されました．

　この第4版の翻訳にあたっては，口腔顔面痛や顎関節症の臨床に深くかかわりのある，国際的にも著名な19名の先生がたのご協力をいただきました．

　1980年代に始まった慢性痛のメカニズムに関する基礎研究の飛躍的進歩は，多大な臨床へのフィードバックをもたらしています．神経の感作，可塑の問題は，顎関節症をはじめとする慢性痛治療の概念を大きく変化させました．本書では，この重要な問題をわかりやすく解説してあります．また，過去にも多くの問題提起がなされてきた頸部の疾患と口腔顔面痛の関係について，新たな章としてまとめられた意義は大きいと思います．本書は過去の版とは異なり多くの新しい疾患情報が追加されており，顎関節症を扱う臨床家はもちろんのこと，口腔顔面痛を扱う専門医にも重要な情報が含まれています．本書の序文にも示されているように，口腔顔面痛に対する根拠に基づく評価，診断および管理方法も最近の科学的知識に基づいて書かれています．このことは多忙な臨床家に時間的余裕を与え，患者さんにふれあう時間を増やしてくれるものと思います．

　監訳者がかかわった「AAOPのガイドライン」の翻訳は1993年（第2版），1996年（第3版）につづき，本書で3冊目です．一つの本の翻訳に16年間携わることができたことに深謝いたします．この間，過去にお手伝いいただいた先生がたのなかには定年を迎えた方もいらっしゃいます．また，新たな力として加わっていただいた先生もおられます．本書の翻訳をご担当いただいた先生がた，編集制作作業に渾身の努力を惜しまれなかったクインテッセンス出版の担当者に敬意を表します．

　校閲にあたっては，できるだけ正確な訳語を用いること，また訳語の統一についてもできるかぎり配慮したつもりですが，大部の本ではあり，多人数で分担翻訳しているため，章により訳語の微妙な不統一が残ったり，あるいは訳のミスが見つかることがあるかもしれません．読者のご指摘を待ちたいと思います．

　本書が本邦での口腔顔面痛患者への福音になることを期待いたします．

2009年9月

杉崎　正志・今村　佳樹

# 監訳者・訳者一覧

## ■監訳者

杉崎　正志（東京慈恵会医科大学 歯科）

今村　佳樹（日本大学歯学部 口腔診断学講座）

## ■訳者（五十音順）

井川　雅子（静岡市立清水病院 口腔外科）

池田　英治（東京医科歯科大学大学院医歯学総合研究科 摂食機能保存学講座 歯髄生物学分野）

井上　農夫男（北海道大学大学院歯学研究科 口腔健康科学講座 高齢者歯科学教室）

大久保　昌和（日本大学松戸歯学部 顎咬合機能治療学講座）

覚道　健治（大阪歯科大学 口腔外科学第二講座）

木野　孔司（東京医科歯科大学歯学部附属病院 顎関節治療部）

栗田　賢一（愛知学院大学歯学部 顎口腔外科学講座）

小林　馨（鶴見大学歯学部 歯科放射線学講座）

正司　喜信（東京都品川区開業　正司歯科／口腔顔面痛センター）

須田　英明（東京医科歯科大学大学院医歯学総合研究科 摂食機能保存学講座 歯髄生物学分野）

林　勝彦（東京慈恵会医科大学 歯科）

鱒見　進一（九州歯科大学口腔機能科学専攻 口腔機能再建学講座 顎口腔欠損再構築学分野）

松香　芳三（岡山大学大学院医歯薬学総合研究科 機能再生・再建科学専攻
　　　　　　口腔・顎・顔面機能再生制御学講座 インプラント再生補綴学分野）

村岡　渡（東京都日野市立病院 歯科口腔外科）

矢谷　博文（大阪大学大学院歯学研究科 顎口腔機能再建学講座 歯科補綴学第一教室）

和気　裕之（神奈川県横浜市開業　みどり小児歯科）

和嶋　浩一（慶應義塾大学医学部 歯科口腔外科学教室）

# CONTENTS

はしがき
謝　辞
日本語版刊行によせて
監訳者序

## 1　口腔顔面痛序論　13
口腔顔面痛におけるヘルスケア専門家の責任　13
口腔顔面痛の疫学　14
痛みの構造　15
口腔顔面痛の解剖学的生理学的考察　15
口腔顔面痛の神経生理　22
生物心理社会的モデル：アロスターシスと情緒的運動システム　26
苦悩(suffering)と痛み(pain)：併発症　28
慢性口腔顔面痛症：TMD(顎関節症)と併発症　30
頭痛と口腔顔面痛症　32

## 2　口腔顔面痛患者の一般的評価　39
スクリーニング評価　39
包括的評価　41
要約　57

## 3　口腔顔面痛の鑑別診断　63
専門用語　64
診断の分類体系　64
鑑別診断　66

## 4　血管性および非血管性頭蓋内障害　75
予備的検討　75
血管性障害による頭痛　78
非血管性頭蓋内障害に関連した頭痛　81
要約　83

## 5　一次性頭痛　85
片頭痛　85
緊張型頭痛　88
群発頭痛　90
発作性片側頭痛　92

## 6　発作性および持続性ニューロパシー性疼痛　97
発作性ニューロパシー性疼痛　97
持続性ニューロパシー性疼痛　104

## 7 口腔内疼痛症　115
歯原性疼痛　115
非歯原性歯痛　126
歯肉歯槽粘膜と舌の疼痛症　126

## 8 TMD（顎関節症）　143
咀嚼機構の解剖学　143
TMD（顎関節症）の定義　144
TMD（顎関節症）の疫学　146
TMD（顎関節症）の病因学　147
TMD（顎関節症）の診断的分類　156
TMD（顎関節症）の管理　173
臨床研究　192

## 9 口腔顔面痛と頭痛の頸原性機序　227
疫学：TMD（顎関節症）を合併したCSD（頸部障害）の有病率　228
頸椎と頭蓋下顎の連結　228
頸椎のスクリーニング評価　230
頸部が原因の頭蓋顔面痛症候群　231
代表的なCSD　232
要約　241

## 10 頭痛・顔面痛の頭蓋外および全身的原因　249
頭蓋骨　249
眼　249
耳　251
副鼻腔　251
咽頭　251
リンパ系　252
血管系　253
唾液腺　253
全身的原因　254

## 11 Ⅱ軸：生物行動学的考察　257
生物行動学的モデルの基盤　257
発展しつつある生物行動学的枠組み　259
２軸診断化の実行　260
一般的障害の定義と一般的特徴　260
要約　276

Glossary　279
索　引　329

# 1

# 口腔顔面痛序論

今村　佳樹 訳

　口腔顔面痛(orofacial pain)とは頭部，顔面，頸部の硬組織，軟組織の痛みを指す．これらの組織(皮膚，血管，歯，唾液腺，筋といった組織)は，三叉神経を介して脳回路に刺激(インパルス)を送り，この刺激はここで痛みとして認識される．脳回路は，その後の複雑な行動を引き起こすための一義的なはたらきを担う[1]．頭痛や神経因性，筋骨格性，心理生理学的な病態，さらには，がんや感染，自己免疫性現象，組織の外傷もまた，口腔顔面痛の愁訴への診断範囲を代表するものである．なぜ，口腔顔面痛の評価と管理にあらゆる医学領域の協力が必要なのかは，三叉神経領域にさまざまな疼痛が生じうるためである．

　TMD(顎関節症)や頭痛といった，三叉神経が関係した痛みをより良く管理することを追究した結果，歯科領域において口腔顔面痛が1つの専門分野として確立した．口腔顔面痛には研修医の教育プログラムや専門医制度があり，支持団体や大学，職能団体，連邦政府関係機関との協力も増加してきている．

　この改訂版は，口腔顔面痛の根底をなす多種多様な病態を網羅する関連文献の総括に由来する共同作業の結果である．本書は，臨床において急速に明らかにされてきている領域である疼痛管理において，口腔顔面痛を有する患者を評価・治療しながら，"医学文献の内容についていく"ことに困難を感じている医療関係者を対象として作成されている．

## 口腔顔面痛における
## ヘルスケア専門家の責任

　患者の評価と鑑別診断を行ううえでバイアスのない状態を保つことは，個々の臨床医の責任である．口腔顔面痛には多種多様で複雑な生理学的相互関係が存在するため，臨床医は自分自身では診断が難しく，コンサルテーションを要している場合を判断できなければならない．さもなければ，治療

が本来の原因とは異なった方向を向いてしまう．

臨床医の責任は3つの要素からなる．第1に，臨床医はこれまでの歴史的経緯を踏まえながら，口腔顔面痛に関連した最近の基礎的・臨床的知見を組み合わせなければならない．適切な疑問がなくてはならないし，その解答には解析が加えられ，得られた知見は最初の鑑別診断に統合されなければならない．

第2に，臨床医は身体検査や適切な臨床検査，画像検査，神経学的検査ならびに他科専門医へのコンサルテーションによって，慎重な臨床評価を行わなければならない．正しい診断には，他科専門医の意見を必要とするかもしれない．

第3に，臨床医は治療方針の詳細だけでなく，すべての所見を患者に説明できなければならないし，それは科学的文献に基づいた標準的な治療でなければならない．治療が自分自身の専門内容を超える場合は，チーム医療へ進展することになる．臨床医は，患者の紹介について適切に検討しなければならない．

## 口腔顔面痛の疫学

1986年のNuprin Pain Report[2]によれば，多くの米国民が年間に3，4種の異なった痛みを経験しているという．Crookら[3]は全人口の16％が過去2週以内に痛みを経験していると報じている．全人口の81％以上の人は，人生で少なくとも1回は著明な痛みを経験するという報告もある[4]．Brattbergら[5]は，一般から無作為に選出された827名のうち66％が全身のいずれかの部位に痛みや不快感を訴え，およそ10％が頭や顔，頸に痛みを訴えたと報告している．Von Korffら[6]は，Health Maintenance Organization：HMO（保健維持機構）系の医療保険に加入している1,016名を対象に調査を行い，過去6か月に全体の12％の人が顔面痛を経験しており，その他の疼痛としては，背部痛が41％，26％が頭痛，17％が腹痛，12％が胸部痛であったという．さらに，40％の人が1日以上仕事を休まなければいけなかったと報告している．

Liptonら[7]は米国の45,711所帯を対象に調査を行い，全体の約22％が過去6か月に，5つある口腔顔面痛のタイプの少なくとも1つは経験していたと報告している．もっとも一般的だったタイプの口腔顔面痛は歯痛で，調査人口の12.2％であった．顎関節痛は5.3％，顔面ならびに頬部の痛みは1.4％であった．

しかしながら，口腔顔面痛はそれが単独の訴えとしてみられることはあまりない．81％以上の患者は三叉神経領域以外に痛みをもっていることを口腔顔面痛センターに報告しているが[8]，これらの痛みについて話す患者はほとんどいない[9]．線維筋痛症や慢性疲労症候群，頭痛，パニック障害，胃食道逆流障害，過敏性腸症候群，多種化学物質過敏症，それに心的外傷後ストレス障害などの病態は，TMD（顎関節症）と共存するように思われる[10]．これらの共存病態の症状があれば，口腔顔面痛患者は一般的な歯科治療が必要な患者から区別されることになる[11,12]．評価によってすべての痛みの源が明らかにされなければ，口腔顔面痛の予後は，慢性侵害刺激の未解明の痛みの

源による影響が脳回路へどれだけ集中するかによって決定することになるであろう．

痛みはだれもが経験することではあるが，大きな社会的影響をもつ．Bonicaは先進国においては人口の約1/3が何らかの慢性痛をもっていると推計している[13]．慢性痛によって年に何十億ドルもの費用が，医療サービス，失業，生産性の低下，身体障害補償にかかっている．

## 痛みの構造

痛みは"実質的あるいは潜在的な組織損傷にともなって，または(実際に損傷は加わっていなくても)それらの損傷の観点に立って述べられる不快な感覚または情動的経験"と定義されている[14]．侵害受容器は，ポリモーダルならびに高閾値神経終末であり，組織損傷電位を緩徐に伝導するAδ線維や，さらに緩徐な伝導のC線維に伝え，これが中枢神経系(CNS)に伝わる．疼痛は侵害刺激を認識したものであるが，多くの口腔顔面痛患者では明らかな組織損傷がみられず，顎関節関節円板の復位をともなわない転位などのような解剖学的変化によっては，持続性の疼痛を予見することはできない[15,16]．

CNSに刺激を伝達する骨格筋上のAδならびにC線維終末の約25%は，化学刺激ならびに機械刺激の受容器であって，侵害刺激の受容器ではない[17]．これらの低閾値受容器のなかには代謝性受容器とよばれるものがあり，これは，受容器が毛細血管後細静脈の緊張低下を察知するのに対し[20]，筋活動の際に産生される代謝産物により一意的に刺激されるとみられている[18,19]．これらの受容器は安静時に背景活動を行っており，活動の程度が増大するにともなって活動電位の伝達を促進する[20-22]．また，侵害刺激が影響を及ぼす中枢神経性の調整機構に対して，同じく影響を及ぼしているかもしれない[23]．CNSは筋運動の間に呼吸循環の変化を引き起こすことに，これらの情報を利用している[18,20-22]．今後，これらの受容器の痛みの病因におけるはたらきを検討することは，明らかな組織損傷がみられない痛みの病態を，より良く理解するうえで助けとなるであろう．

## 口腔顔面痛の解剖学的生理学的考察

口腔顔面痛は，三叉神経系における運動と感覚の刺激伝達に影響する疼痛，ならびに機能障害と定義することができるであろう[24]．口腔顔面の動きは脳神経によって管理され，自律神経系や大辺縁系によって修飾を受けるが，感覚の観点からみた三叉神経系は，この高度に統合された口腔顔面の動きがうまくはたらいているか，組織の整合性が良好にとれているかを監視している[25]．口腔顔面の組織は触覚，位置覚，温度覚および痛覚の刺激を三叉神経核に伝え，そしてその刺激は脳全体において双方向性に伝わることになる[26-28]．これらの三叉神経系の刺激伝達は，口腔顔面の活動に際して生じる感覚，運動，そして自律神経内分泌系の変化に影響を与え，これらの活動に障害がある場合に口腔顔面痛が生じると考えられる．次項では，三叉神経の末梢と中

枢の神経解剖について簡単にふれ，三叉神経系が正常な生理状態ならびに疼痛状態において，どのようにはたらいているかを明らかにする．

## 口腔顔面組織の神経解剖

　脳神経はいずれも脳の延長であって，三叉神経系が直接あるいは間接的に支配している領域に関連して分布している[13]．特殊感覚神経である嗅神経，視神経，前庭蝸牛神経は嗅覚，視覚，聴覚と平衡覚の刺激をCNSに送るが，これらは三叉神経核を通らない．しかし，鼻や目，耳の組織は，固有感覚や圧覚あるいは潜在的な痛覚刺激を三叉神経核に送る．これらの脳神経については，動眼，滑車，外転神経および舌下神経同様，ここでは解説しないこととし，残る5つの脳神経と上位頸神経について簡単に論じることとする．しかし，包括的な口腔顔面痛の診査では，すべての脳神経の基本的な機能評価が含まれなければならない（第2章 参照）．

### 三叉神経

　三叉神経は最大の脳神経で，3つの末梢枝をもっている．眼神経，上顎神経と下顎神経である．**図1-1a**はこれらの分枝が感覚入力を受ける領域を示しており，受容した刺激は一次ニューロンによって脳幹に伝えられ，その際，ほとんどのニューロンの細胞体が存在する三叉神経節を通る．これらのニューロンは3つの分枝として三叉神経節に入るが，三叉神経節を出る際は1つの大きな感覚神経根として出て，三叉神経核に至る前に橋の高さで脳幹に入る[29]．

### 眼神経(V$_1$)

　三叉神経のこの枝は，頭蓋から上眼窩裂を通って外に出て，頭皮と前頭部，上眼瞼，結膜，角膜，鼻（鼻尖部が含まれる），鼻粘膜，前頭洞，脳髄膜の一部（硬膜と脳血管），それにこれらの深部組織からの感覚情報を伝える．また，副交感神経の節後運動線維を腺にもたらし，交感神経線維を散瞳筋にもたらす[29]．

### 上顎神経(V$_2$)

　この枝は正円孔から頭蓋外に出る．この分枝は下眼瞼，頬，外鼻孔，上唇，上顎の歯と歯肉，鼻腔粘膜，口蓋と咽頭の被蓋部，上顎洞と篩骨洞ならびに蝶形骨洞と脳髄膜の一部分の感覚の機能を有している．その起始部の近くで中硬膜神経を分枝し，中大脳動脈と硬膜の一部に線維を送る．上顎神経分枝の終末である前口蓋神経ならびに大口蓋神経，後・中・前上歯槽枝は，軟口蓋や口蓋垂，硬口蓋，上顎歯肉と歯，それに頬粘膜に分布する[29]．

### 下顎神経(V$_3$)

　この枝は卵円孔から頭蓋外に出て，感覚と運動の機能を有する．V$_3$は下唇，下顎の歯と歯肉，口腔底，舌の前方2/3，オトガイと下顎（下顎角はC2ならびにC3からの支配を受けるので除外），外耳の一部，脳髄膜の一部，および深部組織から感覚情報を運ぶ．V$_3$の分枝である耳介側頭神経は顎関節の大部分に分布する．

　運動神経核はV$_3$を使って咀嚼筋（咬筋，側頭筋，内側翼突筋，外側翼突筋，顎二腹筋前腹，

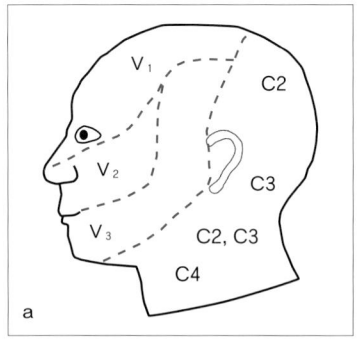
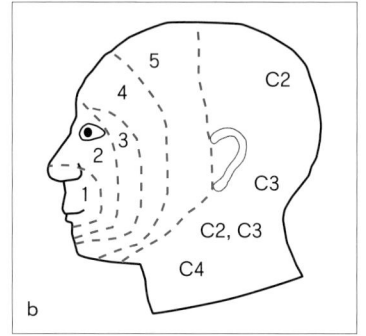
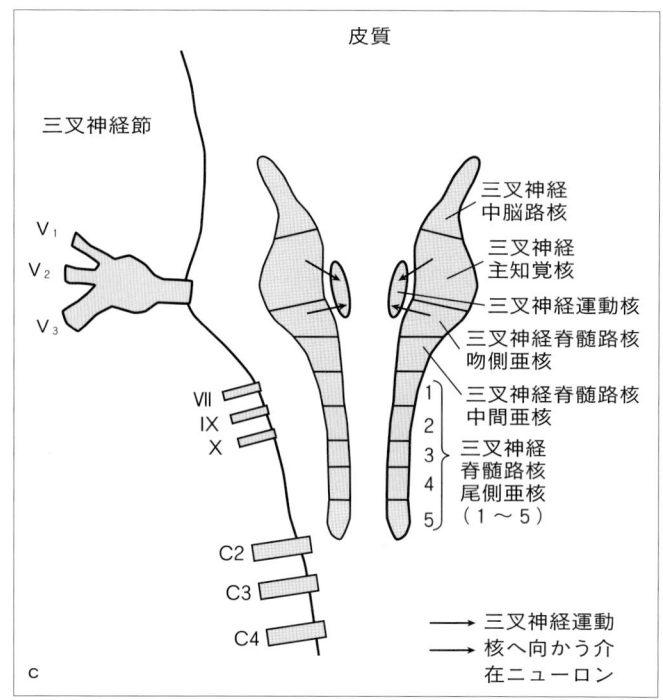

図1-1　基本的な神経解剖．(a)三叉神経の眼神経($V_1$)，上顎神経($V_2$)，下顎神経($V_3$)の3つの枝と上位頸神経の受容野．(b)"タマネギの皮"様の顔面の皮膚分節．刺激は$V_1$，$V_2$，$V_3$を伝って三叉神経節を通り，橋の両側の三叉神経核群に持ち込まれる．(c)三叉神経核群と収束する神経．尾側亜核とその領域(1～5)の吻尾方向への配列に注意．これらの領域は，$V_1$，$V_2$，$V_3$のいずれからであろうと，(1～5の)それぞれの番号が振られた顔面の皮膚分節からの侵害刺激を受ける．また，脳神経Ⅶ，Ⅸ，ⅩとC2，C3，C4は三叉神経核に収束する経路を提供していることにも注目．

顎舌骨筋)や，耳管の機能に関係している口蓋帆張筋，鼓膜のツチ骨に付着している鼓膜張筋などに運動線維を送っている[29]．

### 三叉神経核

　三叉神経核は両側の脳幹に縦列に横たわり，中脳に始まり頸髄後角に終わる(図1-1c)．それらは吻尾側方向に並んでおり，中脳路核，主知覚核，三叉神経脊髄路核である．顔面からの触覚，位置覚，温度覚のすべての入力ならびに顔面，頭部，頸部か

らの潜在的疼痛刺激の入力が三叉神経核に送られる[13]．

　中脳路核は神経核というよりは神経節に近いもので，根尖部歯周靱帯や，下顎反射の際に収縮する筋線維からの入力を伝える固有感覚ニューロンの細胞体を有する．これらの固有感覚ニューロンと瞬目反射にかかわる神経が，唯一，末梢神経でCNS内に細胞体を有するものかもしれない[13,30]．このニューロンは単シナプス性で中脳路核を経由して，三叉神経運動核においてシナプ

スを形成するが，この核はそれらよりずっと大きな主知覚核の内側に位置する．主知覚核は下顎反射以外の口腔顔面の活動（たとえば，噛んだり，キスをしたり，ほほ笑んだり，軽く触ったりといった）に際しての顔面からの固有感覚入力と圧入力を受ける．これらのニューロンは三叉神経節内に自身の細胞体を有しており，主知覚核においてシナプスを形成する．刺激は，小さな多数の介在ニューロンを介して運動核に伝達される[13]．

三叉神経脊髄路核は脊髄にまで広がっているため，ときに延髄後角とよばれることもあり，吻側亜核，中間亜核，尾側亜核の３つの亜核からなる．吻側亜核と中間亜核も末梢からの侵害受容線維をいくらか受けるが，これらの亜核は主にAδ線維を介して温度刺激を，またAδ線維を介して触刺激を末梢から受けており，介在ニューロンを介することで，これらの刺激を運動核に伝える[13]．１つには吻側亜核と中間亜核が温度覚と触覚を受けていることから，中枢の感作を呈する自覚的症状において，これらの核が重要な役割を演じている[31,32]．

尾側亜核は，三叉神経の受容野から潜在性の痛み刺激を伝える一次ニューロンのほとんどが行き着く場所である．図１-１bと１-１cは顔面の"タマネギの皮"様の感覚分布図（第１から第５皮膚分節まで）と，それに対応する尾側亜核の領域（第１領域から第５領域）を示す．一次侵害受容線維は，どの三叉神経の分枝に刺激が起こったかにかかわらず，この部位に行き着く[13]．たとえば，顔面の第５皮膚分節からのAδならびにC線維は，それらが$V_1$，$V_2$，$V_3$のいずれから起こっていようと，すべて尾側亜核のもっとも尾側の部分である第５領域

で二次侵害ニューロンにシナプスを形成している．このような収束は，硬膜の脳血管や咬筋，歯，舌から生じる侵害受容線維が同じ二次ニューロンを興奮させることを意味している．この収束は関連痛の解剖学的基礎となるものであるが，顔面にだけみられる現象ではない．頸髄の侵害受容線維もまた尾側亜核にシナプスしており，このことは僧帽筋や胸鎖乳突筋の侵害受容線維が，顔面組織からの入力をも受ける二次ニューロンを興奮させることを意味している（図１-２）[27,28,33]．

三叉神経核は，末梢からの入力の収束のほかにも大脳皮質運動野を含めCNSのいたるところから生じるニューロン，介在ニューロンとの間に膨大な接続を有している[13]．また，運動野は他の脳神経の運動核や網様体，辺縁系，視床下部にも線維を送っている[26,32,34-36]．神経核にはまた，感覚や運動が修飾を受ける種々の神経伝達物質に対する受容体が豊富にある[37]．

さらに，尾側亜核からの二次侵害受容性ニューロンは，網様体や辺縁系に情報を渡し，中間亜核や吻側亜核，主知覚核と接続をもっている（図１-２を参照）．これらの神経核もまた，疼痛の認識に関係した皮質や脳回路からの下行性の運動性入力を受けている[38-40]．これらの上行性の二次ニューロンや下行性の皮質脊髄間接続の存在は，痛みとして認識される前も後も，三叉神経核が一連の活動に関与していることを示している．

その他考慮すべきこととして，三叉神経侵害受容入力の影響を受けるすべてのCNS構造物が，脊髄後角からの二次ニューロンと連絡していることが挙げられる[13]．このため，三叉神経の受容野以外の部位か

口腔顔面痛の解剖学的生理学的考察

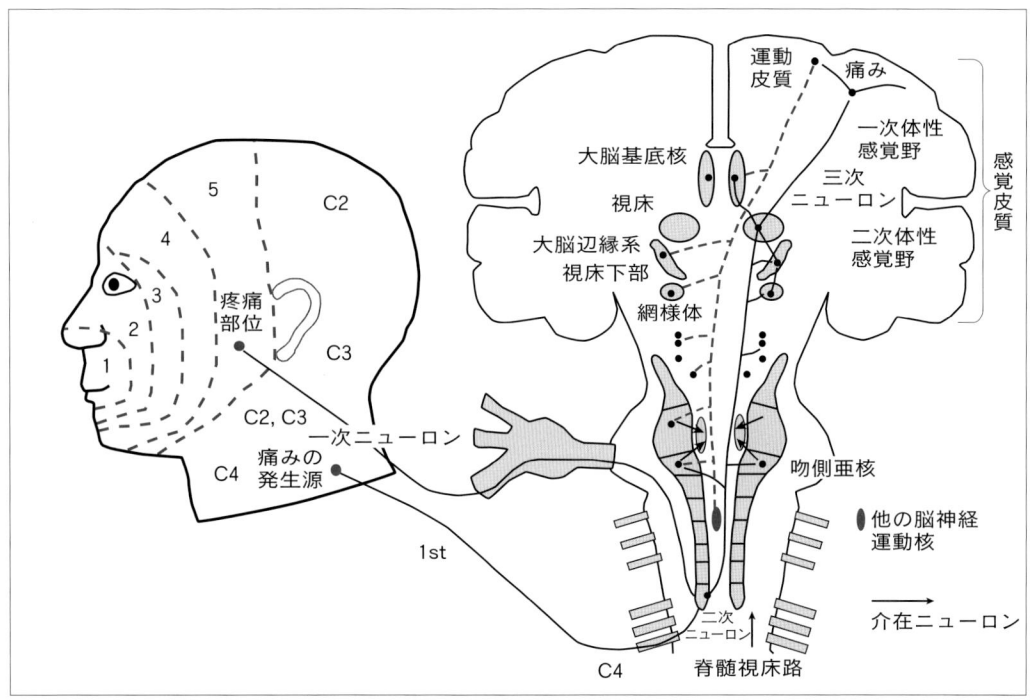

図1-2 感覚の経路と関連痛への運動の反応．顔面の第5皮膚分節の疼痛部位からと，疼痛の原因部位である C4 の受容野からの一次求心線維はそれぞれ尾側亜核の第5領域に収束し，同じ二次ニューロンを興奮させる．これらの二次ニューロンは上行し，視床の三次ニューロンとシナプスする前に吻側亜核，中間亜核（図示されていない）や，多くの網様体と樹枝状につながる．三次ニューロンは，視床—皮質—基底核—辺縁系のことであり，痛みを認識して，これに対応する下行性の運動ならびに疼痛変容反応をもたらす．下行性の運動線維もまた，網様体に樹枝状に接し，介在ニューロンを介して三叉神経運動核やすべての脳神経運動核に接続する．一次感覚としての三叉神経の入力は，分離されて分析されるのではないことに注目．脊髄視床路の入力もまた，つねに脳に提示されて分析されている．

らの潜在的疼痛刺激は，三叉神経核と強い関係のある CNS 構造物を興奮させ，三叉神経核の機能を修飾する．

顔面神経

第7脳神経は5つの分枝（側頭枝，頬骨枝，頬筋枝，下顎縁枝，頸枝）からなる混合神経で，耳下腺を通って走行するが，耳下腺には分布しない．その主な機能は，ほとんどの顔面表情筋と中耳のアブミ骨筋の運動をコントロールすることである．顔面神経は副交感神経線維を，鼓索神経を介して舌下腺と顎下腺に，翼口蓋神経節を介して涙腺に供給している．また，舌の前方2/3からは孤束核に味覚を送っており，中間神経を介して耳介の中と周囲の皮膚からもいくらかの皮膚感覚を送っている[29]．

19

### 舌咽神経

　第9脳神経は体性感覚，内臓と運動の線維からなっている．感覚線維は，舌の後方1/3と扁桃，咽頭，中耳，そして頸動脈体からの情報を伝えている．舌の後方1/3からの味覚と頸動脈体の圧受容器，化学受容器からの入力は孤束核に伝えられる．耳からの侵害受容入力は三叉神経脊髄路核に伝えられる．下唾液核からは舌咽神経が耳下腺と口腔全体の粘膜腺に副交感神経性の調節をもたらしている．疑核からは運動線維を茎突咽頭筋と上咽頭筋群に送っている．絞扼反射の異常は舌咽神経の障害を意味している[29]．

### 迷走神経

　第10脳神経は脳幹に起こり腹部にまで至るが，頸から横行結腸まで実質的に副腎を除くすべての器官に分布する．咽頭，喉頭，気管支，肺，心臓，食道，胃，小腸，腎の粘膜に求心性の内臓線維を送り，心臓，食道，胃，気管，気管支，胆管および小腸の大部分に遠心性の運動線維および副交感線維を送っている．さらに迷走神経は，喉頭，咽頭，口蓋の随意運動の制御にかかわっており，外耳の後方表面の皮膚と外耳道に体性感覚線維を送っている[29]．これらの関係によって，迷走神経は呼吸，心機能，発汗，消化，蠕動，聴音，会話といった多様なはたらきにかかわっている．

### 副神経

　第11脳神経は，頸部筋群，胸鎖乳突筋，僧帽筋に分布し，これらは咀嚼に際して協調性にはたらく．三叉神経運動核のように，副神経核もノルエピネフリン受容体に富んでおり，これが揺るぎない活動を可能にしている[37]．頸部筋群からの侵害受容線維は三叉神経脊髄路核に収束する．口腔顔面痛患者において頸部筋の筋筋膜痛が著明であることは注目に値する．

### 上位頸神経

　脊髄神経のC1からC4，おそらくはC5も含めて，これらの感覚線維は三叉神経脊髄路核尾側亜核に収束することから，口腔顔面痛を考える際に重要である[27,28,33]．C1からC4は脊髄を離れると頸神経叢を形成し，これから皮枝，筋枝，混合枝が生まれる．C1は後頭下神経を形成し，後頭下三角の筋をコントロールする運動線維を送っている．皮枝は，小後頭(C2,C3)，大耳介(C2,C3)，頸横(C2,C3)，鎖骨上(C3,C4)神経となる．これらの神経は頭と頸の背部，耳介，外耳道，前頸部，下顎角，肩，胸廓上部に分布する．筋枝は頸神経ワナとして，胸骨舌骨筋，胸骨甲状筋，肩甲舌骨筋に分布し，上神経根(C1,C2)，下神経根(C2,C3)からなる．混合枝は横隔神経(C3,C4,C5)のことで，横隔膜[29]に分布する．

### 自律神経系

　自律神経系は3種の系からなる．すなわち交感神経系，副交感神経系，腸神経系で，これらは恒常性を保つためにはたらく[29]．末梢の自律神経系は大脳皮質，辺縁系，網様体と核からなる中枢の自律神経系からコ

ントロールを受ける[41]．中枢の自律神経系を活性化する刺激はまず，脳幹の交感神経の活動を亢進させ，その後に末梢の交感神経の活動を亢進させる[41,42]．交感神経系は警戒，エネルギーの消費，"逃走・闘争"反応にかかわっており，副交感神経系は，交感神経系の興奮に対して"休息と消化"機能で均衡をとっている[43]．

交感神経系と副交感神経系はCNSの異なる部分から起こる節前ニューロンと節後ニューロンを有し，目的器官に神経を分布している．節前ニューロンは自律神経の核においてアセチルコリンを分泌し，交感神経節後ニューロンと副交感神経節後ニューロンは目的部位において，それぞれノルエピネフリンとアセチルコリンを分泌している．

腸神経系は局所の感覚運動線維を胃腸，膵，胆嚢に分布している．この系は自動的に機能するが，CNSの反射により制御されている．腸神経系による胃腸系血管の緊張，運動性，分泌，水分の輸送のコントロールは恒常性において，きわめて重要な役割を担っている．副交感神経系の機能不全と腸神経系の障害をもたらす交感神経系の遷延した緊張状態は，口腔顔面痛に関係している可能性がある．というのは，自律神経系でコントロールされる内臓臓器の機能異常は口腔顔面痛にともなってよくみられる随伴症状だからである[10-12,43]．

口腔顔面領域への交感神経性入力

交感神経節前ニューロンは脊髄から起こる．その細胞体は全12胸椎と上部3腰椎の高さの脊髄の中間外側灰白質に見られる．これらの交感神経節前ニューロンは細胞体の存在する分節の高さで前角から出るが，傍脊椎交感神経幹にある交感神経節のいずれかでシナプスを形成する．交感神経幹の上部は4つの交感神経節を有している．頭側から尾側に向かって，上頸神経節，中頸神経節，中間頸部神経節と星状神経節である．これらの神経節を離れる節後ニューロンは頭頸部の血管，さまざまな腺や目に運動性入力をもたらす．顔面皮膚や頭皮は，上頸神経節由来の交感神経の支配を受けるが，この節後ニューロンは上頸神経節から外頸動脈の枝に沿って広がる神経叢を経て分布する[29,43]．

口腔顔面領域への副交感神経性入力

副交感神経ニューロンは細胞体の存在する脳幹の神経核または仙髄(S2-S4)の外側灰白柱から起こる．第Ⅲ，Ⅶ，Ⅸ，Ⅹ脳神経ならびに骨盤の内臓神経は副交感神経性の節前ニューロンを有するが，一般的には神経節が目的器官と近接しているか付着しているため，節前ニューロンのほうが節後ニューロンよりもかなり長い．この神経節が目的部位に非常に近接していること，そして副交感神経の節前ニューロンの節後ニューロンに対する割合が1：3であるのに対して，交感神経の節前ニューロンの節後ニューロンに対する割合が1：10であることは，生理機能における副交感神経性節後ニューロンのより特異的なコリン作動性作用と交感神経のより広範囲のノルアドレナリン作動性作用を説明するものである[43]．副交感神経の活動は純粋に神経性であり，迅速で持続時間が短いのに対し，交感神経の活動は，持続時間が長いが，これはある付加的な体液性組成による．カテコラミンが副腎髄質から血液中へ分泌されることも

また，なぜ遷延性の交感神経活動が副交感神経活動を圧倒するのかということを説明するうえで，重要な因子となっている．

## 口腔顔面痛の神経生理

### 口腔顔面痛の伝達路

組織の潜在的または実質的な損傷によって起こる侵害刺激は，1種類の刺激であり，異なったレベルのCNSで持続して判断される．感覚(嗅覚，視覚，聴覚，触覚，味覚)は，視床—扁桃，視床—皮質—扁桃回路を介し，刺激に対して注意するように脳に喚起する．この情報は，適切な反応を起こすために，既知の情報と比較，分析される[44,45]．持続する固有感覚刺激，侵害受容性刺激，温度受容性刺激，圧受容性刺激，化学受容性刺激，平衡受容性刺激は，組織がどのように感じているかを脳に告げ，脳が効果的なはたらきを保つために継続した行動適応をできるようにする．侵害刺激は，脳が痛みを認識し，それ以上に損傷となりうる刺激を避けるための行動適応を提供する．

侵害受容性一次ニューロンは，三叉神経脊髄路核尾側亜核または頸髄後角にシナプス結合して，特異的侵害受容ニューロンおよび広作動域ニューロンの双方を興奮させる．これらのニューロンは，侵害刺激やあるいはその他の感覚を，脳幹を介して伝導し，網様体の中でさまざまな程度の樹枝様の広がりを示す．また，基本的な生理プロセスは，視床で三次ニューロンに到達する前に，ここ網様体で調節を受ける(図1-2参照)[13,38-40]．Aδ線維は，速い伝導速度を有してグルタミン酸を遊離し，C線維は遅い伝導速度を有し，さまざまな神経伝達物質[13,46,47]を放出する．Aδ線維から刺激を受ける二次ニューロンは，C線維から入力を受ける二次ニューロンほど，樹状構造をもたない．Aδ線維からの入力は，潜在性の痛みの発生を脳に知らせるが，C線維からの入力は修復的，行動的な対応を起こすのに使用される．

時間・空間的に十分な入力があれば，視床から起こり皮質感覚野，大脳基底核，辺縁系につながる三次神経回路は侵害入力を認識して痛みが感じられる[1,13]．一方，しばしば痛みを感じても，その起源となる部位を示すことが容易でないことがある．皮膚の刺激は，筋や内臓の刺激よりもその刺激部位を認識しやすいが，これは皮膚においては，外的刺激から身を守るうえで外皮の安全を評価するために，深部組織よりも多くの侵害受容性の自由神経終末を有することによるものである[13]．

痛みを認識すると，その反応としてさまざまなレベルで対応が起こり，下行性の行動命令が生じる．脊髄視床路と三叉神経視床路のどちらかを介しても，侵害刺激が中枢神経系にもたらされると，交感神経系によって修飾された脳神経の反応が起こる[13,48,49]．脳神経の支配下にある組織は三叉神経の侵害刺激伝達路を興奮させ続けるので，三叉神経の受容野にある持続的な疼痛の発生源がコントロールできない場合は，口腔顔面痛の予後は不良となるだろう．

### 侵害刺激と痛みの修飾

思考する脳は，痛みを認識し，避ける

ことができなければならないが，だからといって潜在性の組織傷害から生じるわずかな痛みによって悩まされることを求めているわけではない．そのため，侵害刺激はCNSにおいて二相性の効果を有している．最初の弱い強さの侵害刺激は，セロトニンを介してCNSで促進される．いったん皮質回路の刺激が起こって痛みが実際に認識されれば，脳幹からセロトニンが放出され，抑制が生じる[50,51]．セロトニンとノルエピネフリンは抗侵害刺激効果における第一次伝達物質であるが，この効果はノルエピネフリンとの組合せで生じ，脳刺激伝達網のシナプスにおける伝達抑制効果を有する[50,52,53]．侵害刺激がやや弱い場合には，侵害刺激の一時的集中が脳の思考や任務遂行に対して与えるインパクトを，この抑制機構が最小限にする．同時に二次ニューロンの樹枝状構造を介して伝わった弱い侵害刺激は，脳幹網様体を刺激し，運動・血管性の反応を調整する[49]．脳刺激伝達網による抑制が行われる結果，この調整はほとんど無意識のうちになされるので，われわれは効果的に行動し続けることができる．

侵害刺激が三次ニューロンを興奮させ続け，痛みが認識されれば，痛みの促進に対抗するために，*刺激鎮痛*（SPA）とよばれる脳の抑制能力がより強くはたらかなければならない．ノルアドレナリンとセロトニンの双方による刺激鎮痛は，まず一次ニューロンと二次ニューロンがシナプス結合する尾側亜核や脊髄後角で侵害刺激伝達を抑制し，その後，その他の多くの場所で抑制する[13]．この下行性抑制は，内因性オピオイド，ガンマアミノ酪酸（GABA），さまざまな抑制系アミノ酸によってもたらされる．中脳灰白水道のような部位はこのような物質の貯溜槽としてはたらく．これらの抑制物質はストレッサーが不安や恐怖，うつをもたらしたときに活性化される[54]．

痛みを認識し，下行性抑制をはたらかせる脳は，運動や自律神経系を適応させる命令も送る．これらの下行性の命令は脳幹網様体全体に至り，広大な範囲の介在神経を介してすべての脳神経の運動核を刺激し，疼痛への反応を引き起こす（**図1-2参照**）[34-36]．代替的な運動路の補充現象が生じ，呼吸循環系における防御的変化がもたらされる[55]．三叉神経系の運動活動の場合は，前運動介在ニューロンが主知覚核，吻側亜核，中間亜核にメッセージを運ぶ．さらにこのメッセージは，運動核において介在ニューロンを介した$\alpha$運動ニューロンの連続興奮性を変化させる．これらの運動核は，痛みを感受する脳の神経回路が軽微な侵害刺激の集中によって障害されるのを，脳回路抑制が弱める際に，わずかな運動調整をする[38-40]．

感　作

遷延する侵害刺激の促進が抑制能力を超える場合は，最初は末梢性に，続いて中枢性に，さまざまな神経の可塑性変化が起こる．これらの変化は感作として知られる．神経の閾値は低下し，受容野は拡大し，遺伝子発現が変化し，痛みは遷延化し，また，痛みが非疼痛刺激によって引き起こされる[46-48]．

末梢の高閾値侵害受容器は，侵害刺激に曝されないと発火しない．しかし反復する刺激は，種々の受容体にはたらく多様な炎症性物質を介して，この発火閾値を急速に

低下させる．疼痛部位の血管周囲の求心線維から起こる神経原性炎症物質の逆行性放出は，末梢性の侵害受容性感作も助長する．この二次ニューロンへの侵害刺激の活動電位の伝達頻度の増加は，ワインドアップとよばれ，これが長く続けば，中枢の感作がもたらされる[46,47]．

感作は，時間と強度に依存して進行する．最初はAδ線維が伝える弱い強度の侵害刺激がグルタミン酸を放出し，尾側亜核や脊髄後角のシナプス後膜にあるα-アミノ-3-ヒドロキシ-5-メチル-4-イソキサゾル-プロプリオン酸(AMPA)受容体を活性化する．より強度の強い刺激はC線維の発火を誘導し，さまざまな神経伝達物質が放出される．この時点において，AMPA受容体の活性化に加えて，N-メチル-D-アスパラギン酸(NMDA)受容体をブロックしているマグネシウムが外れてカルシウムチャネルが開き，中枢の感作が生じる．二次ニューロンの閾値の低下のほかにもNMDA受容体の活性化は島皮質や前帯状回といった部位の感作を起こし，内臓感覚の認識において顕著な変化を起こす[56,57]．

痛みのない状態では，Aδ線維がグルタミン酸だけを放出して吻側亜核や中間亜核，脊髄後角第Ⅲ層や第Ⅳ層に触覚をもたらすが，これは運動を調整するうえでは重要なものである．しかし中枢の感作が起こると，二次ニューロンが吻側亜核や中間亜核に樹枝状に広がる部分で感覚の閾値が下がり[31,32]，Aδ線維はその周囲の侵害刺激を受容する層に軸索を伸ばすようになる[58,59]．このように，感作した中枢神経系に収束する非疼痛刺激は痛みとして認識されるであろう(図1-3)[60]．この機序は外傷後の創傷などの急性痛においては不可欠で，創の回復を遅くする接触回避の助けとなる．

しかしながら，CNSのサイトカインの放出が増加する慢性の疼痛においては，中枢の感作を維持するためには，最小限の侵害刺激の入力があるだけでよい[13,61]．患者はアロディニア(正常な状態では，疼痛として認識されない刺激によって導かれる痛みの増悪)や*痛覚過敏*(弱い疼痛刺激に対する，増強した疼痛反応)を有しているであろう[13]．かつて軽い接触で生じる痛みが心身医学的な症状と考えられていたことからもわかるように，中枢の感作を理解することは疼痛の診療に基本的なことで，片頭痛や胃食道逆流症，過敏性腸症候群，線維筋痛症など，顔面痛と共存することの多い多様な疾患に関連した自覚的症状としてみられる[48,62,63]．急性痛を止めて，痛みの源をできるだけ早く消し去ることは重要である．なぜなら，中枢の感作が強固にでき上がってしまうと，それを消去することはきわめて困難となる．

### 異所性疼痛

医師も患者も混乱させるものに異所性疼痛があり，これは口腔顔面痛に関連したもっともよくある現象である．患者が主訴を伝えるとき，患者は本当の痛みの起源よりもどこに痛みを感じるかを述べるものである[64]．臨床医は，治療を有効に行うためには，痛みの起源がどこにあるかを決定しなければならない．一次痛というのは，痛みの原因の部位にみられる痛みで，急性の損傷や感染によって生じるものである[64]．他に痛みの起源が存在しない場合には，診断を下し，治療を加えることは難しいものではない．

口腔顔面痛の神経生理

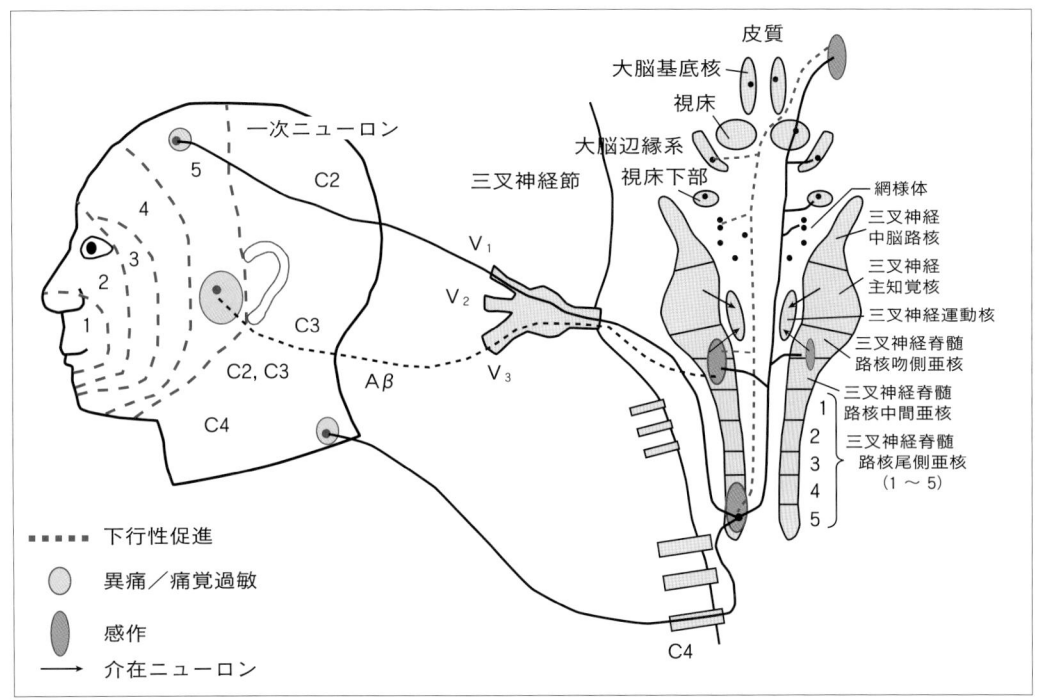

図1-3 感作．顔面の第5皮膚分節からの一次侵害受容ニューロンはV₁を介して伝わり，C4は尾側亜核の第5領域に収束する．疼痛の原因が管理されず，入力が加重して下行性抑制を上回り，中枢の感作が生じる水準に達する．まず，尾側亜核に起こり，その後，同側の吻側亜核／中間亜核に生じる．この部位はAβ線維がV₃を伝ってシナプスしている．入力の継続した加重により，さらに高位の脳や対側の吻側亜核／中間亜核においても感作が生じる．中枢の感作の効果によって，非疼痛性の熱，知覚入力が痛みとして体験され（異痛），あるいは実際の刺激よりももっと強い痛みとして感じられる（痛覚過敏）．

痛みの原因が実際に痛みを感じている部位に存在しない場合は，痛みの診断は困難に直面するだろう．このような疼痛は異所性疼痛とよばれる．脊髄神経領域では，一般に同じ神経の領域に投射されて起こる刺激である[64]．たとえばL4の領域では，臀部の筋のインピンジ（不適当な使い方や過度の使用をした場合に生じる筋の衝突）や神経の通る孔の狭窄が原因の場合に足の親指に痛みを感じるかもしれない．投射痛は三叉神経にも生じる．良い例は三叉神経痛で，三叉神経の末梢支配領域の全域に感じられる．もう1つの診断上の問題は関連痛であり，三叉神経のある枝の支配領域に痛みが感じられても，その侵害刺激の起源は尾側亜核ニューロンに到達する他の神経に存在する（図1-2参照）．よくみられる例は，三叉神経第1枝領域の側頭部の痛みで，僧帽筋に生じC4を介して尾側亜核にもたらされる[65]．

複数の感覚神経を介した頭頸部のあらゆる部位の皮膚や深部組織からの三叉神経脊

髄路核への収束が，関連痛の神経解剖学的基礎となっている．脊髄神経の皮膚分節に従って投射される痛みとは対照的に，$V_1$，$V_2$，$V_3$，C2，C3，C4が分布する組織から生じる一次求心ニューロンは，三叉神経脊髄路核尾側亜核の同じ二次ニューロンのいくつかを興奮させることができる．さらにC4，C5，C7や第Ⅶ，Ⅸ，Ⅹ脳神経からもたらされる一次求心侵害受容ニューロンも，傍三叉神経核と同様に三叉神経脊髄路核尾側亜核にシナプス結合しうる[13,27,28]．さらにデータは，三叉神経の二次ニューロンが運動核や，自律神経系，視床下部—脳下垂体—副腎軸活動に関与する複数の脳幹の部位に収束することを物語っている[26,27]．この収束の概念によって，頭蓋内，頸，肩，喉からの侵害刺激が，どのように顔面からの入力を受ける二次ニューロンを興奮させうるかを説明できるだろう．このように，複数の運動神経によって調節され，これとは異なる複数の感覚神経から支配を受ける組織からの入力が三叉神経核群に収束していることからも，三叉神経系が頭や頸や肩の動きにおいて統合的なはたらきをしていることがわかる．

末梢神経線維の収束と同じくらい重要なものに，口腔顔面の反応と関連痛を理解することがある．これには，おそらく皮質，辺縁系，視床下部，自律神経系の領域から脳幹の広大な介在ニューロンプールに至る下行性の収束が深く関与しているであろう，ということに気づくべきである．これらの介在ニューロンは吻側亜核，中間亜核，主知覚核を介して三叉神経運動核に至り，それと同時にその他の脳神経運動核に指令を伝える[34-36]．脳は痛みを感じるとこれに適合すべく，脳神経のコントロール下に高度に統合された反応を起こし行動様式を変化させて[55]，侵害刺激の集中が持続するのをできるだけ小さくしようと努める．胸鎖乳突筋のトリガーポイントに対する反応としての，顎運動の減少や協調性の筋収縮は，口腔顔面痛臨床医にとってはなじみの深い適合性の行動の1例である．

顎や舌，顔面，喉，頸の筋は，さまざまな口腔顔面の機能を行うために協調して動くが，この領域に起こった疼痛はこれらの筋の動きを変化させる[25]．ちょうど歯の痛みが咀嚼や嚥下を変化させ，著しい頭痛が光や音の刺激から逃れさせるように，頸や肩の痛みは顎や頸の動きの障害を引き起こすかもしれない．また，これらの痛みは中枢の感作を起こすであろう．関連痛の解剖学的な機序として収束があるが，神経生理学的な変化の根底には異痛や痛覚過敏をともなった感作があり，三叉神経系の慢性疼痛の診断や治療を難しくしている．

## 生物心理社会的モデル：アロスターシスと情緒的運動システム

心と身体の二元論は，心と心理的現象を身体の問題ではなく，身体とは何か異なったものとみなす概念である．1641年に著されたデカルトの二元論は今なお蔓延しており，多くの医師や患者が，病気や痛みは明示しうる身体の異常や，傷害の結果生じるものでなければならないと考えている[13]．この機械論的，生物医学的モデルは，心や社会が病気の経過に及ぼす影響を無視している．この理論では，痛みは組織の傷害の

結果とみなされ、そのような臓器の疾患や傷害が見いだせない場合は、痛みは心因性のものと説明される。

Engel[66]は、疾患の身体的パラメータを正すことのみが医師の責任範囲にあると規定し、人の機能異常の心理社会的要因については医学の責任、権限の範囲外にあるとする、この伝統的生物医学的な疾患モデルを批判して、短絡的な仮説であると述べている。彼は、生物医学的なアプローチが「すべての医師にとって痛みを解決するためにすべきことは、障害の原因となる組織を探しだして治療することである」と主張しているとして、これを拒み、生物社会心理モデルを考案した。このモデルは、生物学的、心理学的、社会学的要項を、筋骨格系や心臓血管系のように身体機構とみなし、心と身体の間に区別を設けていない。痛みは生物学的、心理学的、社会学的な要素の組合せの結果生じる自覚的症状で、これらはすべての人に継続的にかかわる要素であり、だれ一人として同じ要素の組合せをもつことはない。心理学的、社会学的差異は、計測可能な生物学的パラメータである侵害刺激が同程度加わった場合に、どうして著しく異なった痛みや反応を引き起こしうるかという点にある。

生物心理社会的モデルでは、明示可能な病理変化を有する疾患と、健康がすぐれない状態ではあるが、生物学的な要因としては疾患としての病理変化を示さないものとの違いをも明らかにできる。科学は進化しているので、心理学的、社会学的問題が身体に与えている悪影響を明示する画像技術[67]や生物学的マーカーが発見され続けている[68,69]。虐待の被害者はしばしば多くの併発症を患うが、これらの人は中枢の感作の機序や神経内分泌要素が変化していることで特徴づけることが可能だということがわかっており、このことは、過去に生物学的基盤がないと考えられていた病態に対するマーカーを、科学が明らかにした例である[70,71]。

アロスターシスは、ストレッサーに直面したときに生じる神経的、神経内分泌的、免疫的適応のことである。臓器が恒常性を維持しようと試みることから、アロスターシスの負荷は、持続したストレッサーがもたらす生理学的な変化として示される。心疾患や糖尿病の基礎にある視床下部―下垂体―副腎軸と脳のサイトカイン活性の変化は、アロスターシスの負荷によるものの例である[72,73]。アロスターシスは、問題の多い情緒的運動システムとして知られる概念と交わる。情緒的運動システムの支持者は、思考や情緒が神経内分泌により支配された運動性の反応を生みだすと主張している[74,75]。人が見、聞き、においを嗅ぐとき、辺縁系（扁桃体と海馬）は一次感覚線維からの刺激を受けとり、過去の知識と比較して妥当性を調べて0.015〜0.030秒でそれに引き続く振る舞いを起こさせる[44]。入力の分析や、情緒的運動システムによる自律神経、脳神経の運動活動の促進は、脳の神経化学ならびに内分泌機能全般に影響する[45,76]。

口腔顔面痛診療においてよくある2つのシナリオを提示して、社会的要因がいかに脳の生理や痛みを変化させるかを説明しよう。頸の痛みを自覚している著しく不安の強い患者がいて、その伯父ががんで死亡し、最初にそれと同じ症状があったとしよう。あるいは頭痛の患者がいて、あるにおいで7年前に受けた暴行を思い起こし、パニッ

ク発作を引き起こすとしよう．こういった患者については，急性の生物医学的なパラメータを調べることは何の手助けにもならず，病態の理解や治療がなされず病気が進行し続けるので，心の病の程度が深くなることを増長させるばかりである．これらの患者には，生物心理社会的アプローチが，アロスターシス負荷の増大を防ぐかもしれない．慎重な病歴の聴取と心理社会的問題に関連した生理的効果について説明することに十分な時間をかけることが，患者が自覚的症状に関連した要因をコントロールするのに助けとなりうる．

　Engel[66]によって概説された3つのシステムすべてについて，評価する必要があるという認識が高まってきているが，2005年の研究に記されたように，多くの障害がその広い利用を妨げている[77]．この研究は，トレーニングが不適切であること，時間がないこと，瞬間的なやる気が不十分であること，あるいは"短時間での治癒"を好む社会的傾向が大きいことなどから，医師や研修医が心理社会的問題にかかわるのを避けていることを見いだした[77]．Research Diagnosis Criteria：RDC(TMD(顎関節症)の研究的診断基準)は，患者の病態をより良く理解するために，生物学的(Ⅰ軸)と心理社会的(Ⅱ軸)との2つの要因をあてはめる試みを表している[78]．しかしながらRDCは障害に直面しており，Ⅰ軸でいかに関連痛や中枢の感作が身体症状に影響しているのかを説明できないでいるし，また多くの者にとって，Ⅱ軸は疾患の証拠をよそに，TMD(顎関節症)が心因的なものだということを示すものと考えられている．5年間のフォローアップ研究では，TMD(顎関節症)患者の49％で緩解が認められたが，これらの患者の治療前の心理検査は，患者全体にみられるものと同じであった[79]．残りの51％については，高度の疼痛の改善がみられた14％では，高い心理学的パラメータの改善がみられたものの，身体所見の改善は最小にとどまっていた．改善がみられなかった37％では，心理的所見も身体所見も改善しなかった．心理学的問題が予後に影響することを示しているというデータは，心理社会的パラメータの生理機能をより良く説明することを求めている．さもなければ，慢性痛やその考えうる併発症の管理を進歩させることはできないだろう．

　疾患の遺伝性素因を理解するために多大な努力がなされているが，身の回りのストレッサーが遺伝情報の発現や生体反応を変化させていることに気づくことは，少なくとも同等に重要である．動物の実験で，一卵性双生児の片方を厳しい環境に置くと，GABA受容体の抑制性調節が生じ，青斑核(ノルアドレナリン)作動性のストレス反応が増強する[80]．それぞれの脳が過去にどのような体験をもち，どのようなタイプのアロスターシス適応がなされてきたかということによって，侵害刺激を独自に解釈するということを理解することが重要である．

## 苦悩(suffering)と痛み(pain)：併発症

　苦悩(suffering)という語はほとんどの医学辞書に載っていないが，痛み(pain)とは異なっている．Fordyce[81]は，苦悩とは負の情緒的／心理学的状態で，侵害刺激を実際

## 苦悩(suffering)と痛み(pain)：併発症

に感じてあるいは予知して起こるものと定義したが，一方，痛みとは侵害刺激を感受するものと定義されている．しかし，苦悩が痛みとまったく別のものであるというわけではなく，不幸や悲哀，死別の悲しみという言葉で特徴づけられる心の状態である．強く長期化する痛みや不幸，死別の悲しみが予見できる場合には，苦悩の強さに影響する．二次的(疾病)利得などの道徳的社会的前提問題がある場合も，その人がどの程度苦悩を表すかに影響する．悲しみにあるときには，時間が癒してくれる傷もあるだろう．しかし，コントロールできない原因による痛みがある場合には，前帯状回と辺縁系の感作ならびに神経内分泌の変化[82]が，その人自身やその人の心の葛藤に心を痛める人の苦悩をさらに増大させることになる．

急性痛はすぐに起こって短い時間持続する．それは術後痛で非常に強い痛みかもしれないが，通常原因と結果の関係が明らかで，刺激は反復しない．中枢の感作は導かれるが，それは創傷部位を守るための防御的要素としてである．組織が治癒して痛みが改善すれば，感作は解消するので，苦悩も短期間のものとなる．

持続する疼痛がみられる場合，3～6か月間という期間，あるいは結合組織が治癒するのに要する時間は，急性痛と慢性痛を区別する要因とされてきた．慢性痛は遷延する痛みで患者にとっての日常の一部となり，CNS全体にわたる神経の可塑的変化の結果，医学的治療に抵抗を示す[83]．慢性痛は，うつのような精神的病態の症状にともなっても生じうるが，つねにそういうわけではない[13]．慢性痛患者において正しいと思われることに，遷延する中枢の感作と併発症の危険性の増大がある．転換性障害のような病態も存在しうるが，CNSに対するストレッサーと消化器系，呼吸器系，筋骨格系，心血管系，内分泌系，免疫系との関係に関する新たな証拠が，かつて身体表現性障害とよばれていた病態を再定義しつつある[68,84-87]．長く持続するストレッサーや身の毛もよだつ体験も，慢性的な侵害刺激と同じように中枢の感作や交感神経の促進的調節，内分泌の異常を起こしうる．これらの要因は，なぜ外傷性ストレス症候群や頭痛やTMD(顎関節症)，過敏性腸症候群，胃食道性逆流症，線維筋痛症などの併発症が慢性痛で悩む患者に起こるのかということを説明するのに役立つ[88-90]．

臨床医の役割は，患者が慢性ストレッサーに曝されたときに，CNSのプロセスがどのように進むかについて科学が解明していくのに合わせて，自らも変化することである．臨床家には，生物医学的モデルの一部だけを見るのではなく，全体をさっと見渡す責任がある．現実的には，われわれの社会は暴力に出会うことは一般的な体験となっている．慢性痛の患者においては，虐待に遭う機会は，一般の人が経験するより3倍多いかもしれない[91]．虐待の被害者になることや，虐待の恐怖によってもたらされた抑制，その他の無力にさせられる出来事などに関連したタブーを知ることは，患者をこれらの体験に遭うことから守ることができる．臨床医は強い痛みや障害された中枢神経系の機能による併発症は，心理社会的障害を示す唯一の手掛かりかもしれないことに気づかなければならない．これはしばしばアプローチするのにデリケートな問題であるが，臨床医は，問題のある心

理社会歴をもつ患者に対し，痛みの改善が得られるのであれば，きわめて熟練した心理療法士へのドアを開けてあげることができなければならない．

## 慢性口腔顔面痛症：
## TMD（顎関節症）と併発症

1996年のNational Institutes of Health：NIH（米国国立衛生研究所）技術評価会議は，TMD（顎関節症）を"顎関節または咀嚼筋およびそれに近接する構成組織に影響を及ぼす医科的歯科的病態の集合[92]"と定義した．この定義は1996年の「American Academy of Orofacial Pain：AAOP（米国口腔顔面痛学会）のガイドライン[93]」に発表されたものと同様で，これには"近接する構成組織"を"関連のある構造物"と表してある．何がTMD（顎関節症）において"近接する構成組織"となるかということは，いまだ答えの得られない質問であるが，NIH会議の主結論に強く影響を及ぼしていて，"TMD（顎関節症）の診断的分類は，自覚的症状や他覚的兆候に基づいており，病因に基づいていないこと，病因が明らかでないこと，何をいつ治療すべきかというコンセンサスが存在しないこと，行動学的アプローチがもっともリスクが少なく，最良の治療結果を示しているものの有用性が示された治療法が存在しないことから，不備がある"と総括されている．それ以来，TMD（顎関節症）の病因や，自覚的症状や他覚的兆候の範囲についてのコンセンサスは得られていないが，NIH会議の結論以上のものが理解されてはいる．

ほとんどとまではいかないとしても，多くのTMD（顎関節症）患者が治療なしに，あるいは最小限の治療で回復するであろう[15,16]．TMD（顎関節症）症例の少数が慢性に移行し[94]，そのうちの1/3が8〜10年以上の期間をかけて良くなるように思われる[95]．著明に改善するTMD（顎関節症）患者は，心理学的問題が最小であり[79]，一方，慢性のTMD（顎関節症）患者[96,97]は慢性の筋骨格痛の患者[98]のように，他の慢性痛患者と同様，心理学的併発症を有している[99]．頭痛やその他の多くの慢性痛のように，慢性のTMD（顎関節症）の痛みは女性において[100-102]，特に複数の症状が存在する場合[103]に好発するように思われる．最近，口腔顔面痛を有する女性患者は，女性の対照に比べて，より多くの医学的問題を示したことが示された[11]．

12か月の期間に成人の73%が頭痛，56%が背部痛，46%が胃の痛み，27%が歯の痛みを経験したという[104]．これらの所見は，人口の12%にみられた顔面痛の発症に際して，うつよりも，以前から頭痛，背部痛，腹痛，胸痛が存在したことのほうが，より良い予測因子となっていたというデータと合致している[6]．顔面痛の患者は他の症状についてはまず言わないが，そのような患者の81%以上が頭より下に痛みを有している[8,9]．TMD（顎関節症）患者はしばしば線維筋痛症や慢性疲労症候群，頭痛，パニック障害，胃食道逆流症，過敏性腸症候群，複数の化学物質過敏症，外傷後ストレス障害，間質性膀胱炎の自覚的症状を有する[10]．Mazzeoとその共著者ら[12]は，それらの疾患の自覚的症状についての自己報告は不安やうつ，睡眠障害などの手段に加えて，口腔顔面痛患者を対照から区別しうることを

報告した．彼らはまた，研究対象の88％がTMD（顎関節症）に加えて少なくとも1つは，他の自覚的症状の組合せを報告したとしており，31％は6つ以上の病気を報告したと述べている．対照においては，34％は自覚的症状がなく，5つ以上の病気を報告した者は1人もいなかった．興味深いことに，過敏性大腸症候群，パニック障害，外傷後ストレス障害の自覚的症状は，対照でこれらの自覚的症状が高率で報告されたことから，対照から研究対象を区別することができなかった．これらの所見は，人が心理社会的烙印を押されたときには，治療を避けるというデータを支持している[105]．

心拍数の変動は心拍間隔の計測項目の1つで，自律神経系の緊張のCNSによるコントロールを表している[41]．心拍数の低変動は，心拍間隔に柔軟性がない場合で，副交感神経（迷走神経）が心臓の活動を弱めるのを交感神経の緊張が妨げる場合に生じる．心拍数の低変動は，心臓血管疾患や糖尿病，うつ，不安症，認知障害，過敏性腸症候群，胃食道逆流症，外傷後ストレス障害，片頭痛，線維筋痛症，睡眠時無呼吸といった，外見的には多様性のある病態に共通した所見である[41,106-116]．高い心拍数の変動は，副交感神経のコントロール心拍間隔を多様に変調している状態で，良好な健康状態，認知力が向上した状態にともなってみられる[41,106]．

TMD（顎関節症）の患者は痛み，不安，うつ，睡眠障害や交感神経系の反応の測定値を基に対照から区別され[117]，伝統的な歯科的治療法よりも行動療法がこれらの病態をより効果的に治療しうることが示されている[118,119]．近年，TMD（顎関節症）と頭痛や胃食道逆流症，線維筋痛症などの併発症を有する口腔顔面痛患者はストレッサーに直面したとき，対照に比べて低心拍変動性を示すことが示された[120]（Welder Mら，未発表データ，2007）．患者がストレスをコントロールすることを目的に自己制御訓練を始めてから3か月の時点で，痛みスコアと関連して顎や頸，呼吸運動が改善し，心拍変動の測定値からは，もはや患者を痛みのない対照と区別できなくなった．改善した心拍変動スコアは減少した疼痛障害スコアと相関しており，このことはストレッサーに直面した際の自己効力感（自らを有効にはたらかせる能力）が増強したことを示している．

口腔顔面痛患者は，高い確率で外傷をもたらす出来事や著しい傷害に出遭っている[89,90]．過去には人を無能にするような慢性痛は，人格のタイプに関連して対処技能[121]がうまくいかないことに起因すると考えられた[122]．心拍変動性の研究データは，多数の併発症をもつ口腔顔面痛患者のなかには，特異的な自己制御技能によってこれまで認識していなかった，そして，そのため管理もできていなかった疼痛関連の生理学的障害と，うまく対処することが可能になるかもしれない患者がいることを示している（Welder Mら，未発表データ，2007）．患者が生物心理社会的アプローチを受け入れるかは，過去の心理社会的経験に大きく左右されるかもしれない[123]．

交感神経系の緊張が遷延して亢進している場合や，副交感神経の緊張が障害されている場合には，口腔顔面痛を有する患者をさいなむ併発症の多くに責任があるかもしれない．心拍変動性は，三叉神経系に痛みを有する患者の自律神経系の問題を生理学的に探索し，その原因に光を当てうる，非

侵襲的で計測可能なパラメータかもしれない[124]．亢進的に調節された交感神経活動を抑制することは，管理できなくなった情緒運動系を操ることになるかもしれず，口腔顔面痛診療で遭遇する難治性特徴を有する病態の根底にある中枢の感作を減弱させるかもしれない．

## 頭痛と口腔顔面痛症

　反復性の頭痛は，一般の人には20〜23％の発生率で生じる[130,131]ところが，TMD（顎関節症）患者では80％にまでみられるかもしれない[125-129]．3人に1人が人生のいずれかの時点で重篤な頭痛を患うと推定されてきたが[132]，TMD（顎関節症）における生涯の罹患率は同程度の34％である[6]．しかし，北米の人口のわずか5〜10％が重篤な頭痛に対して医学的アドバイスを求めたにすぎない[133]．以前の研究がTMD（顎関節症）と頭痛の関係を示しているが，これら2つの病態の病因関係は示されていない[101,134-136]．しかしながら最近の研究では，61％の口腔顔面痛患者が頭痛の訴えを有し，38％が片頭痛の診断基準を満たしており，より高いMIDAS：migraine disability assessment（片頭痛性障害評価スコア）が咬筋，頸部筋の筋痛に相関してみられたものの，関節包内の顎関節障害には相関していなかった[129]．

　頭痛とTMD（顎関節症）は三叉神経の主たる疼痛性愁訴であり，著しい苦痛ならびに仕事や学校からの長期離脱をもたらすが[2,104]，これらの病態においては，病因上，外傷性ストレッサーが非常に重要な役割を果たすかもしれない[89,90]．頭頸部の筋は，生体を一次求心線維からの入力を集めて口腔顔面の反応を起こさせるように仕向けるが，筋痛の相互関係[129]は，頭頸部の筋が，頭痛に特徴的な自律神経障害の状態ならびに中枢の感作に寄与すると思われる入力収束に影響するかもしれないこと[48,115,137-139]，また同様に口腔顔面痛患者を苦しめている他の多くの問題についても影響するかもしれないことを示唆している．

## 参考文献

1. Groenewegen HJ, Uylings HBM. The prefrontal cortex and the integration of sensory, limbic and autonomic information. Prog Brain Res 2000；126：3-28.
2. Sternbach RA. Pain and "hassles" in the United States：Findings of the Nuprin Pain Report. Pain 1986；27：69-80.
3. Crook J, Rideout E, Browne G. The prevalence of pain complaints in a general population. Pain 1984；18：299-314.
4. James FR, Large RG, Bushnell JA, Wells J. Epidemiology of pain in New Zealand. Pain 1991；44：279-283.
5. Brattberg G, Thorslund M, Wikman A. The prevalence of pain in a general population. Pain 1989；37：215-222.
6. Von Korff M, Dworkin SF, Le Resche L, Kruger A. An epidemiologic comparison of pain complaints. Pain 1988；32：173-183.
7. Lipton JA, Ship JA, Larach-Robinson D. Estimated prevalence and distribution of reported orofacial pain in the United States. J Am Dent Assoc 1993；124：115-121.
8. Türp JC, Kowalski, O'Leary NO, Stohler CS. Pain maps from facial pain patients indicate a broad pain geography. J Dent Res 1998；77：1465-1472.
9. Türp JC, Kowalski CJ, Stohler CS. Temporomandibular disorders—Pain outside the head and face is rarely acknowledged in the chief complaint. J Prosthet Dent 1997；78：592-595.
10. Aaron LA, Burke MM, Buchwald D. Overlapping conditions among patients with chronic fatigue syndrome, fibromyalgia, and temporomandibular disorder. Arch Intern Med 2000；160：221-227.

11. de Leeuw R, Klasser GD, Albuquerque RJ. Are female patients with orofacial pain medically compromised? J Am Dent Assoc 2005 ; 136 : 459 - 468.

12. Mazzeo N, Colburn SW, Ehrlich AD, et al. Comorbid conditions, sleep quality, pain measures, and psychometric parameters differentiate orofacial pain and general dentistry patient populations. Submitted to J Orofac Pain(in press).

13. Loeser JD, Butler SH, Chapman R, Turk DC (eds). Bonica's Management of Pain, ed 3. Philadelphia : Lippincott Williams & Wilkins, 2001.

14. Merskey H, Bogduk N(eds). Classification of Chronic Pain, ed 2. Seattle : IASP Press, 1994 : 209 - 214.

15. Kurita K, Westesson PL, Yuasa H, Toyama M, Machida J, Ogi N. Natural course of untreated symptomatic temporomandibular joint disc displacement without reduction. J Dent Res 1998 ; 77 : 361 - 365.

16. Sato S, Kawamura H, Nagasaka H, Motegi K. The natural course of anterior disc displacement without reduction in the temporomandibular joint : Follow-up at 6, 12, and 18 months. J Oral Maxillofac Surg 1997 ; 55 : 234 - 238.

17. Mense S. Group III and IV receptors in skeletal muscle : Are they specific or polymodal? Prog Brain Res 1996 ; 113 : 83 - 100.

18. Houssiere A, Najem B, Ciarka A, Velex-Roa S, Naeije R, van de Borne P. Chemoreflex and metaboreflex control during static hypoxic exercise. Am J Physiol Heart Circ Physiol 2005 ; 288 : H1724 - H1729.

19. Sinoway LI, Li J. A perspective on the muscle reflex : Implications for congestive heart failure. J Appl Physiol 2005 ; 99 : 5 - 22.

20. Haouzi P, Chenuel B, Huszczuk A. Sensing vascular distension in skeletal muscle by slow conducting afferent fibers : Neurophysiologic basis and implication for respiratory control. J Appl Physiol 2004 ; 96 : 407 - 418.

21. Adreani CM, Hill JA, Kaufman MP. Responses of group III and IV muscle afferents to dynamic exercise. J Appl Physiol 1997 ; 82 : 1811 - 1817.

22. Adreani CM, Kaufman MP. Effect of arterial occlusion on responses of group III and IV afferents to dynamic exercise. J Appl Physiol 1998 ; 84 : 1827 - 1833.

23. Adreani CM, Hill JA, Kaufman MP. Intrathecal blockade of both NMDA and non-NMDA receptors attenuates the exercise pressor reflex in cats. J Appl Physiol 1996 ; 80 : 315 - 322.

24. Bertrand PM. Management of facial pain. In : Piecuch JF(ed). OMS Knowledge Update. Rosemont, IL : AAOMS, 2001 : ANS77 - 107.

25. Ter Horst GJ, Copray J, Leim R, Van Willigen J. Projections from the rostral parvocellular reticular formation to pontine and medullary nuclei in the rat : Involvement in autonomic regulation and orofacial motor control. Neuroscience 1991 ; 40 : 735 - 758.

26. Malick A, Strassman A, Burstein R. Trigeminohypothalamic and reticulohypothalamic tract neurons in the upper spinal cord and caudal medulla of the rat. J Neurophysiol 2000 ; 84 : 2078 - 2112.

27. Marfurt CF, Rajchert DM. Trigeminal primary afferent projections to "non-trigeminal" areas of the rat central nervous system. J Comp Neurol 1991 ; 303 : 489 - 511.

28. Saxon DW, Hopkins DA. Efferent and collateral organization of paratrigeminal nucleus projections : An anterograde and retrograde fluorescent tracer study in the rat. J Comp Neurol 1998 ; 402 : 93 - 110.

29. Gray H. Developmental and gross anatomy of the central nervous system. In : Clemente C(ed). Anatomy of the Human Body, American ed 13. Philadelphia : Lea and Febiger, 1985.

30. Byers MR, Dong WK. Comparison of trigeminal receptor location and structure in the periodontal ligament of different types of teeth from the rat, cat, and monkey. J Comp Neurol 1989 ; 279 : 117 - 127.

31. Wang H, Wei F, Dubner R, Ren K. Selective distribution and function of primary afferent nociceptive inputs from deep muscle tissue to the brainstem trigeminal transition zone. J Comp Neurol 2006 ; 498 : 390 - 402.

32. Ikeda T, Terayama R, Jue SS, Sugiyo S, Dubner R, Ren K. Differential rostral projections of caudal brainstem neurons receiving trigeminal input after masseter inflammation. J Comp Neurol 2003 ; 465 : 220 - 233.

33. Sessle BJ, Hu JW. Mechanisms of pain arising from articular tissues. Can J Physiol Pharmacol 1991 ; 69 : 617 - 626.

34. Fay RA, Norgren R. Identification of rat brainstem multisynaptic connections to the oral motor nuclei using pseudorabies virus. I. Masticatory muscle motor systems. Brain Res Rev 1997 ; 25 : 255 - 275.

35. Fay RA, Norgren R. Identification of rat brainstem multisynaptic connections to the oral motor nuclei in the rat using pseudorabies virus. II. Facial muscle motor systems. Brain Res Rev 1997 ; 25 : 276 - 290.

36. Fay RA, Norgren R. Identification of rat brainstem multisynaptic connections to the oral motor nuclei using pseudorabies virus.Ⅲ. Lingual muscle motor systems. Brain Res Rev 1997；25：291-311.

37. Paxinos G. Human Nervous System. San Diego：Academic Press, 1990.

38. Westberg KG, Olsson KA. Integration in trigeminal premotor interneurones in the cat. 1. Functional characteristics of neurones in the subnucleus-g of the oral nucleus of the spinal trigeminal tract. Exp Brain Res 1991；84：102-114.

39. Olsson KA, Westberg KG. Integration in trigeminal premotor interneurones in the cat. 2. Functional characteristics of neurones in the subnucleus-g of the oral nucleus of the spinal trigeminal tract with a projection to the digastric motoneurone subnucleus. Exp Brain Res 1991；84：115-124.

40. Westberg KG, Sandström G, Olsson KA. Integration in trigeminal premotor interneurones in the cat. 3. Input characteristics and synaptic actions of neurones in the subnucleus-g of the oral nucleus of the spinal trigeminal tract with a projection to the masseteric motoneurone subnucleus. Exp Brain Res 1995；104：449-461.

41. Thayer JF, Siegel GJ. Neurovisceral integration of cardiac and emotional regulation. IEEE Eng Med Biol Mag 2002；21(4)：24-29.

42. Lachuer J, Gaillet S, Barbagli B, Buda M, Tappaz M. Differential early time course activation of the brainstem catecholaminergic groups in response to various stresses. Neuroendocrinology 1991；53：589-596.

43. Kandel ER, Schwartz JH, Jessell TM(eds). Principles of Neural Science, ed 3. New York：Elsevier Science, 1991.

44. Li XF, Stutzmann GE, LeDoux JE. Convergent but temporally separated inputs to lateral amygdala neurons from auditory thalamus and auditory cortex use different postsynaptic receptors：In vivo intracellular and extracellular recordings in fear conditioning pathways. Learn Mem 1996；3：229-242.

45. Stutzmann GE, McEwen BS, LeDoux JE. Serotonin modulation of sensory inputs to the lateral amygdala：Dependency on corticosterone. J Neurosci 1998；18：9529-9538.

46. Mannion RJ, Woolf CJ. Pain mechanisms and management：A central perspective. Clin J Pain 2000；16：S144-S156.

47. Bolay H, Moskowitz MA. Mechanisms of pain modulation in chronic syndromes. Neurology 2002；59(5 suppl 2)：S2-S7.

48. Yamamura H, Malick A, Chamberlin NL, Burstein R. Cardiovascular and neuronal responses to head stimulation reflect central sensitization and cutaneous allodynia in a rat model of migraine. J Neurophysiol 1999；81：479-493.

49. Benarroch EE. Pain-autonomic interactions. Neurol Sci 2006；27(suppl 2)：S130-S133.

50. Zhuo M, Gebhart GF. Biphasic modulation of spinal nociceptive transmission form the medullary raphe nuclei. J Neurophysiol 1997；78：746-758.

51. Terayama R, Dubner R, Ren K. The roles of NMDA receptor activation and nucleus reticularis gigantocellularis in the time-dependent changes in descending inhibition after inflammation. Pain 2002；97：171-181.

52. Wei F, Ren K, Dubner R. Inflammation-induced fos protein expression in the rat spinal cord is enhanced following dorsolateral or ventrolateral funiculus lesions. Brain Res 1998；782：136-141.

53. Cahusac PMB, Morris R, Hil RG. A pharmacological study of the modulation of neuronal and behavioral nociceptive responses in the rat trigeminal region. Brain Res 1995；700：70-82.

54. Graeff F, Guimarães FS, De Andrade TG, Deakin JF. Role of 5-HT in stress, anxiety and depression. Pharmacol Biochem Behav 1996；54：129-141.

55. Lund JP, Donga R, Widmer CG, Stohler CS. The pain-adaptation model：A discussion of the relationship between chronic musculoskeletal pain and motor activity. Can J Physiol Pharmacol 1991；69：683-694.

56. Wu LJ, Toyoda H, Zhao MG, et al. Upregulation of forebrain NMDA NR2B receptors contributes to behavioral sensitization after inflammation. J Neurosci 2005；25：11107-11116.

57. Sami SA, Rossel P, Dimcevski G, et al. Cortical changes to experimental sensitization of the human esophagus. Neuroscience 2006；140：269-279.

58. Woolf CJ, Shortland P, Coggeshall RE. Peripheral nerve injury triggers central sprouting of myelinated afferents. Nature 1992；355：75-78.

59. Coggeshall RE, Leakan HA, Doubell TP, Allchorne A, Woolf CJ. Central changes in primary afferent fibers following peripheral nerve lesions. Neuroscience 1997；77：1115-1122.

60. Baron R, Baron Y, Disbrow E, Roberts TP. Activation of the somatosensory cortex during A beta-fiber mediated hyperalgesia. A MSI study. Brain Res 2000；871：75-82.

61. Watkins LR, Milligan ED, Maier SF. Glial cell activation : A driving force behind pathologic pain. Trends Neurosci 2001 ; 24 : 450 - 455.

62. Price DD, Zhou Q, Moshiree B, Robinson ME, Verne G. Peripheral and central contributions to hyperalgesia in irritable bowel syndrome. J Pain 2006 ; 7 : 529 - 535.

63. Van Handel D, Fass R. The pathophysiology of non-cardiac chest pain. J Gastroenterol Hepatol 2005 ; 20(suppl) : S6 - S13.

64. Okeson JP. Bell's Orofacial Pains, ed 6. Chicago : Quintessence, 2005.

65. Simons DG, Travell JG, Simons LS. Myofascial Pain and Dysfunction : The Trigger Point Manual, vol 1 : Upper Half of Body, ed 2. Baltimore : Williams & Wilkins, 1999.

66. Engel GL. The need for a new medical model : A challenge for biomedicine. Science 1977 ; 196 : 129 - 136.

67. Chugani H, Behen M, Muzik O, Juhasz C, Nagy F, Chugani D. Local brain functional activity following deprivation : A study of postinstitutionalized Romanian orphans. Neuroimage 2001 ; 14 : 1290 - 1301.

68. Monnikes H, Tebbe JJ, Hildebrandt M, et al. Role of stress in functional gastrointestinal disorders. Evidence for stress-induced alterations in gastrointestinal motility and sensitivity. Dig Dis 2001 ; 19 : 201 - 211.

69. Mayer EA, Naliboff BD, Chang L. Basic pathophysiologic mechanisms in irritable bowel syndrome. Dig Dis 2001 ; 19 : 212 - 218.

70. Heim C, Newport DJ, Bonsall R, Miller AH, Nemeroff CB. Altered pituitary-adrenal axis responses to provocative challenge tests in adult survivors of childhood abuse. Am J Psychiatry 2001 ; 158 : 575 - 581.

71. Kaufman J, Plotsky P, Nemeroff C, Charney D. Effect of early adverse experiences on brain structure and function : Clinical implications. Biol Psychiatry 2000 ; 48 : 778 - 790.

72. McEwen BS. Stress, adaptation, and disease. Allostasis and allostatic load. Ann NY Acad Sci 1998 ; 840 : 33 - 44.

73. Schulkin J, McEwen B, Gold P. Allostasis, amygdala, and anticipatory angst. Neurosci Behav Rev 1994 ; 18 : 385 - 396.

74. Holstege G, Bandler R, Saper CB. The emotional motor system. Prog Brain Res 1996 ; 107 : 3 - 6.

75. Nieuwenhuys R. The greater limbic system, the emotional motor system and the brain. Prog Brain Res 1996 ; 107 : 551 - 580.

76. de Kloet E, Oitzl M, Joels M. Stress and cognition : Are corticosteroids good or bad guys? Trends Neurosci 1999 ; 22 : 422 - 426.

77. Astin JA, Goddard TG, Forys K. Barriers to the integration of mind-body medicine : Perceptions of physicians, residents, and medical students. Explore(NY)2005 ; 1 : 278 - 283.

78. LeResche L, Dworkin SF, Sommers E, Truelove EL. An epidemiologic evaluation of two diagnostic classification schemes for temporomandibular disorders. J Prosthet Dent 1991 ; 65 : 131 - 137.

79. Ohrbach R, Dworkin SF. Five-year outcomes in TMD : Relationship of changes in pain to changes in physical and psychological variables. Pain 1998 ; 74 : 315 - 326.

80. Fish EW, Shahrokh D, Bugot R, et al. Epigenetic programming of stress responses through variations in maternal care. Ann NY Acad Sci 2004 ; 1036 : 167 - 180.

81. Fordyce WE. Pain and suffering. A reappraisal. Am Psychol 1988 ; 43 : 276 - 283

82. Price DD. Psychological and neural mechanisms of the affective dimension of pain. Science 2000 ; 288 : 1769 - 1772.

83. Flor H. Cortical reorganisation and chronic pain : Implications for rehabilitation. J Rehabil Med 2003 ; (41 suppl) : 66 - 72.

84. Esler M, Alvarenga M, Pier C, et al. The neuronal noradrenaline transporter, anxiety and cardiovascular disease. J Psychopharmacol 2006 ; 20(4 suppl) : 60 - 66.

85. Bennett R. Fibromyalgia : Present to future. Curr Rheumatol Rep 2005 ; 7 : 371 - 376

86. Wilhelmsen I. Somatization, sensitization, and functional dyspepsia. Scand J Psychol 2002 ; 43 : 177 - 180.

87. Herman JP, Ostrander MM, Mueller NK, Figueiredo H. Limbic system mechanisms of stress regulation : Hypothalamo-pituitary-adrenocortical axis. Prog Neuropsychopharmacol Biol Psychiatry 2005 ; 29 : 1201 - 1213.

88. Heim C, Newport DJ, Heit S, et al. Pituitary-adrenal and autonomic responses to stress in women after sexual and physical abuse in childhood. JAMA 2000 ; 284 : 592 - 597.

89. De Leeuw R, Schmidt JE, Carlson CR. Traumatic stressors and post-traumatic stress disorder symptoms in headache patients. Headache 2005 ; 45 : 1365 - 1374.

90. De Leeuw R, Bertoli E, Schmidt JE, Carlson CR. Prevalence of post-traumatic stress disorder symptoms in orofacial pain patients. Oral Surg Oral Med Oral Pathol Oral Radiol Endod 2005 ; 99 : 558-568.

91. Curran SL, Sherman JJ, Cunningham LL, Okeson JP, Reid KI, Carlson CR. Physical and sexual abuse among orofacial pain patients : Linkages with pain and psychologic distress. J Orofac Pain 1995 ; 9 : 340-346.

92. The Integrated Approach to the Management of Pain. NIH Consensus Statement 1986 May 19-21 ; 6(3) : 1-8.

93. Okeson JP. Orofacial Pain : Guidelines for Assessment, Diagnosis, and Management. Chicago : Quintessence, 1996.

94. Von Korff M, LeResche L, Dworkin SF. First onset of common pain symptoms : A prospective study of depression as a risk factor. Pain 1993 ; 55 : 251-258.

95. Magni G, Marchetti M, Moreschi C, Merskey H, Luchini SR. Chronic musculoskeletal pain and depressive symptoms in the National Health and Nutrition examination. I. Epidemiologic follow-up study. Pain 1993 ; 53 : 163-168.

96. Sanders SH. Chronic pain : Conceptualization and epidemiology. Ann Behav Med 1985 ; 7 : 3-5.

97. Kinny RK, Gatchel RJ, Ellis E, Holt C. Major psychological disorders in chronic TMD patients : Implications for successful management. J Am Dent Assoc 1992 ; 123 : 49-54.

98. Merskey H. Classification of chronic pain : Descriptions of chronic pain syndromes and definitions of pain terms. Pain 1986 ; (suppl 3) : 1-225.

99. Bush FM, Harkins SW. Pain-related limitations in activities of daily living in patients with chronic orofacial pain : Psychometric properties of a disability index. J Orofac Pain 1995 ; 9 : 57-63.

100. Agerberg G, Bergenholz A. Craniomandibular disorders in adult populations of West Bothnia, Sweden. Acta Odontol Scand 1989 ; 47 : 241-250.

101. Schokker RP, Hansson TL, Ansink BJJ. The result of treatment of the masticatory system of chronic headache patients. J Craniomandib Disord Facial Oral Pain 1990 ; 4 : 126-130.

102. Agerberg G, Inkapööl I. Craniomandibular disorders in an urban Swedish population. J Craniomandib Disord Facial Oral Pain 1990 ; 4 : 154-164.

103. Glass EG, McGlynn FD, Glaros AG, Melton K, Romans K. Prevalence of temporomandibular disorder symptoms in a major metropolitan area. J Craniomandib Pract 1993 ; 11 : 217-220.

104. Sternbach RA. Survey of pain in the United States : The Nuprin Pain Report. Clin J Pain 1986 ; 2 : 49-53.

105. Hoge CW, Lesikar SE, Guevara R, et al. Mental disorders among US military personnel in the 1990's : Association with high levels of health care utilization and early military attrition. Am J Psychiatry 2002 ; 159 : 1576-1583.

106. Thayer JF, Friedman BH. Stop that! Inhibition, sensitization, and their neurovisceral concomitants. Scand J Psychol 2002 ; 43 : 123-130.

107. Dobrek L, Nowakowski M, Mazur M, Herman RM, Thor PJ. Disturbances of the parasympathetic branch of the autonomic nervous system in patients with gastroesophageal reflux disease (GERD) estimated by short-term heart rate variability recordings. J Physiol Pharmacol 2004 ; 55 (suppl 2) : 77-90.

108. Chen CL, Orr WC, Yang CC, Kuo TB. Cardiac autonomic regulation differentiates reflux disease with and without erosive esophagitis. Scand J Gastroenterol 2006 ; 41 : 1001-1006.

109. van Orshoven NP, Andriesse GI, Smout AJ, Akkermans LM, Oey PL. Subtle involvement of the parasympathetic nervous system in patients with irritable bowel syndrome. Clin Auton Res 2006 ; 16 : 33-39.

110. Tillisch K, Mayer EA, Labus JS, Stains J, Chang L, Naliboff BD. Sex specific alterations in autonomic function among patients with irritable bowel syndrome. Gut 2005 ; 54 : 1396-1401.

111. Schroeder ED, Chambles LE, Liao D, et al. Atherosclerosis Risk in Communities (ARIC) study. Diabetes, glucose, insulin, and heart rate variability : The Atherosclerosis Risk in Communities (ARIC) study. Diabetes Care 2005 ; 28 : 668-674.

112. Furlan R, Colombo S, Perego F, et al. Abnormalities of cardiovascular neural control and reduced orthostatic tolerance in patients with primary fibromyalgia. J Rheumatol 2005 ; 32 : 1787-1793.

113. Stein PK, Domitrovich PP, Ambrose K, et al. Sex effects on heart rate variability in fibromyalgia and Gulf War illness. Arthritis Rheum 2004 ; 51 : 700-708.

114. Thompson JJ, Elsenbruch S, Harnish MJ, Orr WC. Autonomic functioning during REM sleep differentiates IBS symptom subgroups. Am J Gastroenterol 2002；97：3147-3153.

115. Shechter A, Stewart WF, Silberstein SD, Lipton RB. Migraine and autonomic nervous system function: A population-based, case-control study. Neurology 2002；58：422-427.

116. Guilleminault C, Poyares D, Rosa A, Huang YS. Heart rate variability, sympathetic and vagal balance and EEG arousals in upper airway resistance and mild obstructive sleep apnea syndromes. Sleep Med 2005；6：451-457.

117. Carlson CR, Reid KI, Curran SL, et al. Psychological and physiological parameters of masticatory muscle pain. Pain 1998；76：297-307.

118. Carlson CR, Bertrand PM, Ehrlich AD, Maxwell AW, Burton RG. Physical self-regulation training for the management of temporomandibular disorders. J Orofac Pain 2001；15：47-55.

119. Dworkin SF, Turner JA, Mancl L, et al. A randomized clinical trial of a tailored comprehensive care treatment program for temporomandibular disorders. J Orofac Pain 2002；16：259-276.

120. Schmidt JE. A controlled comparison of emotional reactivity and physiological response in chronic orofacial pain patients [thesis]. Lexington, KY: Univ of Kentucky, 2006.

121. Turk DC, Rudy TE. Towards a comprehensive assessment of chronic pain patients. Behav Res Ther 1987；25：237-249.

122. Swimmer GI, Robinson ME, Geisser ME. Relationship of MMPI cluster type, pain coping strategy, and treatment outcome. Clin J Pain 1992；8：131-137.

123. Browne AL, Schug SA, Ray P, French D. A biopsychosocial approach to pretreatment assessment of patients with persistent pain: Identifying factors associated with pain-related disability. Pain Med 2006；7：466-467.

124. Lewis MJ. Heart rate variability analysis: A tool to assess cardiac autonomic function. Comput Inform Nurs 2005；23：335-341.

125. Yap AU, Chua EK, Dworkin SF, Tan HH, Tan KB. Multiple pains and psychosocial functioning/psychologic distress in TMD patients. Int J Prosthodont 2002；15：461-466.

126. Liljeström MR, Le Bell Y, Anttila P, et al. Headache children with temporomandibular disorders have several types of pain and other symptoms. Cephalalgia 2005；25：1054-1060.

127. Jokstad A, Mo A, Krogstad BS. Clinical comparison between two different splint designs for temporomandibular disorder therapy. Acta Odontol Scand 2005；63：218-226.

128. Nilsson IM, List T, Drangsholt M. The reliability and validity of self-reported temporomandibular disorder pain in adolescents. J Orofac Pain 2006；20：138-144.

129. Dando WE, Branch MA, Maye JP. Headache disability in orofacial pain patients. Headache 2006；46：322-326.

130. Lyngberg AC, Rasmussen BK, Jorgensen T, Jensen R. Has the prevalence of migraine and tension-type headache changed over a 12-year period? A Danish population survey. Eur J Epidemiol 2005；20：243-249.

131. Wiendels NJ, Neven AK, Rosendaal F, et al. Chronic frequent headache in the general population: Prevalence and associated factors. Cephalalgia 2006；26：1434-1442.

132. Göbel H, Petersen-Braun M, Soyka D. The epidemiology of headache in Germany: A nationwide survey of a representative sample on the basis of the headache classification of the International Headache Society. Cephalalgia 1994；14：97-106.

133. Campbell JK. Headache in adults: An overview. J Craniomandib Disord 1987；1：11-15.

134. Wänman A, Agerberg G. Headache and dysfunction of the masticatory system in adolescents. Cephalalgia 1986；6：247-255.

135. Forssell H. Mandibular dysfunction and headache. Proc Finn Dent Soc 1985；81(suppl 1-2)：1-91.

136. Schokker RP, Hansson TL, Ansink BJ. Craniomandibular disorders in patients with different types of headache. J Craniomandib Disord Facial Oral Pain 1990；4：47-51.

137. Jensen R. Mechanisms of tension-type headache. Cephalalgia 2001；21：786-789.

138. Bartsch T, Goadsby PJ. The trigeminocervical complex and migraine: Current concepts and synthesis. Curr Pain Headache Rep 2003；7：371-376.

139. Goadsby P. Migraine pathophysiology. Headache 2005；45(suppl 1)：S14-S24.

# 2

# 口腔顔面痛患者の一般的評価

鱒見　進一・矢谷　博文 訳

　Weldon Bell は，講義科目のなかで，口腔顔面痛患者を診察し管理するときには，満足できる成功を得るための複数のゴールを設定することが重要であると述べている．彼は，最初のゴールは明確な診断を確立することであると主張した．20年以上前のこの発言は，現在も真理として残っている．単に患者が訴える痛みだけで診断してはならない．診断は，適切な臨床的診察，放射線学的所見，検査所見と結びついた病歴の正確な評価が前提である．病歴から得られる情報が1つの疾患に特有のものであっても，必要ならば身体検査とさらなる評価によって併存疾患を除外することが不可欠である．彼は，最初のゴールすなわち診断を誤ると，術者は必然的に第2，第3，第4のゴールを設定することができないと続けた．結果として，すべての患者に同じ治療をすることとなり，われわれは単なる技術者または方法論学者にすぎないこととなる．

正確な診断がなされれば，正しい処置は何かということが明らかになることがよくある．

　口腔顔面痛分野の拡がりは，開業歯科医が取り扱う範囲を拡大した．口腔顔面痛の評価は口腔，歯，顎関節および咀嚼筋に留まってはならない．術者が口腔顔面痛症の知識を身につければ，的を得た質問と完璧な文書からなる完全な病歴採取ができ，必要な検査を行え，必要なときには専門医への相談や紹介をすることができる．本章は，科学的に妥当性のある技術を用いることで，病歴採取，身体検査，および他の検査について知識のある臨床家に指針を示すであろう．

## スクリーニング評価

　すべての患者でTMD（顎関節症）や他の口腔顔面痛症をスクリーニングすることは，

## 2　口腔顔面痛患者の一般的評価

---

**図2-1　TMD（顎関節症）スクリーニング質問票の例***

1. あくびのように口を開けるときに，開けにくかったり，または痛みがあったり，あるいはこれら両方の症状があったりしますか
2. 顎が動かなくなったり，開かなくなったり，はずれたりしますか
3. 食事中や談話中，そのほか顎を動かすときに，食べにくい，話しにくい，動かしにくいとか，痛みがあったりしますか
4. 顎の関節の音に気づいていますか
5. 顎のこわばり，腫れ，疲れを定期的に感じますか
6. 耳の中や耳の付近，こめかみや頬のあたりに痛みがありますか
7. 頻繁に頭痛や頸部の痛み，歯の痛みがありますか
8. 近頃，頭，頸部，顎をケガしたりぶつけたことがありますか
9. 咬み合わせが最近変わったと気づいたことがありますか
10. 顎の関節の異常や原因不明の顔の痛みで，これまでに治療を受けたことがありますか

*すべての患者は，TMD（顎関節症）ならびにその他の口腔顔面痛症についてスクリーニングされるべきである．実際の完全な包括的病歴聴取と臨床検査を行うかどうかの決定は，質問に対する「はい」の数と患者にとっての問題の重要性にかかっている．たとえ，「はい」の答えがどれか1つの質問に対してであった場合でも，その問題が患者にとってのご心配であったり，術者が臨床的に重要性を認めた場合には，包括的検査を行うのに十分な根拠となりうる．

---

**図2-2　TMD（顎関節症）スクリーニング診査法の例***

1. 開口および左右側方限界運動時の，下顎運動範囲の測定（運動のいかなる協調失調にも注意）
2. 耳前部および耳孔内の顎関節圧痛の触診
3. 顎関節雑音についての聴診と触診（クリッキング，クレピタス）
4. 咬筋と側頭筋の圧痛の触診
5. 過度の咬耗，重度の歯の動揺，頬側粘膜の隆起，舌縁部の圧痕
6. 顔，顎および歯列弓の対称性と排列状態の視診

*すべての患者は，これかまたは類似した一通りの診査法を用いて，TMD（顎関節症）に対するスクリーニングを行うべきである．包括的病歴聴取および臨床診査の必要性は，陽性所見数と，それぞれの所見の臨床的重要性による．ある1つの陽性所見が，包括的検査を行うための根拠として十分なこともある．

---

現在の歯科診療において必要不可欠なこととなった．スクリーニングの結果は，より包括的評価が必要かどうかを術者が決定するのに役立つであろう[1]．スクリーニングは短い質問票（図2-1），簡潔な病歴および限定された診査からなる．質問票の価値については疑問視されるかもしれないが，特定の訴えにフォーカスを当てることで臨床診査が容易となる[2]．

TMD（顎関節症）スクリーニング（図2-2）は，通常，下顎運動範囲の観察，顎関節の触診，および咬筋と側頭筋の圧痛のための触診からなる．顎関節の触診や聴診により顎関節雑音を診査する．下顎運動機能の観察により，生力学的問題を示唆する協調失調運動を明らかにする[3]．スクリーニングの手順での結果の評価には注意が払われなければならないが，臨床所見や患者の訴えが一定していないかもしれない．スクリーニング評価の結果が，より入念な評価を追究するための唯一の論理的根拠であってはならない．たとえば，顎関節にクリック音がはっきりと認められても，無痛性の状態であるならば治療の必要はない．

## 包括的評価

### 図2-3 口腔顔面痛患者の包括的病歴採取様式*

| | |
|---|---|
| 主 訴 | 発症の時期および出来事 |
| | 他覚的兆候と自覚的症状の部位 |
| | 他覚的兆候と自覚的症状の頻度，持続時間，強さ |
| | 経時的な自覚的症状の軽減の有無および変化 |
| | 修飾因子（緩解因子，誘発因子，増悪因子） |
| | 過去の治療結果 |
| 医科的病歴 | 関連のある身体的機能障害ならびに疾患で，現在または以前に存在したもの（特に全身性関節炎，その他の筋骨格系病変，リウマチ性疾患） |
| | 過去の治療，手術，入院 |
| | 頭部・顔面の外傷 |
| | 薬物療法（処方薬，非処方薬） |
| | 薬物アレルギー |
| | アルコールおよび他の物質の乱用 |
| 歯科的病歴 | 関連のある身体的機能障害ならびに疾患で，現在または以前に存在したもの |
| | 過去の治療（治療に対する患者の態度を含む） |
| | 頭頸部の外傷歴（医原性外傷を含む） |
| | 日中および夜間の異常機能歴 |
| 心理社会的病歴 | 社会的，行動的，心理学的 |
| | 職業，レクリエーション，家族 |
| | 訴訟，生活保護（破産），他の二次的利得 |

*一連の包括的病歴採取は，古典的な医科的病歴聴取と，ここに挙げた系統別調査様式による総括に対応したものであるべきである．これには，患者の主訴（愁訴），現病歴，医科的および歯科的病歴，心理社会的病歴がある．

## 包括的評価

患者の主訴である痛みの原因が歯原性ではない場合，あるいは患者のスクリーニング評価の結果が口腔顔面痛症を肯定する場合，包括的評価を行わなければならない．包括的評価は，詳細な患者の病歴（図2-3）から始める．後に続く診査の過程には，図2-4に挙げたいくつかの，あるいはすべての項目が含まれる．多くの患者は長々と書かれた訴えのリストを有しており，洞察力のある術者はこれをチェックすることで，鑑別診断に導くことができる．注意深い病歴採取により，もっとも適当な診断と，必要ならばどのような追加の診断法が適切かを，術者は見いだすであろう．

## 病歴採取

面接すなわち病歴採取は，通常術者と患者との最初の接触であり，術者による思いやりのあるアプローチが，コミュニケーションを成功させるためにきわめて重大な，患者との絆を迅速につくりだすことができる．

### 主 訴

診察を受けるに至った自覚的症状について患者の説明も聞くが，術者も，系統立った手法で情報を収集するために面接をコントロールしなければならない．患者にそれぞれのすべての訴えを完全に述べてもらうには，十分な時間が必要である．その訴え

## 2 口腔顔面痛患者の一般的評価

| 図2-4 包括的口腔顔面痛身体検査法 | |
|---|---|
| 頭頸部の一般的視診 | 非対称性，大きさ，形，調和，姿勢，不随意運動あるいは圧痛を記録する |
| 神経学的評価 | 脳神経スクリーニングを行い，他覚的兆候と自覚的症状を記録する<br>側頭および頸動脈の血管加圧を行う |
| 関連する筋群，<br>顎関節および頸椎の評価 | 咀嚼筋および頸部の筋を触診する<br>耳前部および耳孔内における顎関節を触診する<br>顎運動範囲，顎運動の質，および疼痛との関連をみる<br>すべての顎運動における関節雑音を聴診，触診する<br>疼痛，エンドフィール，関節雑音に注意して下顎運動を誘導する<br>すべての圧痛，腫脹，肥大，異常な組織を記録する |
| 耳・鼻・咽喉の評価 | 耳と鼻に病変があるか，分泌物，腫脹，肥大があるかを視診する<br>口腔咽頭の病変について視診する |
| 口腔内評価 | 硬組織および軟組織の状態と疾患を記録する<br>静的および動的な咬合分析を行う |

は，患者が治療を必要とする重大性の順に記述され，それぞれの訴えの詳細については系統立った方法で聞きだす．

### 主訴の病歴

それぞれの主訴の記述には，通常，緩解因子，誘発因子，増悪因子だけでなく，部位，発現状況，頻度と期間，程度，質および関連した他覚的兆候が含まれる．これらの特徴の組合せは，しばしば術者が訴えを分類するための一助となる認識可能なパターンを明らかにする．

### 部 位

患者は頻繁に，自分たちが理解している解剖学用語で顔面や頭部の一部の痛みを訴えるであろう．したがって，患者に指で痛みの部位を指させたり，痛みの領域を線で囲ませたりすることで，痛みの正確な位置を確認することの助けとなる．痛みの部位は必ずしも痛みの発生源と一致しない．したがって，その部位が異なるならば，痛みの発生源を見つけることがさらなる診察の進め方となる．

### 発現状況

痛みが発現した状況を知ることは重要である．外傷はしばしば痛みの原因となり，全身性疾患または心理学的ストレッサーの二次的な痛みと鑑別されなければならない．たとえば，痛みが徐々に起こるか，突然起こるかどうか，それぞれのエピソード発現時にどのように痛みが始まるかを知ることも重要である．痛みが生じる時間帯は，さらなる手掛かりとなるかもしれない．

### 頻度と期間

痛みのエピソードの頻度によって，痛みが群発的にくるかどうか，緩解の時期があるかどうか，連続的かどうかなどの情報を与える．痛みの期間は，日，週または月単位で，しばしば記録される．日々の痛みの期間は，一定であるか間欠的であるかに分類される．もし間欠的であるならば，その

包括的評価

表2-1 痛みの質の表現と，痛みの鑑別カテゴリーに関連した二次的自覚的症状*

| 痛みのカテゴリー | 質 | 二次的自覚的症状 |
| --- | --- | --- |
| 筋骨格性 | 鈍痛<br>うずく痛み<br>圧痛<br>抑うつ的<br>ときどき鋭い | 紅潮<br>痛覚過敏<br>異所性痛<br>遠隔位からの関連痛<br>機能により増悪 |
| 神経血管性 | ズキズキ<br>刺すような<br>拍動性<br>リズミカル | 頭蓋内圧の上昇により増悪<br>（いきむ，前かがみ，身体活動など）<br>光や音に敏感<br>吐き気，嘔吐 |
| ニューロパシー性<br>（神経障害性，<br>神経因性） | 鋭い<br>刺激的<br>灼熱感<br>痒み<br>電撃様<br>切るような | 麻痺<br>痛覚過敏<br>知覚異常<br>異所性痛 |
| 心因性 | 表現性 | 訴えのパターンがしばしば解剖的感覚分布と一致しない |

*描写する痛みの質は，それぞれの痛みのカテゴリーにより異なるが，多くの重複がある．そして，術者と患者間のしっかりしたコミュニケーションが，正確な病歴採取にとって不可欠である．

痛みは短いか，瞬間的であるか，数分間持続するか，何時間も継続するかが評価される．緩解時期の頻度と期間も記録される．

### 程度

痛みのレベルは主観的であり，患者の情動の状態によって頻繁に増強される．痛みのレベルまたは程度に対する患者の解釈について，術者が理解することは重要である．痛みの程度は，言葉評価（穏やか，中程度，激しい），数値評価（0から10の間で，0は痛みがなく，10が最大の痛みとしたときの数），またはビジュアルアナログスケール（すなわち10cmの直線で一端が「痛みなし」，もう一端が「もっとも最大の痛み」とラベルされたもの）で計測される．

### 質

痛みの鑑別診断上の分類は，痛みの質に基づいて識別されるであろう（表2-1）．しかし，ある種の筋骨格障害に関連した痛みは，神経血管性障害あるいはニューロパシー性疼痛症（訳注：本書では神経障害性疼痛症，神経因性疼痛症も同義語として用いる）に類似していることがあり，またその逆が正しい場合もあるので，痛みの質を分類するときには，術者は注意しなければならない．

### 関連した自覚的症状

患者の痛みに関する主訴に関連した自覚的症状は，術者が患者の診断の焦点を絞り込むことの助けとなることが多い．自律神経

系の特徴と同様に，感覚や運動の変化が記録されなければならない．たとえば，閃輝暗点あるいは半盲のような感覚神経障害の存在は，前兆をともなう片頭痛かもしれない．

### 増悪因子および緩解因子

触覚や痛覚の認知が減弱したり増強したりする感覚変化は，ニューロパシー性疼痛症に関するものかもしれない．増悪因子および緩解因子は，同様に重要な情報を与える．患者の関心を引くほど重要ではないかもしれない一見ささいなことが，非常にすばらしい診断価値をもつかもしれない．たとえば，そよ風，接触，あるいは髭を剃るといった誘発因子や，情動ストレスのような増悪因子が含まれる．同様に，下顎運動が痛みを誘発したり，増悪させたりしないことを見つけることは，同等に診断的に重要である．

### 過去の治療

それぞれの訴えに対して行われた医科的および歯科的介入は，その結果に対する患者の認識に沿って列挙しなければならない．過去の治療の結果は，その訴えの質への洞察力を高める．たとえば抗炎症薬が痛みを軽減するならば，原因が神経障害であることはない．薬物療法，投薬量および服用期間に関する患者の回想は，失敗した治療の繰り返しを避け，ある薬物が適切な投与量，および適切な期間服用されたか否かを決定するためにも記録されなければならない．医療面接のこの部分は，治療に対する患者のコンプライアンスに対する洞察力を与えるであろう．

### 医科および歯科の病歴

既往歴，手術，薬物（市販薬や漢方薬を含む）の長・短期使用，発育異常あるいは遺伝性疾患，およびいかなる後遺症も記録されなければならない．過去や現在の薬物乱用と同様に，タバコ，アルコール，およびカフェインの消費については，過去あるいは現在の摂取量も含めて記録されなければならない．加えて，患者の身体的および情動的外傷について質問しなければならない．

特にそれが主訴に関するものであれば，完全な歯科の病歴を聴取しなければならない．クレンチング，ブラキシズム，あるいは他の異常習癖（たとえばガム咀嚼，咬爪）は，治療の厄介な問題として記録することが重要である．

### 系統疾患の既往歴

患者の訴えが全身的疾患の顕性化かもしれないので，自己免疫疾患，線維筋痛症，糖尿病，心血管系障害，ライム病などと同様に，結合組織に影響を及ぼすような全身的疾患に関連するいかなる自覚的症状も，患者に質問しなければならない．睡眠習慣の不良や睡眠障害は，慢性疼痛を有する人にしばしば存在するので，睡眠の質，量，いびき，夢遊病に関する検討も重要である．

### 社会心理的病歴

ストレッサーの存在とストレスへの患者の反応のための評価は，診断プロセスに深く関連する．しばしば慢性痛に併存したり，合併する要因であるうつや不安を患者が有しているか否かについて決定する必要がある．いかなる性的虐待や家庭内暴力をも明らかにするために，特別な調査を指示しな

ければならない．

　訴訟，障害に対する金銭報酬の予測，または二次的利得などは，患者の予後を困難にする要因である．

　社会心理的病歴は，患者の精神状態や対処法，他人との相互作用，心理学的重圧の存在に関する洞察力を提供するかもしれない．加えて，痛みが患者の生活にいかに影響を及ぼしているかを正しく評価することは，直接の治療の助けとなる．

## 身体検査

### バイタルサイン

　まず血圧，脈拍数，呼吸数，体温，体重のベースラインを記録する．すべての患者にとって，バイタルサインを評価することは重要であるが，特に有病者や，服薬中の患者に対しては重要である．

### 神経学的検査

　口腔顔面痛の訴えは，神経学的問題の結果かもしれない．口腔顔面痛検査の一部として，脳神経の評価は，対応する左右の神経機能(強度，感覚)を評価するために行われる．

　脳神経機能障害は，運動機能あるいは感覚機能の変化として現れるかもしれない．脳神経のうちの1つによって刺激された筋の異常運動は，運動経路に沿って病状を示す可能性がある．感覚の変化を訴える患者は，無感覚症，知覚異常，異常感覚，異所性痛，痛覚過敏の検査をしなければならない．感覚の変化した領域は，病状を示すために地図のように描くことができ，患者の状態が進行しているかどうかについて決定するための助けとなる．異常所見の場合は，より詳細な神経学的評価を即座に行わなければならない．そして異常が示唆されたならば，患者は適切な専門医に紹介されなければならない．表2-2は脳神経と機能障害のために，これらの神経をスクリーニングするもっとも一般的な方法を列挙している．完全な神経学的および脳神経学的評価のためにはその他の検査が推奨される．

### 触診検査

#### 筋

　両側性に咀嚼筋を触診するのは，サイズや硬さの平等性を診るためだけでなく，さらに重要なことは，痛み，触診に対する圧痛，および関連痛をチェックすることにある．術者は，筋肉の索状硬結内の過敏部位である筋筋膜トリガーポイントも触診する．筋筋膜トリガーポイントの刺激は，同部の不快感と関連する予測可能領域に関連痛を引き起こす[4,5]．側頭筋，深部および浅部咬筋，内側翼突筋，および舌骨上筋群も触診する．外側翼突筋は口腔内からのアプローチは困難であるが[6,7]，外側翼突筋下頭は，抵抗する力に逆らって筋を収縮させること，または伸展時の自覚的症状の変化を観察することによる機能的触診で，その目的が達成されるかもしれない[8,9]．この操作を行っている間，筋痛は増悪するであろう．同様な機能的触診法は，外側翼突筋上頭や内側翼突筋にも用いられる[8]．口腔内から触診できる筋には，内側翼突筋と顎二腹筋前腹が含まれる．側頭腱も同様に口腔内から触診できる．

## 2 口腔顔面痛患者の一般的評価

### 表2-2 脳神経の一覧と，それらの機能評価のための検査

| 脳神経番号 | 神経名 | 検査 |
|---|---|---|
| I | 嗅神経 | 嗅覚(たとえば，カンフル，コーヒー，バニラの使用) |
| II | 視神経 | 視力，視野(対診)，検眼鏡検査 |
| III | 動眼神経 | 瞳孔対称性 |
| IV | 滑車神経 | 対光反射，輻輳反射 |
| V | 三叉神経 | 眼神経，上顎神経，下顎神経の3つの枝の領域すべてにおいて顔面を軽く触れたときに感じる感覚咀嚼筋の運動神経支配(強さ)，角膜反射 |
| VI | 外転神経 | 眼瞼裂の視診．正視したときの眼の位置と整列，6方向の眼球運動 |
| VII | 顔面神経 | 顔面表情の自然な動きの視診，顔面表情筋に意図的に力を込めさせて観察する，舌の前方2/3における味覚をみる |
| VIII | 内耳神経 | 聴覚検査(たとえば時計の音を聞く能力)，Weber検査，Rinne検査，外眼筋検査による眼振の観察，眼振誘発温冷検査 |
| IX | 舌咽神経 | 患者の声を聞く，"アー"と発音させたとき軟口蓋が挙上するのを観察する |
| X | 迷走神経 | 絞扼反射(嘔吐反射) |
| XI | 副神経 | 胸鎖乳突筋と僧帽筋の大きさと強さを診査する(press against resistance) |
| XII | 舌下神経 | 舌の大きさと運動(前方突出と左右) |

訳注：(いくつかの誤りが含まれる)
*1 滑車神経の機能は対光反射では診査できない．滑車神経の機能を診査する場合は，鼻の先端の延長上にあるものを見せて二重に見える場合，顔を左右に傾けて像が重なるか否かを診査する．
*2 眼裂は，動眼神経麻痺の際に狭小化する．外転神経麻痺では変化はみられない．
*3 動眼神経麻痺の際には左右眼球の高さに差異が生じ，麻痺側の眼球は外転する．外転神経麻痺では麻痺側の眼球は内転するが，高さに異常は生じない．
*4 6方向の眼球運動は，動眼，滑車，外転神経の機能を診査するのに用いられる．

### 頸部

口腔顔面痛は，一般的に頸部構造体内の疼痛の原発部位によって，そしてその関連痛によって引き起こされる[9]．したがって，頸部構造体の検査には，広範囲の評価が含まれる(第9章 参照)．

### 動脈

頭痛を訴えるすべての患者に対して，側頭動脈の触診は圧痛，硬さ，および疼痛の増悪を検査するために行う．側頭動脈の触診による痛みは，特に高齢患者においては，巨細胞動脈炎の他覚的兆候かもしれない(第4章 参照)．巨細胞動脈炎が疑われるならば，追加の診断テストが指示される．

### 顎関節

顎関節は，両側性に圧痛，痛み，腫脹，運動パターンを検査するために触診する．下顎運動時の触診は，関節雑音を見つける

ための一般的で正確な方法である．関節雑音の有無，発生時期が開閉口時の初期，中期，後期のどこか，クリッキング，クレピタス，およびその他のスムースな下顎運動の障害について記録する[10]．

関節雑音は，顎内障，退行性変化あるいは関節表面の構造上欠陥のような関節包内異常の他覚的兆候である．関節雑音は，痛みまたは病理的状態と関連する場合もあれば，痛みまたは機能障害とは関係のない機能的な適応による場合もある．関節雑音は，一般人のなかでは普通に認められ，他覚的兆候や自覚的症状の状況を見て評価されなければならない[11]．非患者群における顎関節触診の的中率は低いが[12,13]，自覚的症状を有する患者において，陽性所見は臨床的重要性をもつかもしれない[14]．

下顎運動範囲

正常な開口距離は40～55mmと言われている．そして，少なくとも7mmの滑走運動が可能であるのが正常と考えられる[15]．これらの値は一般的に認められているが，開口距離は多くの要因，たとえば身長や頭蓋顔面の形態その他によってさまざまである[16,17]．正常な開口範囲すなわち有痛性最大開口距離は，女性は男性より少なく，加齢とともに減少する[18]．3種類の最大開口距離計測，すなわち無痛性最大開口距離，有痛性最大開口距離，受動性最大開口距離が提案されている[19]．無痛性最大開口距離は，痛みがない状態での最大開口距離と定義される．有痛性最大開口距離は，痛みの有無に関係なく開けることができる最大開口距離と定義される．受動性最大開口距離は，最大開口距離に達した後，術者がソフトにストレッチして達成される最大開口距離と定義される．下顎運動範囲を評価するためにはいくつかの手技が利用でき，これにはミリメートル単位定規や精密電気診断測定システムが含まれる．垂直的および水平的運動距離に関しては，これらの運動によって生じる痛みの発生位置を記録しなければならない．減少した運動や運動の変化を患者が認識するほうが，実際の計測より役に立つかもしれない[18]．

耳，鼻，咽喉

顎関節痛または歯痛や顔面痛を訴える患者は，耳，鼻または咽喉の疾患または感染症に罹患しているかもしれない．実際に，痛みが患側の顎関節に関連があるとき，患者が耳痛を訴えるのは一般的である．痛みが上顎洞に起因しているとき，患者は上顎の歯痛を訴えるかもしれない．また逆の場合もあるだろう．

外耳，外耳道と鼓膜の検査は，耳鏡を用いて行う[20]．耳痛の訴えが外耳にあるとき，その領域に，感染症または炎症過程を示唆する発赤あるいは腫脹がないか調べられなければならない．外耳道を精査するためには，外耳道を伸ばすために，耳を上方や後方に牽引して調べる．そして外耳道の感染，炎症，分泌物または閉塞の他覚的兆候を観察する．適切にトレーニングされた術者は，耳痛の訴えを説明しうる肉眼的病状を鼓膜の観察で見いだすことができる．

鼻と上顎洞を評価するときは，まず鼻を覆う皮膚を診察し，原因不明の潰瘍，暗黒色のあざ，組織増殖などの異常がないか調

べる．上顎洞および前頭洞上の皮膚を触診し，圧痛を記録する．トレーニングされた術者は，適切な光と鼻検鏡を用いて鼻孔を調べる．

大唾液腺(耳下腺，顎下腺，舌下腺)を触診する．唾液腺導管開口部の正常機能を確認するために口腔内を診察する．大唾液腺導管開口部からの唾液の流れを触診する．もし導管開口部を乾燥し，その後に自然な唾液の流れが認められなければ，唾液腺をマッサージして，唾液の色や濃度の他に唾液腺または導管の大きさを診察する．異常が認められたならば，唾液を培養しなければならない．

口腔咽頭は，舌圧子または歯科用ミラーで舌を圧排することによって容易に見ることができる．この領域は見落としてはならない．新生物疾患は，これらのいずれの組織においても存在する可能性がある．口蓋扁桃と後咽頭壁を診察する．特別な器具は必要ない．

頭頸部の検査として，術者はオトガイ下リンパ節，顎下リンパ節，浅頸および深頸リンパ節鎖を含むリンパ節を触診しなければならない．後者のグループは，弛緩した胸鎖乳突筋を触診することによって比較的容易に診察できる．口腔疾患の存在は，オトガイ下および顎下リンパ節の変化に反映されることが多い[21]．

リンパ節群は，通常人差指と中指の腹で系統的に触診される．正常なリンパ節は蝕知できないが，それらの解剖的局在に関する知識は正確な診査を実行するために必要である．健康人のリンパ節は，軟らかく蝕知不可能な組織である．蝕知可能で腫脹しており，硬く有痛性で，非可動性や，結節性であるリンパ節は，感染症，炎症または新生物の可能性を示唆する．異常リンパ節の原因は，特定されなければならない[21]．

口腔内診査

主訴およびそれに関する病歴のいかんで，大まかなあるいは徹底した口腔内診査が行われる．適切な診査を行うには，すべての歯および歯周組織の評価，口腔軟組織診査および必要な診断用エックス線撮影を含まなければならない．電気歯髄診または温度診は，歯髄の状態を評価する際，補助的に用いられる．打診と動揺度検査も役立つであろう．

軟組織痛あるいは表在痛は，化学的，機械的，温熱刺激のような外傷に起因する粘膜の損傷から，あるいは新生物から生じる場合がある．口腔顔面痛の原因が軟組織にあるかどうかの評価は，痛みの根源と疑われる部位の視診と触診により行われる．舌，口腔底，口蓋，歯肉，頬粘膜は，慎重に診察すべきである．口腔内の潰瘍，感染症，舌や粘膜の隆起について記録しなければならない．表在痛のための診断用麻酔は，表面麻酔であろうが局所麻酔であろうが，診断過程の補助となる．麻酔の適用は，もっとも有用な診断法かもしれない．

咬合所見はTMD(顎関節症)の発症過程の原因というよりは，むしろ結果であるかもしれないことを心にとめて，咬合の評価をしなければならない．咬合は，摩耗や咬耗のパターンを評価するのと同様に咬頭嵌合位における咬合接触の分布と安定性を分析することによって評価する．これらの基本的な診査は，進行性疾患の経過において重要になるであろう．

| 図2-5　心理的，行動的因子のチェックリスト |
|---|
| 1．痛みの不一致な，不適切な，あいまいな報告 |
| 2．解剖学的構造の支配や機能と一致しない自覚的症状 |
| 3．自覚的症状の大げさな脚色 |
| 4．生活のイベントとともに変化する自覚的症状 |
| 5．6か月以上続く強い痛み |
| 6．従来の治療法の繰り返しの失敗 |
| 7．坐位への反応の不一致 |
| 8．他のストレス疾患の既往 |
| 9．大きな生活のイベント，たとえば新しい仕事，結婚，離婚，愛する者の死など |
| 10．アルコールや薬物依存の証拠 |
| 11．臨床的に重大な不安や抑うつ |
| 12．二次的利得の証拠 |

## 行動的および心理社会的な評価

口腔顔面痛は，また一般的に慢性痛は，心理的あるいは行動的な問題によって増悪し，さらにそれらの問題がもともとの病因に影響を与え，患者の自覚的症状の1つとなり，治療の効果に影響を及ぼすことがある．

TMD（顎関節症）患者は高い確率で自覚的症状のパターンや治療の方向に影響を及ぼすような重大な心理的な異常を示す[22,23]．したがって，包括的評価の病歴聴取の部分には，患者の痛みの訴えを持続させたり，原因となったりする行動的，社会的，情動的，および認知的要素の評価が含まれる（図2-5）．

包括的な心理学的質問票がすべての口腔顔面痛患者のルーティーンのスクリーニングや診察に必要というわけではない[24-26]．しかしながら，痛みに対する治療を始める前に，臨床家は口腔習癖，抑うつ，不安，ストレスのかかる生活上の出来事，ライフスタイルの変化，二次的利得，ヘルスケアシステムの過剰利用の有無をスクリーニングする必要がある[27]．複雑ではない症例に

おいては，このスクリーニングは臨床家による最初の患者面接や診察によって済ませることができる．重大な要因が認められたときには，追加の評価や照会を行うことが推奨される．

不安や抑うつの存在は患者に簡単な質問をすることによって同定できる[28]．他の心理的要因の存在は疼痛日記やHolmes and Rahe Scale for life changesのような自己評価表を用いて同定できる[29]．IMPATH (the Interactive Microcomputer Patient Assessment Tool for Health)[30], the TMJ Scale[31-34], Screen[35]は特にTMD（顎関節症）のスクリーニングに向いた質問票である．最初の心理社会的評価の結果によっては，臨床心理士や精神科医による，より包括的な評価や追加のテストが必要となることもある．こういった症例に用いられる質問票には，SCL-90-R(Symptom Checklist-90-Revised), MMPI (Minnesota Multiphasic Personality Inventory), Hamilton Depression Scale, West Haven-Yale Multidimensional Pain Inventory, McGill Pain Questionnaire, Multiaxial Assessment of Pain, あるいはthe Million Behavioral Questionnaire[36-44]がある．これらの心理テストの結果は聴取した病歴や，診察結果の範囲内で解釈することが重要である[45]．

## 診断テスト

　TMD（顎関節症）や口腔顔面痛診断のゴールドスタンダードは，十分な病歴聴取，臨床的診察および心理社会的評価である．付加的な診断テストはすべての患者に必要であるというわけではないが，診断的な重要性を有するいくつかのテストや手段がある．診断テストの選択は科学的な真価によってなされるべきである．さらに，テストは確定診断に到達するのに必要な場合に限り，また，テストの結果が治療方針を変えることになると評価される場合に限り，実施されるべきである．

### 診断テストの科学的妥当性

　測定機器が臨床的に有用であるためには，製造者が測定できると主張する特定の他覚的兆候や自覚的症状を安定して，かつ高い再現性をもって同定し，測定できることがまず証明されるべきである．信頼性(reliability)は計測の一致度を示しており，妥当性(validity)は測定の正確度を示す．ある測定機器の有用性を決定するのに重要な尺度には，これら以外に感度，特異度，陽性および陰性的中度がある．感度は，ある疾患が実際に存在するときに，あるテストがその疾患をどの程度正確に同定できるかを表す尺度である．特異度は，あるテストがその疾患を有していないことを，どの程度正確に判断できるかを表す尺度である．もし感度は高いが特異度が低ければ，多くの患者がその疾患を有していると誤診されることになる．

　適切な診断のためには，感度と特異度が70％を超えていることが求められる．多くの測定機器が妥当性と信頼性の基準を満たしているが[46,47]，感度と特異度が低く，診断の確立には用いられるべきではない[48-53]．そのような診断テストに頼ることは，過剰治療や不必要な医療コストの増大につながる．最後に，陽性的中度は，ある人がその疾患をもっている確率の尺度であり，陰性的中度はある人がその疾患をもっていない確率の尺度である．多くの診断テストの科学的妥当性の欠如は，多くの偽陽性診断や偽陰性診断につながる．偽陽性患者を治療することによって，あるいは偽陰性患者を治療しないことによって，当面の健康や将来の健康が犠牲になったり，金銭的負担が必要となったりすることがある．

### 診断用模型

　咬合はTMD（顎関節症）の一般的な原因ではないので（第8章 参照），診断用模型の診断や評価上の価値は高くない．診断用模型は，摩耗のパターンを決定したり，治療中の比較のためにもともとの咬合状態を記録したりするのには役立つ[54]．咬合分析は顎関節や筋の疼痛のためにしばしば不正確なものとなる．咬合の詳細な評価は疼痛がコントロールされた後にのみ実施されるべきである[55]．もっとも正確な模型であっても，模型単体では関節や筋の病態を正確に診断するのに十分な情報を提供することはない[56]．

## 電気的診断テスト

TMD(顎関節症)の診断や治療に役立つとする電子機器は市場に多くのものが出回っているが,それらの信頼性,妥当性,安全性,効率性はいまだに確立されていない[57].質の高い二重盲検の臨床試験が口腔顔面痛の特定のサブグループの患者において実施され,対照群と比較されるまでは,電気的診断テストは実験的なものであるとみなし,ルーティーンの臨床手段としては用いられるべきではない[58-62].

## 顎運動計測装置

TMD(顎関節症)の診断の過程で下顎運動を観察し,記録することは有用である.顎運動計測装置は下顎運動を明瞭に記録し,異なる偏心運動時に特有の下顎運動を容易に可視化することができる.これらの顎運動軌跡の診断的な意味はいまだに不明であり[48,50,63-67],診断法としてのルーティーンな使用を支持するエビデンスは十分ではない.最近の文献をレビューした結果を見ても,TMD(顎関節症)の診断の補助として顎運動記録を行うことを支持する新しい文献は現れていないが,新しい顎運動記録法に関する論文は掲載されている[68-71].これらの機器は Food and Drug Administration : FDA(米国食品医薬品局)の認可を受けているが,その認可は安全性の見地から,また診断の効率性に関する証明が各機器に対してなされたという特別な注釈付きでなされただけである.

顎運動計測機器が下顎機能計測において伝統的なミリメートル単位の定規を上回る有用性を有しているということを証明するデータはない.このことを考慮して経済効率性を考えなければならない.そのため,顎運動計測機器は顎顔面痛評価法の一部としては推奨されない.

## 筋電図

筋活動や神経伝導を計測するための有用な機器には筋電図(EMG)[47]があり,信頼性があることは多くの研究により明らかにされている[72-75].しかしながら,エビデンスに基づく文献の詳細なレビューによると,信頼性,妥当性,感度,特異度を明らかにした研究が限られていることから,EMG診断法はTMD(顎関節症)の診断における価値は限られていることが示されており[50,59,63,76-79],筋電図活動の増加は咀嚼筋疼痛の妥当性のある指標ではないことが示されている[80-82].最近の文献では検者間の信頼性[72-75]と特定の患者の自覚的症状の進行をモニターする際の信頼性[53,63,83]が示されている.

## サーモグラフィ

皮膚温度の非対称性の存在は,正常部位と異常部位を比較した際に,神経性および筋骨格性の有痛性の状態を反映しているかもしれない.口腔顔面痛の診断にサーモグラフィを応用しようとする研究が行われてきたが,結果は対立している[84,85].無症状の被験者のサーモグラフィは左右対称であることが示されており[86],非対称なサーモグラフィ所見は,TMD(顎関節症)や他の口腔顔面痛の存在を示唆することが示されている[87].TMD(顎関節症)患者が患側[88],特に罹患側[89]の顎関節上皮膚に熱放射の増加がみられることを示す研究があるのに対して,反対の結果を示した研究もみられる.

変形性顎関節症は罹患関節のサーモグラフィ上での大きいホットゾーン，低いレベルの対称性，顎関節部の皮膚温の上昇，および左右の顔面ゾーンの大きな違いによって特徴づけられる．しかしながら，Finnyら[90]による研究は，TMD（顎関節症）患者では患側の熱放射が減少していることを示している．正常な顔面表面の温度には左右側でかなり違いがみられる[91,92]．

　文献の包括的なレビューにより，疼痛部位全体における温度のシフトの方向と患者内における温度分布の多様性には，対立するエビデンスがあることが示された[53]．サーモグラフィの測定結果は測定テクニックや機器の位置づけによっても大きく変化する．臨床調査の結果は，サーモグラフィ上で背中に見られる「ホットスポット」は活動性のトリガーポイントとは関係がないこと，顔面や頭部の「コールドパッチ」は頭痛の診断には役に立たないことを示している[93,94]．サーモグラフィはTMD（顎関節症）患者を正常者と区別することができる[95,96]こと，またいくつかの顎顔面部の疼痛疾患の診断に有用である[91,97-104]ことを示した研究がいくつかみられる．しかしながら，より最近のレビューでは，ルーティーンの臨床手技にサーモグラフィを用いることに対するエビデンスは不十分であることが示された[105]．

## ソノグラフィ

　関節雑音の測定はTMD（顎関節症）の診断に用いられるかもしれないが，顎関節から発生する音の臨床的重要性と再現性は高くない．円板転位の診断に対するソノグラフィを評価する研究によれば，臨床的診察やソノグラフィによる診断は，核磁気共鳴法（MRI）と比較して感度は高いが，特異度が低いことが示されている[106,107]．要するに，関節雑音や顎関節内障を検出するために触診，聴診の代わりにソノグラフィを使用することを正当化するためのエビデンスは不十分である．

## 振動分析

　関節雑音における振動は顎関節内障を有するTMD（顎関節症）の診断を補助できるかもしれない[108,109]．振動分析は円板転位を正確に同定できるとするいくつかの研究がある[110]．しかしながら，感度と特異度は必要とされる高さには達しておらず，多くの偽陰性と偽陽性を含んでいるとされる[11,111,112]．関節の振動分析の有用性を調べた比較臨床試験は行われていない．そのため，聴診器や触診により関節雑音を検出する方法に対して，振動分析を使用することを正当化するエビデンスは不十分である[113,114]．

## 顎関節の画像診断

　疑われる病態の存在を確認したり，疑いのない病態をスクリーニングして排除したり，病期を同定したりする画像診断法には多くのものがある．画像診断法は歯科的あるいは歯周的な病態を排除したり，歯列と顎関節以外の頭頸部の病態を排除したりするために用いることができる．病態が歯科臨床の範囲を超えていることが疑われる場合は，適切な診断のために適当な医療機関への紹介がなされるべきである．

　画像の種類の選択は臨床所見に基づいてなされる[115]．パノラマ撮影法，経頭蓋撮影法，

および断層撮影法といった撮影法は，顎関節の硬組織を評価するために用いられているが，いずれの撮影法も関節円板を描出することはできない．造影法とMRIは顎関節の軟組織を描出することができる．侵襲性と技術的熟練が必要という問題があって，造影法はMRIに取って代わられてきている．

パノラマエックス線写真撮影法は，オルソパントモグラムともよばれ，1枚のフィルムに上下顎が描出される口腔外エックス線写真撮影法である．口腔内デンタルエックス線写真撮影の後，歯科診療所で行われるもっとも一般的なエックス線写真撮影法である．パノラマエックス線写真撮影法は下顎骨全体を描出するのに有用であり，大まかな病態像，骨折，関節の変形，および対称性の欠如を描出することができる．

経頭蓋撮影法は，標準的なエックス線撮影装置を用い，通常は開口時，閉口時，および下顎安静位における各下顎頭の像を撮影する．下顎安静位は固定された位置ではないが，下顎頭を可視化するために単に楽に中等度開口した位置である．経頭蓋撮影法は骨構造の外形に関する情報を提供する．下顎頭の下顎窩に対する位置は経頭蓋撮影法でも決定できるとする臨床医がいるが，そのような仮説は広くは共有されていない．この撮影法は骨折だけでなく，大まかな関節の変形を鑑別するのに有用である．

経咽頭撮影法は，大きな退行性変化や下顎頭移動量のスクリーニングに有用である．

前後方向撮影法（経上顎あるいは経眼窩撮影法）は，下顎頭の退行性病変を評価する際の診断精度を高めることができる．

断層撮影法は，骨変化を評価することができるもう1つの撮影技法であるが，わずか数ミリメートルの断層厚の戴面に焦点を当てることができるので，より正確である．この撮像法はスライス面を連続的に評価することにより，下顎頭をひとかたまりのパンのように観察することができる．経頭蓋エックス線画像と比較して関節面がより詳細に描出されており，下顎頭偏位や骨変化に関するより正確な情報を得ることも可能である[116, 117]．

コンピュータ断層撮影法は，硬組織だけでなく，軟組織も画像化するために用いられる非侵襲的撮像法である[118]．エックス線写真の信号のコンピュータ解析をとおして顎関節の関節円板のような軟組織を観察することができる．この撮像法は詳細さにはやや欠けるものの，かなり正確に円板位置を描出できることが示されてきた[119]．同時に患者は大量の被曝を受けることにもなる．

関節腔造影撮影法は，関節包内の円板位置を画像化する方法である．エックス線不透過性の物質を下関節腔，あるいは上下の関節腔へ注入することによって，関節円板の外形が描出される．この撮像法は，エックス線透視画像と組み合わせることにより，より多くの情報を提供する．この撮像法の欠点は，患者にとってかなり痛みをともなうことと，高度の臨床的熟練が必要とされることである．また，大量の被曝を受けることにもなる．

MRIは，軟組織の画像診断法における現在のゴールドスタンダードである[120]．MRIはエックス線被曝をともなわず，軟組織中のプロトンの振動によって発せられた信号のコンピュータ分析によって得られる．MRIによって得られた顎関節のすば

らしく詳細な軟組織像は診断には有用である[121]．加えて，咀嚼筋を画像化することができる[122]．この撮像法は非侵襲的であり，最小のリスクをもって最大の情報量を提供できる．

放射性核種画像法は，シンチグラフィとしても知られており，臨床的には骨芽細胞あるいは破骨細胞の活動の増大を示すために用いられるが，そもそもの使用法は骨の悪性度や他の疾患を同定することである[123]．この高度に敏感な撮像法は，細胞活動が増大している領域（たとえば炎症，成長，あるいは新生物による）を検出できるが，特定の疾患や障害を同定するという点に関してはきわめて非特異的である[124]．ラジオアイソトープは静脈から導入され，アイソトープの集積がシンチレーションカメラ，あるいは単一光子射出コンピュータ断層法を用いて画像化される．前者は単一撮像法であり，後者は断層エックス線写真のような一連の連続撮像法である．

超音波検査法は，顎関節内障を検出する能力が研究されてきた．動的な高解像度の超音波検査法は復位性，あるいは非復位性関節円板転位の検出には，より正確で信頼性のある方法である[125,126]が，下顎頭のエロージョンの検出には向いていないことが示されている．他の研究において，三次元超音波検査法が変形性顎関節症や関節円板転位を除外するのに有効であることが明らかにされた[127]が，MRIと比較した場合の関節円板転位に関する感度と正診率は満足のいくものではない[128]．現時点において，変形性顎関節症や顎関節内障の検出に超音波検査法を用いることのエビデンスは，新しい技術の発展が見込まれてはいるが，不十分である．

コーンビームCTは顎顔面領域の最新の撮像技術である．この撮像技術は従来の断層撮影法よりも被曝量が少なく，撮像時間も短くて済む．この撮像法は歯列横断像，軸位像およびパノラマ像のいずれでも撮像可能であり，それらを二次元あるいは三次元の層に再構築することができる．従来のエックス線写真撮影法とは異なり，コーンビーム技術を用いることによって，頭位の違いが測定値のひずみにつながらないようになっている[129,130]．顎関節内障の診断にコーンビーム技術を用いることの価値を示した研究はいまだに現れていないが，この方法は顎関節の骨構造の異常の評価には正確で，費用対効果，線量対効果のある診断ツールであるように思われる[131]．

ここで述べてきた撮像法のなかでは，造影法，コンピュータ断層撮影法，およびMRIが顎関節の解剖をさらに研究するための適切なオプションであると思われる．これらの撮像法は，すべての患者にルーティーンにあるいは初期の診断テストとして用いるべきではない．回転パノラマや経頭蓋撮影法は，明白な関節疾患を有する患者に対する基本的な撮像法と考えられるのに対して，これらのより洗練された画像検査法は，それを撮像することで治療法を変更する可能性が生じるような情報が得られる場合にのみ，撮影されるべきである．

診断的麻酔術

神経ブロック，体性神経や自律神経ブロック，および筋神経（トリガーポイント）注射（表2-3）は診断法として用いられる

### 包括的評価

表2-3 診断的麻酔術

| 麻酔ブロックの種類 | 痛みの種類 |
| --- | --- |
| 歯科麻酔 | 歯原性歯痛 |
| トリガーポイント注射 | 筋筋膜痛 |
| トリガーゾーン浸潤 | 三叉神経痛 |
| 耳介側頭神経ブロック | 顎関節痛 |
| 関節腔内ブロック | 顎関節痛 |
| 大後頭神経ブロック | 頸部原性痛 |
| 翼口蓋神経節ブロック | ニューロパシー性顔面痛，神経血管性疼痛 |
| 星状神経節ブロック | 交感神経依存性持続痛 |

ことがある．頭頸部の体性神経ブロックの主な例は三叉神経，眼窩上，眼窩下，大後頭，翼口蓋神経節ブロックおよび頸神経叢ブロックである．体性神経ブロックは，痛みが特定の神経に由来しているのかどうかを決定するだけでなく，疼痛発生源が神経の走行に沿った特定の部位の近位にあるのか，遠位にあるのかを決定するために用いられる．その診断的潜在力に加えて，体性神経ブロックは疼痛のサイクルを断ち切ることによって，罹患部位の疼痛を緩和するのに有用であるかもしれない．

顎関節への注射には，後外側でわずかに下方からの関節腔へのアプローチ，後方の外耳道からの関節腔へのアプローチ，あるいは下顎頭頸部の後面での耳介側頭神経の関節包外ブロックがある．

効果が速やかで，長く続き，広範囲に効く麻酔であるため，診断的神経ブロックにはリドカイン（1～2％，しばしばエピネフリン含有）が薦められる．神経ブロックは神経破壊ブロックや外科的交感神経切除術（神経剥離術）の前に特定の予知的価値を有している．疼痛管理のために長時間の麻酔が必要な場合には，ブピバカイン（0.25％）が用いられる．

初期の筋骨格性の疼痛，すなわち外傷を受けた，あるいは病的状態にある筋や関節に限局している疼痛は，局所麻酔や伝達麻酔で止まるかもしれない．筋筋膜痛は麻酔が疼痛発生源をブロックしたときに限り消失する．プロカインは筋筋膜トリガーポイント注射の際には少なくとも筋毒性のある麻酔薬である．プロカインは歯科では入手できないので，多くの歯科医師は2％リドカイン（エピネフリン非含有）を使用する．ブピバカインは比較的筋毒性があり，筋への注射は避けるべきである．

ニューロパシー性疼痛（神経障害性疼痛，神経因性疼痛）は，診断的神経ブロックにきわめてよく反応する．下顎伝達麻酔のような伝達麻酔が注射部位よりも遠位の疼痛を除去する場合には，疼痛発生源が麻酔部位の付近に位置していることを確認できる．

## 2 口腔顔面痛患者の一般的評価

| 図2-6 検査 | |
|---|---|
| 非歯原性口腔顔面痛やTMD（顎関節症）の検査 | |
| 若年性リウマチ性関節炎 | リウマチ因子 |
| | 抗核抗体 |
| | 血　沈 |
| 全身性エリテマトーデス | 抗核抗体 |
| | 他の自己抗体 |
| | 補　体 |
| | バイオプシー |
| ライム病 | 間接蛍光抗体 |
| | 酵素関連免疫吸着剤 |
| | 免疫ブロット法 |
| | ポリメラーゼ連鎖反応 |
| 多発性硬化症 | MRI |
| | 誘発電位検査 |
| | 抗核抗体 |
| | $B_{12}$レベル |
| | 全血球算定 |
| | 血　沈 |
| | 尿検査 |
| | ミエリンレベル上昇 |

診断的神経ブロックに効果がない場合には，ニューロパシー性疼痛がより中枢にあり，神経可塑的な変化や他の中枢神経系の現象に由来することを示唆している．

口腔顔面痛患者に用いられる自律神経ブロックは，星状神経節ブロック（交感神経）や翼口蓋神経節ブロック（副交感神経）がもっとも一般的である．これらのブロックは交感神経依存性疼痛のような，自律神経関連性疼痛の診断や治療に用いられるのが一般的である．星状神経節ブロックの実施には特別な訓練が必要であり，熟練した麻酔医によって手術室で行われるのが普通である．

臨床検査

包括的な評価には血清検査が含まれるが，口腔顔面痛の診察のルーティーンではない[132]．血液の化学分析により，全身疾患を示唆するような出血性，リウマチ性，代謝性，あるいはその他の異常が排除できる（図2-6）．臨床家は血清検査に関する適切な知識をもっているべきであり，鑑別診断のために血液データを集め，解釈することができなければならない．全身疾患の可能性を排除できなければ，内科医への対診を行うべきである．

治療前検査と患者のモニタリング

薬物療法の開始前や実施中に特別な検査が必要となることがある．たとえば，カルバマゼピンのような抗けいれん薬を使用する前に，ベースラインの血球カウントの完了，血液鑑別検査，および肝機能検査を行

わなければならない．三環系抗うつ薬投与の前に，特に高齢者においては，不整脈の評価のためにベースラインの心電図検査を行うことが求められる．

### 腎機能

腎臓は，体液量と血漿の酸塩基バランスを調節し，窒素性廃棄物を排出し，エリスロポエチン，ヒドロキシコレカルシフェロール，およびレニンを合成する役割を担っている．腎臓がこれらの機能を果たす能力を失うと，末期の腎疾患が生じる．腎疾患の初期段階は，いくつかの軽度の検査異常値を除いては通常無症状であり，腎不全とよばれる[133]．処方された薬物が腎機能障害を悪化させたり，発症させたりする可能性がないかどうか患者の事前検査が必要である．

### 肝機能プロフィール

食物と薬物は身体他部に運ばれる前に肝臓で処理され，薬物のなかには肝機能に重大な副作用をもたらすものがある．加えて，多くの薬物の代謝は肝機能に依存している．肝細胞性の障害について，肝臓をモニターする必要がある薬物を処方する場合には，完全な肝臓のプロフィールを得ておくことが推奨される．肝機能検査は薬物療法の前と治療中に必要となることが多い．

## 要　約

歯科学には医科学の要素が必要であるとされて久しく，もはや歯科疾患だけを管理するにとどまらなくなっている．本章は，歯科医療の実践の場が現在では単に口腔構造だけでなく，患者の全身を包括的に評価することまで拡大していることを示した．

歯科医師，特に口腔顔面痛を治療する歯科医師は，完全な病歴聴取を行い，バイタルサインを評価し，血液検査の依頼と結果の解釈を行い，さまざまな身体的診察を行うことに熟達していなければならない．最後に，臨床家は治療を実施したり薬物を処方したりする前に，各ステップにおいて患者の現在の状態を自信をもって評価しなければならない．

## 参考文献

1. Heir GM. An organized approach for examining the orofacial pain and craniomandibular patient. Cranio 1993 ; 11(2) : 157-159.
2. Heir GM. History taking of the facial pain patient with the assistance of a comprehensive questionnaire. Cranio 1993 ; 11(1) : 76-79.
3. Farrar W, McCarty WLJ. A Clinical Outline of Temporomandibular Joint Diagnosis and Treatment. Montgomery, AL : Normandie Publications, 1982.
4. Hong CZ, Kuan TS, Chen JT, Chen SM. Referred pain elicited by palpation and by needling of myofascial trigger points : A comparison. Arch Phys Med Rehabil 1997 ; 78(9) : 957-960.
5. Simons DG, Travell JC, Simons LS. Travell and Simons' Myofascial Pain and Dysfunction : The Trigger Point Manual, vol 1 : Upper Half of Body, ed 2. Baltimore : Williams & Wilkins, 1999.
6. Johnstone DR, Templeton M. The feasibility of palpating the lateral pterygoid muscle. J Prosthet Dent 1980 ; 44(3) : 318-323.
7. Stratmann U, Mokrys K, Meyer U, et al. Clinical anatomy and palpability of the inferior lateral pterygoid muscle. J Prosthet Dent 2000 ; 83(5) : 548-554.
8. Okeson JP. Management of Temporomandibular Disorders and Occlusion, ed 5. St Louis : Mosby, 2003.
9. Wright EF. Manual of Temporomandibular Disorders. Ames, IA : Blackwell, 2005.

10. Curl DD. The visual range of motion scale: Analysis of mandibular gait in a chiropractic setting. J Manipulative Physiol Ther 1992;15(2):115-122.

11. Tallents RH, Hatala M, Katzberg RW, Westesson PL. Temporomandibular joint sounds in asymptomatic volunteers. J Prosthet Dent 1993;69(3):298-304.

12. Kirveskari P. Prediction of demand for treatment of temporomandibular disorders. J Oral Rehabil 2001;28(6):572-575.

13. Brown FF, Robinson ME, Riley JL III, Gremillion HA, McSolay J, Meyers G. Better palpation of pain: Reliability and validity of a new pressure pain protocol in TMD. Cranio 2000;18(1):58-65.

14. Glaros AG, Glass EG, Williams KB. Clinical examination findings of temporomandibular disorder patients: A factor analytic study. J Orofac Pain 1998;12(3):193-202.

15. de Wijer A, Lobbezoo-Scholte AM, Steenks MH, Bosman F. Reliability of clinical findings in temporomandibular disorders. J Orofac Pain 1995;9(2):181-191.

16. Tallgren A, Mizutani H, Tryde G. A two-year kinesiographic study of mandibular movement patterns in denture wearers. J Prosthet Dent 1989;62(5):594-600.

17. Ingervall B. Variation of the range of movement of the mandible in relation to facial morphology in young adults. Scand J Dent Res 1971;79(2):133-140.

18. Szentpetery A. Clinical utility of mandibular movement ranges. J Orofac Pain 1993;7(2):163-168.

19. Epstein O, Perkin GD, de Bono D, Cookson J. Clinical Examination. London: Mosby, 1997.

20. Murtagh J. The painful ear. Aust Fam Physician 1991;20(12):1779-1783.

21. Hiatt JL, Gartner LP. Textbook of Head and Neck Anatomy, ed 3. Philadelphia: Williams & Wilkins, 2001.

22. Gatchel RJ, Garofalo JP, Ellis E, Holt C. Major psychological disorders in acute and chronic TMD: An initial examination. J Am Dent Assoc 1996;127(9):1365-1370, 1372, 1374.

23. Auerbach SM, Laskin DM, Frantsve LM, Orr T. Depression, pain, exposure to stressful life events, and long-term outcomes in temporomandibular disorder patients. J Oral Maxillofac Surg 2001;59(6):628-633; discussion 634.

24. Rugh JD, Woods BJ, Dahlstrom L. Temporomandibular disorders: Assessment of psychological factors. Adv Dent Res 1993;7(2):127-136.

25. Olson RE. The President's Conference on the Examination, Diagnosis, and Management of Temporomandibular Disorders. Paper presented at: Behavioral Examinations in MPD, American Dental Association, Chicago, IL, 1983.

26. Von Korff M, Ormel J, Keefe FJ, Dworkin SF. Grading the severity of chronic pain. Pain 1992;50(2):133-149.

27. Harness DM, Rome HP. Psychological and behavioral aspects of chronic facial pain. Otolaryngol Clin North Am 1989;22(6):1073-1094.

28. Gale EN, Dixon DC. A simplified psychologic questionnaire as a treatment planning aid for patients with temporomandibular joint disorders. J Prosthet Dent 1989;61(2):235-238.

29. Moody PM, Kemper JT, Okeson JP, Calhoun TC, Packer MW. Recent life changes and myofascial pain syndrome. J Prosthet Dent 1982;48(3):328-330.

30. Fricton JR, Nelson A, Monsein M. IMPATH: Microcomputer assessment of behavioral and psychosocial factors in craniomandibular disorders. Cranio 1987;5(4):372-381.

31. Levitt SR, McKinney MW, Lundeen TF. The TMJ scale: Cross-validation and reliability studies. Cranio 1988;6(1):17-25.

32. Lundeen TF, Levitt SR, McKinney MW. Clinical applications of the TMJ scale. Cranio 1988;6(4):339-345.

33. Levitt SR. Predictive value of the TMJ scale in detecting clinically significant symptoms of temporomandibular disorders. J Craniomandib Disord 1990;4(3):177-185.

34. Spiegel EP, Levitt SR. Measuring symptom severity with the TMJ scale. J Clin Orthod 1991;25(1):21-26.

35. de Leeuw JR, Ros WJ, Steenks MH, Lobbezoo-Scholte AM, Bosman F, Winnubst JA. Multidimensional evaluation of craniomandibular dysfunction. II: Pain assessment. J Oral Rehabil 1994;21(5):515-532.

36. Derogatis L. SCL-90-R: Administration, Scoring and Procedures Manual-II. Townson, MD: Clinical Pyschometric Research, 1983.

37. Beck AT, Ward CH, Mendelson M, Mock J, Erbaugh J. An inventory for measuring depression. Arch Gen Psychiatry 1961;4:561-571.

38. Melzack R. The McGill Pain Questionnaire : Major properties and scoring methods. Pain 1975 ; 1(3) : 277-299.

39. Millon T, Green C, Meagher R. Millon Behavioral Health Inventory Manual. Minneapolis : National Computer Systems, 1982.

40. Speculand B, Goss AN. Psychological factors in temporomandibular joint dysfunction pain. A review. Int J Oral Surg 1985 ; 14(2) : 131-137.

41. Eversole LR, Machado L. Temporomandibular joint internal derangements and associated neuromuscular disorders. J Am Dent Assoc 1985 ; 110(1) : 69-79.

42. Kerns RD, Turk DC, Rudy TE. The West Haven-Yale Multidimensional Pain Inventory (WHYMPI). Pain 1985 ; 23(4) : 345-356.

43. Gerschman JA, Wright JL, Hall WD, Reade PC, Burrows GD, Holwill BJ. Comparisons of psychological and social factors in patients with chronic oro-facial pain and dental phobic disorders. Aust Dent J 1987 ; 32(5) : 331-335.

44. Turk DC, Rudy TE. Towards a comprehensive assessment of chronic pain patients. Behav Res Ther 1987 ; 25(4) : 237-249.

45. Rugh JD. Association between bruxism and TMD. In : McNeill C (ed). Current Controversies in Temporomandibular Disorders. Chicago : Quintessence, 1992 : 29-31.

46. Greene CS, Lund JP, Widmer CG. Clinical diagnosis of orofacial pain : Impact of recent FDA ruling on electronic devices. J Orofac Pain 1995 ; 9(1) : 7-8.

47. Gallo LM, Gross SS, Palla S. Nocturnal masseter EMG activity of healthy subjects in a natural environment. J Dent Res 1999 ; 78(8) : 1436-1444.

48. Greene CS. Can technology enhance TM disorder diagnosis? J Calif Dent Assoc 1990 ; 18(3) : 21-24.

49. Goulet JP, Clark GT. Clinical TMJ examination methods. J Calif Dent Assoc 1990 ; 18(3) : 25-33.

50. Widmer CG, Lund JP, Feine JS. Evaluation of diagnostic tests for TMD. J Calif Dent Assoc 1990 ; 18(3) : 53-60.

51. Mohl ND, McCall WD Jr, Lund JP, Plesh O. Devices for the diagnosis and treatment of temporomandibular disorders. Part Ⅰ. Introduction, scientific evidence, and jaw tracking. J Prosthet Dent 1990 ; 63(2) : 198-201.

52. Mohl ND, Lund JP, Widmer CG, McCall WD Jr. Devices for the diagnosis and treatment of temporomandibular disorders. Part Ⅱ. Electromyography and sonography. J Prosthet Dent 1990 ; 63(3) : 332-336.

53. Mohl ND, Ohrbach RK, Crow HC, Gross AJ. Devices for the diagnosis and treatment of temporomandib-ular disorders. Part Ⅲ. Thermography, ultrasound, electrical stimulation, and electromyographic bio-feedback. J Prosthet Dent 1990 ; 63(4) : 472-477.

54. Pullinger AG, Seligman DA. The degree to which attrition characterizes differentiated patient groups of temporomandibular disorders. J Orofac Pain 1993 ; 7(2) : 196-208.

55. Dyer EH. Importance of a stable maxillomandibular relation. J Prosthet Dent 1973 ; 30(3) : 241-251.

56. Alexander SR, Moore RN, DuBois LM. Mandibular condyle position : Comparison of articulator mountings and magnetic resonance imaging. Am J Orthod Dentofacial Orthop 1993 ; 104(3) : 230-239.

57. Lund JP, Widmer CG, Feine JS. Validity of diagnostic and monitoring tests used for temporomandibular disorders. J Dent Res 1995 ; 74(4) : 1133-1143.

58. Douglass CW, McNeil BJ. Clinical decision analysis methods applied to diagnostic tests in dentistry. J Dent Educ 1983 ; 47(11) : 708-714.

59. Mohl ND, Crow H. Role of electronic devices in diagnosis of temporomandibular disorders. N Y State Dent J 1993 ; 59(10) : 57-61.

60. Mohl ND, Dixon DC. Current status of diagnostic procedures for temporomandibular disorders. J Am Dent Assoc 1994 ; 125(1) : 56-64.

61. Mohl ND. Reliability and validity of diagnostic modalities for temporomandibular disorders. Adv Dent Res 1993 ; 7(2) : 113-119.

62. Klasser GD, Okeson JP. The clinical usefulness of surface electromyography in the diagnosis and treatment of temporomandibular disorders. J Am Dent Assoc 2006 ; 137(6) : 763-771.

63. Baba K, Tsukiyama Y, Yamazaki M, Clark GT. A review of temporomandibular disorder diagnostic techniques. J Prosthet Dent 2001 ; 86(2) : 184-194.

64. Feine JS, Hutchins MO, Lund JP. An evaluation of the criteria used to diagnose mandibular dysfunction with the mandibular kinesiograph. J Prosthet Dent 1988 ; 60(3) : 374-380.

65. Velasco J, Tasaki T, Gale EN. Study of pantographic tracings of TMD patients and asymptomatic subjects [abstract]. J Dent Res 1991;70 (special issue):843.

66. Theusner J, Plesh O, Curtis DA, Hutton JE. Axiographic tracings of temporomandibular joint movements. J Prosthet Dent 1993;69(2):209-215.

67. Tsolka P, Preiskel HW. Kinesiographic and electromyographic assessment of the effects of occlusal adjustment therapy on craniomandibular disorders by a double-blind method. J Prosthet Dent 1993;69(1):85-92.

68. Kinuta S, Wakabayashi K, Sohmura T, et al. Measurement of masticatory movement by a new jaw tracking system using a home digital camcorder. Dent Mater J 2005;24(4):661-666.

69. Palla S, Gallo LM, Gossi D. Dynamic stereometry of the temporomandibular joint. Orthod Craniofac Res 2003;6(suppl 1):37-47.

70. Hansdottir R, Bakke M. Joint tenderness, jaw opening, chewing velocity, and bite force in patients with temporomandibular joint pain and matched healthy control subjects. J Orofac Pain 2004;18(2):108-113.

71. Sae-Lee D, Wanigaratne K, Whittle T, Peck CC, Murray GM. A method for studying jaw muscle activity during standardized jaw movements under experimental jaw muscle pain. J Neurosci Methods 2006;157(2):285-293.

72. Bowley JF, Marx DB. Masticatory muscle activity assessment and reliability of a portable electromyographic instrument. J Prosthet Dent 2001;85(3):252-260.

73. Cecere F, Ruf S, Pancherz H. Is quantitative electromyography reliable? J Orofac Pain 1996;10(1):38-47.

74. Ferrario VF, Sforza C, D'Addona A, Miani A Jr. Reproducibility of electromyographic measures: A statistical analysis. J Oral Rehabil 1991;18(6):513-521.

75. Levine E, Levine JS. The choice of surface-EMG for muscle functional capacity evaluation. Am J Pain Manage 1999;9:104-108.

76. Rugh JD, Davis SE. Accuracy of diagnosing MPD using electromyography [abstract 1319]. J Dent Res 1990;69:273.

77. Schroeder H, Siegmund H, Santibanez G, Kluge A. Causes and signs of temporomandibular joint pain and dysfunction: An electromyographical investigation. J Oral Rehabil 1991;18(4):301-310.

78. Carlson CR, Okeson JP, Falace DA, Nitz AJ, Curran SL, Anderson D. Comparison of psychologic and physiologic functioning between patients with masticatory muscle pain and matched controls. J Orofac Pain 1993;7(1):15-22.

79. Bosman F, van der Glas HW. Electromyography. Aid in diagnosis, therapy and therapy evaluation in temporomandibular dysfunction [in Dutch]. Ned Tijdschr Tandheelkd 1996;103(7):254-257.

80. Majewski RF, Gale EN. Electromyographic activity of anterior temporal area pain patients and non-pain subjects. J Dent Res 1984;63(10):1228-1231.

81. Lindauer SJ, Gay T, Rendell J. Effect of jaw opening on masticatory muscle EMG-force characteristics. J Dent Res 1993;72(1):51-55.

82. Keefe FJ, Dolan EA. Correlation of pain behavior and muscle activity in patients with myofascial pain-dysfunction syndrome. J Craniomandib Disord 1988;2(4):181-184.

83. Lund JP, Widmer CG. Evaluation of the use of surface electromyography in the diagnosis, documentation, and treatment of dental patients. J Craniomandib Disord 1989;3(3):125-137.

84. Pogrel MA, Yen CK, Taylor RC. Infrared thermography in oral and maxillofacial surgery. Oral Surg Oral Med Oral Pathol 1989;67(2):126-131.

85. Pogrel MA, Erbez G, Taylor RC, Dodson TB. Liquid crystal thermography as a diagnostic aid and objective monitor for TMJ dysfunction and myogenic facial pain. J Craniomandib Disord 1989;3(2):65-70.

86. Feldman F, Nickoloff EL. Normal thermographic standards for the cervical spine and upper extremities. Skeletal Radiol 1984;12(4):235-249.

87. Gratt BM, Sickles EA. Thermographic characterization of the asymptomatic temporomandibular joint. J Orofac Pain 1993;7(1):7-14.

88. Berry DC, Yemm R. Variations in skin temperature of the face in normal subjects and in patients with mandibular dysfunction. Br J Oral Surg 1971;8(3):242-247.

89. Steed PA. The utilization of contact liquid crystal thermography in the evaluation of temporomandibular dysfunction. Cranio 1991;9(2):120-128.

90. Finney JW, Holt CR, Pearce KB. Thermographic diagnosis of temporomandibular joint disease and associated neuromuscular disorders. Paper presented at: the Academy of Neuromuscular Thermography, Dallas, TX, 1986.

91. Gratt BM, Sickles EA, Wexler CE. Thermographic characterization of osteoarthrosis of the temporomandibular joint. J Orofac Pain 1993；7(4)：345-353.

92. Johansson A, Kopp S, Haraldson T. Reproducibility and variation of skin surface temperature over the temporomandibular joint and masseter muscle in normal individuals. Acta Odontol Scand 1985；43(5)：309-313.

93. Swerdlow B, Dieter JN. The vascular "cold patch" is not a prognostic index for headache. Headache 1989；29(9)：562-568.

94. Swerdlow B, Dieter JN. An evaluation of the sensitivity and specificity of medical thermography for the documentation of myofascial trigger points. Pain 1992；48(2)：205-213.

95. McBeth SB, Gratt BM. Thermographic assessment of temporomandibular disorders symptomology during orthodontic treatment. Am J Orthod Dentofacial Orthop 1996；109(5)：481-488.

96. Canavan D, Gratt BM. Electronic thermography for the assessment of mild and moderate temporomandibular joint dysfunction. Oral Surg Oral Med Oral Pathol Oral Radiol Endod 1995；79(6)：778-786.

97. Gratt BM, Pullinger A, Sickles EA, Lee JJ. Electronic thermography of normal facial structures: A pilot study. Oral Surg Oral Med Oral Pathol 1989；68(3)：346-351.

98. Gratt BM, Sickles EA, Graff-Radford SB, Solberg WK. Electronic thermography in the diagnosis of atypical odontalgia：A pilot study. Oral Surg Oral Med Oral Pathol 1989；68(4)：472-481.

99. Gratt BM, Sickles EA, Ross JB, Wexler CE, Gornbein JA. Thermographic assessment of craniomandibular disorders: Diagnostic interpretation versus temperature measurement analysis. J Orofac Pain 1994；8(3)：278-288.

100. Gratt BM, Sickles EA, Wexler CE, Ross JB. Thermographic characterization of internal derangement of the temporomandibular joint. J Orofac Pain 1994；8(2)：197-206.

101. Gratt BM, Sickles EA, Shetty V. Thermography for the clinical assessment of inferior alveolar nerve deficit：A pilot study. J Orofac Pain 1994；8(4)：369-374.

102. Shetty V, Gratt BM, Flack V. Thermographic assessment of reversible inferior alveolar nerve deficit. J Orofac Pain 1994；8(4)：375-383.

103. Gratt BM, Graff-Radford SB, Shetty V, Solberg WK, Sickles EA. A 6-year clinical assessment of electronic facial thermography. Dentomaxillofac Radiol 1996；25(5)：247-255.

104. Graff-Radford SB, Ketelaer MC, Gratt BM, Solberg WK. Thermographic assessment of neuropathic facial pain. J Orofac Pain 1995；9(2)：138-146.

105. Fikackova H, Ekberg E. Can infrared thermography be a diagnostic tool for arthralgia of the temporomandibular joint? Oral Surg Oral Med Oral Pathol Oral Radiol Endod 2004；98(6)：643-650.

106. Tanzilli RA, Tallents RH, Katzberg RW, Kyrkanides S, Moss ME. Temporomandibular joint sound evaluation with an electronic device and clinical evaluation. Clin Orthod Res 2001；4(2)：72-78.

107. Puri P, Kambylafkas P, Kyrkanides S, Katzberg R, Tallents RH. Comparison of Doppler sonography to magnetic resonance imaging and clinical examination for disc displacement. Angle Orthod 2006；76(5)：824-829.

108. Christensen LV. Physics and the sounds produced by the temporomandibular joints. Part Ⅱ. J Oral Rehabil 1992；19(6)：615-627.

109. Paiva G, Paiva PF, de Oliveira ON. Vibrations in the temporomandibular joints in patients examined and treated in a private clinic. Cranio 1993；11(3)：202-205.

110. Wabeke KB, Spruijt RJ, van der Weyden KJ, Naeije M. Evaluation of a technique for recording temporomandibular joint sounds. J Prosthet Dent 1992；68(4)：676-682.

111. Christensen LV, Donegan SJ, McKay DC. Temporomandibular joint vibration analysis in a sample of non-patients. Cranio 1992；10(1)：35-41；discussion 41-42.

112. Ishigaki S, Bessette RW, Maruyama T. Vibration analysis of the temporomandibular joints with meniscal displacement with and without reduction. Cranio 1993；11(3)：192-201.

113. Widmer CG. Temporomandibular joint sounds：A critique of techniques for recording and analysis. J Craniomandib Disord 1989；3(4)：213-217.

114. Motoyoshi M, Hayashi A, Arimoto M, Ohnuma M, Namura S. Studies of temporomandibular joint sounds. Part 3. The clinical usefulness of TMJ Doppler. J Nihon Univ Sch Dent 1995；37(4)：209-213.

115. Brooks SL, Brand JW, Gibbs SJ, et al. Imaging of the temporomandibular joint: A position paper of the American Academy of Oral and Maxillofacial Radiology. Oral Surg Oral Med Oral Pathol Oral Radiol Endod 1997；83(5)：609-618.

116. Major PW, Kinniburgh RD, Nebbe B, Prasad NG, Glover KE. Tomographic assessment of temporomandibular joint osseous articular surface contour and spatial relationships associated with disc displacement and disc length. Am J Orthod Dentofacial Orthop 2002 ; 121(2) : 152-161.
117. Pullinger AG, Seligman DA. Multifactorial analysis of differences in temporomandibular joint hard tissue anatomic relationships between disk displacement with and without reduction in women. J Prosthet Dent 2001 ; 86(4) : 407-419.
118. Jager L, Rammelsberg P, Reiser M. Diagnostic imaging of the normal anatomy of the temporomandibular joint [in German]. Radiologe 2001 ; 41(9) : 734-740.
119. Honda K, Larheim TA, Johannessen S, Arai Y, Shinoda K, Westesson PL. Ortho cubic super-high resolution computed tomography : A new radiographic technique with application to the temporomandibular joint. Oral Surg Oral Med Oral Pathol Oral Radiol Endod 2001 ; 91(2) : 239-243.
120. Emshoff R, Innerhofer K, Rudisch A, Bertram S. Clinical versus magnetic resonance imaging findings with internal derangement of the temporomandibular joint : An evaluation of anterior disc displacement without reduction. J Oral Maxillofac Surg 2002 ; 60(1) : 36-41 ; discussion 42-43.
121. Haley DP, Schiffman EL, Lindgren BR, Anderson Q, Andreasen K. The relationship between clinical and MRI findings in patients with unilateral temporomandibular joint pain. J Am Dent Assoc 2001 ; 132(4) : 476-481.
122. Rudisch A, Innerhofer K, Bertram S, Emshoff R. Magnetic resonance imaging findings of internal derangement and effusion in patients with unilateral temporomandibular joint pain. Oral Surg Oral Med Oral Pathol Oral Radiol Endod 2001 ; 92(5) : 566-571.
123. Jones BE, Patton DD. Bone scans of the facial bones: Normal anatomy. Am J Surg 1976 ; 132(3) : 341-345.
124. Okeson JP (ed). Orofacial Pain : Guidelines for Assessment, Diagnosis, and Management. Chicago : Quintessence, 1996.
125. Emshoff R, Jank S, Bertram S, Rudisch A, Bodner G. Disk displacement of the temporomandibular joint : Sonography versus MR imaging. AJR Am J Roentgenol 2002 ; 178(6) : 1557-1562.
126. Emshoff R, Brandlmaier I, Bodner G, Rudisch A. Condylar erosion and disc displacement : Detection with high-resolution ultrasonography. J Oral Maxillofac Surg 2003 ; 61(8) : 877-881.
127. Landes CA, Goral W, Mack MG, Sader R. 3-D sonography for diagnosis of osteoarthrosis and disk degeneration of the temporomandibular joint, compared with MRI. Ultrasound Med Biol 2006 ; 32(5) : 627-632.
128. Landes CA, Goral WA, Sader R, Mack MG. 3-D sonography for diagnosis of disk dislocation of the temporomandibular joint compared with MRI. Ultrasound Med Biol 2006 ; 32(5) : 633-639.
129. Ludlow JB, Laster WS, See M, Bailey LJ, Hershey HG. Accuracy of measurements of mandibular anatomy in cone beam computed tomography images. Oral Surg Oral Med Oral Pathol Oral Radiol Endod 2007 ; 103(4) : 534-542.
130. Pinsky HM, Dyda S, Pinsky RW, Misch KA, Sarment DP. Accuracy of three-dimensional measurements using cone-beam CT. Dentomaxillofac Radiol 2006 ; 35(6) : 410-416.
131. Honda K, Larheim TA, Maruhashi K, Matsumoto K, Iwai K. Osseous abnormalities of the mandibular condyle : Diagnostic reliability of cone beam computed tomography compared with helical computed tomography based on an autopsy material. Dentomaxillofac Radiol 2006 ; 35(3) : 152-157.
132. Wright EF, Des Rosier KF, Clark MK, Bifano SL. Identifying undiagnosed rheumatic disorders among patients with TMD. J Am Dent Assoc 1997 ; 128 : 738-744.
133. Little JW, Falace DA, Rhodus NL, Miller CS. Dental Management of the Medically Compromised Patient, ed 5. St Louis: Mosby, 1997.

# 3

# 口腔顔面痛の鑑別診断

村岡　渡訳

　妥当性や信頼性の高い分類システムや，臨床医や研究者，学者，患者間において伝達を容易にするための共通した専門用語などを用いることにより，疾患のもととなる病態生理を理解，研究することが可能となる．学会の場における普遍的体系なしに，障害の討議，研究および理解を最終的に得ることは困難である．

　分類は，疾患を共通の他覚的兆候と自覚的症状でグループ分けし，そのうえで同じ病態生理と治療法によって分けることで始まる．複数の疾患のすべてが同じ治療法であるグループ内なら，それ以上の細かなカテゴリーに区分することは重要なことではない．一度，分類の基準ができた後は，その基準の妥当性と信頼性が分析されなければならない．そして，その基準の妥当性と信頼性が証明されると研究内容は有病率，病因論，疾患の自然経過，最終的にはもっとも効果的な治療法の確立を目指すことになる．

　意見の一致が特定の障害で達成されたとき，知識は向上し，そのため研究は患者とさまざまな研究グループの間で比較することができる．現時点では，研究目的での診断基準と治療法を決定するための診断基準とが互換性があるかは不明確である．たとえば疾患の自然経過を調べる研究において，関節包内障害から筋性障害を分離することは妥当である．しかし単に疾患の分類のうちの1つに該当する患者から，さらにもう1段階詳細な分類を同定することは，それを効果的に治療するためには必ずしも必要なことではないかもしれない．真に有効な分類システムとは，研究と臨床診断の両方に利益をもたらすものであると考えられる．

　本章では，顎関節症(temporomandibular disorders：TMDs)と口腔顔面痛障害(orofacial pain disorders)における過去と現在の専門用語と診断分類システムについて論じ，AAOP(米国口腔顔面痛学会)のガイドラインを基にした口腔顔面痛障害の分類システムを解説する．

## 専門用語

　長年，咀嚼系システムの機能障害はいくつかの混乱を経て専門用語が変化しながら使用されてきた．1934年にJames Costen[1]は耳と顎関節(temporomandibular joints：TMJs)を主な自覚的症状とするグループを*Costen症候群*とよんだ．

　1959年には，Shore[2]はそれらの自覚的症状に*顎関節機能障害症候群(temporomandibular joint dysfunction syndrome)*という用語を使用した．その後，*機能性顎関節障害(functional temporomandibular joint disturbances)*という名称もRamfjordとAshにより紹介された[3]．以前に使用されていた用語のなかには，病因は自覚的症状と関連しているという考えで，たとえば*咬合顎障害(occluso-mandibular disturbance)*[4]や*顎関節筋関節症(myoarthropathy of the temporomandibular joint)*[5]などと言われていたものもある．その他の用語には，痛みの自覚的症状を強調した*側頭下顎疼痛機能障害症候群(temporomandibular joint pain-dysfunction syndrome)*[6]や*筋筋膜疼痛機能障害症候群(myofascial pain-dysfunction syndrome)*[7]などがある．

　しかし自覚的症状は顎関節に限定したものではなく，他の論者らはそれらの用語は非常に狭義であったりするので，*頭蓋下顎障害(craniomandibular disorders)*[8]のように広義の集合的な用語が使われるべきであるとしている．Bell[9]は，広く受け入れられている一般的な*顎関節症(temporomandibular disorders：TMDs)*という用語を提言した．TMD(顎関節症)は咀嚼系システムの筋骨格性障害だと考えられている．

## 診断の分類体系

　多くの分類体系はさまざまな利点と欠点を打ちだしている．区分されたカテゴリーは，病因因子や共通の他覚的兆候と自覚的症状，身体の機能的部位などについてである．

　おそらくTMD(顎関節症)の初めての分類体系を作成したのはWeinmannとSicher[10]であろう．1951年に彼らは顎関節の問題を(1)ビタミン欠乏，(2)内分泌障害，(3)関節炎に分類した．その2年後にSchwartz[11]は，咀嚼筋障害から関節固有の障害を区別するために*側頭下顎疼痛機能障害症候群(temporomandibular joint pain-dysfunction syndrome)*という用語を提唱した．1960年にBell[12]は6つのグループで構成される分類システムに発展させた．咀嚼系の機能障害のための適切な分類システムの必要性が認知され，AAOPにおいて分類体系[8]として提案され治療指針として公開された．そのすぐ後に，American Dental Association：ADA(米国歯科医師会)は，Bellが提唱した*顎関節症(temporomandibular disorders)*という用語について国内会議を組織し，5つのカテゴリーからなるTMD(顎関節症)の分類へ改定した．そしてその用語と分類はともにADA[13]に受け入れられた．

　1989年，Stegengaら[14]は，顎関節の関節障害を強調した分類システムを提案した．彼らはそれらを炎症性と非炎症性の関節障害に分類した．変形性関節炎と関節内障の下位分類はさらに時間的な病期に分けられた．

　歯科医師の立場においては，TMD(顎関節症)と他の医科的疾患とは明らかに類似

点があると考えられ，医科と歯科の橋渡しとしての分類システムが必要と思われた．1986年，International Association for the Study of Pain：IASP（国際疼痛学会）[15]は痛みの分類を発表した．痛みの障害が32のカテゴリーに分けられ，カテゴリーⅢは筋骨格系原性の頭蓋顔面痛(craniofacial pain of musculoskeletal origin)と定義された．このカテゴリーのなかには，顎関節疼痛および機能障害症候群(temporomandibular pain and dysfunction syndrome)と変形性顎関節症(osteoarthritis of the TMJ)の2つの下位分類がある．この分類は咀嚼筋から生じた痛みの問題を区別することができないという点が認められる．

　IASPの分類が発表された2年後に，International Headache Society：IHS（国際頭痛学会）[16]が13にカテゴリー分けした頭痛の分類を提案した．そのカテゴリーの第11は，「頭蓋骨，頸，眼，耳，鼻，副鼻腔，歯，口あるいはその他の顔面・頭蓋の構成組織の障害に起因する頭痛あるいは顔面痛」となっている．AAOP[17]から勧告しているにもかかわらず，TMD（顎関節症）に関する下位分類は含まれなかった．1996年のAAOPのガイドラインは診断基準と下位分類[18]を提案したが，その段階では基準の妥当性と信頼性を示す研究はなかった．

　1990年にAmerican Academy of Head, Neck, Facial Pain and TMJ Orthopedics（米国頭頸部顔面痛顎関節整形学会）[19]において5つのTMD（顎関節症）のカテゴリーと2つのnon-TMD（顎関節症）のカテゴリーが提案された．その下位分類は従来から使用されている疾患名と，そうでない疾患名の両方を混同して使用していた．それらはある特定の筋肉と腱を分類した筋・筋膜性障害に関しての19項目の下位分類を示していた．いくつかの診断カテゴリーにおいては，たとえばブラキシズムなどは，筋肉の痛みの障害自体よりも誘発因子や寄与因子を示したほうがよかったのかもしれない．

　いくつかの最近の分類法は言及する価値がある．なぜならそれらは確実な利点を示しているからである．Trueloveらは[20]，同じグループ内での多重診断(multiple diagnosis)を可能にした分類体系を提案した．必須の実用的なクライテリアが診断グループごとに記載され，人口統計調査や疾患の種類や重症度の解明を行う研究が可能になった．このコンセプトはDworkinとLeResche によって提案された研究診断基準(research diagnostic criteria：RDC)でさらに詳しく述べられた[21]．それらの分類は8つのTMD（顎関節症）の下位分類にとって非常に特異度の高い診断基準であっただけではなく，もう1つの心理社会的なレベルにおいてもTMD（顎関節症）の痛みの評価や管理をすることを考えなければならないと提案していた．複数の分類体系のなかで初めての2軸診断は，身体問題（Ⅰ軸）と心理問題（Ⅱ軸）に分けて作られた．この心理問題（Ⅱ軸）とは，患者の疼痛経験に関連した苦悩や疼痛行動，能力障害などに関するものである（このⅡ軸は米国精神医学会が作成した『精神疾患の診断・統計マニュアル　第4版』による多軸システムとは混同すべきではない）．この2軸分類のアプローチは，すべての口腔顔面痛疾患のためのBellの分類によるものである[22]．

　DworkinとLeRescheによって提案されたRDCの信頼性を確認するためにデータ

は集められている[21]．RDCはTMD（顎関節症）領域における規格化した研究においてその有効性を証明した．しかしそれらの基準により臨床医が患者のために適切な治療法を選択する手助けになったかどうかは疑問が残るかたちとなった．

さらに最近は，分類のさらなる広義のアプローチが提案されている．WodaとPionchon[23]は，特発性口腔顔面痛障害(idiopathic orofacial pain disorders)という単一化した分類を導入することを提案した．口腔顔面痛を治療しているほとんどの臨床医は，既知の概念に簡単には一致しない臨床的な自覚的症状をもった口腔顔面痛障害という，おおまかなカテゴリーに分類するしかない患者がいることを知っている．それらの分類できない病態には，非定型顔面痛(atypical facial pain)や非定型歯痛(atypical odontalgia)という用語が用いられている．おそらくそれらの非定型な症例は，共通した病態生理学的なメカニズムで共通の臨床的な自覚的症状なのであろう．それらのメカニズムが解明されるまで，この包括した分類のまま治療を選択するという手法は改良されないであろう．

最近，IHS分類は改定された[24]．臨床医らは，この分類システムがすべてのタイプの頭部の痛みを包括しているため好んで使用する．しかし頭痛の項目は230種類を超え，適切な診断を下すためには膨大な知識を必要とする．加えて，さまざまな診断基準の信頼性と妥当性は確立されておらず，その分類は2軸診断システムを用いていない．RDC[21]はTMD（顎関節症）に関しては特異度が高く，2軸診断システムを提唱しているがすべてのTMD（顎関節症）の下位分類を含んでおらず，その他の口腔顔面痛疾患も含んでいない．つまり今のところ理想的な分類システムは開発されていないということである．

## 鑑別診断

診断のプロセスは技術と科学が結びついた臨床的な技能である．プロセスのゴールは寄与因子も含めた一次，二次，三次診断，その他の身体問題（Ⅰ軸）と心理問題（Ⅱ軸），またはその一方を決定することである．患者の主訴と寄与因子がそれぞれ列挙された状態は，通常，診断プロセスを容易にする．似たような自覚的症状を呈する細分化された疾患を除外するときは，すべての診断が確定するまで包括的な診断基準の使用を続行するべきである．重要なことは，生死にかかわる重大な頭蓋内外疾患や疾病は診断のプロセスにおいて早急に除外することである．

慢性疼痛症候群としての身体と心理因子の複雑な相互関係や，多くの疾患に共通した類似した他覚的兆候と自覚的症状のために，口腔顔面痛患者は正確な診断を確立することが特に難しい．痛みの原因が不確かならば，妥当な診断は「未知あるいは不確定の疼痛」ということになる．さらにプロセスが難しいのは特にⅡ軸の要因が存在し，診断とマネジメントのためにチームアプローチを必要とする複雑な慢性口腔顔面疾患である[25]．

新しいAAOPガイドラインは，IHS[24]の分類体系を主軸に用いており，TMD（顎関節症）に関してはカテゴリー第11に属して

鑑別診断

図3-1　国際頭痛学会による国際頭痛分類（ICHD-II）[24]

第1部：一次性頭痛
1. 片頭痛
2. 緊張型頭痛
3. 群発頭痛およびその他の三叉神経・自律神経性頭痛
4. その他の一次性頭痛

第2部：二次性頭痛
5. 頭頸部外傷による頭痛
6. 頭頸部血管障害による頭痛
7. 非血管性頭蓋内疾患による頭痛
8. 物質またはその離脱による頭痛
9. 感染による頭痛
10. ホメオスターシスの障害による頭痛
11. 頭蓋骨，頸，眼，耳，鼻，副鼻腔，歯，口あるいはその他の顔面・頭蓋の構成組織の障害に起因する頭痛あるいは顔面痛
12. 精神疾患による頭痛

第3部：頭部神経痛，中枢痛・一次性顔面痛およびその他の頭痛
13. 頭部神経痛および中枢性顔面痛
14. その他の頭痛，頭部神経痛，中枢性あるいは原発性顔面痛

図3-2　国際頭痛学会が推奨するIHS 11の診断分類[24]
11. 頭蓋骨，頸，眼，耳，鼻，副鼻腔，歯，口あるいはその他の顔面・頭蓋の構成組織の障害に起因する頭痛あるいは顔面痛

11.1 頭蓋骨疾患による頭痛
11.2 頸部疾患による頭痛
11.3 眼疾患による頭痛
11.4 耳疾患による頭痛
11.5 鼻副鼻腔炎による頭痛
11.6 歯，顎または関連する組織の障害による頭痛
11.7 顎関節症（TMJ disorders）による頭痛または顔面痛
11.8 その他の頭蓋骨，頸，眼，耳，鼻，副鼻腔，歯，口あるいはその他の顔面・頭蓋の構成組織の障害に起因する頭痛

おり，「頭蓋骨，頸，眼，耳，鼻，副鼻腔，歯，口あるいはその他の顔面・頭蓋の構成組織の障害に起因する頭痛あるいは顔面痛」（図3-1，3-2）となっている．ニューロパシー性疼痛（神経障害性疼痛，神経因性疼痛）に関してはカテゴリー13の，「頭蓋神経痛および中枢性顔面痛」に属している．AAOPは，従来どおり[17,18,26]Bell[22]の研究を基にした臨床的にも研究にも診断的価値の高いTMD（顎関節症）の下位分類の使用を提案している．ただし利用する際には，その診断基準は信頼性と妥当性が確定されていないという条件がつくであろう．AAOPは口腔顔面痛のタイプの多様性に適応させるために異なったタイトルか，新たな要素をIHSのカテゴリー第11に含めることを

67

## 3 口腔顔面痛の鑑別診断

図3-3 AAOPが推奨するIHS 11.1の改良版の診断分類[18]：頭蓋骨疾患による頭痛と顔面痛

| | | |
|---|---|---|
| 11.1.1 | | 先天性障害および発育障害 |
| | 11.1.1.1 | 形成不全 |
| | 11.1.1.2 | 減形成 |
| | 11.1.1.3 | 過形成 |
| | 11.1.1.4 | 異形成 |
| 11.1.2 | | 後天性障害 |
| | 11.1.2.1 | 新生物 |

図3-4 AAOPが推奨するIHS 11.7.1の改良版の診断分類[18]：顎関節障害による頭痛か顔面痛

| | | |
|---|---|---|
| 11.7.1.1 | | 円板転位障害 |
| | 11.7.1.1.1 | 復位性円板転位 |
| | 11.7.1.1.2 | 非復位性円板転位 |
| 11.7.1.2 | | 顎関節脱臼 |
| 11.7.1.3 | | 炎症性障害 |
| | 11.7.1.3.1 | 関節包炎および滑膜炎 |
| | 11.7.1.3.2 | 多発性関節炎 |
| 11.7.1.4 | | 非炎症性障害 |
| | 11.7.1.4.1 | 原発性変形性関節症 |
| | 11.7.1.4.2 | 二次性変形性関節症 |
| 11.7.1.5 | | 強直症 |
| 11.7.1.6 | | 骨折（関節突起） |

図3-5 AAOPが推奨するHIS 11.7.2の改良版の診断分類[18]：咀嚼筋障害による頭痛か顔面痛

| | |
|---|---|
| 11.7.2.1 | 局所筋痛 |
| 11.7.2.2 | 筋筋膜痛 |
| 11.7.2.3 | 中枢性機序による筋痛 |
| 11.7.2.4 | 筋れん縮 |
| 11.7.2.5 | 筋炎 |
| 11.7.2.6 | 筋線維性拘縮 |
| 11.7.2.7 | 新生物 |

提案している．たとえば下位分類の11.1「頭蓋骨疾患による頭痛」は「頭蓋骨疾患による頭痛と顔面痛」へと変更することを推奨している（図3-3）．さらに顎関節に起因する頭痛か顔面痛に関しては下位分類（IHS 11.7）として提唱しているが，咀嚼筋障害による頭痛か顔面痛は異なる下位分類としては提唱されていない．そのため，下位分類11.7を「顎関節症（TMJ disorder）による頭痛か顔面痛」（Headache or facial pain attributed to temporomandibular joint(TMJ) disorder）から，「TMD（顎関節症）による頭痛か

### 図 3-6　口腔顔面痛の鑑別診断

**頭蓋内の疼痛症（第 4 章参照）**
　　新生物，動脈瘤，膿瘍，出血，血腫，浮腫

**一次性頭痛障害（第 5 章参照）**
　　片頭痛，緊張型頭痛，群発頭痛，その他の三叉神経・自律神経性頭痛

**二次性頭痛障害**
　　側頭動脈炎（巨細胞性動脈炎），外傷後頭痛，薬剤乱用性頭痛

**ニューロパシー性疼痛症＊（第 6 章参照）**
　　発作性神経痛：三叉神経痛，舌咽神経痛，中間神経痛，上喉頭神経痛
　　持続性ニューロパシー性疼痛：求心路遮断性疼痛，末梢性神経炎，帯状疱疹後神経痛，外傷後・
　　　　　　　　　　　　　　　　　術後性神経痛
　　交感神経依存性疼痛

**口腔内疼痛症（第 7 章参照）**
　　歯髄，歯根膜，歯肉組織，舌痛症

**TMD（顎関節症）（第 8 章参照）**
　　顎関節痛，咀嚼筋痛

**頸性疼痛症（第 9 章参照）**
　　頸椎損傷，頸椎関節炎，頸椎椎間板障害

**関連諸組織（第10章）**
　　耳，眼，鼻，副鼻腔，咽頭，リンパ節，唾液腺

**第Ⅱ軸　心因性障害（第11章）**
　　身体表現性障害，虚偽性障害，詐病

＊本書では神経障害性疼痛症，神経因性疼痛症も同義語として用いる．

---

顔面痛」（Headache or facial pain attributed to temporomandibular disorder）と変更し，さらにその下位区分として顎関節障害（11.7.1；図 3-4）と咀嚼筋障害（11.7.2；図 3-5）に分けることが加えられている．

　本章では 8 章に及ぶ口腔顔面痛の広範な診断カテゴリーが簡潔に紹介されている（図 3-6）．それらのより完全な解説は本書の後述された各章で詳しく述べる．

## 頭蓋内の疼痛症

　鑑別診断は，頭蓋内の構成組織，たとえば新生物，動脈瘤，膿瘍，出血または血腫，浮腫などを最初に考慮しなければいけない．なぜならそれらは生死にかかわり一刻を争うものだからである．重篤な頭蓋内障害の痛みの特徴としては，まったく新しいまたは突然の痛み，あるいは徐々に強くなる痛み，痛みによる睡眠障害や，りきみや姿勢の変化（たとえば咳やくしゃみなど）により誘発される痛みなどがある．頭蓋内疾患のその他の特徴は，体重減少，運動失調，脱力，発熱，神経学的兆候（たとえば，けいれん発作，麻痺，めまい，神経学的欠落）である[22,25]．

## 一次性頭痛障害

　一次性頭痛障害は，片頭痛，緊張型頭痛，群発頭痛とその他の三叉神経・自律神経性頭痛が含まれる．これらは神経学的メカニズムが血管の反応を引き起こす神経血管性の障害といわれる．それらの頭痛の特徴はさまざまである．たとえば片頭痛は，日常生活に支障をきたすようなズキズキとした拍動性の脈を打つような痛みである．一方，緊張型頭痛は，日常生活には支障をきたさない程度の鈍い持続性のうずくような痛みである．歯科医師のなかでも口腔顔面痛専門医は，それらの疼痛症のうちのいくつかの管理に徐々に活動範囲を広げつつあるが，これら障害の管理の主要な責務は医科領域にある．

## ニューロパシー性疼痛症*

　ニューロパシー性疼痛症(神経障害性疼痛症，神経因性疼痛症)は，神経系の機能異常により生じる[27-29]．ニューロパシー性疼痛症は2つの主要なカテゴリーである発作性と持続性に分けることができる[29]．発作性病態は突然，数秒から数分の電撃痛が生じるという特徴をもち，影響する神経により三叉神経痛，舌咽神経痛，中間神経痛，上喉頭神経痛とよばれる．後頭神経痛は特徴的な痛みが口腔顔面領域というよりも，頸部より上の後頭部に現れるもので簡単な説明に留める．

　持続性ニューロパシー性疼痛症は，末梢性と中枢性の要素がある．末梢性ニューロパシー性疼痛症は，外傷(たとえば術後の神経腫)により二次的に生じたもので神経炎，帯状疱疹後神経痛や求心路遮断痛など末梢神経の変化による結果である．この痛みは通常，持続的で焼けるようなどと表現され，患者はしばしば動きや接触によって増悪する異常感覚(知覚異常)を訴える．

　中枢性機序によるニューロパシー性疼痛は，中枢神経系の病理学的変化が生じているものである．ニューロパシー性疼痛の病態に関して末梢性および中枢性の程度を決定することは難しいかもしれない[30,31]．この病態は，痛みの状態によっては交感神経系の影響を受けるのでさらに複雑である[32,33]．

## 口腔内疼痛症

　口腔内の疼痛は，口腔顔面痛のもっとも一般的な原因である．歯科医師は口腔内の痛みの診断で重要な役割を果たす．なぜならこれらの障害は，歯科医師のみによって管理できるものが多いからである．歯科医師は歯髄，歯周組織，粘膜歯肉組織，舌の障害などの口腔内疼痛症を徹底的に除外しなければならない．

## TMD(顎関節症)

　TMD(顎関節症)は咀嚼筋と顎関節のいずれか，あるいはその両方に関連する臨床的諸問題を包括する総合的な用語である．TMD(顎関節症)は口腔顔面領域の非歯原性疼痛の主な原因とされており，筋骨格性障害の下位分類と考えられている[34]．

---

*本書では神経障害性疼痛症，神経因性疼痛症も同義語として用いる．

## 頸性疼痛症

頸性疼痛症は筋骨格性障害のごく一般的な一区分で，口腔顔面の構成組織に非常に影響を与える．それらの障害は，主に筋肉由来のものと頸椎由来のものに分けることができ，その構造はごく普通に顔面に関連痛を生じさせるため[35,36]，十分な診断学的考察を必要とすることを意味する．

## 頭蓋外と全身に由来する口腔顔面痛

口腔顔面痛の原因となりうる関連組織は多い．たとえば耳，眼，鼻，上顎洞，咽頭，リンパ節，唾液腺などである．それらの組織の多くは口腔顔面領域への異所痛(関連痛)を生じ，しばしば歯やTMD(顎関節症)の痛みと誤認される．それらの組織からの痛みは最初に診た歯科開業医では管理されないかもしれないが，これらの特徴を完全に理解することが適切な診断を確立するために必要である．

## 心理的因子

患者の疼痛経験には多くの心理的因子が関与している．実際，II軸因子の影響なしで痛みが存在することはほとんどなく，これは痛みが慢性化するほど顕著である．日常のストレスのかかる生活上の出来事(たとえば家庭と仕事の軋轢や，経済的問題，新しい文化への適応など)は，病気や慢性痛に関係するだろう[37-40]．これらのストレス要因は，緊張，不安および不快効果を高め，次いで普段とは違う異常機能行動によって咀嚼筋系の緊張の増大を引き起こすであろう．ひとたびこのような状態が確立してしまうと，これらストレスに対する順応(しばしば感情と行動の混合性障害をともなう)は，自律神経系のはたらきにより刺激に対する反応性を高めてしまうため，身体的状態をさらに悪化させる[41,42]．

抑うつ，不安，継続した負の感情は慢性痛患者に共通しており，持続痛に対する忍耐あるいはその管理をいっそう困難にするかもしれない．無意識のうちに感情や闘争心を身体で表現する傾向のある人は，自律神経系の亢進，慢性筋緊張，そして神経内分泌活動の増大を通じて，TMD(顎関節症)を含む心因性の身体的な自覚的症状を生じる危険が高い状態にあると考えられている．ネガティブに認識する要素，すなわち反生産的な思考や態度は疾病の治癒をいっそう困難にする．慢性痛患者は，しばしば多くの異なる意見や診断，治療の提案をされ，一般に混乱や誤解が生じている．このような混乱はモチベーションを下げ，怒りや不服従性を増悪させる．また持続痛のある患者はしばしば非現実的な期待感をもち，完全かつ即効的な除痛を期待することがある．

心理的障害と口腔顔面痛とは，お互いに独立した病態ではないということを重視すべきである．精神的障害をもつ人も真性の口腔顔面痛を有するかもしれないし，反対に持続的な口腔顔面痛をもつ患者で，明らかな器質的所見が欠除しているために心因性と考えるのも不適切である．第II軸の心理問題の診断には，特定の他覚的兆候と自覚的症状の存在が必要で，器質的疾患の除外ということだけを根拠にするべきではない．患者の言動に心理的要因が顕著な場合には，精神衛生の専門家との協力が評価やマネジメントのうえで不可欠な要素となる．

## 参考文献

1. Costen JB. Syndrome of ear and sinus symptoms dependent upon functions of the temporomandibular joint. Ann Otol Rhinol Laryngol 1934；3：1-4.
2. Shore NA. Occlusal Equilibration and Temporomandibular Joint Dysfunction. Philadelphia：JB Lippincott, 1959.
3. Ramfjord SP, Ash MM. Occlusion. Philadelphia：WB Saunders, 1971.
4. Gerber A. Temporomandibular joint and dental occlusion [in German]. Dtsch Zahnarztl Z 1971；26：119-141.
5. Graber G. Neurologic and psychosomatic aspects of myoarthropathies of the masticatory apparatus [in German]. ZWR 1971；80：997-1000.
6. Schwartz L. Disorders of the Temporomandibular Joint. Philadelphia：WB Saunders, 1959.
7. Laskin DM. Etiology of the pain-dysfunction syndrome. J Am Dent Assoc 1969；79(1)：147-153.
8. McNeill C, Danzig D, Farrar W, et al. Position paper of the American Academy of Craniomandibular Disorders. Craniomandibular (TMJ) disorders—State of the art. J Prosthet Dent 1980；44：434-437.
9. Bell WE. Clinical Management of Temporomandibular Disorders. Chicago：Year Book Medical, 1982.
10. Weinmann JP, Sicher H. Pathology of the temporomandibular joint. In：Sarnat BG (ed). The Temporomandibular Joint. Springfield, IL：Charles C Thomas, 1951：65-81.
11. Schwartz LL. A temporomandibular joint pain-dysfunction syndrome. J Chronic Dis 1956；3：284-293.
12. Bell WE. Temporomandibular Joint Disease. Dallas：Egan, 1960.
13. Report of the president's conference on examination, diagnosis and management of temporomandibular disorders. J Am Dent Assoc 1983；106：75-77.
14. Stegenga B, de Bont L, Boering G. A proposed classification of temporomandibular disorders based on synovial joint pathology. Cranio 1989；7(2)：107-118.
15. Merskey H. Classification of chronic pain：Descriptions of chronic pain syndromes and definitions of pain terms. Pain 1986；(suppl 3)：S1-S226.
16. Oleson J. Classification and diagnostic criteria for headache disorders, cranial neuralgias and facial pain. Cephalalgia 1988；8 (suppl 7)：S1-S97.
17. McNeill C. Temporomandibular Disorders：Guidelines for Classification, Assessment, and Management, ed 2. Chicago：Quintessence, 1993.
18. Okeson JP. Orofacial Pain：Guidelines for Classification, Assessment, and Management, ed 3. Chicago：Quintessence, 1996.
19. Talley RL, Murphy GJ, Smith SD, Baylin MA, Haden JL. Standards for the history, examination, diagnosis, and treatment of temporomandibular disorders (TMD)：A position paper. J Craniomandib Pract 1990；8：60-77.
20. Truelove EL, Sommers EE, LeResche L, Dworkin SF, Von Korff M. Clinical diagnostic criteria for TMD. New classification permits multiple diagnoses [comments]. J Am Dent Assoc 1992；123(4)：47-54.
21. Dworkin SF, LeResche L. Research Diagnostic Criteria of Temporomandibular Disorders：Review, criteria, examinations and specifications, critique. J Craniomandib Disord 1992；6：301-355.
22. Okeson JP. Bell's Orofacial Pains, ed 6. Chicago：Quintessence, 2005.
23. Woda A, Pionchon P. A unified concept of idiopathic orofacial pain：Pathophysiologic features. J Orofac Pain 2000；14(3)：196-212.
24. Headache Classification Subcommittee of the International Headache Society. The International Classification of Headache Disorders：2nd edition. Cephalalgia 2004；24(suppl 1)：9-160.
25. Fricton JR, Kroening RF, Hathaway KW. TMJ and Craniofacial Pain：Diagnosis and Management. St Louis：Ishiyaku EuroAmerica, 1988.
26. McNeill C. Craniomandibular Disorders：Guidelines for Evaluation, Diagnosis, and Management. Chicago：Quintessence, 1990.
27. Fields H. Pain. New York：McGraw-Hill, 1987.
28. Wall P, Melzack R. Textbook of Pain, ed 4. Edinburgh：Churchill Livingston, 1999.
29. Okeson JP. Principles of pain diagnosis. In：Okeson JP. Bell's Orofacial Pains, ed 6. Chicago：Quintessence, 2005：141-196.
30. Wasner G, Schattschneider J, Binder A, Baron R. Complex regional pain syndrome—Diagnostic, mechanisms, CNS involvement and therapy. Spinal Cord 2003；41(2)：61-75.
31. Raja SN, Grabow TS. Complex regional pain syndrome I (reflex sympathetic dystrophy). Anesthesiology 2002；96(5)：1254-1260.
32. Singh B, Moodley J, Shaik AS, Robbs JV. Sympathectomy for complex regional pain syndrome. J Vasc Surg 2003；37(3)：508-511.

33. Ochoa JL. Truths, errors, and lies around "reflex sympathetic dystrophy" and "complex regional pain syndrome." J Neurol 1999 ; 246(10) : 875-879.
34. Okeson JP. Pains of muscle origin. In : Okeson JP. Bell's Orofacial Pains, ed 6. Chicago : Quintessence, 2005 : 287-328.
35. Piovesan EJ, Kowacs PA, Tatsui CE, Lange MC, Ribas LC, Werneck LC. Referred pain after painful stimulation of the greater occipital nerve in humans : Evidence of convergence of cervical afferences on trigeminal nuclei. Cephalalgia 2001 ; 21( 2 ) : 107-109.
36. Wright EF. Manual of Temporomandibular Disorders. Ames, IA : Blackwell, 2005.
37. Bertolotti G, Vidotto G, Sanavio E, Frediani F. Psychological and emotional aspects and pain. Neurol Sci 2003 ; 24(suppl 2 ) : S71-S75.
38. Rollman GB, Gillespie JM. The role of psychosocial factors in temporomandibular disorders. Curr Rev Pain 2000 ; 4 ( 1 ) : 71-81.
39. Korszun A, Papadopoulos E, Demitrack M, Engleberg C, Crofford L. The relationship between temporomandibular disorders and stress-associated syndromes. Oral Surg Oral Med Oral Pathol Oral Radiol Endod 1998 ; 86( 4 ) : 416-420.
40. Dworkin SF. Behavioral, emotional, and social aspects of orofacial pain. In : Stohler CS, Carlson DS (eds). Biological and Psychological Aspects of Orofacial Pain. Ann Arbor : Univ of Michigan, 1994.
41. Carlson C, Bertrand P, Ehrlich A, Maxwell A, Burton RG. Physical self-regulation training for the management of temporomandibular disorders. J Orofac Pain 2001 ; 15 : 47-55.
42. Curran SL, Carlson CR, Okeson JP. Emotional and physiologic responses to laboratory challenges : Patients with temporomandibular disorders versus matched control subjects. J Orofac Pain 1996 ; 10 ( 2 ) : 141-150.

# 血管性および非血管性頭蓋内障害

大久保　昌和 訳

　頭蓋内を原因とする口腔顔面痛はまさにそれらの性質上，診断することが難しく，通常は特徴的な症状を示さない．これらの障害は，唯一軽度から中等度の痛みをともなう非特異的なかたちを呈するかもしれないが，重大な合併症や場合によっては死をまねくかもしれない．したがって，危険信号の特定を特に重要視した患者の病歴分析を注意深くすることで，正確な診断と適切な検査や専門医への患者紹介の絶好の機会となる．

　本章は生命を脅かしたり，あるいは患者が自立した日常生活を営むことを阻むおそれがあるような，頭蓋内に発生源を有する口腔顔面痛について概説する（図4-1）．

## 予備的検討

　特定の組織はきわめて侵害受容性[1,2]であるが，他の組織は比較的痛みに対し非感受性である（図4-2）．多くの頭蓋内構造は痛みに対して非感受性であるため，頭蓋内の病的過程は随伴症状あるいは病歴情報から診断しなければならない．頭蓋外病変の他覚的兆候はより特異的で，よく痛みの部位に一致する．

　American Headache Society（米国頭痛学会）の備忘録である *SNOOP* は重度あるいは生命にかかわる障害を示唆する患者の他覚的兆候と自覚的症状の様相を概略している（図4-3）[3]：

　*全身症状と疾患*：発熱，体重減少，関節痛，項部硬直または皮疹といった系統的特徴が背景にある痛みは，髄膜脳炎，菌血症／敗血症，結合織血管疾患あるいは新生物過程の可能性を示唆する．ヒト免疫不全ウイルス（HIV），全身性のがん，または免疫療法による長期治療といった既存の危険因子は深刻な疾患にかかりやすくする素因である．HIVは頭蓋内感染とがんの，いずれにも関連する．

　*神経学的症候*：軽度の精神錯乱または鎮静から，失語，片側不全麻痺といった明らかな神経脱落症状までの他覚的兆候あるいは自覚的症状は，一次性疼痛障害以上の病

## 4 血管性および非血管性頭蓋内障害

> **図 4 - 1　生命を脅かす二次性の頭痛，頸部痛，顔面痛の頭蓋内の原因**
>
> **血管性障害**
> 虚血性脳血管疾患(IHS 6.1)
> 外傷後頭蓋内出血(IHS 5.5)
> 非外傷性頭蓋内出血(IHS 6.2)
> 未破裂血管奇形(IHS 6.3)
> 動脈炎(IHS 6.4)
> 頸動脈または椎骨動脈痛(IHS 6.5)
> 脳静脈血栓症(IHS 6.6)
>
> **非血管性障害**
> 頭蓋内圧亢進(IHS 7.1)
> 低髄液圧(IHS 7.2)
> 非感染性炎症疾患(IHS 7.3)
> 脳腫瘍(IHS 7.4)
> 頭蓋内感染症(IHS 9.1)

態が生じていることを告げている．局所の神経学的な他覚的兆候と自覚的症状(片側不全麻痺，視覚不明瞭，平衡失調あるいはしびれなど)は脳卒中，腫瘍病変，多数の脳神経に影響を及ぼす浸潤病変，動静脈奇形，血栓症，または局所性，あるいは全身性感染症を除外するための，さらなる検査の必要性を示す．しかしながら，たとえば片頭痛は認知の変化または片側不全麻痺をともなうことがある．脳底型片頭痛においては，他覚的兆候と自覚的症状は脳底動脈の分布領域の病巣によって引き起こされ，平衡失調，めまい，構音障害そして複視を含む．一方，家族性片麻痺性片頭痛においては，患者は脳梗塞様の特徴を有する片側不全麻痺，構音障害や錯乱をともなって受診するかもしれない．いうまでもなく，このような"良性の"症候群は懸念すべき原因を除外するために緊急に専門医に紹介する必要がある．

　**突然の発症**：突然発症の重度で全般性の頭痛は，それ以外のものであるとわかるまで，重大な疾患であるとみなさなければならない．命にかかわる急性発症の頭痛は，クモ膜下出血，動脈瘤，脳静脈血栓症，頸動脈または椎骨動脈解離，脳内血腫あるいは脳梗塞，高血圧性脳症，虚血性と出血性脳卒中，そして中枢神経系の感染症を含む[4,5]．咳，くしゃみ，緊張または労作により誘発される頭痛は，キアリ奇形といった頭蓋内病変を除外するために脳の画像検査が求められる．患者を睡眠から目覚めさせる頭痛は，頭蓋内圧の亢進(腫瘍，膿瘍，炎症過程など)の原因を除外するために，さらなる検査が必要である．外傷後頭痛は検出可能な病変をともなわずに現れるかもしれない．しかしながら，骨折，血腫または感染は除外されなければならない．起立時の頭痛は脳脊髄液の漏出による低髄液圧の他覚的兆候である可能性がある．横臥時の頭痛は頭蓋内腫瘤に関連した髄液圧の亢進によるものである可能性がある．起床時にのみ起こる頭痛は閉塞性睡眠時無呼吸症候群，薬物の反跳(リバウンド)または口腔異常機能習癖によるものかもしれない．

　**高齢**：40歳以上の患者において新規発症または進行性(あるいはその両方)の頭痛は疑いを喚起するだろう．片頭痛はあらゆる年齢層で発症するが，ほとんどの患者は40歳までに発症する．徹底した病歴聴取と身体診察の結果しだいで，頭部のコンピュータ断層撮影(CT)または磁気共鳴画像(MRI)，そして最低限，赤血球沈降速度は巨細胞性動脈炎を除外するために行うべきである．

### 図 4-2 痛みに感受性のある構造

| 痛み感受性 | 痛み非感受性 |
|---|---|
| 頭蓋内： | 頭蓋内： |
| 硬膜 | 脳実質 |
| 静脈洞とその分枝 | 軟膜 |
| 頭蓋内動脈 | クモ膜 |
| 神経構造： | 上衣 |
| 舌咽神経 | 脈絡叢 |
| 迷走神経 | |
| 三叉神経 | 頭蓋外： |
| 上頸部神経 | 頭蓋／骨 |
| | |
| 頭蓋外： | |
| 頸動脈，椎骨動脈，脳底動脈 | |
| 頭皮内の血管と皮膚 | |
| 皮膚 | |
| 粘膜 | |
| 筋 | |
| 筋膜 | |
| 顎関節の滑膜 | |
| 歯 | |
| 骨膜 | |

### 図 4-3　SNOOP：関連する自覚的症状と他覚的兆候

| 特　徴 | 自覚的症状 |
|---|---|
| 全身的症状 | 発熱，体重減少 |
| 全身疾患 | HIV，全身性腫瘍 |
| 神経学的症候 | 錯乱，運動緩慢，筋力低下，失語 |
| 突然の発症 | 雷鳴型，進行性，体位性 |
| 高齢 | 側頭動脈炎，がん，感染症 |
| パターンの変化 | 既存の頭痛が今，新たなパターン，性質，強度に変わる |

あらゆる年齢層で，進行性に増悪する頭痛は，注意深く評価する必要がある．

パターンの変化：患者がある種の初めて経験した頭痛，または生涯でもっともひどい頭痛を経験したとき，あるいはもし発作の頻度，強度または性質に変化があるなら，臨床医は他の危険信号に対して患者を再診察し，さらなる検査を考慮すべきである．同じような特徴が長い期間続く慢性で再発性の頭痛は，深刻な障害によるものではないだろう．

# 血管性障害による頭痛(IHS 6)

## 急性虚血性脳血管疾患(IHS 6.1)

　急性虚血性脳血管疾患による頭痛は，通常，軽度から中等度であるが，痛みの性質，強度，あるいは部位についての特徴は何ひとつない．脳虚血に関連した急性神経脱落症状には視程障害，筋力低下，無感覚(しびれ)，認知の変化，構音障害，失語症や運動失調がある．一過性の虚血発作は，急性虚血性卒中(脳梗塞)でみられるかもしれない神経脱落症状を呈するが，定義によると24時間以内に，そして通常は数分以内に消失する．

　脳虚血に一致する他覚的兆候あるいは自覚的症状は医師への緊急の紹介の必要性を示唆する．脳梗塞は血管系に危険因子(たとえば糖尿病，高血圧，高コレステロール血症，そして喫煙など)を有する高齢者に発症しやすいが，あらゆる年齢層で発症する可能性がある．特に急性の血液貯留が疑われるとき，診断するために頭部CTで事足りるかもしれないが，急性の脳虚血の検出に対しては拡散強調MRIがより高い感度と鋭敏度を有するだろう．頭痛と神経学的症状を有する患者の鑑別診断には片頭痛が含まれる．

## 頭蓋内出血(IHS 5.5 and 6.2.1)

　外傷性頭蓋内血腫に続発する頭痛は，硬膜外血腫(IHS 5.5.1)，または硬膜下血腫(IHS 5.5.2)によるものであろう．非外傷性頭蓋内血腫は脳内出血(IHS 6.2.1)またはクモ膜下出血(IHS 6.2.2)によるものであろう．虚血に関連した痛みと同様に，出血から生じる痛みはその随伴症状によって，診断すべきである．

　硬膜外出血[6]はほとんどの場合，中硬膜動脈への外傷により引き起こされる．外傷の直後に"意識清明期"があるだろう．その間に患者は外見上はほとんど回復するが，結局はただちに傾眠となり，その後，昏睡となる[7]．この意識清明期は標準というよりは例外的である．つまり，患者は重度の痛みに続いて，高い頻度で認知の変化が持続するであろう．硬膜外血腫を急速に排出することが死を回避するために必要である．

　硬膜下出血[6]は急性に，もしくは亜急性にあるいは慢性症状をともなって出現するだろう．転倒のような外傷の後，硬膜下腔は架橋静脈の破裂による血液で満たされる．痛みに加えて，自覚的症状として歩行困難，人格の変化，傾眠，あるいは視覚障害を含むだろう．血腫の外科的排出が治療法である．高齢患者は高い危険にさらされている．なぜなら架橋静脈は外傷に抵抗できず，しかも進行が不安定である可能性が高いからである．抗凝固薬を服用している患者もまた，一見わずかな頭部外傷の場合でさえ危険にさらされている．

　非外傷性脳内出血[6]に関連する頭痛は，通常，急性の神経脱落症状とともに現れる．脳実質内の出血は，高血圧，新生物，動静脈奇形あるいはその他の状態によるものであるだろうし，外傷の発生源と出血量，脳組織の損傷量，腫瘍効果そして(脳)ヘルニアによって早期に死に至るであろう．

　きわめて突発的に発症する"雷鳴頭痛"は，1分以内にその最大疼痛強度に達し，それはクモ膜下出血を示唆する．過去には，医

> 図4-4 急性発症する二次性頭痛の鑑別診断
>
> **血管性**
> クモ膜下出血(IHS 6.2.2)
> 囊状動脈瘤(IHS 6.3.1)
> 動静脈奇形(IHS 6.3.2)
> 頸動脈または椎骨動脈解離(IHS 6.5.1)
> 脳静脈血栓症(IHS 6.6)
> 下垂体卒中(IHS 6.7.4)
>
> **非血管性**
> 頭蓋内圧亢進(IHS 7.1)
> 特発性頭蓋内圧亢進(IHS 7.1.1)
> 水頭症に起因する頭蓋内圧亢進(IHS 7.1.3)
> 頭蓋内感染症(IHS 9.1)
> 褐色細胞腫(IHS 10.3.1)
> 急性緑内障(IHS 11.3.1)
> 急性高山病
> 急性視神経炎

療関係者は患者が経験した"生涯でもっともひどい頭痛"かどうかを尋ねるよう教育されたが,尋ねるべきはその強度ではなく,重大な危険信号であるその突発性である.その他の主な他覚的兆候や自覚的症状は悪心や嘔吐,項部硬直,そして急速な意識消失を含む.囊状動脈瘤の破裂はもっとも一般的な,自然発生クモ膜下出血の原因である.治療には血液動態の安定化,動脈瘤のクリッピングあるいは血管内治療のための脳神経外科的診察,そして血管れん縮の回避がある[7].

クモ膜下出血が推定される患者は,詳細な神経学的検査に続いて頭部CT検査を行うことができる救急診療部に送るべきである.もしCT検査の結果が正常である場合,キサントクロミー(髄液の黄色化)の検査や,髄膜炎のような突発頭痛のその他の原因を除外するため腰椎穿刺を患者に行うべきである.雷鳴頭痛の鑑別診断には突発完成型片頭痛,群発頭痛,労作性頭痛,そして性行為に関連した頭痛のほかに**図4-4**に概略した二次性頭痛[8]も含まれる.

## 未破裂血管奇形(IHS 6.3)

囊状動脈瘤(IHS 6.3.1),動静脈奇形(IHS 6.3.2),硬膜動静脈瘻(IHS 6.3.3),そして海綿状血管腫(IHS 6.3.4)は未破裂血管奇形の代表例である[6].これらは非特異的な頭痛を呈するかもしれないし,あるいは片頭痛や緊張型頭痛と類似し,同じ治療に反応さえするかもしれない.患者はあらゆる年齢層で受診する可能性があり,必ずしも悪い病変の症状ではないが,一部の患者は拍動性の耳鳴を訴えるかもしれない.しばしば家族歴が認められ,画像検査を勧告する—できれば磁気共鳴血管造影(MRA)または血管造影CTがよい.自覚的症状は非特異的であるので,鑑別診断は多岐にわたる.

## 動脈炎(IHS 6.4)

動脈炎は一般的に全身症状あるいは神経脱落症状のいずれかを呈するが,ときに頭痛や顔面痛を呈するかもしれない.巨細胞性(側頭)動脈炎(IHS 6.4.1)[6]による痛みは他の動脈炎とまったく異なる.側頭動脈炎は血管の肉芽腫性閉塞により,急速に失明

をまねくかもしれない．寒冷により悪化し，顎跛行をともなう一側または両側の側頭部を中心とする，新規の持続する頭痛を訴えて受診する50歳以上のすべての患者に対し，側頭動脈炎を推定し除外すべきである．患者はまた櫛を使う際に痛みを訴えるかもしれない．診察により怒張した圧痛のある側頭動脈が明らかになるであろう．臨床検査には赤血球沈降速度(ESR)，および／またはＣ反応性タンパク(CRP)を含む[6]．側頭動脈の生検は確定診断に要求されるかもしれないが，永久的な失明を避けるため，高容量のコルチコステロイド剤をできるかぎり早く開始すべきである[9]．側頭動脈炎は通常，怒張した圧痛のある拍動の弱い側頭動脈の触診や，異常な眼底鏡所見，そして亢進した赤血球沈降速度からTMD(顎関節症)とは識別することができる．

## 頸動脈あるいは椎骨動脈痛(IHS 6.5)

頸動脈あるいは椎骨動脈解離(IHS 6.5.1)[6]

頸動脈あるいは椎骨動脈解離を有する患者は，高い頻度で神経学的症状に関連した同側の限局性の痛みにより受診する．この痛みは頸部，顔面，あるいは頭部に感じられるかもしれないし，有痛性の耳鳴または内頸動脈周囲の交感神経線維との密接な関係によるホルネル症候群[10](眼交感神経不全麻痺)に関連しているかもしれない．

この疾患は若年者における脳梗塞の注目すべき原因であるが，あらゆる年齢層で発症する可能性がある．患者は，頸部への鈍的外傷やジェットコースターに乗ったり，激しいカイロプラクティック手技を受けたり，あるいは何か他の頸部をひねる行動や外傷といった，外傷性解離を引き起こした具体的な行動に思い当たるかもしれない．多くの場合，傷害の病歴はないが，一部の例では線維筋性異形成のような動脈の損傷により引き起こされるかもしれない．血液は動脈の内膜または内膜下層の間を"解離"させ，その後，充満し，仮性動脈瘤を形成するだろう．虚血は塞栓症あるいは堆積物のいずれかに起因する．

さらに，乱れた血流の存在を示唆する新たな瞳孔の非対称性を確認する以外にも，可聴性血管雑音のチェックをすべきである．動脈解離が疑われたら，頭蓋外複式スキャン超音波検査法，MRI，そしてMRA，あるいは血管造影CTによるさらなる検査のために，ただちに神経内科医または脳神経外科医のいずれかに紹介すべきである[10]．治療は通常3〜6か月の抗凝固療法である[6,10]．

内頸動脈痛

特発性内頸動脈痛は通常，限局性動脈圧痛を示す原因で，生命にかかわらない．近年，この診断名は特異性がないという理由で好まれず，文献のクリティカルレビュー(批判的な論評)によって単一の病理学的疾患単位には当てはまらないことが明らかになった[11]．内頸動脈痛はウイルスに起源を有するかもしれない．その他の原因は内頸動脈解離，動脈内膜切除術後，動脈瘤，側頭動脈炎，または線維筋性異形成を含む[12]．したがって，管理は神経内科医への紹介を含むべきである．

### 脳静脈血栓症(IHS 6.6)

　急性で重度の痛み，あるいは亜急性から慢性の痛みは脳静脈血栓症を特徴づける．患者は視覚障害をともなう重度の新規頭痛，頭蓋内圧亢進の他覚的兆候(悪心，嘔吐あるいはうっ血乳頭)，てんかん発作，あるいは明らかな神経脱落症状を訴えるかもしれない[13]．静脈うっ血は虚血あるいは出血性脳梗塞を引き起こす可能性がある．誘発因子は脱水，血液凝固亢進，腫瘍，軽度から中等度の外傷，または局所感染症を含む[13]．脳静脈血栓症が疑われる患者は，ただちにMRI，MR静脈造影あるいはCTスキャンとCT静脈造影によるさらなる検査のために，神経内科医または脳神経外科医のいずれかに紹介すべきである．治療は誘発因子の改善と最低6か月の抗凝固療法を含む[14]．

## 非血管性頭蓋内障害に関連した頭痛(IHS 7)

### 頭蓋内圧亢進(IHS 7.1)

　頭蓋内圧の亢進は，頭部のどんな領域にも非特異的頭痛を生じさせるかもしれない．患者は圧力を高めるような腫瘍，または正常な髄液の通過を妨げるような状態を有しているかもしれない．この頭痛は一般的にバルサルバ法あるいは横臥位により増悪し，悪心や嘔吐のほかに神経脱落症状もともなうかもしれない[15]．臨床医は眼球運動の異常とうっ血乳頭を観察すべきである．特発性頭蓋内圧亢進(偽性脳腫瘍)は，ほとんどの場合，若年者や肥満女性に発症する[16]．経口避妊薬の使用もまた危険因子である．

　頭蓋内圧亢進は一般的に間欠的な視覚障害や，場合により耳鳴をともなう頭部全体の日常的頭痛を引き起こす．MRIの結果は問題がないはずであるが，身体診察の際，うっ血乳頭あるいは外転神経麻痺が見つかるかもしれない．腰椎穿刺時の髄液圧(初圧)の亢進は，通常，診断を確定する．治療されずに放置されれば，亢進した圧により失明をまねくであろう[15]．適切な紹介の後，治療としては危険因子の改善(減量)や，場合により髄液の産生を減少させるためアセタゾラミドを投与する．一部の患者はうっ血乳頭を軽減するために視神経鞘の開窓あるいは頭蓋内圧を下げ，頭痛を軽減させ，さらなる視力喪失を防ぐために，髄液の腰椎クモ膜下腔腹腔シャントが必要になるかもしれない[15]．

### 低髄液圧(IHS 7.2)

　低髄液圧による頭痛は，硬膜や腰椎穿刺後の医原性(IHS 7.2.1)の，あるいは特発性(IHS 7.2.3)のものかもしれない．特発性の髄液量の減少は硬膜憩室，弱くなった硬膜，またはマルファン症候群といった結合組織疾患に関連しているかもしれない[17]．起立性の要素(起立すると増悪する頭痛)は通常，低髄液圧状態が長く続くと明らかでなくなる．このタイプの頭痛は，脳の下垂による血管や硬膜の牽引に起因する．随伴する項部硬直，耳鳴，聴力障害，光過敏または悪心が起こるかもしれない．ガドリニウム造影MRIにより通常硬膜肥厚の増強と，おそらく下垂した小脳扁桃が明らかになる．頭痛は通常，横臥で軽減され，起立後，

2～3分以内に悪化する．それらは自発的に，あるいはベッドでの安静，弱い鎮痛薬，カフェイン，テオフィリンまたは硬膜外自家血液パッチなどの治療後48～72時間以内に消散する[18]．

## 頭蓋内非感染性炎症性疾患(IHS 7.3)

歯科臨床家は神経サルコイドーシス(IHS 7.3.1)や非感染性(無菌性)髄膜炎(IHS 7.3.2)[6]といった多くの炎症状態の精密検査において，限られた役割しかない．これら疾患はさまざまで非特異的な自覚的症状を引き起こすが，それらの評価は唯一，用心深い観察と危険信号の検出のみによって得られる．診断のために必要な検査には頭部のMRI，髄液検査，そして血液化学分析がある．

## 脳腫瘍(IHS 7.4)

頭痛は脳腫瘍を有する患者のおよそ50％に現れ，およそ20％の症例において初発症状であるかもしれない[19,20]．脳腫瘍によって生じる頭痛に関して特有なものは何もない．頭痛は腫瘍に起因する頭蓋内圧亢進あるいは水頭症による(IHS 7.4.1)ものかもしれないし，腫瘍そのもの(IHS 7.4.2)であったり，あるいはがん性髄膜炎による(IHS 7.4.3)[6]ものであったりするかもしれない．時間的経過はもっとも一般的には亜急性から慢性で，通常，診断を推定させる体重減少，性格変化，てんかん発作，神経脱落症状(たとえば失語，筋力低下，協調運動障害など)，または頭蓋内圧亢進の他覚的兆候(たとえば，悪心や嘔吐など)といった症状が認められる．もし患者が前述した症状をともなう新たな頭痛により受診したら，画像検査が必要である．ときには，腫瘍の進行は正常な髄液の流れを閉塞する可能性があり，姿勢依存症状として現れる球状弁作用を生みだす．咳やバルサルバ法により急性に引き起こされる頭痛は通常，良性であるが，稀に腫瘍が誘発する頭蓋内圧亢進による可能性がある．

頸部，顔面，あるいは頭部の痛みを有する患者の多くは，自分の痛みが腫瘍によるものではないかと憂慮している．患者の持続する憂慮自体が，安心を得るために，患者を医科の専門医へ紹介することの十分な正当性となりうる．

## 頭蓋内感染症(IHS 9.1)

頭痛は細菌性髄膜炎(IHS 9.1.1)，リンパ球性髄膜炎(IHS 9.1.2)，脳炎(IHS 9.1.3)，脳膿瘍(IHS 9.1.4)，硬膜下膿瘍(IHS 9.1.5)などの頭蓋内感染症によるかもしれない[6]．症候性頭痛は通常，頭部全体であり発熱，関節痛，頸部の硬直，光過敏，悪心または嘔吐あるいはその両方，意識変容，そして精神錯乱をともなう[21]．自覚的症状の発症は数分から数時間かけて発生するかもしれないし，患者の状態は急速に悪化するかもしれない．特に若年者，高齢者，または免疫機能障害者では発熱や髄膜症が欠落するかもしれないので，数時間にわたる症状の進行はもっとも重要な手がかりになるだろう．患者は適切に治療されなければ数時間以内に死亡するだろう．

単純ヘルペスは非流行ウイルス性脳炎のもっとも一般的な原因であり，典型的

に，急性の頭痛，発熱，認知の変化，そしててんかん発作を呈する．早期の抗ウイルス療法により，永続的な神経学的後遺症は大幅に減少する．脳膿瘍あるいは硬膜下膿瘍を有する患者は同様に頭痛，発熱，倦怠感，そして場合によっては頭蓋内圧の亢進をともなう重度の髄膜炎を呈する．

感染症は血液培養，グラム染色，ポリメラーゼ連鎖反応，そして髄液の検査といった試験法を用いて診断する．画像検査法にはCTとMRIを含む．後天性免疫不全症候群(AIDS)を有する患者は，すでに述べたような数々の可能性のある感染症によって頭痛，頸部痛，口腔顔面痛を患っているかもしれないということを臨床医は承知しておくべきである．

## 要約

頭蓋内を発生源とする口腔顔面痛は多数あり，適切に管理されないと障害や死をまねくかもしれない．それらの診断は主として注意深い病歴聴取と危険信号に対する警戒に基づいている．「SNOOP」はスクリーニングのための有用な備忘録である．もし，危険信号に生命を脅かす痛みの原因と矛盾しない特徴が認められたなら，さらなる管理のために患者を適切な医科の専門医に紹介するべきである．これら一般原則の注意深い適用は，適切な紹介の必要性を明らかにし，対診を必要としない場合には，それを保証するための理論的根拠を提供する．

## 参考文献

1. Ray BS, Wolfe HG. Experimental studies on headache. Pain-sensitive structures of the head and their significance in headache. Arch Surg 1940；41：813-856.
2. Penfield W. A contribution to the mechanism of intracranial pain. Assoc Res Nerv Ment Dis 1935；15：399-416.
3. Dodick D. Clinical clues and clinical rules：Primary vs secondary headache. Adv Stud Med 2003；3：S550-S555.
4. Welch KMA. Headache. In：Loeser JD(ed). Bonica's Management of Pain. Philadelphia：Lippincott Williams & Wilkins, 2001：925-935.
5. Valade D. Headaches in the emergency room. In：Olesen J, Goadsby PJ, Ramadan NM, Tfelt-Hansen P, Welch KMA(eds). The Headaches. Philadelphia：Lippincott Wilkins & Williams, 2006：1133-1138.
6. Headache Classification Subcommittee of the International Headache Society. The International Classification of Headache Disorders：2nd edition. Cephalalgia 2004；24(suppl 1)：9-160.
7. Chung C-S, Caplan LR. Neurovascular disorders. In：Goetz CG(ed). Textbook of Clinical Neurology. Philadelphia：Saunders, 2003：991-1016.
8. Silberstein SD, Lipton RB, Goadsby PJ. Headache in Clinical Practice. Oxford：ISIS Medical Media, 2002.
9. Wall M, Corbett JJ. Arteritis. In：Olesen J, Goadsby PJ, Ramadan NM, Tfelt-Hansen P, Welch KMA (eds). The Headaches. Philadelphia：Lippincott Williams & Wilkins, 2006：901-910.
10. Biousse V, Mitsias P. Carotid or vertebral artery pain. In：Olesen J, Goadsby PJ, Ramadan NM, Tfelt-Hansen P, Welch KMA(eds). The Headaches. Philadelphia：Lippincott Williams & Wilkins, 2006：911-918.
11. Biousse V, Bousser M. The myth of carotidynia. Neurology 1994；44：993-995.
12. Silberstein SD, Young WB. Headache and facial pain. In：Goetz CG(ed). Textbook of Clinical Neurology. Philadelphia：Saunders 2003：1187-1205.
13. Tietjen GE. Cerebral venous thrombosis. In：Olesen J, Goadsby PJ, Ramadan NM, Tfelt-Hansen P, Welch KMA(eds). The Headaches. Philadelphia：Lippincott Williams & Wilkins, 2006：919-924.

14. Bousser MG, Russell RR. Cerebral venous thrombosis. In : Bousser MG, Russell RR(eds). Major Problems in Neurology. London : Saunders, 1997 : 175.
15. Friedmann DI, Corbett JJ. High cerebrospinal fluid pressure. In : Olesen J, Goadsby PJ, Ramadan NM, Tfelt-Hansen P, Welch KMA(eds). The Headaches. Philadelphia : Lippincott Williams & Wilkins, 2006 : 925-933.
16. Kesler A, Goldhammer Y, Gadoth N. Do men with pseudomotor cerebri share the same characteristics as women? A retrospective review of 141 cases. J Neuroophthalmol 2001 ; 21 : 15-17.
17. Mokri B. Headache associated with abnormalities in intracranial structure or function : Low cerebrospinal fluid pressure headache. In : Silberstein SD, Lipton RB, Dalessio DJ(eds). Wolff's Headache and Other Head Pain. Oxford : Oxford Press, 2001 : 417-433.
18. Vilming ST, Mokri B. Low cerebrospinal fluid pressure. In : Olesen J, Goadsby PJ, Ramadan NM, Tfelt-Hansen P, Welch KMA(eds). The Headaches. Philadelphia : Lippincott Williams & Wilkins, 2006 : 935-944.
19. Forsyth PA, Posner JB. Headaches in patients with brain tumors : A study of 111 patients. Neurology 1993 ; 43 : 1678-1683.
20. Jaeckle KA. Causes and management of headaches in cancer patients. Oncology(Williston Park)1993 ; 7 : 27-31 ; discussion 31-32, 34.
21. Weber JR, Sakai F. Headaches attributed to infection. In : Olesen J, Goadsby PJ, Ramadan NM, Tfelt-Hansen P, Welch KMA(eds). The Headaches. Philadelphia : Lippincott Williams & Wilkins, 2006 : 981-987.

# 5

# 一次性頭痛

井川　雅子 訳

　一次性頭痛は，「頭痛」それ自体が疾患であり，自覚的症状の特徴によって診断される．対照的に，二次性頭痛は原因となる疾患が存在し，その部分症状として生じている頭痛であり，原因によって分類される．本章では一次性頭痛について解説する．International Headache Society：IHS（国際頭痛学会）[1]は，一次性頭痛を4つのカテゴリーに分類している．

1．片頭痛
2．緊張型頭痛（TTH）
3．群発頭痛およびその他の三叉神経・自律神経性頭痛
4．その他の一次性頭痛

　一次性頭痛の主な下位分類を図5-1に示す．しかしながら，これらすべてについて解説することは本章の目的ではない．本章では，より有病率の高いもの（すなわち，片頭痛，緊張型頭痛，群発頭痛）について説明する．

## 片頭痛
## (IHS 1.x.x ; ICD-9 346.10)

### 臨床像と診断

　片頭痛は三叉神経系の障害である．片頭痛の診断は，器質的疾患を除外した後に，IHSの診断基準を満たすことで確認される．：(1)患者は4〜72時間持続する頭痛発作を少なくとも5回経験している；(2)頭痛は以下の特徴のうち少なくとも2項目を満たす：片側性の疼痛，性状は拍動性，強度は中等度〜重度，日常的な動作（歩行や階段昇降など）により頭痛が増悪する；そして(3)頭痛発作中には悪心，嘔吐あるいはその両方，または光過敏や音過敏を随伴する．

　片頭痛には，前兆のないもの（IHS 1.1）と前兆のあるもの（IHS 1.2）とがある．前兆とは，5〜20分の間に徐々に生じる可逆性局在性神経症状であり，1時間以上持続することはない．また，同時に局所的な脳血流量の減少が生じている．前兆のみで，典型的な片頭痛をともなわないものもある（IHS

## 5 一次性頭痛

### 図5-1 IHS[1]による一次性頭痛の要約リスト

| IHSコードNo. | 診断名 | IHSコードNo. | 診断名 |
|---|---|---|---|
| 1. | 片頭痛 | 3.2 | 発作性片側頭痛 |
| 1.1 | 前兆のない片頭痛 | 3.2.1 | 反復性発作性片側頭痛 |
| 1.2 | 前兆のある片頭痛 | 3.2.2 | 慢性発作性片側頭痛(CPH) |
| 1.5 | 片頭痛の合併症 | 3.3 | 結膜充血および流涙をともなう短時間持続性片側神経痛様頭痛発作(SUNCT) |
| 1.5.1 | 慢性片頭痛 | | |
| 1.5.2 | 片頭痛発作重積 | 3.4 | 三叉神経・自律神経性頭痛の疑い |
| 1.6 | 片頭痛の疑い | 4. | その他の一次性頭痛 |
| 2. | 緊張型頭痛(TTH) | 4.1 | 一次性穿刺様頭痛 |
| 2.1 | 稀発反復性緊張型頭痛 | 4.2 | 一次性咳嗽性頭痛 |
| 2.2 | 頻発反復性緊張型頭痛 | 4.3 | 一次性労作性頭痛 |
| 2.3 | 慢性緊張型頭痛 | 4.4 | 性行為にともなう一次性頭痛 |
| 2.4 | 緊張型頭痛の疑い | 4.4.1 | オルガスム前頭痛 |
| 3. | 群発頭痛およびその他の三叉神経・自律神経性頭痛 | 4.4.2 | オルガスム時頭痛 |
| | | 4.5 | 睡眠時頭痛 |
| | | 4.6 | 一次性雷鳴頭痛 |
| 3.1 | 群発頭痛 | 4.7 | 持続性片側頭痛 |
| 3.1.1 | 反復性群発頭痛 | 4.8 | 新規発症持続性連日性頭痛(NDPH) |
| 3.1.2 | 慢性群発頭痛 | | |

1.2.3 典型的前兆のみで片頭痛をともなわないもの).前兆のないもの,あるものともに,患者によっては,発作の数時間から1～2日前から前駆症状を自覚する者もいる.前駆症状は,全身倦怠感,集中困難,頸部のこり,光過敏や音過敏,悪心,霧視,生あくび,顔面蒼白などのさまざまな組合せで生じる.

もし片頭痛が,薬の乱用なしに月15日以上,少なくとも3か月にわたって生じる場合には,慢性片頭痛(IHS 1.5.1)と呼称され,3日以上にわたって生じる場合には片頭痛発作重積(IHS 1.5.2)と呼称される.片頭痛の重篤な合併症として,稀ではあるが,片頭痛性脳梗塞(IHS 1.5.4),片頭痛により誘発されるけいれん(IHS 1.5.5),遷延性前兆で脳梗塞をともなわないもの(IHS 1.5.3)な

どがある[2].

### 疫 学

推定される片頭痛の有病率は,4～20%[3-8]と,さまざまである.思春期前の発症では,片頭痛は男子にやや多く,6～10歳での発症が多い.女性では14～19歳での発症が多い.一般的には,男性より女性の有病率のほうが高い.米国での有病率は女性で17～18%,男性で6%である[6-8].

The American Migraine Studyは年齢ごとの片頭痛の有病率が男女ともに上昇し,35～45歳でピークに至り,それ以降は減少していくことを報告した[9].片頭痛の有病率は所得と逆比例し,低所得のグループはもっとも高い有病率であった.人種と地理

的居住区も関連要因である．もっとも有病率が高いのは，北米と西ヨーロッパであり，ヨーロッパ系の人種である[7]．片頭痛は通常もっとも生産性の高い年代の人びとに生じるため，患者や社会にとって負担の大きなものとなる．患者の，家族や社会への参加能力や娯楽活動を損なうことによって生活の質（QOL）に影響を与えるだけではなく，直接コスト（たとえば医療費）と間接コスト（たとえば欠勤や仕事能率の低下）がかさむことによって社会にも損失を与える．The American Migraine Study は米国内で2,300万人が重篤な片頭痛に悩まされており，女性の25％が月に4回以上，35％が1～3回，40％が1回以下の重い発作を経験していると推定している．

## 病　因

片頭痛の原因を説明するため多くの機序や理論が提唱されてきたが，いまだに完全に解明されたとはいえない状態である．強い家族性と疾患の早期発症は遺伝的要素の関連を示唆しており，このことから片頭痛はイオンチャネル疾患（訳注：イオンチャネル遺伝子の異変に起因する疾患の総称）ではないかと推定されている．Moskowitz[10]の三叉神経血管モデルは，三叉神経が活性化してニューロペプチドを放出させることによって血管に神経原性炎症を引き起こし，血管の透過性を上昇させ，血管を拡張させると説明している．片頭痛の背景にある他の病態生理的メカニズムとして，セロトニン，カルシトニン遺伝子関連ペプチド（CGRP），一酸化窒素（NO），ドーパミン，ノルエピネフリン，グルタミン酸などの物質[11, 12]の関与や，ミトコンドリアの機能不全[13]などが提唱されている．近年では，中枢の感作によって引き起こされるアロディニアや痛覚過敏が片頭痛の重要な臨床的特徴であると認識されている[14]．

## 治　療

片頭痛の薬物療法は頓挫療法（急性期治療）と予防療法に大別される．頻回に重篤な発作を繰り返す患者には，両方の治療法が必要である．治療法の選択は，発作の頻度により選択されるべきである．頻回ではない発作（週に2回以下）の場合は頓挫薬[15]のみを用い，発作がより頻回なものには予防薬も併用すべきである．併存する疾患がある場合には両者に奏効する単剤を用いるべきであり，併存する疾患を悪化させるような薬剤は避けるべきである．バイオフィードバックやリラクセーション・テクニック，鍼やその他の行動療法などの非薬物療法は付加的な治療法である[16]．また，患者の好みも考慮する必要がある．

発作時（急性期）には選択的セロトニン（5-HT$_{1B/D}$）作動薬，鎮痛薬，NSAIDs，制吐薬，抗不安薬，麦角アルカロイド類，ステロイド，抗精神病薬，麻薬などが使われている．American Academy of Neurology（米国神経学会）によって統計的また臨床的効果が証明されている薬剤で，第一選択薬とされているものを図5-2に示す[15]．

片頭痛がより頻回になり，頓挫薬の使用が週2～3回になった場合は，予防療法が用いられる．予防療法には，広い範囲の薬剤が用いられる．もっともよく知られているものは抗うつ薬，抗てんかん薬，ベータ

## 5 一次性頭痛

図5-2 片頭痛の頓挫療法に用いられる代表的な薬剤[15]

**特異的**
- 選択的セロトニン作動薬(トリプタン)
- ジヒドロエルゴタミン

**非特異的**
- アセトアミノフェン，アスピリン，カフェイン
- アスピリン
- ブトルファノール
- イブプロフェン
- ナプロキセン・ナトリウム

図5-3 片頭痛の予防療法に用いられる代表的な薬剤[15, 17, 18]

**もっとも効果的**
- アミトリプチリン
- バルプロ酸ナトリウム
- トピラマート
- プロプラノロール
- チモロール
- メトプロロール

**やや効果的**
- ガバペンチン
- ニモジピン
- ベラパミル
- ケトプロフェン
- ナプロキセン

ブロッカーである(図5-3)[15, 17, 18]．セロトニン拮抗薬，抗炎症薬，カルシウムチャネルブロッカーはやや効果が劣る[15]．薬は低用量から開始し，望ましい効果が得られ副作用が最少となる最小限の量で使用すべきである．より難治性の場合は，多剤併用が必要となる．ボツリヌストキシン type A は，まだ研究中の代替療法である[19-21]．

患者も頭痛のトリガーとなるものを見つけだし，避ける方法を学ぶことで，苦痛を和らげることができる．光，音，アレルゲン，気圧の変化などの環境的要因が，重要なトリガーとなることが多い．食事を抜く，過眠や睡眠不足などの行動的要因や，塩漬け肉，チーズ，チョコレート，アスパルテームやグルタミン酸ナトリウム，亜硝酸塩などを含有した食物や飲料もトリガーとなりうる．

## 緊張型頭痛 (IHS 2.x.x ; ICD-9 307.81)

### 臨床像と診断

緊張型頭痛は，稀発反復性(IHS 2.1)，頻発反復性(IHS 2.2)，慢性緊張型頭痛(IHS 2.3)，緊張型頭痛の疑い(IHS 2.4)に分類されている(図5-1)．これらの分類はさらに手指による触診で，それぞれ，「頭蓋周囲の圧痛をともなうもの」と「ともなわないもの」に下位分類されている．

緊張型頭痛は，鈍痛または非拍動性の痛みで，疼痛強度は軽度から中等度，しばしばきつい帽子をかぶっているような，頭の周囲を締めつけられるような，圧迫されるような痛みだと形容される．疼痛部位は，両側性で頸部にまで拡大することがあるとはいえ，特異的ではない．側頭筋や咬筋が

関与していることもあり，咀嚼が影響を与える可能性もある．緊張型頭痛は悪心や嘔吐をともなわず，日常的な動作によって悪化することもない．しかし，光過敏や音過敏をともなうことはありうる．

頭痛発作は，30分から7日間持続することもある．発作が1か月に1日未満(年に12日未満)の場合は*稀発反復性*に，3か月以上にわたり1か月に1日以上で15日未満の場合は*頻発反復性*に分類される．慢性緊張型頭痛は反復性緊張型頭痛から移行したもので，頭痛が連日性または3か月以上にわたり1か月に15日以上生じる場合に診断される．対照的に，もし緊張型頭痛の特徴を有しながら新規発症で連日性，または緩解することなく持続する頭痛の場合は，*新規発症持続性連日性頭痛*(IHS 4.8)に分類される．これらの頭痛は，光過敏や音過敏，軽度の悪心をともなうことがある．慢性片頭痛と慢性緊張型頭痛の鑑別は困難なことがあり，またこれらは併存することもある．

## 疫 学

緊張型頭痛はすべての一次性頭痛のなかでもっとも頻度が高いものである．たとえば，740名の成人の横断的人口研究では，この1年間に74％が緊張型頭痛を経験しており，31％は1年間に14日以上の緊張型頭痛を経験している[22]．他の研究では，1年間の有病率は男性で63％，女性で86％であった[23]．初発年齢は，通常20〜40歳代である．

## 病 因

長い間，緊張型頭痛は筋の緊張と直接的に関係していると考えられていたので，*筋収縮性頭痛*，*筋緊張性頭痛*と呼称されてきた．筋の圧痛が認められる患者もいる．しかしながら，筋電図でつねに筋活動亢進が認められるわけではない[24]．患者は健常者に比べ，情動的なストレッサーによって筋活動が亢進しやすいことを報告した筋電図による研究[25,26]がある．しかしながら，筋電図で検出された筋活動の亢進は疼痛の原因ではなく，むしろ疼痛への反応であると考えられる．情動的ストレス，不安，抑うつが緊張型頭痛の原因に関与していると考えられている[27]．

片頭痛と緊張型頭痛の境界は非常に議論のあるところである．両者は別の疾患であるとする専門家もいる一方で，重症度や特徴は異なるが病因は同じで，1つの連続したスペクトラムの両端にあるものだとする専門家もいる[28-30]．現時点においては，緊張型頭痛の病因は不明のままである．もっとも新しい理論としては，末梢と中枢の感作の概念を包含したもので，一酸化窒素(NO)が関与するとするものがある[31-33]．

## 治 療

緊張型頭痛の患者は，市販の鎮痛薬，抗ヒスタミン薬，カフェインなどを自分で服薬する傾向にあり，頻度や強度が悪化しないかぎり病院を受診することは稀である．緊張型頭痛の治療には，リラクセーション・テクニック，薬物療法，理学療法などがある．

緊張型頭痛では情動的ストレスが重要な役割を果たすので，患者にはストレッサーについての評価を行うべきである．明らかなストレッサーが存在する場合には，行動の修正，または，可能であればストレッサーを回避するよう努力させるべきである．ストレスを管理する技術，リラクセーション・トレーニング，バイオフィードバック・テクニックなどが重要であるが[34]，患者自身もこれらの治療のために時間を割こうとする意思をもつ必要がある．また，大うつ病性障害や不安障害が併存する場合には，これらの疾患に対しては適切な専門家による治療が必要である．

薬物療法は必要であるが，患者は潜在的な副作用についても知っていなければならない．NSAIDsは多くの場合有効である．アミトリプチリンやノルトリプチリンなどの三環系抗うつ薬は頻回に生じる緊張型頭痛の治療には効果的であるが，鎮静作用があるため就寝時に服用する必要がある．

緊張型頭痛が咀嚼筋障害を随伴する場合は，咀嚼筋障害を第1の治療目標とすべきである．夜間のブラキシズムに対するスプリントは起床時に生じる頭痛の緩和に有効であろう．日中については，歯の噛みしめやグラインディング，緊張を緩和したり排除するために，患者にまずそのような行動を自覚させること，また習癖の破棄，セルフ・リラクセーションなどのテクニックを訓練すべきである

頸部の筋に起因する異所性疼痛として緊張型頭痛が生じることがある．頸部の筋筋膜痛が存在する場合には，治療目標はこの筋筋膜痛を解決することに向けられるべきである．もし，筋筋膜のトリガーポイントが頭痛の発生源であるならば，姿勢や筋のストレッチ，強化訓練プログラムを，ヴァポクーラント・スプレーやトリガーポイント注射と組み合わせて治療することで効果が得られるであろう[35]．

## 群発頭痛
(*IHS 3.x.x*；*ICD - 9 346.20*)

### 臨床像と診断

群発頭痛は拍動性の，鋭い，えぐられるような強度の疼痛で，通常，眼窩部や眼窩上部，側頭部に生じる．患側は概して固定しており，生涯を通じ発作は同側に生じる．群発期ごとに患側が入れ替わるのは，患者の15%のみである．診断を確定するためには，未治療の場合，患者は片側性の眼窩部または眼窩上部，側頭部に，15〜180分間持続する激烈な疼痛発作を，少なくとも5回以上経験していることが必要である．さらに，少なくとも以下の1項目の他覚的兆候や自覚的症状をともなう必要がある：流涙，結膜充血，鼻漏または鼻閉，前頭部や顔面の発汗，縮瞳，眼瞼下垂，眼瞼浮腫．

群発頭痛の発作中は，（激烈な疼痛のため）患者はじっとしていられず，うろうろ歩き回ったり，痛みをごまかそうとして頭を壁に打ちつけたりすることもある．他の一次性頭痛に比べると群発頭痛の持続時間は短く，平均45分から1時間で，発作回数は1日1〜3回である．頭痛は入眠後の最初のレム期に生じやすいため，患者は入眠後60〜90分で発作に見舞われ覚醒する．睡眠中に疼痛発作で覚醒するという疾患は他

にはほとんどないため，このことは群発頭痛のきわめて重要な特徴であるといえる．

群発頭痛には，反復性（1年間に1か月以上の緩解期がある；IHS 3.1.1）と慢性（頭痛発作が1年を超えて緩解期なしで生じる，または緩解期があっても1か月未満；IHS 3.1.2）の下位分類がある．80～90％の群発頭痛患者は反復性である．群発期（すなわち群発頭痛発作が連日性に生じる期間）は，2～12週間続き，群発期は1年に1～2回であることが多い．群発期は患者ごとに決まった時期に生じるのが普通である．この周期性は群発頭痛のジェネレーターが視床下部に存在することを示唆している[36]．

## 疫　学

群発頭痛は男性に多い疾患だと考えられていたが，最近の研究では男女比は4：1と断定されている[37,38]．推定有病率は0.09～0.32％である[39,40]．最近のドイツにおける集団ベースでの検討では，1年間の有病率は119/100,000である[41]．平均初発年齢は片頭痛より約10年遅く，およそ27～31歳である[42]．

## 病　因

群発頭痛の主たる機序は不明であるが，中枢性であると考えられている．群発頭痛の3大特徴は三叉神経の支配領域と発作の周期性，片側性である．周期性と睡眠中に発作が生じやすいことは日周期，年周期を意味し，下垂体の関与を示唆している[36,43]．

群発頭痛が睡眠障害による呼吸や睡眠時無呼吸症候群と緊密な関係にあることを，さまざまな研究が示している[44,45]．Kudrow[46]は，呼吸と血管運動機能を制御する脳幹中枢が視床下部の影響を変化させ，頸動脈の化学受容体活動を減弱させるという仮説を提唱している．この要因は群発頭痛が酸素によって改善する理由や，群発頭痛が高地や睡眠時無呼吸症候群で誘発されることを説明しうる可能性がある．

## 治　療

群発頭痛の治療は，本質的に薬物療法が中心になり，その目的は，発作時間の短縮と疼痛の緩和，また群発期間の短縮である；したがって治療法は，片頭痛同様，頓挫療法と予防療法に大別される（図5-4）．群発頭痛の性質上，頓挫療法は，酸素やセロトニン受容体作動薬（トリプタン），ジヒドロエルゴタミンなどの即効性のあるものが用いられる．個々の発作は，純酸素7L/分を約15分間吸入させることで反応する．麦角アルカロイドには昇圧作用があるため，頭痛発作の頻度を考慮すると，エルゴタミン製剤の使用は大きく制限される．同様に，発作発現の急速性と持続時間の短さを考慮すると，経口麻薬や鎮痛薬の使用も制限される．

予防療法は，群発期が始まると同時に開始する．ベラパミルは第一選択薬である[47,48]．コルチコステロイドも非常に効果があるが，群発期が始まった直後（でベラパミルが奏効し始めるまでの間）の，短期間に限定して使用すべきである[48]．炭酸リチウムやバルプロ酸ナトリウム，トピラマートなどはいくつかの研究でプラセボに比較して有効であることが示されている[48,49]．

### 図5-4　群発頭痛の治療に用いられる代表的な薬剤[47-49]

| 頓挫薬 | 予防薬 |
|---|---|
| 酸素吸入 | ベラパミル |
| 選択的セロトニン作動薬（トリプタン） | コルチコステロイド（短期間） |
| ジヒドロエルゴタミン | リチウム |
|  | バルプロ酸ナトリウム |
|  | トピラマート |

現時点では，ガバペンチンの有効性は十分に証明されていない．群発頭痛の予防療法の適正なプロトコールを確立するためには，さらなる比較研究が必要である．予防療法の投薬は最後の発作から1か月間は維持し，その後，つぎの群発期が始まるまでは中止する．

外科療法の適応は，難治性群発頭痛に限られる．情報は小さなサンプルサイズの症例集積研究によるものに限られ，効果についてもさまざまである．方法には，翼口蓋神経節ブロック[50]，三叉神経根切断術[51,52]，微小血管減圧術[53]，ガンマナイフ[54]などがある．最近では，難治性群発頭痛に対し，後頭神経の刺激や視床下部の深部脳刺激などが研究されており[55-58]，症例数は少ないとはいえ有望な結果をもたらしている．外科療法は，薬物療法がすべて失敗に終わったきわめて難治の群発頭痛に対し，最後の手段としてやむをえず用いられるべき方法である．

## 発作性片側頭痛
（IHS 3.2.x；ICD-9 346.20）

発作性片側頭痛は群発頭痛に似た臨床的特徴をもつが，発作時間はより短く（2～30分），発作頻度はより高く，女性に多い疾患である[1]．発作はきわめて限定的に片側性であり，眼窩部を中心に生じる．群発頭痛同様，診断は頭痛が以下の他覚的兆候や自覚的症状の1つ以上を随伴する場合に確定される：流涙，結膜充血，鼻漏，鼻閉，前頭部または顔面の発汗，縮瞳，眼瞼下垂，眼瞼浮腫．7日から1年持続する発作が1か月以上にわたる緩解期を挟んで生じる場合に反復性発作性片側頭痛（IHS 3.2.1.）と診断され，慢性発作性片側頭痛（IHS 3.2.2.）は，1年間を超えて発作が繰り返され，緩解期がないもの，または緩解期があっても1か月未満の場合に診断される．

群発頭痛とは異なり，発作性片側頭痛の背後に隠れている病態生理のメカニズムについてはほとんど不明であるが，やはり視床下部の機能不全が中心的な役割を担っていると考えられている[59]．

この疾患の著しい特徴は，インドメタシンに100％反応することである[48,60]．反対に，スマトリプタンには反応しないと報告されている[61,62]．トピラマートは有望と思われる[63]．

# 参考文献

1. Headache Classification Subcommittee of the International Headache Society. The International Classification of Headache Disorders, ed 2. Cephalalgia 2004；24(suppl 1)：9-160.
2. Agostoni E, Aliprandi A. The complications of migraine with aura. Neurol Sci 2006；27(suppl 2)：S91-S95.
3. Diamond S, Bigal ME, Silberstein S, Loder E, Reed M, Lipton RB. Patterns of diagnosis and acute and preventive treatment for migraine in the United States：Results from the American Migraine Prevalence and Prevention study. Headache 2007；47：355-363.
4. MacGregor EA, Brandes J, Eikermann A. Migraine prevalence and treatment patterns：The global Migraine and Zolmitriptan Evaluation survey. Headache 2003；43：19-26.
5. Stewart WF, Lipton RB, Liberman J. Variation in migraine prevalence by race. Neurology 1996；47：52-59.
6. Lipton RB, Bigal ME, Diamond M, Freitag F, Reed ML, Stewart WF. Migraine prevalence, disease burden, and the need for preventive therapy. Neurology 2007；68：343-349.
7. Stewart WF, Lipton RB, Celentano DD, Reed ML. Prevalence of migraine headache in the United States. Relation to age, income, race, and other sociodemographic factors. JAMA 1992；267：64-69.
8. Lipton RB, Diamond S, Reed M, Diamond ML, Stewart WF. Migraine diagnosis and treatment：Results from the American Migraine Study II. Headache 2001；41：638-645.
9. Lipton RB, Stewart WF, Simon D. Medical consultation for migraine：Results from the American Migraine Study. Headache 1998；38：87-96.
10. Moskowitz MA. Basic mechanisms in vascular headache. Neurol Clin 1990；8：801-815.
11. Longoni M, Ferrarese C. Inflammation and excitotoxicity：Role in migraine pathogenesis. Neurol Sci 2006；27(suppl 2)：S107-S110.
12. Peroutka SJ. Migraine：A chronic sympathetic nervous system disorder. Headache 2004；44(1)：53-64.
13. Sparaco M, Feleppa M, Lipton RB, Rapoport AM, Bigal ME. Mitochondrial dysfunction and migraine：Evidence and hypotheses. Cephalalgia 2006；26(4)：361-372.
14. Dodick D, Silberstein S. Central sensitization theory of migraine：Clinical implications. Headache 2006；46[Suppl 4]：S182-S191.
15. Silberstein SD. Practice parameter：Evidence-based guidelines for migraine headache(an evidence-based review)：Report of the Quality Standards Subcommittee of the American Academy of Neurology. Neurology 2000；55(6)：754-762.
16. Holroyd KA, Drew JB. Behavioral approaches to the treatment of migraine. Semin Neurol 2006；26(2)：199-207.
17. Ramadan NM. Current trends in migraine prophylaxis. Headache 2007；47(suppl 1)：S52-S57.
18. Chronicle E, Mulleners W. Anticonvulsant drugs for migraine prophylaxis. Cochrane Database Syst Rev 2004；(3)：CD003226.
19. Conway S, Delplanche C, Crowder J, Rothrock J. Botox therapy for refractory chronic migraine. Headache 2005；45：355-357.
20. Binder WJ, Brin MF, Blitzer A, Pogoda JM. Botulinum toxin type A(BOTOX)for treatment of migraine. Dis Mon 2002；48：323-335.
21. Silberstein S, Mathew N, Saper J, Jenkins S. Botulinum toxin type A as a migraine preventive treatment. For the BOTOX Migraine Clinical Research Group. Headache 2000；40：445-450.
22. Rasmussen BK, Jensen R, Olesen J. A population-based analysis of the diagnostic criteria of the International Headache Society. Cephalalgia 1991；11：129-134.
23. Rasmussen BK, Jensen R, Schroll M, Olesen J. Epidemiology of headache in a general population—A prevalence study. J Clin Epidemiol 1991；44：1147-1157.
24. Pikoff H. Is the muscular model of headache still viable? A review of conflicting data. Headache 1984；24：186-198.
25. Schoenen J, Gerard P, De Pasqua V, Juprelle M. EMG activity in pericranial muscles during postural variation and mental activity in healthy volunteers and patients with chronic tension type headache. Headache 1991；31：321-324.
26. Feuerstein M, Bush C, Corbisiero R. Stress and chronic headache：A psychophysiological analysis of mechanisms. J Psychosom Res 1982；26：167-182.
27. Olesen J. Clinical and pathophysiological observations in migraine and tension-type headache explained by integration of vascular, supraspinal and myofascial inputs. Pain 1991；46(2)：125-132.
28. Jensen R. Mechanisms of tension-type headache. Cephalalgia 2001；21：786-789.

29. Lipton RB, Stewart WF, Cady R, et al. 2000 Wolfe Award. Sumatriptan for the range of headaches in migraine sufferers : Results of the Spectrum Study. Headache 2000 ; 40(10) : 783-791.
30. Rasmussen BK, Jensen R, Schroll M, Olesen J. Interrelations between migraine and tension-type headache in the general population. Arch Neurol 1992 ; 49(9) : 914-918.
31. Bendtsen L. Central and peripheral sensitization in tension-type headache. Curr Pain Headache Rep 2003 ; 7(6) : 460-465.
32. Ashina S, Bendtsen L, Ashina M. Pathophysiology of tension-type headache. Curr Pain Headache Rep 2005 ; 9(6) : 415-422.
33. Jensen R. Peripheral and central mechanisms in tension-type headache : An update. Cephalalgia 2003 ; 23(suppl 1) : 49-52.
34. Penzien DB, Rains JC, Lipchik GL, Creer TL. Behavioral interventions for tension-type headache : Overview of current therapies and recommendation for a self-management model for chronic headache. Curr Pain Headache Rep 2004 ; 8 : 489-499.
35. Graff-Radford SB, Reeves JL, Jaeger B. Management of chronic head and neck pain : Effectiveness of altering factors perpetuating myofascial pain. Headache 1987 ; 27 : 186-190.
36. May A, Bahra A, Buchel C, Frackowiak RS, Goadsby PJ. Hypothalamic activation in cluster headache attacks. Lancet 1998 ; 352 : 275-278.
37. Manzoni GC. Gender ratio of cluster headache over the years : A possible role of changes in lifestyle. Cephalalgia 1998 ; 18(3) : 138-142.
38. Bahra A, May A, Goadsby PJ. Cluster headache : A prospective clinical study with diagnostic implications. Neurology 2002 ; 58(3) : 354-361.
39. Ekbom K, Ahlborg B, Schele R. Prevalence of migraine and cluster headache in Swedish men of 18. Headache 1978 ; 18(1) : 9-19.
40. Torelli P, Castellini P, Cucurachi L, Devetak M, Lambru G, Manzoni GC. Cluster headache prevalence : Methodological considerations. A review of the literature. Acta Biomed 2006 ; 77(1) : 4-9.
41. Katsarava Z, Obermann M, Yoon MS, et al. Prevalence of cluster headache in a population-based sample in Germany. Cephalalgia 2007 ; 27 : 1014-1019.
42. Manzoni GC, Terzano MG, Bono G, Micieli G, Martucci N, Nappi G. Cluster headache—Clinical findings in 180 patients. Cephalalgia 1983 ; 3 : 21-30.
43. Leone M, Bussone G. A review of hormonal findings in cluster headache. Evidence for hypothalamic involvement. Cephalalgia 1993 ; 13 : 309-317.
44. Chervin RD, Zallek SN, Lin X, Hall JM, Sharma N, Hedger KM. Sleep disordered breathing in patients with cluster headache. Neurology 2000 ; 54 : 2302-2306.
45. Graff-Radford SB, Newman A. Obstructive sleep apnea and cluster headache. Headache 2004 ; 44 : 607-610.
46. Kudrow L. A possible role of the carotid body in the pathogenesis of cluster headache. Cephalalgia 1983 ; 3 : 241-247.
47. Capobianco DJ, Dodick DW. Diagnosis and treatment of cluster headache. Semin Neurol 2006 ; 26 : 242-259.
48. May A, Leone M, Afra J, et al. EFNS guidelines on the treatment of cluster headache and other trigeminal-autonomic cephalalgias. Eur J Neurol 2006 ; 13 : 1066-1077.
49. Pascual J, Lainez MJ, Dodick D, Hering-Hanit R. Antiepileptic drugs for the treatment of chronic and episodic cluster headache : A review. Headache 2007 ; 47 : 81-89.
50. Felisati G, Arnone F, Lozza P, Leone M, Curone M, Bussone G. Sphenopalatine endoscopic ganglion block : A revision of a traditional technique for cluster headache. Laryngoscope 2006 ; 116 : 1447-1450.
51. Pieper DR, Dickerson J, Hassenbusch SJ. Percutaneous retrogasserian glycerol rhizolysis for treatment of chronic intractable cluster headaches : Long-term results. Neurosurgery 2000 ; 46 : 363-368 ; discussion 368-70.
52. Taha JM, Tew JM Jr. Long-term results of radiofrequency rhizotomy in the treatment of cluster headache. Headache 1995 ; 35 : 193-196.
53. Lovely TJ, Kotsiakis X, Jannetta PJ. The surgical management of chronic cluster headache. Headache 1998 ; 38 : 590-594.
54. McClelland S 3rd, Barnett GH, Neyman G, Suh JH. Repeat trigeminal nerve radiosurgery for refractory cluster headache fails to provide long-term pain relief. Headache. 2007 ; 47 : 298-300.
55. Starr PA, Barbaro NM, Raskin NH, Ostrem JL. Chronic stimulation of the posterior hypothalamic region for cluster headache : Technique and 1-year results in four patients. J Neurosurg 2007 ; 106 : 999-1005.

56. Burns B, Watkins L, Goadsby PJ. Treatment of medically intractable cluster headache by occipital nerve stimulation: Long-term follow-up of eight patients. Lancet 2007 ; 369 : 1099-1106.
57. McClelland S III, Tendulkar RD, Barnett GH, Neyman G, Suh JH. Long-term results of radiosurgery for refractory cluster headache. Neurosurgery 2006 ; 59 : 1258-1262 ; discussion 62-63.
58. Leone M, Franzini A, Broggi G, Bussone G. Hypothalamic stimulation for intractable cluster headache: Long-term experience. Neurology 2006 ; 67 : 150-152.
59. Matharu MS, Goadsby PJ. Functional brain imaging in hemicrania continua: Implications for nosology and pathophysiology. Curr Pain Headache Rep 2005 ; 9 : 281-288.
60. Antonaci F, Pareja JA, Caminero AB, Sjaastad O. Chronic paroxysmal hemicrania and hemicrania continua. Parenteral indomethacin: The 'indotest'. Headache 1998 ; 38 : 122-128.
61. Pascual J, Quijano J. A case of chronic paroxysmal hemicrania responding to subcutaneous sumatriptan. J Neurol Neurosurg Psychiatry 1998 ; 65 : 407.
62. Antonaci F, Pareja JA, Caminero AB, Sjaastad O. Chronic paroxysmal hemicrania and hemicrania continua: Lack of efficacy of sumatriptan. Headache 1998 ; 38 : 197-200.
63. Cohen AS, Goadsby PJ. Paroxysmal hemicrania responding to topiramate. J Neurol Neurosurg Psychiatry 2007 ; 78 : 96-97.

# 6

# 発作性および持続性ニューロパシー性疼痛

正司　喜信 訳

　ニューロパシー性疼痛(神経障害性疼痛,神経因性疼痛)は,正常な神経の受容器への侵害刺激に反応して生じる体性痛と比較して,末梢あるいは中枢神経系[1]の損傷,疾病あるいは機能障害から発生する疼痛として定義される．それは,一般に疼痛の作用力と解剖学的な分布領域によって分類される．ニューロパシー性疼痛は発作性かまたは持続性で,末梢神経あるいは中枢神経において引き起こされる．しばしば中枢と末梢神経の双方の感作が状態の永続性に役割を果たしている．

## 発作性ニューロパシー性疼痛

　頭頸部の疼痛は三叉神経,中間神経,舌咽神経,および迷走神経中の求心性線維および後頭神経を介した上位頸神経根によって引き起こされる．これらの神経が圧迫,ひずみ,冷刺激への曝露,他の形式による刺激,あるいは中枢神経の病変によって刺激された場合に神経痛は生じる．状態を悪化させる刺激は軽微なものか,非侵害性のものであろう．疼痛は発作的で,突き刺すような,あるいは電気ショックのような性質によって特徴づけられ,当該神経の支配領域に感じられる．当該神経によって命名された神経痛,あるいは,もっとも一般的な発作性ニューロパシー性疼痛が三叉神経痛である．

### 三叉神経痛(IHS 13.1 ; ICD-9 350.1)

　三叉神経痛(有痛性チック)は,三叉神経の1つあるいはそれ以上の枝の支配領域において顔面の片側に生じる．三叉神経の第2および第3枝はもっとも罹患しやすく,第1枝の罹患は患者のわずか1〜2％である．病状は,3〜5％の患者では顔面の両側に影響を及ぼすかもしれないが,疼痛が顔面の正中線を越えることはない．病状は洗顔あるいは顔面に軽く触れる,髭削,喫煙,会話,ブラッシングなどの非疼痛性

の刺激によって典型的に引き起こされ，短時間の(発作的)電気ショックのような電撃痛によって特徴づけられる．疼痛は明らかな刺激なしに生じることもある．疼痛発作は通常，激しく，数秒間か，あるいはより短時間である．しばしば発作が生じない不応期が存在する．ときに，いくつかの発作が連続するか，"連結"して生じ，痛みが長く持続すると患者が訴えることもある．頻繁な疼痛発作を有する患者は，同じ領域に，より長く持続する灼熱痛を訴えることがある．三叉神経痛は数日から数年続く緩解期で特徴づけられるが，通常，緩解期はしだいに短くなり，神経痛が悪化しているかのように疼痛の強度は増していく[2-4]．

これらの患者においては，神経学的な検査所見は正常である[5]．発症時の平均年齢はおよそ50歳で，頻度は人口100万に対して男性107.5人，女性200.2人である[6]．

## 病　因

三叉神経痛の病因は，完全にはわかっていない．三叉神経痛は，橋の侵入部に近い三叉神経根が，交差する血管によって圧迫されて生じる神経線維の脱髄と関係すると考えられてきた[7]．この圧迫と，結果的な三叉神経根と髄鞘の一部分の変形は，自発的な神経発火および隣接した線維にエファプス伝達的な刺激を誘発すると思われる[8]．この説は，軽い無害な感覚神経線維への刺激がどのようにしてC線維の刺激を引き起こし，痛みの受容を起こすのかを説明する．

三叉神経の圧迫による脱髄に関する他の原因としては，腫瘍がある[9]．この圧迫は，腫瘍自体の侵入，あるいは腫瘍と隣接した構造体および血管との間に三叉神経が挟まれることにより引き起こされる．ときどき，嚢状動脈瘤，動静脈奇形，他の血管異常が圧迫や結果的な脱髄の原因となる[8]．例外的に，骨の奇形や疾病の過程によって三叉神経の圧迫が引き起こされる．腫瘍，通常がんは，三叉神経の他の部分と同様に三叉神経根あるいは神経節への浸潤を引き起こすことがあるが，典型的な三叉神経痛の原因となることは稀である．

多発性硬化症のような一次性脱髄障害が，三叉神経痛の症状に関連していることもある．多発性硬化症の一部の患者では，三叉神経根の血管圧迫がみられる．これらの患者への血管減圧術は，しばしば神経痛様症状を取り除く[10]．

非脱髄病変である脳幹梗塞や血管腫も，三叉神経痛を引き起こすことがある[11]．何人かの研究者は常染色体の支配的な遺伝形質と関連づけて，家族性三叉神経痛について記述している[12]．シャルコー・マリー・トゥース病は，常染色体優性の運動感覚タイプⅠ型のニューロパシーで，末梢の脱髄に関連しており，三叉神経痛様の症状を生じる[13]．

脱髄と三叉神経痛の間には明確な関連性があるようにみえるが，脱髄理論だけではこのニューロパシーの特徴の多くは説明できない．Devorとその同僚は[14]，点火説(ignition hypothesis)を提案したが，これは脱髄理論をさらに進展させたものである．点火説は，つぎの現象を説明する：
- *誘発*，あるいは軽い触覚のような刺激が，どのようにその刺激よりも長く持続する激しい疼痛を引き起こすことができるか．
- *増幅*，あるいは無害の刺激がどのように

もともと刺激された神経線維の支配領域をはるかに越える部位にまで反応を拡げるのか．
・*停止機序*，あるいは疼痛反応がどのようにある期間保持され，そして自発的に止まるのか[14]．

それ以前にRappaportとDevor[15]は，三叉神経痛の14の主な特徴のうちの13は，神経損傷に起因する神経異常に関連すると説明した．ほとんどの場合，この損傷は神経根圧迫に関連しているが，他の形態の損傷も当てはまる．損傷を受けた神経は過剰興奮状態になり，したがって小さな刺激や刺激がなくても発火する．これらの，いわゆる異所性発火調整部位(ectopic pacemaker sites)は，実際に脱髄の部位か，あるいは切除された神経の末端に存在する[14]．いくつかの部位は低レベルで群発し，背景となる鈍い灼熱痛を生じさせ，他のものは少しの刺激で長時間のインパルスの発火を生じさせ，結果的に最初の刺激を超えて長く続く激しい疼痛を引き起こす[16]．

神経線維は，隣接した他の線維をつぎつぎに巻き込んで，短時間の電撃痛をある点から別な点へと引き起こす[14]．一度点火されると，損傷あるいは圧迫を受けている部位においてエファプスあるいは電気的なクロストークによって痛みのいっそうの増幅を引き起こし，それによって隣接した神経線維は髄鞘を失い，直接的な"短絡"を生じさせてしまう[17]．

停止機序および不応期については，ニューロンの過分極によって説明でき，イオンの不均衡が刺激を受ける前のレベルに戻るまでこの過分極が発火を止める．この間は神経線維が刺激されることはない[14]．

三叉神経痛の外科治療を受けたほとんどの患者において，三叉神経根の，ときには三叉神経節の微小血管による圧迫[18]が認められた．

血管の圧迫以外に病理学的要因が確認できなければ，神経痛は*古典的三叉神経痛*(IHS 13.1.1)と名づけられる．神経痛が腫瘍，類表皮嚢胞(たとえば聴神経鞘腫，あるいは髄膜腫)，胆脂腫，骨腫，動脈瘤および血管の奇形のような証明可能な病変によって引き起こされる場合には[19]，*症候性三叉神経痛*(IHS 13.1.2)と名づけられる．三叉神経痛は局所の歯原性障害，副鼻腔疾患，頭部および頸部の新生物や感染症，非定型的な帯状疱疹後神経痛，遷延化した特発性の顔面痛およびTMD(顎関節症)(IHS 11.7)に関連した頭痛など，別の原因による顔面痛と鑑別されなければならない．さらに，短時間持続性片側神経痛様頭痛発作(SUNCT)(短時間持続する，片側性の，結膜充血と流涙をともなう神経痛様の疼痛；IHS 3.3)および，以前はジャブ・ブロー頭痛症候群(jabs and jolts症候群；IHS 4.1)とよばれていた一次性穿刺様頭痛の，2つの痛みが鑑別診断で考慮されなければならない．疼痛の他の原因を識別する方法として，頭部／脳に関する画像検査が必要となる場合もある．

治　療

古典的三叉神経痛の治療は，薬物療法と外科療法の2つの形式に分けられる．

薬物療法

カルバマゼピンは，三叉神経痛のためのもっとも効果的な薬物である．投薬量は日

に100mgから開始され，その後，耐性や必要性により2日ごとに100mgずつ，分服で1日最大1,200mgまで増量される．有益な効果は，しばしば薬物治療を始めた直後から2～3日の間に明らかになる．もっとも一般的な副作用は眠気，めまい，ふらつき，悪心および食欲不振などである．これらは多くの場合一時的で，低用量で開始し，ゆっくり増量することにより軽減することができる．再生不良性貧血は副作用としては稀であるが；この薬を服用する患者は，この併発症のために血中濃度を注意深く観察する必要がある．徐放性のカルバマゼピン（たとえば，Tegretol XR[Novartis]，Carbatrol [Shire]）は，服用しやすさが改善され，薬物のもつ副作用である鎮静作用を軽減した．三叉神経痛治療薬としてのカルバマゼピンの効能に関する最近のコクラン・データベースの調査は，わずかに4編のプラセボとの比較研究と，3編の有効な無作為化比較試験による報告を明らかにした．研究対象数は少なかったが，これらの報告はカルバマゼピンが三叉神経痛の治療に有効であるという証拠を示した[20]．

フェニトインも三叉神経痛の治療のために処方されてきた．しかし，単独で使用された場合，長期的な成功率はわずかに25％であった．フェニトインとバクロフェンの併用は，より効果があるようである[21,22]．一般的な副作用は眠気，めまい，脱力感，胃腸の不快感である．

ガバペンチンは，有効な代替治療としての第一選択肢であろう．カルバマゼピンやフェニトインと比較して，ガバペンチンは副作用がもっとも少なく，高齢の患者にも受け入れられやすい[23,24]．しかし，特に三叉神経痛のためのフェニトイン，あるいはガバペンチンの効果を調査した無作為化比較試験は存在しない[25,26]．

より新しい抗けいれん薬のうち，骨髄や肝臓に対して毒性をもっていないカルバマゼピンのケトン類似物である oxcarbazepine も三叉神経痛の治療に効果がある[27,28]．Oxcarbazepine は，150mgを1日2回から始め，許容性に応じて300～600mgを1日2回まで増量される．副作用に関しては，より頻繁に低ナトリウム血症が生じる以外はカルバマゼピンと同様である．三叉神経痛の治療に関する oxcarbazepine の効果を検討した臨床比較試験はない．

ある小規模な二重盲検のプラセボ比較試験によれば，ラモトリギンが三叉神経痛の治療において偽薬より優れていたことを示した[27]．1日100～400mgの服用量で，最近，特に多発性硬化症による三叉神経痛の難治症例において有効であることがわかった[29]．副作用には複視，機能障害，めまい，頭痛および胃腸の不快感が含まれる．ラモトリギンは，どんな他覚的兆候としての発疹が出現しても速やかに中止されるべきであるが，スティーヴンス・ジョンソン症候群を含む重大な発疹が患者のおよそ0.1％でみられ，通常，それらは治療開始から2～9週間の間に現れる[30]．

Topiramate は，ある非常に小さな無作為化プラセボ試験の予備研究で期待があることが示されている[31,32]．Topiramate は，1日に25mgを2回服用から開始し，1～2週ごとに1日量で100mgずつゆっくりと増量し，1日量100～400mg，分2を目指す．副作用としては拒食症，減量，眠気，不安，疲労，運動心理性の遅延障害，尿路

結石症および緑内障を含む．ガバペンチンとoxcarbazepineを含む新しい抗けいれん薬のすべてにおいて，より大きな無作為化比較試験がこれらの有効性を評価するために必要である．

コクラン・データベースのシステマティックレビューは，無作為化比較試験から三叉神経痛治療のためのバクロフェン，チザニジン，tocainide，proparacaine，hydrochloride，ピモジド，clomipramineおよびアミトリプチリンを含む非発作性薬物の使用はエビデンスが不十分であり，副作用も一般的であると結論を下した[33]．

## 外科療法

三叉神経痛の治療のために，いくつかの末梢や中枢の外科的処置が推奨されてきた．末梢の処置には，神経切除術，凍結療法およびアルコール注射がある．ガッセル神経節，あるいはその周辺の神経組織の損傷あるいは破壊を目的とした処置には，高周波熱凝固法，経皮的グリセロール神経根破壊術，経皮的バルーン微小圧迫術が含まれる．中枢の外科的処置には，微小血管減圧術，ガンマナイフ治療とよばれる定位的放射線治療がある．

神経切除術は，痛みを発生させる三叉神経の枝を局所，あるいは全身麻酔の下で切除する末梢の切除術である．感覚鈍麻や感覚異常が一般的な副作用で[34,35]，疼痛の再発が頻繁にみられる．凍結療法は，痛みを発生させる三叉神経の枝を局所，あるいは全身麻酔の下で凍結する末梢の切除術である．最近開発されたプローブは，神経を外科的に露出することなく処置を行える[36]．より長期間の疼痛軽減が報告されてはいるが[38]，一般に凍結療法の効果は短期間である（6〜12か月）[36,37]．副作用には非定型顔面痛および感覚の欠如が含まれる．アルコール注射は局所麻酔下で行われる．該当する三叉神経枝を麻酔した後，少量の無水アルコールが注射される．神経切除術や高周波熱凝固法と比較してアルコール・ブロックの副作用はより少ないが，再発率が高い[34]．典型的な副作用としては，感覚鈍麻，感覚異常，異常感覚が含まれる．疼痛の軽減期間は通常1年未満である[39]．しかし，疼痛の軽減範囲や期間に影響を及ぼすことなく，処置を繰り返すことができる[39]．

3つのタイプのガッセル神経節への処置が，三叉神経痛の治療には存在する．経皮的高周波熱凝固法，および経皮的グリセロール神経根破壊術は，鎮静された患者の卵円孔に，エックス線透視術によってガイドされた針を挿入する神経外科的処置である．注意深い操作および患者からの応答の後，選択された神経線維は熱性切除か[40]，あるいは無水グリセロール注射によって破壊される[41,42]．角膜の無感覚や咬筋の筋力低下は，高周波熱凝固法のもっとも一般的な合併症である（10〜12％）[43]．角膜の無感覚および異常感覚は，経皮的グリセロール神経根破壊術のもっとも一般的な合併症である（各8％）[43]．経皮的バルーン微小圧迫法は，該当する神経線維の部位で，小さな風船をふくらませることによって三叉神経を圧迫する神経外科的処置である[44,45]．針の位置は，他の2つの処置に似ている．最近の報告によれば，バルーン圧迫により即時の痛み軽減があり（91〜100％）[46-48]，しかも12〜18か月間での再発率は低かった（2.5〜5％）[46,48]．ほぼ11年間に及ぶ後ろ向き研究では，5年

間で19％の再発率，および20年間で32％の再発率が報告された[49]．この処置の副作用にはしびれ感や異常感覚が含まれ，その激しさは圧迫する量と関係する[46]．一時的な咬筋の筋力減退が，高い頻度で報告されている．他の合併症には，血管や脳神経の障害を含む．

神経根切除術の代替法としては，デンマークのTaarnhoj[50]と米国のLove[51]によって1952年に最初に記述された三叉神経節や後根の減圧術がある．Jannetta[52]はこの処置を改良し，一般的にしたが，それは後頭窩で開頭および探査し，三叉神経根の侵入部や圧迫している血管および病変を露出するために，脳皮質を注意深く持ち上げることにより行われる．圧迫物がもっとも一般的な上小脳動脈である場合は，三叉神経から注意深く分離され，スポンジが間に置かれる．この処置では，手術直後からの明らかな除痛が報告されている．

微小血管減圧術は長期的な成功を収めているように見えるが，大掛かりな外科的処置は病的状態と死の危険をはらんでいる．したがって患者の選択は非常に重要である．比較的若く，健康な患者は，明らかに最良の候補者である．

三叉神経痛の治療のための侵襲のもっとも少ない最新の方法は，定位的神経外科手術（ガンマナイフ治療）である．正確に焦点を合わせた201光子線から放たれた40～90Gyの放射線が，三叉神経根の侵入部に当てられる．他の処置と比較して，疼痛の軽減は遅れてやってくる[53]．痛みの改善率は61～92％の間で[53-56]，一方，再発率は10～27％である[54-57]．異常感覚がもっとも顕著な副作用である（9％）[43]．

三叉神経痛のための異なるタイプの外科手術や薬物療法併用型の外科手術を比較したランダム化比較研究はない．数理的データを備えた高品質の研究だけを対象とした最近のシステマティックレビューは，高周波熱凝固法，経皮的グリセロール神経根破壊術，経皮的バルーン圧迫法，定位的放射線治療の治療効果を評価した[43]．この総説によれば，高周波熱凝固法はもっとも長期間の疼痛改善を示したが，一時的であるにせよ合併症もより頻繁であった．高周波熱凝固法と経皮的グリセロール神経根破壊術は，定位的放射線治療よりも完全な疼痛改善を6，12，24か月において高い率で示した．しかし，2年後にグリセロール神経根破壊術の除痛効果は急速に衰えた．最近の報告によれば，微小血管減圧術およびバルーン圧迫法が，QOLの向上のためには最良の方法ではないかということが示された[57]．

## 前三叉神経痛（ICD-9 350.9）

前三叉神経痛は，Charles Symonds[58]によって最初に記述された．Frommと共同研究者は[59]，上顎や下顎の鈍い，持続的な歯痛を最初に訴え，その後に古典的三叉神経痛に変わった16人の患者について報告した．三叉神経痛は鈍い，持続的な痛みを発作間にともなう場合がある．後ろ向きなカルテ調査によれば，三叉神経痛をもった83人の患者のうち35人が，同じ部位に持続的な鈍痛も有していたことが明らかになった．これらの患者のうち，鈍痛を報告した14％が前三叉神経痛をもっていた可能性がある[60]．前三叉神経痛の発症率に関する報

告はない．診断は鈍痛，正常な神経学的あるいは歯科的な検査結果，および頭部のコンピュータ断層撮影装置(CT)，あるいは核磁気共鳴画像(MRI)における正常な検査結果に基づいて行われる．前三叉神経痛は，三叉神経痛に伝統的に使用された薬物で治療されてきた[61]．

## 舌咽神経痛(IHS 13.2.x；ICD-9 352.1)

古典的な舌咽神経痛(IHS 13.2.1)は，その特徴において三叉神経痛に類似しているが，舌咽神経支配領域に存在し，迷走神経の外耳と咽頭枝の領域にも起こりうる．疼痛は典型的には激しい，一時的な，刺痛，あるいは灼熱痛で，耳の中，舌の基底部，扁桃窩，下顎角の下部に生じる．疼痛は片側性であるが，患者の1～2％は時期を違えて両側に痛みを経験する．疼痛発作は通常，数秒から2分間程度続き，嚥下，咀嚼，会話，あるいは欠伸によって引き起こされる．それは三叉神経痛のように再発し，軽減することもある．患者の神経学的検査結果は正常である．舌咽神経痛の発症率は，三叉神経痛の50～100倍少なく[62]，その病態生理は特発性三叉神経痛に類似していると思われる．

舌咽神経痛を有する患者の評価は，後頭蓋窩腫瘍，紡錘状脊椎，頭蓋底動脈の病理的変化，脈管異常などで引き起こされる症候性の舌咽神経痛(IHS 13.2.2)を除外するために，造影MRI検査を含むべきである．さらに，感染および鼻咽頭腫瘍のような局所的な疼痛原因を除外する必要がある．

有効な治療は，しばしばカルバマゼピン，oxcarbazepine，バクロフェン，フェニトインあるいはラモトリギンのような三叉神経痛治療に単独で，あるいは併用して使用する抗けいれん薬によって行うことができる[27,63]．外科的処置としては，舌咽神経や迷走神経上部細根の頭蓋内での切除，および舌咽神経の微小血管減圧術を含む[64]．

## 中間神経痛(IHS 13.3；ICD-9 351.9)

中間神経痛は，耳の深部で感じられる片側性の発作的な痛みによって特徴づけられる稀な疾患で，数秒から数分間持続する．多くの場合，耳道の後壁に誘発帯がある．ときには流涙，唾液分泌および味覚障害が存在する．局所的な耳の障害を除外する必要がある．この種の神経痛は，しばしば帯状疱疹と関連している[5,65-67]．三叉神経痛に使用される薬物，あるいは中間神経や鼓索神経の外科的切除により疼痛は軽減する．

## 上喉頭神経痛(IHS 13.4；ICD-9 352.3)

上喉頭神経痛は，喉，顎下部，耳下部に感じられる激しい発作的な痛みをともなう稀な疾患で，数分から数時間持続する．疼痛は嚥下や，声をはずませたり，あるいは頭部回転をきっかけとして起こり，誘発帯は喉頭部に入る上喉頭神経の内側枝が通過する，甲状腺下部の粘膜に重なる喉の側面にある[68]．鑑別診断としては，新生物，滑液嚢炎，神経炎および喉頭・頭蓋神経炎を含む(インフルエンザの流行中にみられる)．三叉神経痛に伝統的に使用されてきた薬物が有効であろう．また，高用量(5～10％)のリドカインによる繰り返しの神経ブロックは，永続する効果を示した[69]．

## 帯状疱疹(IHS 13.15.1；ICD-9 053.x)

　急性の帯状疱疹は，高齢者の100,000人に125人の割合で発症する．帯状疱疹は，症例の10～15％で三叉神経節を含んでおり，これらの患者の80％で眼神経(第1枝)を含む[70]．帯状疱疹は疼痛と，引き続いて発症後1週間以内に三叉神経支配領域に生じる疱疹の発現によって特徴づけられる．この障害は，三叉神経節に潜在する水痘ウイルスの再活性化による．神経節においては，核内封入体をともなう炎症，壊死および出血が生じる[71]．

　眼神経の帯状疱疹は第Ⅲ，Ⅳ，Ⅵ脳神経の麻痺と関連している．顔面神経も影響を受けるが，その場合，外耳道の水疱，顔面筋の脆弱化，ときに難聴，耳鳴り，めまいによって明らかになる．C2またはC3の関与は，後頭部に疼痛および水疱を引き起こす．帯状疱疹のもっとも一般的な合併症は，帯状疱疹後神経痛とよばれる難治性疼痛の発現である．

　バラシクロビル，ファムシクロビルおよびアシクロビルのような抗ウイルス薬は，免疫力の正常な患者[72,73]においても免疫力の低下した患者[74]においても，治癒，発症および急性痛など，帯状疱疹感染に関するすべての問題を治療することができる．バラシクロビル1.5gの1日2～3回服用，あるいはファムシクロビル750mgの1日1回服用は，バラシクロビルの多剤併用投与やアシクロビル200mgの1日5回の服用と同様の治療効果がある．副腎皮質ホルモンは，高齢患者において急性痛の持続期間を短くすることが明らかになっている[75,76]．ほとんどの場合，抗ウイルス薬と副腎皮質ホルモンは十分な疼痛軽減を単独か，あるいは併用法でも達成できないので，治療には鎮痛薬の補充が必要となる．

　表面麻酔剤や局所の皮下注射から交感神経や硬膜外ブロックまで，さまざまな試みが提案，試行されてきたが，これらの方法による帯状疱疹後神経痛の予防は困難とされている[76,77]．さらに抗ウイルス薬の投与が，帯状疱疹後神経痛の発症を予防するという明らかな根拠は現在のところない[78]．

## 有痛性眼筋麻痺 (IHS 13.16；ICD-9 378.9)

　*有痛性眼筋麻痺*は，第Ⅲ，Ⅳ，Ⅵ脳神経の1つか複数の麻痺をともなった眼周囲の痛みによって特徴づけられる．血管性，神経性，炎症性，浸潤性，空間占拠性の病態進行によって引き起こされたこれらの神経の病変が，自覚的症状の裏に隠されているかもしれない．このような病変は，CTあるいはMRIの頸動脈の血管造影法で鑑別される．この事象は治療していない患者で8週間ほど生じるといわれているが，疼痛軽減は副腎皮質ホルモン療法の開始後72時間以内に達成することができる．鑑別診断は，眼の偽腫瘍，側頭動脈炎，血管病変および眼筋麻痺性の片頭痛を含む[79]．

# 持続性ニューロパシー性疼痛

## 特発性(三叉)ニューロパシー性疼痛 (ICD-9 350.9)

　この項目は歴史上，*非定型顔面痛*とよば

# 持続性ニューロパシー性疼痛

れており，最近の IHS 分類では遷延性の*特発性顔面痛*(IHS 13.18.4)とよばれている．これらの用語が両方とも「すべてを説明する」用語として尊重されるかもしれないので，この項目に含まれる疼痛を典型的には反復性の神経痛(帯状疱疹後神経痛を例外として)などと比較対照させるために，*特発性の持続性ニューロパシー性疼痛*とよぶ．持続性ニューロパシー性疼痛の診断は，他のすべての可能な状態を除外することによりなされる．診断に先立って，他のすべての局所的あるいは全身的な原因，歯科，口腔，顔面，鼻腔，筋骨格，頭蓋内の(たとえば頭蓋内の占拠性病変)問題が除外されなければならない．したがって，耳鼻咽喉科医や神経科医による，さらなる評価を必要とするかもしれない．

ニューロンの過剰興奮が慢性痛の発症の鍵である[80]．ニューロパシー性疼痛の機序として，もっとも考えられるのは部分的か完全な求心路遮断である．臨床医は歯髄組織の除去，および抜歯が求心路遮断という行為であることを思い出すべきである．ネコの歯の抜髄は，ニューロンの過剰興奮と脳への体性感覚路の変化を結果的に引き起こした[81]．三叉神経の切除を含む他の動物実験では，異常な神経活動および神経可塑性を示した[82-84]．求心路遮断は，通常，感覚麻痺と感覚異常を結果的に引き起こすが，痛みが引き続いて起こることもある．Jensen と Baron は[80]，自覚的症状をネガティブなものと，ポジティブなものに分類した．ネガティブな自覚的症状としては感覚麻痺と触覚，針刺激，温度，振動への反応低下があるが，ポジティブな自覚的症状は感覚異常，不快異常感覚，痛覚過敏および深部痛を含む再生と脱抑制の過程を反映するものである[80]．

持続性ニューロパシー性疼痛は，末梢の機序によることもあれば，あるいは中枢がかかわることもあろう．末梢性と中枢性の感作は，多くの場合，両方がニューロパシー性疼痛の維持に関与している．それぞれが痛みの経験に寄与する範囲は，各患者の基礎疾患および遺伝的因子により変動する[85]．さらに，下行性抑制系の機能的な変化は疼痛受容の増大に寄与する．

疼痛が以前に歯の存在したところに感じられる歯(幻歯)やその領域にある場合は，*非定型歯痛*とよばれる．定義によれば，非定型歯痛とは原因不明の歯痛[86]を意味し，幻歯痛と同義語であると考えられてきた[87]．非定型歯痛の発症率はわかっていない；しかし，これまでの研究によれば，歯内治療学的に治療された患者の3～5％が遷延性の疼痛を経験する[88,89]．この状態に苦しむ人びとは男性よりも女性に多く[90]，しばしば下顎よりも上顎にみられる[90]．通常，患者は疼痛がある歯か部位を正確に示すことができる．疼痛は鈍い，疼くような，遷延性のものであると説明される．多くの場合，歯痛は臨床的特徴に大きな変化もなく数か月か数年間持続する．疼痛の強度に増減はあるかもしれないが，めったに改善することはない．非定型歯痛を有するほとんどの患者は，診断が確立される前に疼痛を改善しようとして多数歯の治療を行ってしまう．これらの不必要で成功しない治療を受ける理由は，しばしば痛みは歯からきていると患者が確信しているからである．治療が失敗すると，患者は歯科医師がさらなる治療を行うことを希望し，ときには要求するこ

とさえある．疼痛は歯か歯槽突起の中に感じられるが，それを説明できる局所の病理は存在しない．歯あるいは周囲組織への局所的な誘発試験では，疼痛に変化はない．

非定型歯痛と歯髄由来の歯痛を鑑別することは非常に重要である[91]．

つぎの特徴が歯髄由来ではなく，非定型歯痛に一般的なものである[92]：

1. 局所的な病理が明白でない歯の一定の疼痛．
2. 歯への局所的な誘発試験は一貫して痛みを変化させない．温熱，冷，加圧刺激は疼痛にまったく影響しない．
3. 歯痛は数週間または数か月間不変である．歯髄の痛みは，時間とともに悪化するか改善する傾向がある．
4. 歯の治療を繰り返しても疼痛は改善しない．
5. 局所麻酔に対する反応はあいまいである．

非定型歯痛の診断のための追加基準には，4か月以上の疼痛の存在と関連痛の欠如を含む[93]．多くの場合，外傷または求心路遮断の既往がある[90]．最近の報告は，非定型歯痛による疼痛は，末梢ではほんの一部でしか発現していないということを示している[94,95]．

持続的な三叉神経ニューロパシー性疼痛をもった患者の大規模なサンプルを含むランダム化比較試験がないので，治療は，もっぱら異なる起源の末梢神経障害に関する報告で有効であると証明された治療法による．三環系抗うつ薬，ガバペンチン，プレガバリン，トラマドールおよび表面塗布剤としてのリドカインの効果が，また制限付きではあるがパロキセチン，citalopram, venlafaxine, bupropion, ラモトリギンの効果が支持されている[96,97]．大脳運動皮質刺激は，難治性のニューロパシー性顔面痛をもった数人の患者において成功した[98-100]．

## 帯状疱疹後（三叉）神経痛
（IHS 13.15.2；ICD-9 053.12）

ほとんどの人は，遷延化という問題なしに3〜4週間以内に帯状疱疹から完全に回復する．しかし，何人かの人は皮膚の回復不能な損傷と感覚障害をもってしまうことがある．遷延する，あるいは再発する疼痛は一般には稀であるが，帯状疱疹後神経痛は高齢者の50〜75％に影響する[101]．IHSは慢性の帯状疱疹後神経痛を，帯状疱疹の急性期に起きた疱疹の発症後に3か月間以上かけて再発するか，遷延する疼痛と記述している[5]．疼痛は，ときどき短時間の穿刺痛をともなう灼熱痛と表現される．帯状疱疹後神経痛は，痛覚過敏やアロディニア，あるいは感覚消失および有痛性感覚脱出症をともなうかもしれない[101]．帯状疱疹後神経痛の発症リスク要因には，性差としての女性，高齢，前兆の経験，発疹の激しさ，疼痛の激しさが含まれる[102]．

帯状疱疹後神経痛の病態生理は，まだ大部分は不明であるが，末梢と中枢の機序が示唆された．後角での細胞破壊と皮膚の神経終末の喪失が示唆された[103,104]．Baron[101]は，3つの異なるタイプの帯状疱疹後神経痛を提案し，1つは末梢と中枢の感作に基づいたもの，もう1つは侵害受容ニューロンの顕著な退行性に基づいたもの，および主として皮膚の求心路遮断に基づいたものであった．基本となる発症機序のタイプにより，

異なる自覚的症状が現れ，異なる治療様式がより大きな成功につながるであろう．

最近のコクラン・データベースのシステマティック・レビューによれば，抗けいれん薬であるガバペンチン（非常に高用量の）およびカルバマゼピン（clomipramineと併用）は，抗うつ薬のアミトリプチリン，clomipramine, desipramineと同様に[105]，満足のいく疼痛軽減を示している[25]．トラマドールも同様に有効である[105]．最近のランダム化比較研究は，pregabalinがプラセボよりも疼痛軽減にはより有効であったことを示した[106,107]．しかし，この新薬が以前に推奨された薬物より良いかどうかを示す有効な比較対照試験はない．表面塗布用リドカインは，帯状疱疹後神経痛の治療のために推奨されてきた．しかし，治療法の第一選択肢としての効果を示す証拠は，不十分である[108]．現在まで，より新しい抗うつ薬の使用を支持するのに十分なデータはないが，従来の薬物治療が失敗するか，過大な副作用を生む場合は，これらの薬物の試験投与が適応となる．外科療法は症状が激しく，難治性の症例において考慮される[109]．

## 無感覚部痛（IHS 13.18.1）

三叉神経痛のための脳神経外科手術による合併症のうち，もっとも懸念されるものの1つが無感覚部痛である．疼痛状態は，三叉神経や三叉神経節への損傷，また，あまり一般的ではないが三叉神経核への損傷により引き起こされる．無感覚部痛は，感覚麻痺または異常感覚の部位の激しい疼痛によって特徴づけられる．特徴的な痛みに加えて，この病態の特徴は，三叉神経の1つ以上の枝における温痛覚の減退である．したがって，中枢性疼痛は三叉神経視床路に影響する病変に起因する．

最近の調査は，高周波熱凝固法およびグリセロール注射後に発症する無感覚部痛の低罹患率（2％未満）を明らかにした[43]．バルーン微小圧迫術[47,110]，微小血管減圧術[111]およびガンマナイフ治療は[54,112]，一般的には無感覚部痛の発症には関係しない．

無感覚部痛の治療に関しては，ほんのわずかな研究しか存在していない．したがって治療法は経験に頼っており，通常，三環系抗うつ薬と抗けいれん薬を用いる．顕微鏡手術による修復は，7人の患者のうち1人にだけ有効であることが示されている[113]．さらに後根進入部での切除は[114]，視床感覚刺激と同様にその可能性が示されている[115]．

## 脳卒中後中枢性疼痛
（IHS 13.18.2；ICD-9 338.0）

脳卒中後中枢性疼痛は，疼痛，異常感覚およびピンプリックや温度刺激への感覚障害によって特徴づけられる．この疼痛状態は脊髄視床路のどこかにある病変，もっとも一般的には虚血や出血性梗塞などの血管病変の結果である．疼痛は顔面部に制限されていない；同様の自覚的症状は，通常，梗塞の反対側の身体半分に経験される．同様の疼痛は，中枢神経系のどこかに存在する上行性疼痛経路を含む病変により生じ，*中枢性疼痛*という用語はそのような関与を示すために使用される．

顔面の中枢性疼痛の発症に関与する病変には，血管病変（梗塞と出血），多発性硬化症，脊髄空洞症，外傷，神経外科的病変，血管

の奇形，腫瘍およびさまざまな炎症性障害などがある．

脳卒中後中枢性疼痛のための治療様式を調べたランダム化比較研究は，ほとんど行われていない．最近のシステマティック・レビューによれば，アミトリプチリンとラモトリギンがもっとも有効な薬物であると確認され，それに続くのがメキシレチンとフェニトインである[116]．カルバマゼピンは有効ではなかったし，ガバペンチンには見込みはあるものの十分に検証されなかった．このレビューはケタミン，プロポフォール，リドカインの静脈内投与が短期間の治療法としては有効であるかもしれないことも示唆した．薬物療法による管理が失敗した場合，侵襲をともなう治療法が考慮される．利用可能なデータはほとんど経験的なものばかりであるが，これらは深部脳刺激および脳皮質刺激の有効性を示唆している[117]．

## 複合性局所性疼痛症候群

*複合性局所性疼痛症候群*(CRPS)タイプⅠとⅡは，それぞれが反射性交感神経性ジストロフィー(ICD-9 337.20)と，単神経炎とも記述されるカウザルギー(ICD-9 355.9)に取って代わる用語として提案された．新しい用語は広く受け入れられてはおらず，古い用語がいまだに頻繁に使用されている．

IASP(国際疼痛学会)の定義によれば[66]，CRPSはアロディニアや痛覚過敏をともなう遷延性の，しばしば焼けつくような痛みによって特徴づけられ，ある時点では腫脹，血流の変化および(または)異常な発汗運動をともなう．CRPSⅠでは，自覚的症状はきっかけとなる出来事としては現症に見合わない軽度の損傷後に生じ，CRPSⅡでは，神経損傷が事前の要因と考えられる．IASP基準の修正版が最近提案された[118]．診断基準は，感覚性，血管運動性，発汗運動／浮腫性，運動／異栄養性，の4つの自覚的症状を含み，そのうちの少なくとも3つは記録されなければならないし，少なくとも2つは評価時に存在しなければならない．3番目のCRPS診断は「そうでなければ特定できないCRPS」で，完全には基準を満たさない患者のために加えられた．

CRPSの病態生理は不明である．それは，おそらく末梢性あるいは中枢性に生じるかもしれないが，その起源はニューロパシー性か，炎症性か，あるいは免疫学的なものであろう[119]．CRPS発生率の評価は，100,000人に5〜26症例で[120,121]，女性は男性よりおよそ3倍罹患率が高い[121]．CRPSは，典型的には上半身あるいは下半身の末端にみられるが，上半身に多く，一般的には頭部や頸部に生じるとは記述されていない．最近発表された1947年から2000年までの総説では，頭頸部が含まれていたのはわずか13症例であった[122]．機能の喪失や皮膚萎縮などの典型的な特徴は稀にしかみられなかったので，したがって，これらのほとんどの症例における診断には議論の余地がある．

CRPSのいくつかの症例では，末梢の侵害受容器はアドレナリンの刺激に敏感になり，交感神経系のどんな活動も痛みを増加させてしまう．情緒的なストレス，視覚的あるいは聴覚の刺激増加さえ，著しく痛みを増大させる場合がある．典型的にはこの疼痛は交感神経ブロックに反応し，そのような場合，用語としては交感神経依存性疼

痛が適切である．どの兆候(たとえば機械的アロディニア，冷刺激アロディニア)が交感神経ブロックの効果を予測するのに有用かを明らかにしようとしたいくつかの研究は，対照的な結果を示した[123-125]．高い不安レベル，訴訟，活動障害は，交感神経遮断に対する芳しくない治療反応に関係している[125]．

CRPSの治療は，一般に身体的なリハビリテーション，心理療法および薬物治療を含む[119]．CRPSの治療に関して利用可能なほどの適正な検体数を備えたランダム化比較研究はわずかで，特定の薬物療法あるいは治療戦略は存在しない．したがって，この時点では，薬物療法はニューロパシー性疼痛のための治療様式に従うべきである．交感神経依存性疼痛の場合には，一連の交感神経ブロックが適応となる．

## 参考文献

1. Jensen TS. Mechanisms of neuropathic pain. In: Campbell JN(ed). Pain 1996: An Updated Review. Seattle: IASP Press, 1996: 77-86.
2. Fromm GH. Pathophysiology of trigeminal neuralgia. In: Fromm GH, Sessle BJ(eds). Trigeminal Neuralgia: Current Concepts Regarding Pathogenesis and Treatment. Boston: Butterworth-Heinemann, 1991: 105-130.
3. Cheshire WP. Trigeminal neuralgia: Diagnosis and treatment. Curr Neurol Neurosci Rep 2005; 5(2): 79-85.
4. Truini A, Galeotti F, Cruccu G. New insight into trigeminal neuralgia. J Headache Pain 2005; 6(4): 237-239.
5. Headache Classification Committee of the International Headache Society. The International Classification of Headache Disorders: 2nd edition. Cephalalgia 2004; 24(suppl): 1-151.
6. Penman J. Trigeminal neuralgia. In: Vinken PJ, Bruyn GW(eds). Handbook of Clinical Neurology. Amsterdam: Elsevier, 1968: 296-322.
7. Jannetta PJ. Arterial compression of the trigeminal nerve at the pons in patients with trigeminal neuralgia. J Neurosurg 1967; 26(1)(suppl): 159-162.
8. Love S, Coakham HB. Trigeminal neuralgia pathology and pathogenesis[review]. Brain 2001; 124(pt 12): 2347-2360[erratum 2002; 125(pt3): 687].
9. Barker FG II, Jannetta PJ, Babu RP, Pomonis S, Bissonette DJ, Jho HD. Long-term outcome after operation for trigeminal neuralgia in patients with posterior fossa tumors. J Neurosurg 1996; 84(5): 818-825.
10. Broggi G, Ferroli P, Franzini A, Servello D, Dones I. Microvascular decompression for trigeminal neuralgia: Comments on a series of 250 cases, including 10 patients with multiple sclerosis. J Neurol Neurosurg Psychiatry 2000; 68(1): 59-64.
11. Golby AJ, Norbash A, Silverberg GD. Trigeminal neuralgia resulting from infarction of the root entry zone of the trigeminal nerve: Case report. Neurosurgery 1998; 43(3): 620-622; discussion 22-23.
12. Smyth P, Greenough G, Stommel E. Familial trigeminal neuralgia: Case reports and review of the literature. Headache 2003; 43: 910-915.
13. Coffey RJ, Fromm GH. Familial trigeminal neuralgia and Charcot-Marie-Tooth neuropathy. Report of two families and review. Surg Neurol 1991; 35(1): 49-53.
14. Devor M, Amir R, Rappaport ZH. Pathophysiology of trigeminal neuralgia: The ignition hypothesis. Clin J Pain 2002; 18(1): 4-13.
15. Rappaport ZH, Devor M. Trigeminal neuralgia: The role of self-sustaining discharge in the trigeminal ganglion. Pain 1994; 56(2): 127-138.
16. Lisney SJ, Devor M. Afterdischarge and interactions among fibers in damaged peripheral nerve in the rat. Brain Res 1987; 415(1): 122-136.
17. Devor M, Seltzer Z. Pathophysiology of damaged nerves in relation to chronic pain. In: Wall PD, Melzack R(eds). Textbook of Pain, ed 4. Edinburgh: Churchill Livingstone, 1999: 129-164.
18. Beaver DL. Electron microscopy of the gasserian ganglion in trigeminal neuralgia. J Neurosurg 1967; 26(1)(suppl): 138-150.
19. Fromm GH. Etiology and pathogenesis of trigeminal neuralgia. In: Fromm GH(ed). The Medical and Surgical Management of Trigeminal Neuralgia. Mount Kisco, NY: Futura, 1987: 31-41.
20. Wiffen PJ, McQuay HJ, Moore RA. Carbamazepine for acute and chronic pain. Cochrane Database Syst Rev 2005; (3): CD005451.

21. Masdeau JC. Medical treatment and clinical pharmacology. In : Rovit RL, Murali R, Jannetta PJ(eds). Trigeminal Neuralgia. Baltimore : Williams & Wilkins, 1990 ; 79‑93.

22. Fromm GH, Terrence CF, Chattha AS. Baclofen in the treatment of trigeminal neuralgia : Double-blind study and long-term follow-up. Ann Neurol 1984 ; 15(3) : 240‑244.

23. Rozen TD, Capobianco DJ, Dalessio DJ. Cranial neuralgias and atypical facial pain. In : Silberstein SD, Lipton RB, Dalessio DJ(eds). Wolff's Headache and Other Head Pain. New York : Oxford Univ Press, 2001 : 509‑524.

24. Cheshire WP. Defining the role for gabapentin in the treatment of trigeminal neuralgia : A retrospective study. J Pain 2002 ; 3(2) : 137‑142.

25. Wiffen P, Collins S, McQuay H, Carroll D, Jadad A, Moore A. Anticonvulsant drugs for acute and chronic pain. Cochrane Database Syst Rev 2005 ; (3) : CD001133.

26. Wiffen PJ, McQuay HJ, Edwards JE, Moore RA. Gabapentin for acute and chronic pain. Cochrane Database Syst Rev 2005 ; (3) : CD005452.

27. Zakrzewska JM, Patsalos PN. Oxcarbazepine : A new drug in the management of intractable trigeminal neuralgia. J Neurol Neurosurg Psychiatry 1989 ; 52(4) : 472‑476.

28. Royal M, Wienecke G, Movva V, et al. Open label trial of oxcarbazepine in neuropathic pain. Pain Med 2001 ; 2 : 250‑251.

29. Leandri M, Lunardi G, Inglese M, et al. Lamotrigine in trigeminal neuralgia secondary to multiple sclerosis. J Neurol 2000 ; 247(7) : 556‑558.

30. Zakrzewska JM, Chaudhry A, Nurmikko TJ, Patton DW, Mullens EL. Lamotrigine(Lamictal)in refractory trigeminal neuralgia : Results from a double-blind placebo controlled crossover trial. Pain 1997 ; 73(2) : 223‑230.

31. Gilron I, Booher SL, Rowan JS, Max MB. Topiramate in trigeminal neuralgia : A randomized, placebo-controlled multiple crossover pilot study. Clin Neuropharmacol 2001 ; 24(2) : 109‑112.

32. Solaro C, Uccelli MM, Brichetto G, et al. Topiramate relieves idiopathic and symptomatic trigeminal neuralgia. J Pain Symptom Manage 2001 ; 21(5) : 367‑368.

33. He L, Wu B, Zhou M. Non-antiepileptic drugs for trigeminal neuralgia[review]. Cochrane Database Syst Rev 2006 ; 3 : CD004029.

34. Oturai AB, Jensen K, Ericksen J, et al. Neurosurgery for trigeminal neuralgia : Comparison of alcohol block, neurectomy and radiofrequency coagulation. Clin J Pain 1996 ; 12(3) : 311‑315.

35. Murali R, Rovit RL. Are peripheral neurectomies of value in the treatment of trigeminal neuralgia? An analysis of new cases and cases involving previous radiofrequency gasserian thermocoagulation. J Neurosurg 1996 ; 85(3) : 435‑437.

36. Pradel W, Hlawitschka M, Eckelt U, Herzog R, Koch K. Cryosurgical treatment of genuine trigeminal neuralgia. Br J Oral Maxillofac Surg 2002 ; 40(3) : 244‑247.

37. Zakrzewska JM, Thomas DG. Patient's assessment of outcome after three surgical procedures for the management of trigeminal neuralgia. Acta Neurochir(Wien)1993 ; 122(3‑4) : 225‑230.

38. De Coster D, Bossuyt M, Fossion E. The value of cryotherapy in the management of trigeminal neuralgia. Acta Stomatol Belg 1993 ; 90(2) : 87‑93.

39. McLeod NM, Patton DW. Peripheral alcohol injections in the management of trigeminal neuralgia. Oral Surg Oral Med Oral Pathol Oral Radiol Endod 2007 ; 104(1) : 12‑17.

40. Sweet WH, Wepsic JG. Controlled thermocoagulation of trigeminal ganglion and rootlets for differential destruction of pain fibers. I. Trigeminal neuralgia. J Neurosurg 1974 ; 40 : 143‑156.

41. Hakanson S. Trigeminal neuralgia treated by the injection of glycerol into the trigeminal cistern. Neurosurgery 1981 ; 9(6) : 638‑646.

42. Young RF. Glycerol rhizolysis for treatment of trigeminal neuralgia. J Neurosurg 1988 ; 69(1) : 39‑45.

43. Lopez BC, Hamlyn PJ, Zakrzewska JM. Systematic review of ablative neurosurgical techniques for the treatment of trigeminal neuralgia. Neurosurgery 2004 ; 54(4) : 973‑982 ; discussion 82‑83.

44. Mullan S, Lichtor T. Percutaneous microcompression of the trigeminal ganglion for trigeminal neuralgia. J Neurosurg 1983 ; 59(6) : 1007‑1012.

45. Meglio M, Cioni G. Percutaneous procedures for trigeminal neuralgia : Microcompression versus radiofrequency thermocoagulation(personal experience). Pain 1989 ; 38(1) : 9‑16.

46. Lee ST, Chen JF. Percutaneous trigeminal ganglion balloon compression for treatment of trigeminal neuralgia. Part II. Results related to compression duration. Surg Neurol 2003 ; 60(2): 149‑153 ; discussion 53‑54.

47. Brown JA, Pilitsis JG. Percutaneous balloon compression for the treatment of trigeminal neuralgia : Results in 56 patients based on balloon compression pressure monitoring. Neurosurg Focus[serial online]2005 ; 18(5) : E10. Available at : http://www.aans.org/education/ journal/neurosurgical/may05/18-5-10.pdf. Accessed November 1, 2007.

48. Liu HB, Ma Y, Zou JJ, Li XG. Percutaneous microballoon compression for trigeminal neuralgia. Chin Med J(Engl)2007；120(3)：228-230.
49. Skirving DJ, Dan NG. A 20 year review of percutaneous balloon compression of the trigeminal ganglion. J Neurosurg 2001；94(6)：49-54.
50. Taarnhoj P. Decompression of the trigeminal root and the posterior part of the ganglion as treatment in trigeminal neuralgia；Preliminary communication. J Neurosurg 1952；9(3)：288-90.
51. Love JG. Decompression of the gasserian ganglion and its posterior root；A new treatment for trigeminal neuralgia；Preliminary report. Proc Staff Meet Mayo Clin 1952；27(14)：257-258.
52. Jannetta PJ. Treatment of trigeminal neuralgia by suboccipital and transtentorial cranial operations. Clin Neurosurg 1977；24：538-549.
53. Henson CF, Goldman HW, Rosenwasser RH, et al. Glycerol rhizotomy versus gamma knife radiosurgery for the treatment of trigeminal neuralgia：An analysis of patients treated at one institution. Int J Radiat Oncol Biol Phys 2005；63(1)：82-90.
54. Kondziolka D, Perez B, Flickinger JC, Habeck M, Lunsford LD. Gamma knife radiosurgery for trigeminal neuralgia：Results and expectations. Arch Neurol 1998；55(12)：1524-1529.
55. McNatt SA, Yu C, Giannotta SL, Zee CS, Apuzzo ML, Petrovich Z. Gamma knife radiosurgery for trigeminal neuralgia. Neurosurgery 2005；56(6)：1295-1301；discussion 1301-1303.
56. Sheehan J, Pan HC, Stroila M, Steiner L. Gamma knife surgery for trigeminal neuralgia：Outcomes and prognostic factors. J Neurosurg 2005；102(3)：434-441.
57. Spatz AL, Zakrzewska JM, Kay EJ. Decision analysis of medical and surgical treatments for trigeminal neuralgia：How patient evaluations of benefits and risks affect the utility of treatment decisions. Pain 2007；131(3)：302-310.
58. Symonds C. Facial pain. Ann R Coll Surg Engl 1949；4：206.
59. Fromm GH, Terrence CF, Graff-Radford SB. Can trigeminal neuralgia have a prodrome? Neurology 1990；40：1493-1495.
60. Juniper RP, Glynn CJ. Association between paroxysmal trigeminal neuralgia and atypical facial pain. Br J Oral Maxillofac Surg 1999；37(6)：444-447.
61. Fromm GH, Graff-Radford SB, Terrence CF, Sweet WH. Pre-trigeminal neuralgia. Neurology 1990；40(10)：1493-1495.
62. Rushton JG, Stevens JC, Miller RH. Glossopharyngeal(vagoglossopharyngeal)neuralgia. Arch Neurol 1981；38(4)：201-205.
63. Rozen TD. Trigeminal neuralgia and glossopharyngeal neuralgia. Neurol Clin North Am 2004；22：185-206.
64. Kondo A. Follow-up results of using microvascular decompression for treatment of glossopharyngeal neuralgia. J Neurosurg 1998；88(2)：221-225.
65. Loeser JD. Cranial neuralgias. In：Loeser JD(ed). Bonica's Management of Pain. Philadelphia：Lippincott Williams & Wilkins, 2001：855-866.
66. Merskey H, Bogduk N(eds). Classification of Chronic Pain, ed 2. Seattle：IASP Press, 1994.
67. Aguggia M. Typical facial neuralgias. Neurol Sci 2005；26(suppl 2)：S68-S70.
68. Bruyn GW. Superior laryngeal neuralgia. Cephalalgia 1983；3：235-240.
69. Takahashi Sato K, Suzuki M, Izuha A, Hayashi S, Isosu T, Murakawa M. Two cases of idiopathic superior laryngeal neuralgia treated by superior laryngeal nerve block with a high concentration of lidocaine. J Clin Anesth 2007；19(3)：237-238.
70. Ragozzino MW, Melton LJ 3rd, Kurland LT, Chu CP, Perry HO. Population-based study of herpes zoster and its sequelae. Medicine(Baltimore) 1982；61：310-316.
71. Portenoy RK, Duma C, Foley KM. Acute herpetic and postherpetic neuralgia：Clinical review and current management. Ann Neurol 1986；20(6)：651-664.
72. Shafran SD, Tyring SK, Ashton R, et al. Once, twice, or three times daily famciclovir compared with aciclovir for the oral treatment of herpes zoster in immunocompetent adults：A randomized, multicenter, double-blind clinical trial. J Clin Virol 2004；29(4)：248-253.
73. Madkan VK, Arora A, Babb-Tarbox M, Aboutlabeti S, Tyring S. Open-label study of valacyclovir 1.5 g twice daily for the treatment of uncomplicated herpes zoster in immunocompetent patients 18 years of age or older. J Cutan Med Surg 2007；11(3)：89-98.
74. Tyring S, Belanger R, Bezwoda W, Ljungman P, Boon R, Saltzman RL. A randomized, double-blind trial of famciclovir versus acyclovir for the treatment of localized dermatomal herpes zoster in immunocompromised patients. Cancer Invest 2001；19(1)：13-22.

75. Eaglestein WH, Katz R, Brown JA. The effects of early corticosteroid therapy in the skin eruption and pain of herpes zoster. J Am Med Assoc 1970 ; 211 : 1681-1683.
76. van Wijck AJ, Opstelten W, Moons KG, et al. The PINE study of epidural steroids and local anaesthetics to prevent postherpetic neuralgia : A randomised controlled trial. Lancet 2006 ; 367 (9506) : 219-224.
77. Opstelten W, van Wijck AJ, Stolker RJ. Interventions to prevent postherpetic neuralgia : Cutaneous and percutaneous techniques. Pain 2004 ; 107(3) : 202-206.
78. Alper BS, Lewis PR. Does treatment of acute herpes zoster prevent or shorten postherpetic neuralgia? J Fam Pract 2000 ; 49(3) : 255-264.
79. Bogduk N. Pain of cranial nerve and cervical nerve origin other than primary neuralgias. In : Olesen J, Tfelt-Hansen P, Welch KMA(eds). The Headaches, ed 2. Philadelphia : Lippincott Williams & Wilkins, 2000 : 921-922.
80. Jensen TS, Baron R. Translation of symptoms and signs into mechanisms in neuropathic pain. Pain 2003 ; 102(1-2) : 1-8.
81. Hu JW, Sessle BJ. Effects of tooth pulp deafferentation on nociceptive and nonnociceptive neurons of the feline trigeminal subnucleus caudalis (medullary dorsal horn). J Neurophysiol 1989 ; 61(6) : 1197-1206.
82. Vos BP, Strassman AM, Maciewicz RJ. Behavioral evidence of trigeminal neuropathic pain following chronic constriction injury to the rat's infraorbital nerve. J Neurosci 1994 ; 14(5 pt 1) : 2708-2723.
83. Bongenhielm U, Robinson PP. Spontaneous and mechanically evoked afferent activity originating from myelinated fibres in ferret inferior alveolar nerve neuromas. Pain 1996 ; 67(2-3) : 399-406.
84. Yates JM, Smith KG, Robinson PP. Ectopic neural activity from myelinated afferent fibres in the lingual nerve of the ferret following three types of injury. Brain Res 2000 ; 874(1) : 37-47.
85. Meyer RA, Ringkamp M, Campbell JN, Raja SN. Peripheral mechanisms of cutaneous nociception. In : McMahon SB, Koltzenburg M(eds). Wall and Melzack's Textbook of Pain, ed 5. London : Churchill Livingstone, 2006 : 3-34.
86. Rees RT, Harris M. Atypical odontalgia : Differential diagnosis and treatment. Br J Oral Maxillofac Surg 1978 ; 16 : 212-218.
87. Marbach JJ. Phantom tooth pain. J Endod 1978 ; 4 : 362-372.
88. Marbach JJ, Hulbrock J, Hohn C, Segal AG. Incidence of phantom tooth pain : An atypical facial neuralgia. Oral Surg Oral Med Oral Pathol 1982 ; 53(2) : 190-193.
89. Campbell RL, Parks KW, Dodds RN. Chronic facial pain associated with endodontic neuropathy. Oral Surg Oral Med Oral Pathol 1990 ; 69(3) : 287-290.
90. List T, Leijon G, Helkimo M, Oster A, Dworkin SF, Svensson P. Clinical findings and psychosocial factors in patients with atypical odontalgia : A case-control study. J Orofac Pain 2007 ; 21(2) : 89-98.
91. Falace DA, Cailleteau JG. Diagnosis of dental and orofacial pain. In : Falace DA(ed). Emergency Dental Care : Diagnosis and Management of Urgent Dental Problems. Baltimore : Williams & Wilkins, 1995 : 1-24.
92. Okeson JP. Bell's Orofacial Pains, ed 6. Chicago : Quintessence, 2005.
93. Graff-Radford SB, Solberg WK. Criteria for the Classification of Orofacial Pain and Dysfunction in Clinical Practice. Los Angeles : UCLA School of Dentistry, 1992.
94. List T, Leijon G, Helkimo M, Oster A, Svensson P. Effect of local anesthesia on atypical odontalgia—A randomized controlled trial. Pain 2006 ; 122(3) : 306-314.
95. Baad-Hansen L, Juhl GI, Jensen TS, Brandsborg B, Svensson P. Differential effect of intravenous S-ketamine and fentanyl on atypical odontalgia and capsaicin-evoked pain. Pain 2007 ; 129(1-2) : 46-54.
96. Beniczky S, Tajti J, Timea Varga E, Vecsei L. Evidence-based pharmacological treatment of neuropathic pain syndromes. J Neural Transm 2005 ; 112(6) : 735-749.
97. Sindrup SH, Otto M, Finnerup NB, Jensen TS. Antidepressants in the treatment of neuropathic pain. Basic Clin Pharmacol Toxicol 2005 ; 96(6) : 399-409.
98. Nguyen JP, Lefaucher JP, Le Guerinel C, et al. Motor cortex stimulation in the treatment of central and neuropathic pain. Arch Med Res 2000 ; 31(3) : 263-265.
99. Rainov NG, Heidecke V. Motor cortex stimulation for neuropathic facial pain. Neurol Res 2003 ; 25(2) : 157-161.
100. Rasche D, Ruppolt M, Stippich C, Unterberg A, Tronnier VM. Motor cortex stimulation for long-term relief of chronic neuropathic pain : A 10 year experience. Pain 2006 ; 121(1-2) : 43-52.

101. Baron R. Postherpetic neuralgia and other neurologic complications. In : Gross G, Doerr HW(eds). Herpes Zoster : Recent Aspects of Diagnosis and Control. Basel : Karger, 2006.

102. Jung BF, Johnson RW, Griffin DR, Dworkin RH. Risk factors for postherpetic neuralgia in patients with herpes zoster. Neurology 2004 ; 62(9) : 1545‑1551.

103. Oaklander AL. The density of remaining nerve endings in human skin with and without postherpetic neuralgia after shingles. Pain 2001 ; 92(1‑2) : 139‑145.

104. Wree A, Schmitt O, Usunoff KG. Neuroanatomy of pain and neuropathology of herpes zoster and postherpetic neuralgia. In : Gross G, Doerr HW (eds). Herpes Zoster : Recent Aspects of Diagnosis and Control. Basel : Karger, 2006.

105. Saarto T, Wiffen PJ. Antidepressants for neuropathic pain. Cochrane Database Syst Rev 2005 ; (3) : CD005454.

106. Dworkin RH, Corbin AE, Young JP Jr, et al. Pregabalin for the treatment of postherpetic neuralgia : A randomized, placebo‑controlled trial. Neurology 2003 ; 60(8) : 1274‑1283.

107. Freynhagen R, Strojek K, Griesing T, Whalen E, Balkenohl M. Efficacy of pregabalin in neuropathic pain evaluated in a 12‑week, randomised, double‑blind, multicentre, placebo‑controlled trial of flexible‑ and fixed‑dose regimens. Pain 2005 ; 115(3) : 254‑263.

108. Khaliq W, Alam S, Puri N. Topical lidocaine for the treatment of postherpetic neuralgia. Cochrane Database Syst Rev 2007 ; (2) : CD004846.

109. Schvarcz JR. Craniofacial postherpetic neuralgia managed by stereotactic spinal trigeminal nucleotomy. Acta Neurochir Suppl 1989 ; 46 : 62‑64.

110. Brown JA, McDaniel MD, Weaver MT. Percutaneous trigeminal nerve compression for treatment of trigeminal neuralgia : Results in 50 patients. Neurosurgery 1993 ; 32(4) : 570‑573.

111. Chang JW, Chang JH, Park YG, Chung SS. Microvascular decompression in trigeminal neuralgia : A correlation of three‑dimensional time‑of‑flight magnetic resonance angiography and surgical findings. Stereotact Funct Neurosurg 2000 ; 74(3‑4) : 167‑174.

112. Gorgulho A, De Salles AA, McArthur D, et al. Brainstem and trigeminal nerve changes after radiosurgery for trigeminal pain. Surg Neurol 2006 ; 66(2) : 127‑135 ; discussion 135.

113. Gregg JM. Studies of traumatic neuralgia in the maxillofacial region : Symptom complexes and response to microsurgery. J Oral Maxillofac Surg 1990 ; 48(2) : 135‑140 ; discussion 141.

114. Nashold BS, El‑Naggar A, Mawaffak AW, et al. Trigeminal nucleus caudalis root entry zone : A new surgical approach. Stereotact Funct Neurosurg 1992 ; 59(1‑4) : 45‑51.

115. Siegfried J. Sensory thalamic neurostimulation for chronic pain. Pacing Clin Electrophysiol 1987 ; 10(1 pt 2) : 209‑212.

116. Frese A, Husstedt IW, Ringelstein EB, Evers S. Pharmacologic treatment of central post‑stroke pain. Clin J Pain 2006 ; 22(3) : 252‑260.

117. Nicholson BD. Evaluation and treatment of central pain syndromes. Neurology 2004 ; 62(5 suppl 2) : S30‑S36.

118. Harden RN, Bruehl S, Stanton‑Hicks M, Wilson PR. Proposed new diagnostic criteria for complex regional pain syndrome. Pain Med 2007 ; 8(4) : 326‑331.

119. Stanton‑Hicks MD, Burton AW, Bruehl SP, et al. An updated interdisciplinary clinical pathway for CRPS : Report of an expert panel. Pain Pract 2002 ; 2(1) : 1‑16.

120. Sandroni P, Benrud‑Larson LM, McClelland RL, Low PA. Complex regional pain syndrome type I : Incidence and prevalence in Olmsted county, a population‑based study. Pain 2003 ; 103 : 199‑207.

121. de Mos M, de Bruijn AG, Huygen FJ, Dieleman JP, Stricker BH, Sturkenboom MC. The incidence of complex regional pain syndrome : A population‑based study. Pain 2007 ; 129(1‑2) : 12‑20.

122. Melis M, Zawawi K, Al‑Badawi E, Lobo Lobo S, Mehta N. Complex regional pain syndrome in the head and neck : A review of the literature. J Orofac Pain 2002 ; 16(2) : 93‑104.

123. Dellemijn PL, Fields HL, Allen RR, McKay WR, Rowbotham MC. The interpretation of pain relief and sensory changes following sympathetic blockade. Brain 1994 ; 117(pt 6) : 1475‑1487.

124. Rommel O, Malin JP, Zenz M, Janig W. Quantitative sensory testing, neurophysiological and psychological examination in patients with complex regional pain syndrome and hemisensory deficits. Pain 2001 ; 93(3) : 279‑293.

125. Hartrick CT, Kovan JP, Naismith P. Outcome prediction following sympathetic block for complex regional pain syndrome. Pain Pract 2004 ; 4(3) : 222‑228.

# 7

# 口腔内疼痛症

池田　英治・須田　英明 訳

　口腔顔面領域の痛みは，口腔内の諸組織に由来することがもっとも多い．本章では，歯，歯周組織，歯肉歯槽粘膜，および舌によくみられる口腔顔面疼痛症を概説する．

## 歯原性疼痛

　歯痛は広く臨床家を悩ませる自覚的症状であり，確定診断が難しい．なぜなら，歯の痛みはしばしば他の歯，あるいは頭頸部・顎部等の離れた部位に連関するからである．しかも，この連関は，他のタイプの口腔顔面疼痛症に類似した自覚的症状を呈する．さらに複雑なことに，他のタイプの口腔顔面疼痛症も歯に痛みを連関し，歯痛と似た自覚的症状を呈することがある．治療を効果的に行うため，臨床家はまずその痛みが歯原性であるか否かを見極めねばならない．もし歯原性であるなら，その痛みが歯髄由来か歯周組織由来かを確定しなければならない．歯痛の由来が歯髄でも歯周組織でもない場合があり，こうした歯痛は一般に非歯原性の歯痛とよばれている．

### 歯髄痛

歯髄痛の分類

　歯髄は内臓の一種である．したがって，歯髄痛も一般の内臓痛と同じく，深在性の，鈍い疼く痛みである．この痛みは一定の閾値をもち，しばしば定位が困難である[1]．歯髄痛は，生活歯髄からも失活歯髄からも生じる．

生活歯髄

　生活歯髄の痛みは，可逆性炎あるいは不可逆性炎から生じる．*可逆性歯髄炎*の特徴は，一過性の鋭痛と感覚過敏反応であり，これらは刺激が除かれればただちに治まる．飲食物やう蝕など，あらゆる刺激が歯髄炎を局所に生じうる[2]．可逆性歯髄炎はいわば自覚的症状であり，疾患の進行を示すものではない．刺激が取り除かれれば歯髄炎は緩解し，やがて歯髄は健常に復するであろう．しかし，刺激が残存すれば自覚的症状は持続するか，あるいは範囲が広がって不可逆性となる．

　*不可逆性歯髄炎*の特徴は遷延性の疼痛で

ある．その痛みは刺激によって，あるいは自発的にも生じる．痛みは間欠的または持続的であり，中等度〜強度の鋭痛もしくは鈍痛で，時間や体位による影響を受け，局在性あるいはびまん性である．痛みの強さは時間の経過とともに顕著に変化し，無症状の時期もある．不可逆性歯髄炎では，炎症がより強くより広くなり[2]，やがては歯髄壊死に陥るであろう．

失活歯髄

　無処置の不可逆性歯髄炎や外傷など，歯髄への血液供給を長時間妨げるすべての事象は，必然的に歯髄の一部性あるいは全部性壊死を引き起こす．一部性歯髄壊死は，不可逆性歯髄炎にともなう自覚的症状のいくつかを呈し，多根歯によくみられる．全部性歯髄壊死では，歯根膜に影響が及ばないかぎり，無症状である[2]．歯髄疾患が根尖歯周組織に及ぶと，痛みは自発的かつ持続的になり，打診で強い痛みを生じるが，温度刺激では増悪しない．

歯髄痛の病因

　象牙質の感受性は，咬耗，摩耗，酸蝕，う蝕などにより，象牙細管が口腔環境に露出することによって現れる[3]．歯肉退縮，歯ブラシによる損傷，歯周疾患，歯周外科手術は，歯根象牙質を露出させる要因となる．一般に，急性歯髄痛に関与する病因は，細菌性，外傷性，医原性の3つのカテゴリーに分類される．

細菌性

　う蝕[4]，破折[5-7]，歯周組織を通る例外的な経路[8,9]，および全身血流[10]により，細菌が歯髄内に侵入する．

外傷性

　歯に直接加わる外傷は，歯髄炎，急性歯髄痛，不完全歯牙破折[6]，露髄をともなう完全歯牙破折[5,6]を生じうる．外傷により不完全あるいは完全に歯が脱臼すると，根尖部からの血液供給が途絶え，歯髄炎や歯髄壊死が生じる[11]．慢性ブラキシズムのような，反復的かつ直接的な微小外傷によっても，歯髄炎ひいては歯髄壊死が生じうる．

医原性

　充填のような歯冠修復操作により，歯髄炎や急性歯髄痛が起こることがある．高速ハンドピースの使用で生じる熱や振動，形成の深さ，象牙質の乾燥，ピン保持形態，あるいは偶発的露髄が，歯髄に好ましくない影響を及ぼすとする報告は多い．印象採得も，細菌を象牙細管経由で歯髄内に押し込み，歯髄変化を引き起こすことが報告されている．歯冠修復に用いる多くの材料や化学物質も歯髄に傷害を与え，歯髄炎や急性歯髄痛を生じうる．

歯髄痛の病態生理学

　有髄（Aδ）と無髄（C）の求心性神経線維が歯髄に分布している．このうちAδ線維は根尖から歯髄に入り，特に歯冠部で著しい分岐がみられる．象牙芽細胞層直下では，ミエリン鞘を失い，Raschkow神経叢[12]とよばれる神経網を形成する．この神経叢は自由神経終末を象牙芽細胞層に送り，さらにこれを通過し，象牙芽細胞突起とシナプ

ス形成する．象牙芽細胞の細胞体は，象牙細管の歯髄側端に存在している[13]．こうしたAδ線維，象牙芽細胞層，および象牙質の密接な関係は，歯髄象牙質複合体と名づけられている[14]．

歯髄象牙質複合体に生じる障害は，まず低閾値Aδ線維に影響を及ぼす．しかし，すべての刺激が閾値上に達し，痛みを生じるわけではない．通常，初期う蝕や軽度の歯周疾患のような穏やかな刺激は無痛であり，防御的に硬化象牙質や修復象牙質を形成しうる．もし，細胞性あるいは液性の象牙細管内容物が強く攪乱され，象牙芽細胞層に影響が及べば，Aδ線維が興奮する．すなわち，象牙細管内容液の移動が，象牙細管内もしくは直下の象牙芽細胞層に存在する感覚受容器によって電気信号に変換される[15-17]．これらの侵害受容性信号は，速い，鋭い（明瞭な），一過性の疼痛としてただちに認知される．興奮性刺激（たとえば冷水）が除去されれば，その感覚は速やかに消退する[14]．もし，う蝕のような外来刺激が歯髄を傷害するほど十分に強ければ，結果として生じる歯髄炎と，それにともなう循環系の反応により，歯髄の組織圧が増大する．ところが，歯髄は象牙質という石灰化組織で囲まれているため，体積変化が妨げられ，圧を減じようとする歯髄の代償性機構がうまく作動しない．このため，傷害を受けた組織は変性し，炎症性変化がしだいに周囲へと波及し，隣接組織へと広がる破壊のサイクルが続く[18]．

局所に炎症のある傷害歯もまた，刺激因子により，Aδ線維由来の痛みを発現する．ブラジキニン，5-ハイドロキシトリプタミン（5-HT），プロスタグランジン$E_2$等の炎症性メディエータは，疼痛閾値を下げることでAδ線維を過敏化する．過剰に興奮しているAδ線維による疼痛が鎮まっても，鈍い拍動性疼痛が残る．この二次痛は，侵害受容性C線維が炎症に関与することを示している[14]．C線維は歯髄の中央部に存在し，Aδ線維よりも深部を走行する細い無髄神経である．

C線維の司る痛みがAδ線維のそれよりも優位である場合，痛みはさらに拡散し，部位特異性が悪くなる．C線維による痛みは，不可逆性の局在的な組織障害がすでに生じていることを示すものである．炎症性メディエータ，血液の量と流れの変化，さらに組織圧の上昇が疼痛反応を修飾する．炎症が拡大すると，もっぱらC線維による痛みが現れる．なかなか消退しない短時間性の不快感として始まった痛みが，重篤な長期化した病態，すなわち持続性の拍動痛へとエスカレートする．痛みはさらにびまん性となり，他の歯や離れた部位へ連関する[14]．

う蝕病変が象牙質を貫いて歯髄に達する過程で，炎症の本態は，ほとんどが単核白血球の集まりから，多形核白血球の局所的な集塊へと推移し，病変部には微小膿瘍が形成される[19,20]．可逆性歯髄炎が不可逆性歯髄炎となるのは，まさにこのステージである[21]．実際，1つの微小膿瘍に始まり，つぎつぎと数多くの微小膿瘍が形成される．それらの膿瘍は大きくなって癒合し，歯髄は液化壊死もしくは乾燥壊死に陥る．歯髄の全部性壊死は，急速に，場合によっては何年もかかって生じる．痛みをともなうこともあり，ともなわない場合もある．

## 歯髄痛の臨床的特徴

　急性歯髄痛の際立った特徴は，あらゆるタイプの内臓痛と同じく，そのびまん性と多様性である[22]．鈍い疼く痛みのほか，脈動痛，拍動痛，鋭痛，灼熱痛，電撃痛等の感覚が重畳していることもある．こうした場合，重畳した感覚は，脈管性機構あるいはニューロパシー性機構によるというよりも，むしろ歯髄痛の増悪による．

　歯髄痛は，刺激が閾値レベルに達したときに初めて生じる．この閾値レベルは，加わる刺激やその他の要因により，さまざまである．臨床症状は，歯髄の健常性や組織学的状態とは相関性が少ない[23-25]．歯髄は，初期の病理組織学的変化であっても苦悶する痛みを生じうるし，壊死した歯は無痛であろう．したがって，臨床医は歯髄の病態を確定する際，自覚的症状のみに頼るべきではない．

　歯髄痛は，温・冷，咬合接触による圧，頭位，侵襲刺激の強さなど，多くの要因によって修飾される．従前の歯髄状態も炎症の進行に影響を及ぼし，痛みを修飾する．加えて，情動系を介する中枢神経の活動が，痛みの程度を増減すると考えられる．

　一般に，急性歯髄痛は中枢に興奮性効果を生じる[22]．痛みの連関がみられる場合，三叉神経系の層状分節様式に従う．先人たちは，個々の歯から痛みが連関されうる部位を図で示している．それらの研究[26,27]によれば，上顎歯は同側の上下顎歯，ならびに上顎歯よりも上部の顔面皮膚に痛みを連関する．また，下顎歯は同側の上下顎歯に痛みを連関する．さらに，前歯は顔面両側に痛みを連関するとされており[28]，その際の連関様式は，耳からその下部の顔面皮膚に及ぶという．

## 歯髄痛の鑑別診断

　歯原性疼痛の原因歯は，その痛みを説明しうる病因の存在(う蝕，不良修復物，エックス線所見など)で同定される[22]．疑わしい歯が見つかったら，化学的，温熱的，機械的，あるいは電気的な侵害刺激をその歯に加え，痛みを誘発・増大させる試みを施せばよい．痛みが局所刺激によって影響を受ける場合，その歯に局所麻酔を施し，さらなる刺激に対して痛みが完全に抑制されるか否かを確かめる．局所麻酔で痛みレベルに影響がないなら，その痛みは別の要因，たとえば他の歯や非歯原性の要因によるものである．もし，局所麻酔で痛みが減じるなら，その痛みの原因が明らかになる．しかしながら，痛みには麻酔が効かない別の寄与因子があるかもしれない．つぎなるステップは，その痛みが歯髄由来か歯周組織由来かを決定することである．

　歯髄由来の痛みは，一定の閾値を超える刺激に応じる傾向があり，正確な同定が困難な場合が多い．もしも歯髄のみが原因であれば，その歯は打診に敏感とならない．歯周組織および／または根尖歯周組織が関与すると，刺激に対する反応は段階的となり，一般に局在性は明瞭となり，打診に敏感となる[22]．

　*可逆性歯髄炎*は，短時間の誘発痛が特徴で，刺激が除かれれば痛みはただちに消退する．寒冷刺激および電気刺激は一過性の痛みを引き起こすが，打診には敏感でない[29]．*不可逆性歯髄炎*は，長時間続く誘発痛，

あるいは自発痛が特徴である．寒冷刺激および電気刺激は，長時間続く痛みを引き起こすが，根尖部歯髄の炎症が根尖周囲に及ばないかぎり，打診には敏感とならない[29]．

壊死歯髄は，激痛を生じることもあれば，無症状の場合もある．根尖周囲に炎症が存在すれば，その歯は打診に対してきわめて過敏になるが，温度刺激や電気刺激には反応しない[29]．

歯髄痛への対応

治療は，象牙細管の機能的直径を減少させ，象牙細管内容液の移動を抑制することに主眼をおく．治療には，いくつかの選択肢がある[30-32]．：(1)露出した歯根部表面をバーニッシュして，過敏な象牙質上にスミヤー層を形成する；(2)シュウ酸化合物のように，象牙細管に不溶性沈殿物を生成する薬剤を塗布する；(3)レジンで象牙細管内を塞ぐ；(4)ボンディング材で象牙細管を封鎖する．

可逆性歯髄炎の治療は，初期う蝕病変のような，疼痛を引き起こす刺激の除去に主眼をおく．病変の除去，および失われた歯質の修復により，痛みは緩解する．不可逆性歯髄炎および壊死歯髄の治療は，障害を起こしている歯髄を根管治療で取り除くか，あるいは抜歯である．

## 歯周組織の痛み

歯周組織（歯根膜と歯槽骨）は，筋骨格系器官として分類され，急性歯周組織痛は歯髄痛と比べて局在性が良い．その弁別能は非常に鋭敏で，しばしば患者は歯冠側歯根膜の痛みと根尖側歯根膜の痛みとを正確に識別できる．痛みの原因部位を正しく特定できる能力は，歯根膜感覚の固有受容性と機械受容性に基づいている[33]．痛みの強さは刺激に正比例する[1]．刺激の強さが最小ならば，患者は生じる感覚を非侵害性の痒みと表現するであろう．他方，刺激が激烈であれば，容赦ない拍動痛を覚えるかもしれない．炎症性滲出液が貯溜すると，歯槽内で歯の移動が起こり，急性の不正咬合と痛みを引き起こすことがある．そのため，咬合や咀嚼にともなう痛みが生じる．

歯周組織痛は修飾されうる．歯周組織痛の増悪因子として考えられるのは，咬合接触点からの圧，頭位，および刺激の強度である．さらに，患者の情動に起因する中枢性の変調により，痛みの程度が増減するであろう．

歯髄痛と同じく，歯周組織痛も二次的に中枢性過敏化を生じる．その結果，頭頸部周囲のあらゆる部位に，痛みの連関を引き起こしうる．筋へ連関する痛みは，筋筋膜痛のトリガーポイントを生みだすとともに，副鼻腔のうっ血，結膜の充血，ならびに眼瞼腫脹のような自律神経作動効果を引き起こすことがある．さらに，以前に痛みが存在した領域は，関連痛が生じやすくなる．

歯周組織痛は局所的要因のみによって生じうる．しかし，その局所要因に抗する患者の能力を修飾するのは，全身的要因である．

局所要因のみで生じる歯周組織の痛み

特定の歯・領域に局在する歯周組織痛は，通常，歯周組織に生じる膿瘍あるいは歯周—

歯内病変と関係がある．歯周組織に生じる膿瘍は，発現部位によって4型に分類される．すなわち，歯肉膿瘍，歯周膿瘍，歯根周囲膿瘍，および歯冠周囲膿瘍である[34]．

### 歯肉膿瘍
*臨床的特徴*

歯肉膿瘍は比較的稀である．通常，それまで健康であった歯肉に加わった外傷の結果として生じる．臨床所見としては，表面滑沢，有痛性で波動を触れる腫脹，ならびに瘻孔からの自然排膿が認められる．これと歯周膿瘍との鑑別診断が問題となるが，歯周膿瘍ではアタッチメントロスと歯周ポケットの形成が認められる[35]．歯肉膿瘍は歯周膿瘍と異なり，病変が辺縁歯肉あるいは歯間部歯肉に限局される．

*病　因*

上記のように，歯肉膿瘍はそれまで健康であった部位に生じる．促進因子は，通常，異物の外傷的埋入である．

*病態生理学*

歯肉膿瘍は，多形核白血球のびまん性浸潤，浮腫組織，およびうっ血した血管で囲まれた結合組織内の化膿巣から構成されている．表層上皮には，さまざまな程度の細胞内外の浮腫，白血球浸潤，および潰瘍形成がみられる．

*管理において考慮すべき事項*

治療の目標は，感染による急性の他覚的兆候と自覚的症状を消退させ，痛みを和らげることである．この目標は，波動を触れる部位を切開・排膿させ，原因を除去することによって達成される．病変の治療には，洗浄と壊死組織の除去が必要である．疾患の定義からして，この病変はそれまで健康であった部位に生じるので，過剰な根面清掃は通常は必要でない．患者には，コップ1杯の加温食塩液で2時間ごとに含嗽するよう指示し，24時間経過を観察する．通常，患者の再来院時には，病変は縮小して無症状となっている．

### 歯周膿瘍
*臨床的特徴*

歯周膿瘍という用語は，歯周疾患部位に生じる急性または再発性の炎症性腫脹を指す．典型的なものは，歯槽粘膜を含む歯肉の限局性腫脹である．これらの病変は，しばしば紫色すなわちチアノーゼ状を呈し，波動を触れるのが普通である[36,37]．痛みの程度は，軽度の深部痛から強度の不快感まで，さまざまである．一般に，痛みは歯内疾患由来の急性根尖膿瘍よりもやや弱く，咀嚼や打診によって痛みが増悪することが多い．しばしば患歯が動揺し，わずかに挺出する．また，ポケットからの排膿がみられる．腫脹は，歯周―歯内病変の場合よりも歯冠側に生じる．通常は生活歯である．重篤例では，蜂巣炎，発熱，あるいは全身倦怠感が生じる[38]．歯周膿瘍は，根尖性歯周炎との鑑別が必要である．根尖性歯周炎は，歯髄壊死またはその類似病変から継発する[38]．

*病　因*

通常，細菌感染が原因となる．近年の研究では，膿瘍部の細菌叢は主に歯周病原菌で構成されており，とくに *Porphyromonas* gingivalis, Prevotetella intermedia, Fusobacterium nucleatum, Peptostreptococcus micros, Bacterioides forsythus が多い[39-41]. 歯周膿瘍は，食塊が歯肉を引き裂いたり，慢性歯周炎由来の炎症性滲出液が，圧入された食塊のために歯周ポケットから排出できない場合に形成される[42]．外傷，あるいは歯髄炎の根尖歯周組織への拡大によっても，歯周膿瘍が生じうる[29]．その他の原因としては，根管治療中のオーバー・インスツルメンテーションや，根管充塡材による機械的な損傷などがある．

### 病態生理学

通常，歯周膿瘍はあらかじめ存在していた歯周組織の慢性感染が悪化したものである．これまでに300菌種以上の微生物が歯周ポケットから単離されているが，そのうちのごく少数が病変を引き起こすと考えられる[43]．それらの微生物は，生体の恒常性や宿主の防御機構を崩壊させるか，もしくは疾患の開始・進行の原因となる構成要素を毒性因子として保有しているか，あるいは代謝産物として産生する．確立した歯周病変内の組織破壊のほとんどは，単球，リンパ球，線維芽細胞，ならびに他の宿主細胞の活性化による．すなわち，宿主組織の代謝の結果として生じる．細菌性因子，とりわけ細菌性リポ多糖(LPS)のはたらきにより，これらの細胞要素が関与するようになると，異化サイトカインや，プロスタグランジン$E_2$などのアラキドン酸代謝物をはじめとする炎症性メディエータの産生が促されると考えられる．

サイトカインは組織のメタロプロテアーゼを動員し，炎症反応を刺激して組織破壊に至らしめる．ほとんどのタイプの歯周炎において，主にこの経路によって結合組織付着や骨が失われる[44,45]．

### 管理において考慮すべき事項

歯周膿瘍の治療は，局所麻酔下で行うドレナージ（通常，歯周ポケットを介して行われる）と根面の壊死組織除去であるが，しばしば十分な洗浄が並行して行われる．壊死組織の除去には，手用器具か超音波洗浄が用いられる．ときに咬合調整が必要となるが，必須ではない．歯周膿瘍の形成は歯根分岐部によくみられるが，この部位の壊死組織除去は容易ではない．明らかに患歯が保存不可能でないかぎり，自覚的症状の改善後，再評価を行うのが賢明であろう．

## 歯根周囲膿瘍
### 臨床的特徴

歯根周囲膿瘍は急に発現し，自発痛，打診痛，膿瘍形成，腫脹をともなう[2]．歯周膿瘍との鑑別が必要であるが，歯周—歯内病変では両者の病態がみられるであろう．歯周膿瘍では，その定義からして，つねにアタッチメントロスと歯周ポケット形成がみられる．それらが当該部位に存在しなければ，歯周膿瘍とは考えられない．

歯髄が壊死して温度診に反応がなくとも，膿瘍が骨内にとどまっている初期には，痛みが強い．しかし膿瘍が軟組織に達すると，組織内圧が低下し，痛みは軽減する．もし感染が皮質骨を貫き，かつ排膿路がない場合，膿瘍は筋膜に沿って遠隔部まで広がりうる．そうした病態に起因する菌血症は，稀に遠隔の臓器・組織に感染を引き起こす．感染が局在している場合，表在性の硬い腫

脹から，膿で満たされた柔らかい腫脹へと変化し，やがて排膿する．通常，体温上昇と局所的リンパ節腫脹がみられる．

*病因*

歯髄炎から歯髄壊死へと歯髄の変性が急速に進み，感染が歯根周囲へ広がると，歯根周囲膿瘍が発現する[14]．歯根周囲膿瘍は，ときにフェニックス膿瘍（根尖部に存在する慢性歯根膜炎）の悪化から生じることがある．

*病態生理学*

歯根周囲膿瘍は，多数の病原性細菌が感染した歯髄から根尖部歯根膜へ急速に侵入することで始まり，4つの病期からなる急性炎症反応を引き起こす．炎症のケミカルメディエータが，それらの事象を統御する．第1ステージでは，傷害と細胞死が生じる．第2ステージで起こるのが微小循環系の変化で，血管拡張，うっ血，ならびに血管透過性の亢進が生じ，血漿と炎症性細胞が漏出する．第3ステージでは，さらに多数の多形核白血球が病変部に動員され，細菌と宿主組織の破壊が進行し，膿瘍形成がさらに進む．もし，生体が膿を封じ込めれば，膿は吸収されて病変は治癒する．さもなければ，膿は骨髄を通る道を切り拓き，皮質骨を穿孔して排膿するか，あるいは軟組織へとさらに広がる．第4ステージは治癒である．

*管理において考慮すべき事項*

歯根周囲膿瘍への対応は，抜歯または根管治療により，膿瘍のドレナージを図ることである．

歯冠周囲膿瘍（歯冠周囲炎）
*臨床的特徴*

限局性，化膿性の感染が半埋伏歯の歯冠周囲組織に生じる．もっとも多いのは下顎智歯領域である．臨床的には，著しい発赤，腫脹，浮腫が認められる．刺激にきわめて敏感な化膿性歯肉病変であり，耳，喉，口腔底へ放散する強い痛みをともなう．患者は，腐ったような味がして，口が開かないと訴える．炎症に陥った歯肉弁には，対合歯の歯形が印記されていることがよくある．通常，顎角部周囲の頬の腫脹，そしてリンパ節炎がみられる．患者は発熱，白血球増加および倦怠感といった，全身合併症をも示す[36, 38]．

*病因*

智歯領域において，歯冠を覆う歯肉弁と歯冠との隙間は，食物残渣の集積と細菌発育に格好の場であり，歯冠周囲膿瘍が形成される一般的な礎となる．

*病態生理学*

微生物の感染により，歯肉弁部に炎症による液性・細胞性の滲出が引き起こされ，その結果として蜂巣炎が生じる．それらの微生物は，大量のヒアルロン酸分解酵素と線溶酵素を産生し，それぞれヒアルロン酸とフィブリンを分解し，溶解する．とりわけレンサ球菌はヒアルロン酸分解酵素の産生能が高く，起炎微生物となる場合が多い．蜂巣炎は，局在性の場合と拡大波及する場合とがある．後者では，後方の口腔咽頭領域へ，また前方の舌基部へと広がり，患者は嚥下が困難になる．感染の重篤さや広がりにもよるが，顎下リンパ節，後頸リンパ

節，深頸リンパ節，あるいは咽頭後リンパ節に腫脹が生じる[46,47]．

### 管理において考慮すべき事項

歯肉弁下の隙間を洗浄するため，シリンジを使用すべきである．この病態は，つねにといってよいほど半埋伏の下顎第三大臼歯と関係があるので，急性症状が緩解したら，ただちに当該歯を抜去することが一般に勧められる．ときに，抜歯の代わりに歯肉弁除去が推奨される．しかし，この部位の軟組織処置は難しい場合が多く，術後の結果も満足なものではない．したがって，再発防止のために選択すべき通常の処置は，抜歯である．歯冠周囲の感染は，ときに筋膜面に沿って広がり，他の解剖学的スペースに波及しうる．そうした感染は，病的状態を生じ，稀に死をまねく危険があるため，積極的に治療すべきである．膿瘍形成は稀でなく，迅速な外科的排膿と適切な抗菌薬療法が必要である．開口障害，38°C以上の発熱，および顔面腫脹のある患者には，口腔外科専門医を紹介すべきである[48]．

### 歯周—歯内複合膿瘍

歯周組織に原発する場合は，辺縁性歯周炎として始まり，やがて根尖孔や副根管経由で歯髄に向かい，"逆行性"歯内感染を引き起こす．しかしながら，こうした病変は稀とされている[49]．逆に，歯内感染が主・副根尖孔をとおして広がり，歯根膜経由で"逆行性"の歯周炎を引き起こすことによっても病変が引き起こされる[9]．

この病変は，すでに歯周炎に罹患している人にも，歯周組織が健常な人にも生じる．ほとんどの症例で，病変が歯周由来か歯内由来かの鑑別は作為的なものとなる．唯一の例外は，歯内由来病変が，明瞭な歯周病変のない患者に生じた場合である．ときおり，歯内治療で歯周病変（すなわち，アタッチメントロスと深くて狭い歯周ポケットをともなうもの）が治癒するが，それは病変が新しい場合に限られる．

### 臨床的特徴

あたかも歯周膿瘍のように，痛み，触診・打診に対する過敏反応，歯の動揺，プロービングデプスとアタッチメントロスの増大，ならびに辺縁歯肉の腫脹がみられる．化膿性炎の過程で，狭くて深い歯周ポケットが形成され，ガッタパーチャポイントや歯周プローブで探ると根尖まで追跡できることがある．歯髄検査で歯髄壊死が確認されるが，多根歯では異常な反応がみられる[50]．これらの他覚的兆候は一様ではなく，エックス線所見も多様である．

### 病態生理学

病態生理学的なプロセスについては，前項の歯周膿瘍と歯根周囲膿瘍で詳述した．

### 管理において考慮すべき事項

通法の歯内治療により，複合病変の歯周にかかわる部分が（歯周治療を行わずとも）治癒する場合がある．もし治癒したなら，その後は定期的メインテナンスと経過観察のみが必要となる．したがって，まず歯内治療を行い，治癒に必要な期間だけ待機することが望ましい．もし，歯周病変が存続するなら，歯周治療が必要となろう[51]．

## 局所要因のみで生じた急性歯周組織痛の鑑別診断

歯髄痛の場合と同じく，歯周組織痛の鑑別診断も段階的に進めるべきである[22]．痛みが歯原性であると確定したら，次いで歯髄由来か歯周組織由来かを鑑別しなければならない．最後に，突き止めた部位に関し，特定の診断を下さなければならない．

もし，痛みと腫脹が歯肉に限局し，萌出途上歯と関係がなければ，診断として歯肉膿瘍を考えるべきである．もし痛みが萌出途上歯，特に下顎智歯と関係があれば，もっとも考えられる診断は歯冠周囲膿瘍である．歯根周囲膿瘍は，痛みの強さ，エックス線写真で見られるびまん性の歯根膜腔拡大，限局性の腫脹，蜂巣炎の可能性，そして電気歯髄診に対する生活反応の欠如，で鑑別される[14]．歯根周囲膿瘍は，しばしば打診に対して鋭敏となる．歯周膿瘍は，痛みと腫脹，アタッチメントロス，プロービングデプスの増加，エックス線写真上の（さまざまな）骨喪失，電気刺激に対する生活反応の存在，で診断される．歯周膿瘍でも当該歯が失活していることがあるので，歯髄試験の結果は，臨床状況を鑑みて勘案すべきである．咬合性外傷は，歯の動揺度の増大ならびにエックス線所見（歯根膜腔の拡大と歯槽硬線の肥厚）で鑑別される．他の多くの臨床所見と同様，エックス線所見は多様である．

歯周—歯内複合膿瘍という診断を下す際には，両病態が併存していなければならない．そうした歯では，歯根周囲膿瘍に関連する他覚的兆候と自覚的症状に加え，プロービングデプスの増大とアタッチメントロスが存在するのが通例である．慢性病変や無痛性病変では，特に自然排膿（通常はポケット経由）が生じた場合，痛みは顕著でない．多くの歯内疾患と同様，患歯が挺出するためか，打診痛と咬合痛がしばしば存在する．歯髄試験には反応がない．

## 局所的および全身的要因で生じる急性歯周組織痛

系統疾患（全身状態）ゆえに歯周炎が生じることはない．むしろ，疾患を引き起こす局所因子に対抗し，適切な防御手段を発動するための宿主能力を修飾するのが系統疾患（全身状態）である．したがって，ある種の系統疾患（全身状態）は，深い歯周ポケット，広範な支持骨の喪失，高度の歯の動揺，および慢性歯周病変の急性転化（有痛性）の危険性をともなう，重篤な歯周炎を惹起する．この類の系統疾患（全身状態）には，糖尿病，好中球機能に変調を生じる疾患，喫煙，HIV/AIDS，ビタミン欠乏症，ホルモン異常，情動ストレスなどがある．他にも，白血病，貧血，血小板減少症，無顆粒球症，周期性好中球減少症，無γグロブリン血症，アテローム性動脈硬化症，先天性心疾患，ビスマス・鉛・水銀による中毒，梅毒・結核・慢性腎炎のような衰弱性疾患を挙げることができる[52-55]．

## 歯の破折に継発する歯原性疼痛

歯の破折は珍しくない．全体として，完全歯牙破折の年間発生率は，成人100人に約5人の割合である[56]．多くは，咬頭の破折や歯の亀裂で容易に診断できる．表面の亀裂あるいはヒビ割れ線は不完全歯牙破折と考えられ，診断の困難な亀裂歯症候群に

発展しないかぎり，通常は無症状である[2]．

## 臨床的特徴

亀裂歯症候群の臨床的特徴として，冷たい飲食物によって時おり生じる痛みのほか，咬合時に生じる散発的で瞬間的な鋭痛を挙げることができる．咀嚼後，数分経過してから痛むと患者が訴える場合もある[2]．他の多くの歯原性疼痛はびまん性であるが，亀裂歯の痛みはきわめて同定が容易である[57]．

## 病　因

亀裂歯症候群は，大小の修復物がある歯，修復物がない歯，う蝕のない歯にもみられる[58,59]．

素因としては，う蝕や大きな修復物ゆえの支持の喪失，修復時の不適切な咬頭被覆[60-62]，発育に由来する歯の脆弱性を挙げることができる[59]．

## 病態生理学

亀裂歯症候群の痛みは，咬合圧が歯冠を押し開き，象牙質が露出することによって生じる．歯髄痛の項で述べたように，痛みは象牙細管内容液の静水力学的な移動によって起こる．

## 鑑別診断

亀裂歯症候群の診断は，通常，医科的・歯科的病歴と臨床検査に基づいて下される．もし亀裂が歯冠部に限局していれば，打診，触診，動揺度およびプロービング所見は，一般に正常範囲である．もっとも有効な検査は，木の棒や Tooth Slooth(Professional Results)など硬いものを患者に咬んでもらい，痛みを再現することである．色素による染め出しも，微小な破折を明らかにする補助手段となろう．歯冠の患部に光を当てる透照診も，しばしば役に立つ．もし歯髄に影響が及んでいなければ，電気歯髄診には正常に反応するであろう．寒冷診は有効と思われるが，温熱診は診断の助けにならないであろう．エックス線像では破折線を確認できない．なぜなら，破折線は近遠心的に走ることが多く，エックス線の投影方向と一致しないからである[2,57]．

破折が歯冠を越えて歯根に及ぶと，破折部に近接した歯周組織に欠損が生じ，狭くて深いポケットが観察される．この時点において，すでに歯髄は壊死に陥っている可能性がある．歯根膜の炎症のため，咬合時の鈍痛のみが存在することもある．こうした場合，歯根膜内には固有受容線維が存在するため，打診は陽性となる[14]．

## 管理において考慮すべき事項

亀裂歯では早期発見が重要である．亀裂が歯髄，さらに歯根に波及すれば，歯内治療が必要となるか修復不能に陥る[59-62]．治療法は，自覚的症状の重篤度と亀裂の位置による．矯正用ステンレススチールバンドか暫間被覆冠を用い，アンレーや全部被覆冠を製作するまで暫間固定を行うことができる[57]．固定の有無にかかわらず，歯内治療の必要性が強調されてきた[58,61,63]．広範に及ぶ亀裂の場合には，抜歯が唯一可能な解決策である[2]．

## 非歯原性歯痛

　臨床家は，すべての歯痛の原因が歯髄疾患または歯周疾患にあると思い込んではならない．歯に痛みを感じる非歯原性疼痛が多数存在する[1,22]．歯科医院でごく普通に歯痛が治療されているため，適切な診断がなされないまま，非歯原性歯痛に対する不適切な歯科治療がしばしば行われている．治療の失敗を繰り返し，抜歯を行い，初めて非歯原性歯痛であることが明らかになる場合が少なくない．

　適正な診断と対応という観点からすれば，もっとも重要なステップは，歯痛の原因が歯髄でも歯の支持組織でもないと疑うことである．非歯原性歯痛であることを検証する鍵は，以下のとおりである[1,64]：

- 自発痛が多数歯に及ぶ
- 痛みを説明できる歯科的原因が局所に見当たらない
- 刺激的，灼熱的，非拍動性の歯痛
- 一定不変で間断のない歯痛
- 継続的で再発性の歯痛
- 麻酔しても痛みに著変がない
- 理にかなった歯科治療を行っても歯痛に変化がない

　非歯原性歯痛は，痛みの誘発試験により，しばしば歯原性歯痛と鑑別できる．すなわち，歯髄痛や歯周組織痛では，叩打，温度，咬合力などの刺激で痛みが増悪する．誘発試験で痛みが増大しない場合，臨床家は非歯原性の痛みを疑うべきである．局所麻酔は，真の歯痛と歯へ連関する痛みとの鑑別に有用である[1,65,66]．非歯原性歯痛の場合，痛みの発現部位に局所麻酔薬を注射しても，歯痛は軽減しない．痛みの真の原因部位が，患者が痛みを訴えている部位ではないからである．

　いろいろな組織が痛みを歯に連関しうる[22,64]．もっとも多いのが筋肉である．咬筋（もっとも多い発痛源），側頭筋，内側翼突筋，外側翼突筋，顎二腹筋前腹，の筋膜トリガーポイントは，関連痛を生じさせうる部位である[27,67,68]．その他の非歯原性歯痛の原因部位としては上顎洞があり，上顎歯に痛みを引き起こす[69]．その他，持続性のニューロパシー性疼痛（神経障害性疼痛，神経因性疼痛：神経炎，神経腫，求心路遮断，非定型歯痛など），反復性ニューロパシー性疼痛（神経痛など），あるいは神経血管障害によっても，非歯原性歯痛が惹起される[66,70-73]．心臓痛すら歯痛を感じることがあり[74]，心因性障害も歯痛として現れる場合がある．痛みの特徴，および各部位における痛みの連関様式を知っておくことは，正しい鑑別診断に必須である．個々の異常に関する総説については，他の成書を参照されたい[1,22,64,73]．

## 歯肉歯槽粘膜と舌の疼痛症

　歯肉歯槽粘膜あるいは舌に限局した疼痛は，通常，びらん性・潰瘍性病変に随伴するものである．また，びまん性の痛みは，広範な感染，何らかの原因による全身疾患，あるいは未知の要因と関係がある．

　検知できる病変に付随する限局性の痛みは，外傷（機械的，化学的，または温度的），ウイルス感染，免疫不全，あるいは未知の

要因によって引き起こされる．そうした痛みは，明瞭かつ刺激的で，解剖学的に正確に位置を自覚でき，原因部位に一致して生じ，誘発刺激に対する応答の発生・強度・位置が正確で，疼痛部位への表面麻酔が暫時有効であることが特徴である[1,38]．

口腔粘膜全体に及ぶびまん性の痛みは，通常，灼熱感をともなう．さらに，味覚の変調もみられ，その多くは金属性の苦みである[38]．この痛みは，細菌，ウイルス，あるいは真菌の感染による組織への直接侵襲の結果であり，口腔粘膜が特徴的な外観を呈することで同定できる．頭頸部への放射線治療は，広範な粘膜の激痛をともなう急性粘膜炎症を引き起こす可能性がある．口腔粘膜，特に舌の灼熱感は，外傷性三叉神経痛あるいは何らかの全身性欠乏性疾患によって生じる．

## 局所的歯肉歯槽粘膜痛と舌痛

### 急性壊死性潰瘍性歯肉炎

壊死性の歯周疾患で，激痛，歯間歯肉の壊死（いわゆる"打ち抜き"乳頭），ならびに微弱な誘発刺激でも生じる歯肉出血を特徴とする．*壊死性潰瘍性歯肉炎*（NUG）ならびに*壊死性潰瘍性歯周炎*（NUP）という，やや独断的な用語が，アタッチメントロスの随伴の有無を区別するために使われてきた．American Academy of Periodontology（米国歯周病学会）は，NUGとNUPとの区別はやや独断的であるため，両者とも*壊死性歯周疾患*とすることを推奨している[75]．簡素化のため，本総説では，両疾患とも頭文字のNUGで表記することにする．余談であるが，従来は急性壊死性潰瘍性歯肉炎という用語が，これらの病態を指すのに使われていた．しかし，急性状態は自然に緩解して亜急性・無痛性の感染となることが多く，それがときおり再発するのが特徴であることが臨床観察からすでに明らかにされている．

### 臨床的特徴

NUGには，有痛性・充血性の深紅の歯肉と，打ち抜き様の歯間乳頭びらんがみられる．病変は易出血性で，しばしば灰色の壊死性偽膜で覆われる．患者は，激痛のために食事ができないと訴えるであろう．ときおり倦怠感や微熱などの全身症状がみられる．また，普遍的所見とはいえないが，呼気が臭くなる．ときに病変が口腔粘膜の他部位へと広がり，壊死性潰瘍性口内炎となる[76]．ノーマ（*壊疽性口内炎*あるいは*水癌*としても知られる）は，こうした病変が顔面組織に広がった際に用いられる診断用語である[77,78]．

先進諸国では，壊死性潰瘍性口内炎は衰弱した，あるいは免疫不全状態の成人にみられるのが普通である．しかし，開発途上国では栄養不良の乳児にもみられる．免疫不全状態の成人に生じる場合，患者は口腔衛生状態が悪く，ヘビースモーカーの青少年であることが多い．このプロフィールから外れる患者（すなわち，口腔衛生状態が良好な中年の非喫煙者）は，免疫抑制状態を素因として有すると考えるべきである．

### 病因

正確な原因は不明であるが，情動ストレス，タバコ嗜好，口腔衛生状態の不良，局所外傷，疲労，あるいは免疫不全が存在すると，NUGに罹患しやすくなる[76]．

### 病態生理学

光学顕微鏡検査と暗視野検査により，病変部の擦過検体からスピロヘータと紡錘状菌が検出されるため，もともとNUGは紡錘菌スピロヘータ病とよばれていた．最近では，Treponema，Fusobacterium，Selenomonaと並んで，P intermediaの関与が指摘されている[79]．

### 管理において考慮すべき事項

治療としては，機械的清掃，抗生物質療法(メトロニダゾール，テトラサイクリン，ドキシサイクリン)，および0.12%クロルヘキシジンによる含嗽，が行われる．急性症状への対応後，背景にある歯周疾患の治療を行わねばならない[76,80]．

### 再発性アフタ性口内炎

再発性アフタ性口内炎(RAS)は，潰瘍性アフタあるいは口内炎としても知られている．一般の人びとが罹患することがもっとも多い口腔内粘膜疾患とされている．RASには3つの臨床型がある．すなわち，小アフタ性，大アフタ性，ヘルペス性である．このうち，もっとも多いのは小アフタ性口内炎で，発症率は総人口の17.7%，RAS患者の80%である[81,82]．大アフタ性口内炎はRASの7〜20%[83]，ヘルペス性口内炎はRASの7〜10%を占める[83-85]．

### 臨床的特徴

小アフタ性RASでは，孤立性，有痛性，再発性の浅い潰瘍がみられる．それらは紅暈で囲まれた黄灰色の偽膜で覆われる．どの病期においても，潰瘍数は1〜5個で，それぞれ直径10mm未満である[82,86]．ほぼつねに有痛性で，10〜14日以内に瘢痕を残さず治癒する[87]．

大アフタ性RASでは，通常，直径1cmを超す癒合性潰瘍がみられ，数週から数か月にわたって存続する[85,86]．痛みが強く，潰瘍は大型で深く，中央部に黄灰色の壊死組織が存在する．潰瘍壁は隆起し，硬く，丸みを帯びる．口唇，軟口蓋，および口峡部に好発する．病変は瘢痕を残して治癒する．

ヘルペス性RASでは，一度に10〜100個の病変が群生する[86]．通常，口腔の奥部に生じる．直径1〜3mmの潰瘍が群生し，ときおり癒合して，ヘルペス感染に類似する．

RASの類型によらず，潰瘍は非角化性の口腔粘膜に限局して認められる．すなわち，口唇粘膜，頬粘膜，口腔前庭の底部，非付着歯肉，口腔底，舌の腹側面，軟口蓋，および扁桃咽頭に限局してみられる．角化した舌背，付着歯肉，硬口蓋粘膜には及ばない．患者は，しばしば顎下リンパ節腫大を訴えるが，発熱は稀である[88]．

### 病因

RASの発生を修飾する因子，あるいは引き金となる因子は，ホルモン変調，外傷，ストレス，食物アレルギーなどである[89,90]．RAS発生の引き金となる食物には，牛乳タンパク，グルテン，チョコレート，ナッツ，シナモン，スパイス類，保存料などがある[88]．また，多数の薬剤がRASを引き起こすことで知られている．なかでも非ステロイド性抗炎症薬(NSAIDs)は，口腔内アフタ様病変を引き起こすことがもっとも

多い薬剤である[91]．フェリチンやビタミンB[12]の欠乏もRASと関係があると報告されている[92]．

病態生理学

　原因となるような微生物は同定されていない．むしろ，本疾患は免疫系機能不全の結果として生じると考えられている．RAS以外には異常がないヒトから採取した末梢血の研究により，さまざまな免疫系異常が見つかっている．たとえば，CD4/CD8陽性細胞比の低下と逆転（特に重症RAS患者）[85, 87, 93-95]や，$\gamma\delta^+$型T細胞数の増加（活動性RAS患者）などである[96]．

管理において考慮すべき事項

　RASの治療は，待機的あるいは対症的である．患者の食事からアレルゲンとなるものを排除するよう努めるべきである．ステロイドの局所投与や5％アンレキサノクス口腔用軟膏[97-99]の塗布が自覚的症状を軽減させ，治癒時間を短縮させる．しかし，トリガーあるいは血清異常を確認できる症例を除き，再発率を低減させるのに有効なものはない．他の小アフタ性RASの治療法としては，局所麻酔薬投与，口腔含嗽，腐蝕薬塗布，レーザー蒸散などがある[85, 88, 100]．大アフタ性RASは治癒経過が長く，ステロイドの局所投与は有効でない．治療法は，病変部へのトリアムシノロンアセトニドの注入から，サリドマイドの使用まで，多様である[85, 88]．他に推奨されている薬剤として，リジン，ダプゾン，アサチオプリン，エタネルセプトがある[87, 101]．

単純ヘルペスウイルス感染

　単純ヘルペスウイルス（HSV）は，原発性あるいは再発性の急性ウイルス感染を口腔内に引き起こす．感染するウイルスは，ヒトヘルペスウイルスの2つの異型である，HSV-1およびHSV-2である[102]．

原発性（一次性）ヘルペス性歯肉口内炎

　原発性（一次性）ヘルペス性歯肉口内炎は，これまでウイルスに曝露されたことのない人に生じる．したがって，本疾患は主に子どもや青少年にみられる．

*臨床的特徴*

　臨床所見としては，口腔内病変のほか，全身にも症状が現れる．まず，発熱，倦怠，頭痛，神経過敏，局所リンパ節腫大といった全身の前駆的な他覚的兆候と自覚的症状が急速に発現する．全身症状の発現後，口腔内病変が現れ，重篤な歯肉炎が広範にみられるようになる．さらに数日後，水疱が口腔内のあらゆる部位に発現する．特に，口唇，歯肉，および口蓋が侵襲されやすい．水疱は速やかに自壊し，潰瘍を形成する．潰瘍は浅く，凹凸が多く，痛みが非常に強い．その中心部は黄色みを帯び，境界部は紅暈となっている．病変は多数の点状潰瘍として始まり，それらが合体し，大きな不正形の潰瘍を形成する．通常，潰瘍は10～14日以内に治癒する．症例によっては，上下唇に口腔外病変が現れ，強い痛みをともない，滲出液を排出し，痂皮を形成する．口腔内病変は，激痛，腐敗臭，唾液分泌の増加を随伴するのが通常である[76, 100, 102, 103]．

　診断は，病歴と臨床所見に基づいて行わ

れるのが基本である．免疫抑制あるいは非定型的な所見が認められる場合を除き，検査診断は通常不要である[100]．

二次性ヘルペス性歯肉口内炎

　二次性すなわち再発性単純ヘルペスウイルス感染の全人口における有病率は，世界全体で20〜40％，米国では35〜38％と見積もられている[104]．再発性感染は，再発性口唇ヘルペスあるいは再発性口腔内ヘルペスとして発現する．両者とも，潜伏あるいは静止状態で三叉神経節内に存在するウイルスの再活性化により生じる．

*臨床的特徴*

　再発性口唇ヘルペス感染の特徴は，紅暈で囲まれた水疱の片側性発現で，その後に痂皮が形成され，治癒する．水疱発現に先立ち，疼くような感覚が前駆症状としてときおり現れる．口腔粘膜病変の発現は少なく，発熱をともなわず，通常は微小水疱（1〜3 mm）群のみである．それらは自壊して点状潰瘍となる．口蓋歯肉に片側性に生じることが多い．病変は自己限定的で，1〜4日以内に治癒する[103]．一次感染の際に獲得した免疫のため，自覚的症状は軽度で，全身症状は通常存在しない．口腔外病変は，皮膚，性器，肛門，肛門周囲，眼（角膜炎，角結膜炎など），神経系（脳炎，髄膜炎など）に現れる[105,106]．

病　因

　HSV伝播の典型的な経路は，物理的接触である．ウイルスに曝露された経験のない人，あるいはHSVの防御抗体価の低い人が，感染者と接触することによる．一次感染の際，臨床的な他覚的兆候と自覚的症状を発現するのはごく少数である．大多数では，症状は不顕性である．後者では，HSVに対する血中抗体が陽性となり，臨床検査で血清中に抗体が見いだされる[107]．

病態生理学

　ウイルス曝露後の潜伏期間は，数日〜2週間である．その後，口腔内および口腔周囲の感染原発部位に水疱性・潰瘍性の発疹が生じる．原発性のヘルペス性歯肉口内炎が緩解すると，ウイルスは未知の機序によって移動し，三叉神経軸索の髄鞘に沿って三叉神経節に至り，そこで潜伏あるいは静止状態となる．冷刺激，外傷，あるいはストレスによってウイルスが再活性化されると，ウイルス粒子は三叉神経を伝わって元の表皮へと移動する．同部でウイルスが複製され，水疱性・潰瘍性の発疹が再発する．しかし，すでにHSV抗原によって液性・細胞性免疫が獲得されているので，病変の広がりは限定的であり，全身の自覚的症状は通常生じない．二次性病変が緩解すると，ウイルスは三叉神経節へと戻り，上皮内にはウイルス粒子が見いだされなくなる[107]．

管理において考慮すべき事項

　通常，原発性ヘルペス性歯肉口内炎の治療は支持療法であり，補液と栄養によって脱水と電解質平衡異常を防ぐ．痛みのコントロールには，アセトアミノフェンのような鎮痛薬を単独あるいはコデインとの併用で，全身投与するとよい．アスピリンやNSAIDsの投与は，急性ウイルス感染では避けるべきである．重篤な免疫不全患者や眼疾が関与する場合を除き，アシクロビ

のような抗ウイルス薬の全身投与は，原発性ヘルペス性歯肉口内炎の適応とはならない．

再発性ヘルペス性歯肉口内炎の治療としては，局所緩和療法およびアシクロビルかその同種薬(ファムシクロビル，バラシクロビルなど)を用いた抗アレルギー療法が行われる[108]．ペンシクロビルの局所投与は，重篤度を軽減し，ウイルスのアウトブレイク期間を1～2日縮めることができる[109, 110]．リジン錠剤が有効であると報告している研究者もいるが，厳密な治験はなされていない[101]．ヘルペス性歯肉口内炎の予防と再発防止のため，多くの薬剤が使われてきた．なかでももっとも広く用いられているのが，ファムシクロビルとバラシクロビルである[108]．

活動性ヘルペス病変は感染性であると考えるべきであり，他の人(特に乳児，免疫不全患者)に伝染する可能性を患者に警告しておく必要がある．ウイルスは，他の受容性粘膜部(眼など)へ自家接種される可能性もある[103]．

## 口腔カンジダ症

口腔カンジダ症は，一群の粘膜・皮膚疾患を包含する用語で，酵母菌である *Candida albicans* によって生じることがもっとも多い．このほか，*C tropicalis*，*C krusei*，*C parapsilosis*，*C guilliermondi* などのカンジダ菌も口腔内で検出されるが，疾患を起こすことは稀である．最近，HIV感染患者において，口腔カンジダ症と *C dubliniensis* との関連が指摘されている[111]．

*C albicans* にはいくつかの類形が存在する．*酵母形*はもっとも普遍的で，有害性は比較的に少ない．これに対し，*菌糸形*は侵襲的で病原性があり，臨床でカンジダ症の原因となる．これまでの研究から，酵母形が菌糸形に移行すると，上皮へ広がって付着し，細胞間に潜り込むことが示されている．この過程は，通常，重篤な組織侵襲がある場合や免疫不全宿主でみられる[112]．

通常，日和見感染を引き起こす病原体である *C albicans* は，多少とも免疫不全がある宿主および／または部位を求める．もっとも罹患しやすいのは，AIDSによる免疫抑制患者やコントロールされていない糖尿病患者などである[113]．皮膚粘膜のカンジダ症は，抗菌薬療法や糖質コルチコイド療法を受けた患者にも生じる．歯科補綴物のような局所要因や生態学的な適所は，感染を引き起こす素因となり，カンジダ菌が棲息する場となるであろう．

### 急性偽膜性カンジダ症

この型のカンジダ症はもっとも普遍的であり，乳児や高齢者がしばしば罹患する．病変は表在性，凝乳状で，白いプラークが剥がれると，紅斑性，びらん性または潰瘍性の表層が露出する．プラークを構成するのは，真菌，角化性残渣，炎症性細胞，剥離上皮細胞，細菌，およびフィブリンである．病変はどの部位にも発現するが，好発部位は頬粘膜，歯肉頬移行部，中咽頭，および舌背側方部である．偽膜がそのままであれば，随伴症状は少ない．重症患者は，圧痛，灼熱感，および嚥下困難を訴える．素因として，広域スペクトル抗生物質やステロイド薬の投与，栄養不良，糖尿病，悪性疾患，化学療法，放射線治療，ならびにHIV感

染などの細胞性免疫不全が挙げられている[111, 113, 114].

### 急性萎縮性カンジダ症

急性偽膜性カンジダ症が持続すると，やがて偽膜が失われ，炎症組織で囲まれたさまざまな大きさの赤みを帯びた病変となる．萎縮性病変がもっともよくみられるのは，舌と口蓋である．この病変は，他の型のカンジダ症よりも痛みが強く，圧痛，口腔灼熱感，発語障害を随伴する．素因としては，広域スペクトル抗生物質や，喘息患者が用いるコルチコステロイド噴霧薬などが挙げられる[111, 113].

### 慢性萎縮性カンジダ症

慢性萎縮性カンジダ症の病変部には紅斑と浮腫がみられ，表層がややビロード状〜細かい凹凸状を呈するのが特徴である．小さなびらんも認められる．病変は口蓋ならびに上下顎の無歯顎堤にみられ，義歯床下に多い．素因として，他の型のカンジダ症で述べた要因のほか，適合不良あるいは清掃不良の義歯などがある[111, 113].

### 慢性肥厚性／過形成性カンジダ症

慢性のカンジダ菌感染は，組織の過形成を生じうる．その結果，硬い結節状病変が形成され，色調は白色，クリーム色ないし赤色を呈する．痛みを随伴することはない．好発部位は，舌表面，頬粘膜，口蓋，義歯被覆域（乳頭状過形成など），舌背中央（正中菱形舌炎など），ならびに上皮過形成部である．素因としては，細胞過形成，口腔前がん病変，喫煙，義歯装着などがある．

カンジダ症の診断は，患者の病歴，臨床所見，粘膜病変の分布状況から可能となる．必要に応じ，特に免疫不全患者では，細菌の同定に選択培地，細胞学的スミヤー塗抹標本の過ヨウ素酸シッフ染色，あるいは湿性塗抹標本の10%水酸化カリウム処理が用いられる[100, 114].

口腔カンジダ症に対しては，ナイスタチン軟膏，クロトリマゾール・トローチ，あるいは口腔用アムホテリシン懸濁液のような抗真菌薬を，局所投与する治療が行われる．トローチ型の経口薬は，病変と長時間接するという利点があり，全身への吸収が少ないので安全に使用できる[100]．難治性カンジダ症，慢性粘膜皮膚カンジダ症，免疫抑制性あるいはHIV関連口腔カンジダ症では，ケトコナゾール，フルコナゾール，イトラコナゾールの全身投与が適応となるが，アゾール耐性カンジダ症ではアムホテリシンが用いられる[113, 114].

### 口角炎（口角びらん症）

口角炎（口角びらん症）の臨床所見は，口腔内に生じる慢性萎縮性カンジダ症に類似しているが，発症部位が異なる．病変は口角部に限局して存在する．病変部の深い裂溝に唾液が貯溜し，酵母菌がコロニーを形成する．中等度の痛みがあり，びらんを生じ，さらに痂皮で覆われる．素因としては，低位咬合をともなう適合性不良義歯，口角流涎，口唇をなめる習癖，指しゃぶり，などがある[111, 113].

口角炎は，*C albicans*と唾液内レンサ球菌の混合感染である．病変は，抗真菌薬とステロイドの局所併用療法によく反応する．すなわち，クロトリマゾールとジプロピオン酸ベタメタゾンの併用か，ナイスタチン

とトリアムシノロンアセトニドの併用によく反応する．

## 外傷

外傷は，口腔粘膜の刺激原因としてもっとも普遍的なものであり，潰瘍形成の原因となる．外傷性口腔病変は人為的な，あるいは医原性のものであり，組織への機械的・化学的・温度的侵襲の結果として生じる[115]．外傷性潰瘍の原因は口腔の物理的損傷である．頰・舌の咬傷，鋭利な充塡物や破折歯による刺激，義歯による刺激，鋭利な異物による外傷，剛毛歯ブラシでの過剰なブラッシングによる外傷などで生じうる．いわゆる"コットンロール"潰瘍は，歯科治療で口腔前庭に置いたコットンロールを除去する際に生じる．コットンロールによる外傷性上皮剝離により，フィブリンで覆われた浅在性のびらんや潰瘍ができる[115]．

化学的火傷は，腐蝕性物質の意図的あるいは事故による摂取，アスピリンやビタミンＣ錠剤との長時間接触，未希釈口腔消毒薬の使用，義歯清掃剤の補綴物への付着，あるいは歯科治療時の事故によるリン酸・クロム酸・トリクロロ酢酸との接触の結果として生じる[115]．ただし，化学的・温熱的火傷は稀である．これは，口腔粘膜が熱，酸あるいはアルカリ化合物に対し，抵抗性が高いためである．通常，温熱的火傷は硬口蓋に生じ，熱い飲み物や溶けた熱いチーズの摂取（ピザチーズによる口蓋火傷など）で生じることがもっとも多い．

電撃傷は，もっぱら電気コードを咬んだ子どもにみられる．他の外傷性口腔潰瘍の原因は，頭頸部悪生腫瘍に対する放射線治療である．侵襲的要因あるいは薬剤は，通常，ただちに排除あるいは中止されるので，口腔内粘膜の外傷性損傷は基本的に急性である．

## がん

米国では，全悪性腫瘍の約5％を口腔内悪性腫瘍が占め，その90％は扁平上皮癌である[116,117]．扁平上皮癌に関し，米国では毎年40,000人近くの新規患者が発生し，9,000人以上が亡くなっている．5年生存率には若干の向上がみられ，この数十年の間に約45％から50％に上昇している[107,116]．通常，その発症時には痛みがあると思われていないが，随伴する粘膜不快感のため，患者は医学的ケアを求める[118]．

がん性疼痛は，病状の進行，治療，治療後の再発あるいは疾患がコントロールされていないことによって生じる．がん関連疼痛は，潰瘍形成と感染，粘膜内および粘膜下の神経終末への刺激，ならびに末梢神経への腫瘍浸潤によって生じる．口腔内新生物が大きくなると，きまって患者は感覚異常や知覚減退を訴える．自覚的随伴症状として，歯の動揺，咬合の変化，および／または舌や顎の運動制限がみられる．他の口腔顔面疼痛と同様，がん性疼痛においても，原発部位に感じられる場合，別の部位に連関する場合，あるいはその両方がみられる場合がある．

## 口腔灼熱症候群

*口腔灼熱症候群*（BMS）は，よくみられる感覚異常である．臨床的に明らかな粘膜の

異常や検査所見が認められないにもかかわらず、患者は口腔粘膜の灼熱感と、しばしば痛みを訴える[119]。舌表面がもっとも多いが、他の粘膜表面にも症状がでる。

臨床的特徴

BMSは一次性と二次性に分類される。二次性BMSの素因あるいは持続因子として、カンジダ症、糖尿病、貧血、ビタミン欠乏症、口腔異常習癖、アンギオテンシン変換酵素阻害薬の使用、口腔乾燥症、口腔乾燥を起こす薬剤の投与、および社会心理学的ストレスなどがある[120]。これらすべての要因が、自覚的症状の持続に役割を果たしていないとして除外されるか治療されても、なお灼熱痛が存続する場合、BMSは一次性と分類される。女性は男性よりもBMSを生じやすいが、BMSの有病率は不明である。これは、有病率に関する研究において、多様な判断基準が用いられているためである。30歳前に発生することは稀で、50歳以上でもっとも多い[121-126]。

BMS患者は、持続性の味覚異常と味覚の変化を頻繁に訴える[119,127,128]。通常、持続性の味覚の変化として、苦味、金属味、あるいはその双方が認められる。含嗽や食事により、こうした異常が軽減するのが特徴である[127]。

病態生理学

BMSの病態生理は未知の領域が大部分であるが、末梢性あるいは中枢性の機序が提唱されている。唾液分泌量の変化、唾液成分の変化、味覚異常、感覚閾値の変化、さらに末梢求心性神経の退行性変化などの所見から、末梢性機序説にやや分がある[129-131]。中枢機序説を示唆する証拠は、下降性抑制系の活動性低下を示す神経画像研究に基づくものである[132-134]。

鑑別診断は、下記の項目に基づいてなされる。

- 詳細な病歴
- 臨床検査
- 全血球数カウント、ビタミン、鉄、空腹時血糖値などの検査
- 真菌培養
- 歯科修復・補綴物や口腔乾燥を起こす薬剤の使用など、口腔で他に考えられるすべての問題を除外すること

管理において考慮すべき事項

現時点において、BMSの治療は依然として逸話的である。薬理学的治療の有効性を支持する明らかな証拠は存在しない[135]。最近の体系的な文献論評でも、三環系抗うつ薬（アミトリプチリン、デシプラミン）、ベンゾジアゼピン（クロナゼパム）、ガバペンチンなど、BMS治療のために頻繁に処方される全身薬剤に関し、ランダム化比較試験が臨床で行われていないことが指摘されている。しかし、最近のアルファリポイック酸、カプサイシン全身投与、およびクロナゼパム局所投与に関するランダム化比較試験では、痛みを短期間取り除くうえで有望な成績が得られている[136-138]。

ただし、アルファリポイック酸の成績に関しては、すべての臨床試験が同一研究者によって行われているため、その解釈には注意が必要である。より多くのランダム化比較試験を実施し、現在用いられているBMS治療薬の有効性を評価することが必要なのは明らかである。

認知行動療法は，プラセボと比較し，BMS 患者の痛みを軽減させるのに有効であることが示されている．その効果は 6 か月以上持続するという．

地図状舌

臨床的特徴

地図状舌は，良性移動性舌炎あるいは遊走性紅斑としても知られている．通常は無症状の炎症性舌粘膜病変で，舌背および舌側縁部に境界明瞭な多発性紅斑がみられるのが特徴である．この紅斑は糸状乳頭の萎縮によるもので，萎縮域は少なくとも部分的に，やや隆起した黄白色の蛇紋様あるいは波状模様の境界部で囲まれている[114,139]．地図状舌は頬粘膜や口唇でも報告されているが，ほとんどが舌に発症する原因不明の良性疾患である[140]．潰瘍形成はみられないが，裂溝がしばしば観察される．数日〜数週にわたって萎縮・角化域が舌表面を移動し，異なる紋様を形成する．病変が完全に消失した後，数週から数か月して再発することもある[107]．

地図状舌は通常は無症状であるが，香辛料のきいた，あるいはクエン酸濃度の高い飲食物の摂取によって灼熱感を覚える場合がある[141,142]．

病　因

本疾患をストレスや感染と関連づけようとする試みがあったが，徒労に終わっている．乾癬の一症状であることが示唆されているものの，確証はない．地図状舌と乾癬の発症頻度を考えると，両者の関連は偶然の一致かもしれない[107]．

管理において考慮すべき事項

一般に，患者教育と元気づけが，適応となる唯一の治療である．痛みが続く場合，ステロイドの局所投与が有効であろう．

## 粘膜／皮膚／全身的原因に由来する歯肉歯槽粘膜の痛み

有痛性口腔疾患には，接触性口内炎や固定薬疹のごとく，薬剤によって誘発されるものがある．また，三環系抗うつ薬，抗精神薬，筋弛緩薬，抗ヒスタミン薬，抗ウイルス薬，抗けいれん薬，利尿薬，抗不安薬，降圧薬，など多様な薬剤群による口腔乾燥作用の発現後に生じる場合もある．接触性口内炎や固定薬疹の有痛部では，軽度から重度の紅斑域から潰瘍性偽膜びらんまで，多様な所見が認められる．明らかな臨床症状が口腔顔面以外に発現する，しないにかかわらず，多形紅斑，扁平苔癬，良性粘膜（瘢痕性）類天疱瘡，水疱性類天疱瘡，尋常性天疱瘡，エリテマトーデスなど，さまざまな皮膚科疾患が口腔内に存在するかもしれない．痛みは予想される随伴所見であり，患者が治療を求める自覚的症状でもある．

多くの全身疾患が，有痛性エリテマトーデス性，びらん性／潰瘍性，あるいは出血性の病変を口腔内に発現することが知られている．それらの全身疾患には，コントロールされていない糖尿病，尿毒症，クローン病，血液疾患（白血病，血球減少，無顆粒球症，周期性好中球減少症，鎌状赤血球貧血など）などがある．

HIV 感染

HIV/AIDS 患者は口腔顔面痛を訴えるこ

とが多い[143]．痛みはHIV感染によって直接的にも生じるが，壊死性歯周疾患，ヘルペス性歯肉口内炎，再発性帯状疱疹，カポジ肉腫などとの共存状態や，他の病状によっても生じる．さらに，抗ウイルス薬の副作用によっても痛みが引き起こされる．歯科医師は，HIV関連末梢神経障害が口腔顔面痛を発現することに留意しなければならない．有痛性口腔潰瘍病変は，真菌，ウイルス，細菌等のさまざまな病原体によって引き起こされる[144,145]．また非潰瘍性病変は，非特異的粘膜炎，口腔乾燥症をともなう灼熱痛，ならびに栄養欠乏症を随伴する場合がある．いずれの患者においても，（緩和的処置を除き）治療に先立って適切な診断を下し，病状の進行を的確に把握しなければならない．神経内科医への紹介が必要な症例もあろう．最近の報告において，この問題に関する詳細な考察がなされている[52,145-157]．

一般に，軽度から中等度の痛みのコントロールには，NSAIDsやアセトアミノフェンを用いての緩和が推奨されている．もし痛みが適切に抑制されない場合，オピオイドを処方してもよい．各種の化学療法，鎮痛薬，口腔含嗽剤，あるいは局所外用薬が役立つ場合もある．

## 参考文献

1. Okeson J. Bell's Orofacial Pain, ed 6. Chicago : Quintessence, 2005.
2. Berman LH, Hartwell GR. Diagnosis. In : Cohen S, Hargreaves K(eds). Pathways of the Pulp, ed 9. St Louis : Mosby, 2006 ; 1-39.
3. Addy M. Etiology and clinical implications of dentine hypersensitivity. Dent Clin North Am 1990 ; 34(3) : 503-514.
4. Torneck CD. A report of studies into changes in the fine structure of the dental pulp in human caries pulpitis. J Endod 1981 ; 7(1) : 8-16.
5. Cvek M. A clinical report on partial pulpotomy and capping with calcium hydroxide in permanent incisors with complicated crown fracture. J Endod 1978 ; 4(8) : 232-237.
6. Cvek M. Endodontic treatment of traumatized teeth. In : Andreasen JO. Traumatic Injuries of the Teeth, ed 2. Philadelphia : Saunders, 1981.
7. Ritchey B, Mendenhall R, Orban B. Pulpitis resulting from incomplete tooth fracture. Oral Surg Oral Med Oral Pathol 1957 ; 10(6) : 665-670.
8. Ingle JI. Alveolar osteoporosis and pulpal death associated with compulsive bruxism. Oral Surg Oral Med Oral Pathol 1960 ; 13 : 1371-1381.
9. Langeland K, Rodrigues H, Dowden W. Periodontal disease, bacteria, and pulpal histopathology. Oral Surg Oral Med Oral Pathol 1974 ; 37(2) : 257-270.
10. Robinson H, Boling L. The anachoretic effect in pulpitis. 1. Studies. J Am Dent Assoc 1941 : 28 : 265.
11. Ingle JI, Langeland K. Etiology and prevention of pulp inflammation, necrosis, and dystrophy. In : Ingle JI, Taintor JF(eds). Endodontics, ed 3. Philadelphia : Lea & Febiger, 1985 : 355.
12. Kim S. Neurovascular interactions in the dental pulp in health and inflammation. J Endod 1990 ; 16(2) : 48-53.
13. Holland GR. The odontoblast process : Form and function. J Dent Res 1985 ; 64(spec No) : 499-514.
14. Rossman LE, Hasselgren G, Wolcott J. Diagnosis and management of orofacial dental pain emergencies. In : Cohen S, Hargreaves K(eds). Pathway of the Pulp, ed 9. St Louis: Mosby, 2006 : 40-59.
15. Trowbridge HO. Intradental sensory units : Physiological and clinical aspects. J Endod 1985 ; 11(11) : 489-498.
16. Bränströmm M, Aström A. The hydrodynamics of the dentine : Its possible relationship to dentinal pain. Int Dent J 1972 ; 22 : 219-227.
17. Bränströmm M, Lindén L, Aström A. The hydrodynamics of the dental tubule and of pulp fluid : A discussion of its significance in relation to dentinal sensitivity. Caries Res 1967 ; 1 : 310-317.
18. Van Hassel HJ. Physiology of the human dental pulp. Oral Surg Oral Med Oral Pathol 1971 ; 32(1) : 126-134.

19. Lin L, Langeland K. Light and electron microscopic study of teeth with carious pulp exposures. Oral Surg Oral Med Oral Pathol 1981；51(3)：292-316.

20. Torneck CD. Changes in the fine structure of the dental pulp in human caries pulpitis. 1. Nerves and blood vessels. J Oral Pathol 1974；3(2)：71-82.

21. Walton RE, Pashley DH, Dowden WE. Pulp pathosis. In：Ingle JI, Taintor JF(eds). Endodontics, ed 3. Philadelphia：Lea & Febiger, 1985：416.

22. Falace DA, Cailleteau JG. Diagnosis of dental and orofacial pain. In：Falace DA(ed). Emergency Dental Care：Diagnosis and Management of Urgent Dental Problems. Baltimore：Williams & Wilkins, 1995：10-12.

23. Garfunkel A, Sela J, Ulmansky M. Dental pulp pathosis. Clinicopathologic correlations based on 109 cases. Oral Surg Oral Med Oral Pathol 1973；35(1)：110-117.

24. Seltzer S. Classification of pulpal pathosis. Oral Surg Oral Med Oral Pathol 1972；34(2)：269-287.

25. Seltzer S, Bender IB, Ziontz M. The dynamics of pulp inflammation：Correlations between diagnostic data and actual histologic findings in the pulp. Oral Surg Oral Med Oral Pathol 1963；16：846-871.

26. Glick DH. Locating referred pulpal pains. Oral Surg Oral Med Oral Pathol 1962；15：613-623.

27. Falace DA, Muse TL. Clinical characteristics and patterns of referred odontogenic pain[abstract]. J Dent Res 1993；71：1187.

28. Wright EF, Gullickson DC. Dental pulpalgia contributing to bilateral preauricular pain and tinnitus. J Orofac Pain 1996；10(2)：166-168.

29. Cailleteau JG. Diagnosis and management of toothaches of dental origin. In：Falace DA(ed). Emergency Dental Care：Diagnosis and Management of Urgent Dental Problems. Baltimore：Williams & Wilkins, 1995：26-57.

30. Orchardson R, Gillam DG. The efficacy of potassium salts as agents for treating dentin hypersensitivity. J Orofac Pain 2000；14(1)：9-19.

31. Trowbridge HO, Silver DR. A review of current approaches to in-office management of tooth hypersensitivity. Dent Clin North Am 1990；34(3)：561-581.

32. Kanapka JA. Over-the-counter dentifrices in the treatment of tooth hypersensitivity. Review of clinical studies. Dent Clin North Am 1990；34(3)：545-560.

33. van Steenberghe D. The structure and function of periodontal innervation. A review of the literature. J Periodontal Res 1979；14(3)：185-203.

34. Armitage GC. Development of a classification system for periodontal diseases and conditions. Ann Periodontol 1999；4(1)：1-6.

35. Meng HX. Periodontal abscess. Ann Periodontol 1999；4(1)：79-83.

36. Parameter on acute periodontal diseases. American Academy of Periodontology. J Periodontol 2000；71(5 suppl)：S863-S866.

37. Abrams H, Jasper SJ. Diagnosis and management of acute periodontal problems. In：Falace DA(ed). Emergency Dental Care：Diagnosis and Management of Urgent Dental Problems. Baltimore：Williams & Wilkins, 1995：137-142.

38. Sharav Y. Orofacial pain. In：Wall PD, Melzack R(eds). Textbook of Pain, ed 4. New York：Churchill Livingstone, 1999：711-737.

39. Newman MG, Sims TN. The predominant cultivable microbiota of the periodontal abscess. J Periodontol 1979；50(7)：350-354.

40. Topoll HH, Lange DE, Muller RF. Multiple periodontal abscesses after systemic antibiotic therapy. J Clin Periodontol 1990；17(4)：268-272.

41. Herrera D, Roldan S, Gonzalez I, Sanz M. The periodontal abscess. I. Clinical and microbiological findings. J Clin Periodontol 2000；27(6)：387-394.

42. Killoy WJ. Treatment of periodontal abscesses. In：Genco RJ, Goldman HM, Cohen DW(eds). Contemporary Periodontics. St Louis：Mosby, 1990：475.

43. Moore WE, Moore LV. The bacteria of periodontal diseases. Periodontol 2000 1994；5：66-77.

44. Offenbacher S. Periodontal diseases：Pathogenesis. Ann Periodontol 1996；1(1)：821-878.

45. Birkedal-Hansen H. Role of cytokines and inflammatory mediators in tissue destruction. J Periodontal Res 1993；28(6 pt 2)：500-510.

46. Jacobs MH. Pericoronal and Vincent's infections：Bacteriology and treatment. J Am Dent Assoc 1943；30：392.

47. Perkins AE. Acute infections around erupting mandibular third molar. Br Dent J 1944；76：199-204.

48. Peterson LJ. Principles of management of impacted teeth. In：Peterson LJ, Ellis E, Hupp JR, Tucker MR(eds). Contemporary Oral and Maxillofacial Surgery, ed 4. St Louis：Mosby, 2003：187-188.

49. Ammons WF, Harrington GW. The periodontic-endodontic continuum. In : Newman MG, Takei H, Klokkevold P, Carranza FH(eds). Carranza's Clinical Periodontology, ed 10. St Louis : Saunders, 2006 : 875.

50. Wang H-L, Glickman GN. Endodontic and periodontic interrelationships. In : Cohen, S, Burns RC(eds). Pathways of the Pulp, ed 8. St Louis : Mosby, 2002 : 651-654.

51. Bergenholtz G, Hasselgren G. Endodontics and periodontics In : Lindhe J, Lang NP, Karring T, (eds). Clinical Periodontology and Implant Dentistry, ed 4. Ames, IA : Blackwell Publishing, 2003 : 346.

52. Narani N, Epstein JB. Classifications of oral lesions in HIV infection. J Clin Periodontol 2001 ; 28(2) : 137-145.

53. Parameter on periodontitis associated with systemic conditions. American Academy of Periodontology. J Periodontol 2000 ; 71(5 suppl) : 876-879.

54. Diabetes and periodontal diseases. Committee on Research, Science and Therapy. American Academy of Periodontology. J Periodontol 2000 ; 71(4) : 664-678.

55. Klokkevold PR, Mealey BL. Influence of systemic disorders and stress on the periodontium. In : Newman MG, Takey HH, Klokkevold PR, Carranza FA(eds). Clinical Periodontology, ed 10. St Louis : Elsevier Saunders, 2006 : 284-311.

56. Bader JD, Martin JA, Shugars DA. Preliminary estimates of the incidence and consequences of tooth fracture. J Am Dent Assoc 1995 ; 126(12) : 1650-1654.

57. Turp JC, Gobetti JP. The cracked tooth syndrome : An elusive diagnosis. J Am Dent Assoc 1996 ; 127(10) : 1502-1507.

58. Ehrmann EH, Tyas MJ. Cracked tooth syndrome: Diagnosis, treatment and correlation between symptoms and post-extraction findings. Aust Dent J 1990 ; 35(2):105-112.

59. Hiatt WH. Incomplete crown-root fracture in pulpal-periodontal disease. J Periodontol 1973 ; 44(6) : 369-379.

60. Rosen H. Cracked tooth syndrome. J Prosthet Dent 1982 ; 47(1) : 36-43.

61. Geurtsen W. The cracked-tooth syndrome : Clinical features and case reports. Int J Periodontics Restorative Dent 1992 ; 12(5) : 395-405.

62. Abou-Rass M. Crack lines : The precursors of tooth fractures — Their diagnosis and treatment. Quintessence Int Dent Dig 1983 ; 14(4) : 437-447.

63. Christensen GJ. The confusing array of tooth-colored crowns. J Am Dent Assoc 2003 ; 134(9) : 1253-1255.

64. Okeson JP, Falace DA. Nonodontogenic toothache. Dent Clin North Am 1997 ; 41(2) : 367-383.

65. Gross SG. Diagnostic anesthesia. Guidelines for the practitioner. Dent Clin North Am 1991 ; 35(1) : 141-153.

66. Graff-Radford SB. Headache problems that can present as toothache. Dent Clin North Am 1991 ; 35(1) : 155-170.

67. Wright EF. Referred craniofacial pain patterns in patients with temporomandibular disorder. J Am Dent Assoc 2000 ; 131(9) : 1307-1315.

68. Simons DG, Travell JG, Simons LS. Travell & Simons' Myofascial Pain and Dysfunction : Upper Half of Body. Philadelphia : Lippincott Williams & Wilkins, 1998.

69. Silberstein SD, Lipton RB, Dalessio DJ. Wolff's Headache and Other Head Pain. New York : Oxford Univ Press, 2001.

70. Lilly JP, Law AS. Atypical odontalgia misdiagnosed as odontogenic pain : A case report and discussion of treatment. J Endod 1997 ; 23(5) : 337-339.

71. Vickers ER, Cousins MJ, Walker S, Chisholm K. Analysis of 50 patients with atypical odontalgia. A preliminary report on pharmacological procedures for diagnosis and treatment. Oral Surg Oral Med Oral Pathol Oral Radiol Endod 1998 ; 85(1) : 24-32.

72. Czerninsky R, Benoliel R, Sharav Y. Odontalgia in vascular orofacial pain. J Orofac Pain 1999 ; 13(3) : 196-200.

73. Mattscheck D, Law A. The nonodontogenic toothache. In : Cohen S, Hargreaves KM(eds). Pathways of the Pulp, ed 9. St Louis : Mosby, 2006 : 59-79.

74. Kreiner M, Okeson JP. Toothache of cardiac origin. J Orofac Pain 1999 ; 13(3) : 201-207.

75. Lang NP, Soskolne WA, Greenstein G, et al. Consensus Report : Necrotizing Periodontal Diseases. Ann Periodontol 1999 ; 4(1) : 78.

76. Laskaris G. Oral manifestations of infectious diseases. Dent Clin North Am 1996 ; 40(2) : 395-423.

77. Neville BW, Damm DD, Allen CM, Bouquot JE (eds). Bacterial infections. In : Oral and Maxillofacial Pathology. Philadelphia : WB Saunders, 1995 : 155.

78. Kingsbury J, Shafer DM, Weyman BA. Pediatric maxillofacial infections. In : Topazian RG, Goldberg MH, Hupp JR(eds). Oral and Maxillofacial Infections. Philadelphia: Saunders, 2002 : 418-419.
79. Loesche WJ, Syed SA, Laughon BE, Stoll J. The bacteriology of acute necrotizing ulcerative gingivitis. J Periodontol 1982 ; 53(4) : 223-230.
80. Kornman KS, Wilson TG. Making a clinical diagnosis and treatment plan. In : Wilson TG, Kornman KS(eds). Fundamentals of Periodontics, ed 2. Chicago : Quintessence, 2003 : 305-329.
81. Axell T, Henricsson V. Association between recurrent aphthous ulcers and tobacco habits. Scand J Dent Res 1985 ; 93(3) : 239-242.
82. Natah SS, Konttinen YT, Enattah NS, Ashammakhi N, Sharkey KA, Hayrinen-Immonen R. Recurrent aphthous ulcers today : A review of the growing knowledge. Int J Oral Maxillofac Surg 2004 ; 33(3) : 221-234.
83. Bagan JV, Sanchis JM, Milian MA, Penarrocha M, Silvestre FJ. Recurrent aphthous stomatitis. A study of the clinical characteristics of lesions in 93 cases. J Oral Pathol Med 1991 ; 20(8) : 395-397.
84. Wray D, Vlagopoulos TP, Siraganian RP. Food allergens and basophil histamine release in recurrent aphthous stomatitis. Oral Surg Oral Med Oral Pathol 1982 ; 54(4) : 388-395.
85. Jurge S, Kuffer R, Scully C, Porter SR. Mucosal disease series. Number VI. Recurrent aphthous stomatitis. Oral Dis 2006 ; 12(1) : 1-21.
86. Lehner T. Pathology of recurrent oral ulceration and oral ulceration in Behcet's syndrome : Light, electron and fluorescence microscopy. J Pathol 1969 ; 97(3) : 481-494.
87. Akintoye SO, Greenberg MS. Recurrent aphthous stomatitis. Dent Clin North Am 2005 ; 49(1) : 31-47, vii-viii.
88. Woo SB, Sonis ST. Recurrent aphthous ulcers : A review of diagnosis and treatment. J Am Dent Assoc 1996 ; 127(8) : 1202-1213.
89. Balciunas BA, Kelly M, Siegel MA. Clinical management of common oral lesions. Cutis 1991 ; 47(1) : 31-36.
90. Ship JA. Recurrent aphthous stomatitis. An update. Oral Surg Oral Med Oral Pathol Oral Radiol Endod 1996 ; 81(2) : 141-147.
91. Siegel MA, Balciunas BA. Medication can induce severe ulcerations. J Am Dent Assoc 1991 ; 122(9) : 75-77.
92. Porter SR, Kingsmill V, Scully C. Audit of diagnosis and investigations in patients with recurrent aphthous stomatitis. Oral Surg Oral Med Oral Pathol 1993 ; 76(4) : 449-452.
93. Savage NW, Mahanonda R, Seymour GJ, Bryson GJ, Collins RJ. The proportion of suppressor-inducer T-lymphocytes is reduced in recurrent aphthous stomatitis. J Oral Pathol 1988 ; 17(6) : 293-297.
94. Landesberg R, Fallon M, Insel R. Alterations of T helper/inducer and T suppressor/inducer cells in patients with recurrent aphthous ulcers. Oral Surg Oral Med Oral Pathol 1990 ; 69(2) : 205-208.
95. Pedersen A, Klausen B, Hougen HP, Ryder LP. Peripheral lymphocyte subpopulations in recurrent aphthous ulceration. Acta Odontol Scand 1991 ; 49(4) : 203-206.
96. Pedersen A, Ryder LP. Gamma delta T-cell fraction of peripheral blood is increased in recurrent aphthous ulceration. Clin Immunol Immunopathol 1994 ; 72(1) : 98-104.
97. Khandwala A, Van Inwegen RG, Alfano MC. 5% amlexanox oral paste, a new treatment for recurrent minor aphthous ulcers. I. Clinical demonstration of acceleration of healing and resolution of pain. Oral Surg Oral Med Oral Pathol Oral Radiol Endod 1997 ; 83(2) : 222-230.
98. Khandwala A, Van Inwegen RG, Charney MR, Alfano MC. 5% amlexanox oral paste, a new treatment for recurrent minor aphthous ulcers. II. Pharmacokinetics and demonstration of clinical safety. Oral Surg Oral Med Oral Pathol Oral Radiol Endod 1997 ; 83(2) : 231-238.
99. Porter S, Scully C. Aphthous ulcers(recurrent). Clin Evid 2004(11) : 1766-1773.
100. Siegel MA. Strategies for management of commonly encountered oral mucosal disorders. J Calif Dent Assoc 1999 ; 27(3) : 210-212, 215, 218-219 passim.
101. Wright EF. Clinical effectiveness of lysine in treating recurrent aphthous ulcers and herpes labialis. Gen Dent 1994 ; 42(1) : 40-42 ; quiz 51-52.
102. Birek C. Herpesvirus-induced diseases : Oral manifestations and current treatment options. J Calif Dent Assoc 2000 ; 28(12) : 911-921.
103. Stoopler ET. Oral herpetic infections (HSV 1-8). Dent Clin North Am 2005 ; 49(1) : 15-29, vii.
104. Scott DA, Coulter WA, Lamey PJ. Oral shedding of herpes simplex virus type 1 : A review. J Oral Pathol Med 1997 ; 26(10) : 441-447.

105. Corey L, Spear PG. Infections with herpes simplex viruses. 2. N Engl J Med 1986；314(12)：749-757.
106. Scully C. Ulcerative stomatitis, gingivitis, and skin lesions. An unusual case of primary herpes simplex infection. Oral Surg Oral Med Oral Pathol 1985；59(3)：261-263.
107. Regezi JA, Sciubba JJ, Pogrel MA(eds). Atlas of Oral and Maxillofacial Pathology. Philadelphia：Saunders, 2000：8-31.
108. Corey L. Herpes simplex viruses. In：Kasper DL, Braunwald E, Hauser S, Longo D, Jameson JL, Fauci AS(eds). Harrison's Principles of Internal Medicine. New York：McGraw-Hill, 2005.
109. Spruance SL, Rea TL, Thoming C, Tucker R, Saltzman R, Boon R. Penciclovir cream for the treatment of herpes simplex labialis. A randomized, multicenter, double-blind, placebo-controlled trial. Topical Penciclovir Collaborative Study Group. JAMA 1997；277(17)：1374-1379.
110. Wynn RL. New drug approvals in 1996. Gen Dent 1997；45(3)：224-227.
111. Appleton SS. Candidiasis：Pathogenesis, clinical characteristics, and treatment. J Calif Dent Assoc 2000；28(12)：942-948.
112. Staab JF, Bradway SD, Fidel PL, Sundstrom P. Adhesive and mammalian transglutaminase substrate properties of Candida albicans Hwp1. Science 1999；283(5407)：1535-1538.
113. Farah CS, Ashman RB, Challacombe SJ. Oral candidosis. Clin Dermatol 2000；18(5)：553-562.
114. Neville BW, Damm DD, Allen CM, Bouquot J. Oral & Maxillofacial Pathology, ed 2. Philadelphia：Saunders, 2002.
115. Tosti A, Piraccini BM, Peluso AM. Contact and irritant stomatitis. Semin Cutan Med Surg 1997；16(4)：314-319.
116. Vokes EE. Head and neck cancer. In: Kasper DL, Braunwald E, Fauci AS, Hauser SL, Longo DL, Jameson JL(eds). Harrison's Principles of Internal Medicine, vol 1, ed 16. New York：McGraw-Hill, 2005：503-505.
117. Barasch A, Safford M, Eisenberg E. Oral cancer and oral effects of anticancer therapy. Mt Sinai J Med 1998；65(5-6)：370-377.
118. Epstein JB. Oral and maxillofacial cancer pain. Spec Care Dentist 1986；6(5)：223-227.
119. Sardella A, Lodi G, Demarosi F, Uglietti D, Carrassi A. Causative or precipitating aspects of burning mouth syndrome: A case-control study. J Oral Pathol Med 2006；35(8)：466-471.
120. Patton LL, Siegel MA, Benoliel R, De Laat A. Management of burning mouth syndrome：Systematic review and management recommendations[review]. Oral Surg Oral Med Oral Pathol Oral Radiol Endod 2007；103(suppl)：S50.e1-S50.e23.
121. Lamey PJ, Lewis MA. Oral medicine in practice: Burning mouth syndrome. Br Dent J 1989；167(6)：197-200.
122. Hakeberg M, Berggren U, Hagglin C, Ahlqwist M. Reported burning mouth symptoms among middle-aged and elderly women. Eur J Oral Sci 1997；105(6)：539-543.
123. Lipton JA, Ship JA, Larach-Robinson D. Estimated prevalence and distribution of reported orofacial pain in the United States. J Am Dent Assoc 1993；124(10)：115-121.
124. Grushka M, Sessle BJ. Burning mouth syndrome. Dent Clin North Am 1991；35(1)：171-184.
125. Basker RM, Sturdee DW, Davenport JC. Patients with burning mouths. A clinical investigation of causative factors, including the climacteric and diabetes. Br Dent J 1978；145(1)：9-16.
126. Wardrop RW, Hailes J, Burger H, Reade PC. Oral discomfort at menopause. Oral Surg Oral Med Oral Pathol 1989；67(5)：535-540.
127. Grushka M. Clinical features of burning mouth syndrome. Oral Surg Oral Med Oral Pathol 1987；63(1)：30-36.
128. Ziskin DE, Moulton R. Glossodynia：A study of idiopathic orolingual pain. J Am Dent Assoc 1946；33：1423.
129. Grushka M, Sessle BJ, Howley TP. Psychophysical assessment of tactile, pain and thermal sensory functions in burning mouth syndrome. Pain 1987；28(2)：169-184.
130. Hershkovich O, Nagler RM. Biochemical analysis of saliva and taste acuity evaluation in patients with burning mouth syndrome, xerostomia and/or gustatory disturbances. Arch Oral Biol 2004；49(7)：515-522.
131. Lauria G, Majorana A, Borgna M, et al. Trigeminal small-fiber sensory neuropathy causes burning mouth syndrome. Pain 2005；115(3)：332-337.
132. Jaaskelainen SK, Forssell H, Tenovuo O. Abnormalities of the blink reflex in burning mouth syndrome. Pain 1997；73(3)：455-460.
133. Jaaskelainen SK, Rinne JO, Forssell H, et al. Role of the dopaminergic system in chronic pain—A fluorodopa-PET study. Pain 2001；90(3)：257-260.

134. Albuquerque RJ, de Leeuw R, Carlson CR, Okeson JP, Miller CS, Andersen AH. Cerebral activation during thermal stimulation of patients who have burning mouth disorder: An fMRI study. Pain 2006；122(3)：223-234.

135. Zakrzewska JM, Forssell H, Glenny AM. Interventions for the treatment of burning mouth syndrome. Cochrane Database Syst Rev 2005；(1)：CD002779.

136. Femiano F, Scully C. Burning mouth syndrome (BMS)：Double blind controlled study of alpha-lipoic acid (thioctic acid) therapy. J Oral Pathol Med 2002；31(5)：267-269.

137. Gremeau-Richard C, Woda A, Navez ML, et al. Topical clonazepam in stomatodynia: A randomised placebo- controlled study. Pain 2004；108(1-2)：51-57.

138. Petruzzi M, Lauritano D, De Benedittis M, Baldoni M, Serpico R. Systemic capsaicin for burning mouth syndrome：Short-term results of a pilot study. J Oral Pathol Med 2004；33(2)：111-114.

139. Assimakopoulos D, Patrikakos G, Fotika C, Elisaf M. Benign migratory glossitis or geographic tongue：An enigmatic oral lesion. Am J Med 2002；113(9)：751-755.

140. Van Der Waal I. The Burning Mouth Syndrome. Copenhagen：Munksgaard, 1990.

141. Scully C, Felix DH. Oral medicine—Update for the dental practitioner：Red and pigmented lesions. Br Dent J 2005；199(10)：639-645.

142. Pass B, Brown RS, Childers EL. Geographic tongue：Literature review and case reports. Dent Today 2005；24(8)：54, 56-57；quiz 57.

143. Schofferman J. Care of the terminally ill person with AIDS. Int Ophthalmol Clin 1989；29(2)：127-130.

144. Pensfold J, Clark AJM. Pain syndromes in HIV infection：Brief review. Can J Anaesth 1992；39：724-730.

145. Bruce AJ, Rogers RS III. Oral manifestations of sexually transmitted diseases. Clin Dermatol 2004；22(6)：520-527.

146. Campisi G, Pizzo G, Mancuso S, Margiotta V. Gender differences in human immunodeficiency virus-related oral lesions：An Italian study. Oral Surg Oral Med Oral Pathol Oral Radiol Endod 2001；91(5)：546-551.

147. Cannon M, Cesarman E. Kaposi's sarcoma-associated herpes virus and acquired immunodeficiency syndrome-related malignancy. Semin Oncol 2000；27(4)：409-419.

148. Depaola LG. Human immunodeficiency virus disease: Natural history and management. Oral Surg Oral Med Oral Pathol Oral Radiol Endod 2000；90(3)：266-270.

149. Detels R, Tarwater P, Phair JP, Margolick J, Riddler SA, Munoz A. Effectiveness of potent antiretroviral therapies on the incidence of opportunistic infections before and after AIDS diagnosis. AIDS 2001；15(3)：347-355.

150. Dios PD, Ocampo A, Miralles C, Limeres J, Tomas I. Changing prevalence of human immunodeficiency virus-associated oral lesions. Oral Surg Oral Med Oral Pathol Oral Radiol Endod 2000；90(4)：403-404.

151. Johnson RA. HIV disease：Mucocutaneous fungal infections in HIV disease. Clin Dermatol 2000；18(4)：411-422.

152. Brown DM, Jabra-Rizk MA, Falkler WA Jr, Baqui AA, Meiller TF. Identification of Candida dubliniensis in a study of HIV-seropositive pediatric dental patients. Pediatr Dent 2000；22(3)：234-238.

153. Murray A, Alpagot T, Kao RT. Diagnosis and management of human immunodeficiency virus-associated periodontal diseases in adults. In：Hall WB(ed). Decision Making in Periodontology, ed 3. St Louis：Mosby, 1998：64-65.

154. Lynch DP. Oral manifestations of HIV disease: An update. Semin Cutan Med Surg 1997；16(4)：257-264.

155. Mirowski GW, Bettencourt JD, Hood AF. Oral infections in the immunocompromised host. Semin Cutan Med Surg 1997；16(4)：249-256.

156. Muzyka BC, Glick M. Major aphthous ulcers in patients with HIV disease. Oral Surg Oral Med Oral Pathol 1994；77(2)：116-120.

157. Epstein JB, Sherlock CH, Wolber RA. Oral manifestations of cytomegalovirus infection. Oral Surg Oral Med Oral Pathol 1993；75(4)：443-451.

# 8

# TMD（顎関節症）

杉崎　正志・覚道　健治・小林　馨・井上　農夫男・林　勝彦 訳

## 咀嚼機構の解剖学

　頭蓋下顎の関節は顎関節に存在し，身体内でもっとも複雑な関節である．それぞれの顎関節は1平面での蝶番運動を備え，それは蝶番関節としての特徴であり，また他の平面では滑走運動であり，それは滑走関節の特徴である．このように顎関節は理論的には蝶番滑走関節である[1]．顎関節は，側頭骨下顎窩とそれに組み込まれる下顎頭により構成されている（図8-1）[1]．これら2つの骨を直接の接触から分離しているのは，介在する関節円板（時折，半月板と不適切によばれている）である．健常な円板の関節部分は密な結合組織であり，いかなる神経，血管も存在せず，一方，円板の後方付着部は血管，神経分布に富んでいる[2-4]．側副靱帯はまた，円板から下顎頭内外側に付着している．これらの靱帯は開閉口中の下顎頭上の円板が回転運動をすることを容認している．このいわゆる下顎頭—円板複合体は大開口中に下顎窩から逸脱移動する（図8-2）[1]．そのため正常な関節では，開口早期の回転運動は下顎頭と円板下面の間（下関節腔）で生じる．また開口後期の滑走運動は円板上面と下顎窩の間（上関節腔）で行われる．関節運動は滑液によって潤滑され，それは関節表面への栄養物や関節表面からの老廃物の移動の触媒として作用している．

　ほとんどの滑膜関節とは違って，顎関節の関節表面は硝子軟骨の代わりに密な線維軟骨で被覆されている[5]．線維軟骨はそれ自身の修復能力が硝子軟骨より優れているので，顎関節の関節炎状態の管理は他の滑膜関節のそれとは異なっている[6]．

　顎関節の運動は咀嚼筋によってなされており，それらは生理学的および人間工学的に他の骨格筋と類似のものである[7]．咀嚼筋は下顎運動に携わる主要筋であるが，頭頸部の他の関連筋も咀嚼中に二次的な補助として作用する．咀嚼筋は，主に下顎を

## 8 TMD（顎関節症）

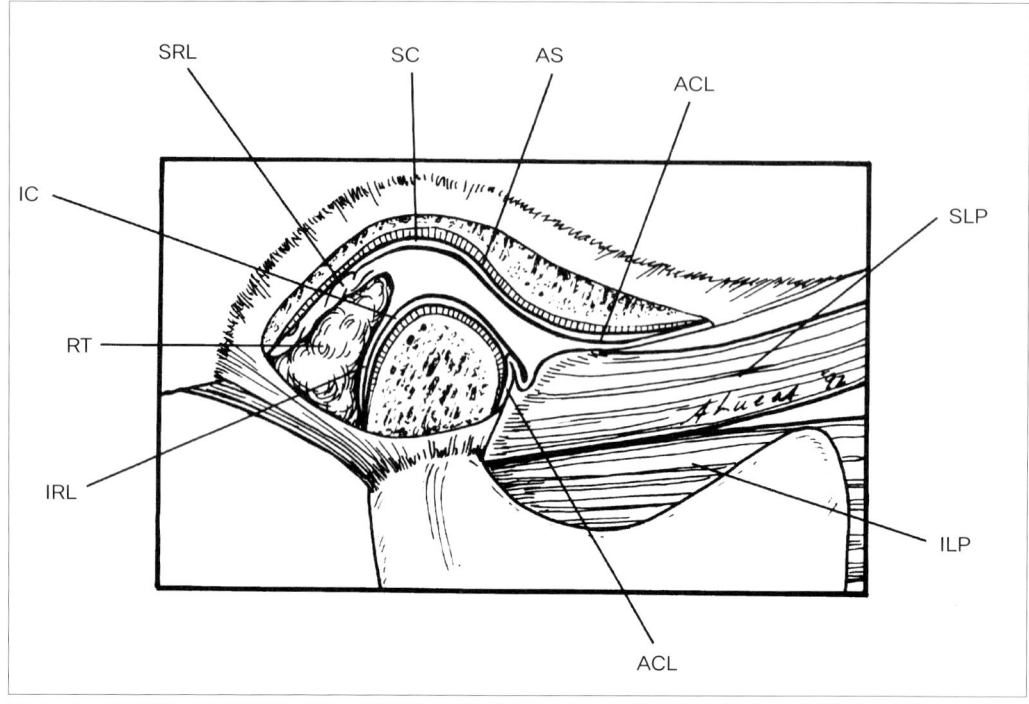

図8-1 顎関節の正常解剖．RT＝関節円板後部組織，SRL＝関節円板後部上層（弾性線維性），IRL＝関節円板後部下層（膠原線維性），ACL＝前方関節包靱帯（膠原線維性），SLPとILP＝外側翼突筋上頭および下頭，AS＝関節面，SCとIC＝上および下関節腔(Okeson JP. Management of Temporomandibular Disorders and Occlusion. 5th ed. St Louis：Mosby. 2003[1]．から許可を得て転載)．

挙上（閉口）する咬筋，内側翼突筋，および側頭筋と，下顎を押し下げる（開口）のを助ける顎二腹筋と，下顎を突出するのを補助する外側翼突筋下頭と，機能中に下顎頭と円板を安定させている外側翼突筋上頭を含む[8-11]．咀嚼筋は機能的行動中に，たとえば会話，咀嚼，嚥下などで多様に作用する[12]．多くの筋活動はまた，明らかに非機能性（パラファンクショナル）でもあり，それらはブラキシズムという広範囲の用語で定義され，グラインディング，クレンチング，あるいはリズミックな口に何も入っていない状態で噛む動きを含んでいる[13,14]．

## TMD（顎関節症）の定義

*TMD（顎関節症）*は咀嚼筋，顎関節および関連構造体にかかわる臨床問題のいくつかを含んだ集合名詞である．この用語は*craniomandibular disorders*と同義語である．TMD（顎関節症）は口腔顔面部における非歯原性疼痛の主たる原因として認められており，筋骨格障害の1つの下位分類と考えられている[15]．TMD（顎関節症）は多くの共通の自覚的症状をもつ咀嚼システムにおける関連した障害の集まりとして意味づけられている．もっとも頻繁にみられる

# TMD(顎関節症)の定義

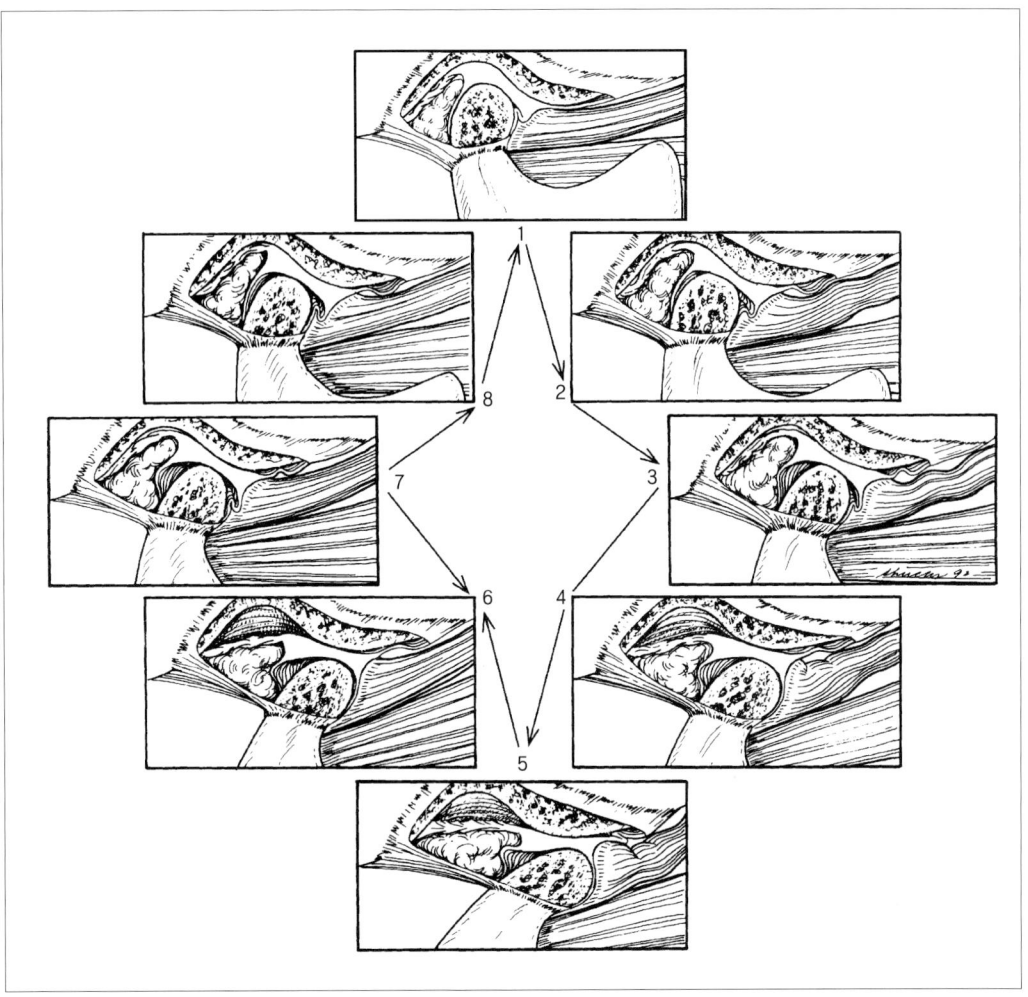

図8-2 最大開口および閉口運動中の下顎頭の正常運動．下顎頭が下顎窩から滑走すると，関節円板は下顎頭の上で後方に回転することに注意．閉口運動は正確に開口運動の反対の動きになる(Okeson JP. Management of Temporomandibular Disorders and Occlusion. 5th ed. St Louis : Mosby. 2003[1]．から許可を得て転載).

自覚的症状は疼痛であり，通常は咀嚼筋あるいは耳前部に局在し，通常咀嚼あるいは他の顎運動によって悪化する．この障害の患者はしばしば制限された，あるいは非対称性の下顎運動や，もっとも頻繁にクリッキング，ポッピング，ギーギー音あるいはクレピタスとよばれる関節音を有する．

共通する患者の訴えには顎の疼痛，耳痛，頭痛および顔面痛が含まれている．ブラキシズムのような口腔パラファンクション(クレンチングやグラインディング)に関連する非疼痛性の咀嚼筋の肥大や，異常な咬耗は問題として関連しているかもしれない．非筋骨格性原因による疼痛や機能障害，た

145

とえば口腔顔面領域での耳鼻咽喉科的，神経学的，脈管的，新生物的あるいは感染性疾患は，たとえ筋骨格性疼痛があるにしても，一次性 TMD（顎関節症）とは認められない．しかし，TMD（顎関節症）はしばしば他の頭蓋顔面および口腔顔面痛症を併存している．

## TMD（顎関節症）の疫学

選択された非患者成人集団の横断的疫学研究は，これらの集団の40〜75％が関節機能障害の少なくとも1つの他覚的兆候（異常顎運動，関節音，触診での圧痛など）[16-19]を有しており，またこれら集団の約33％は少なくとも機能障害の1つの自覚的症状（顔面痛，関節痛など）を有していることを示している．いくつかの他覚的兆候は健康集団においても比較的共通してみられる：関節音や開口時の顎偏位は非患者集団の約50％に生じる[20]．他の他覚的兆候は比較的稀である：開口制限は非患者集団の5％未満に生じる[18,21]．

用語の記述，データ収集，分析方法（たとえば単因子対多因子分析）および研究からの個々の因子選択が違っているため，横断的疫学研究の結果は研究ごとに相当に異なっている．自覚的症状と他覚的兆候の観察では，自覚的症状と他覚的兆候の相関が貧弱なため，多くの問題がある[18]．これらの制限にもかかわらず，いくつかの一貫性がこれらの疫学研究でみられる．顎関節部の疼痛は18歳以上の集団の約10％に報告されている：これは主として若年者と中年者での状況であり，男性よりも女性において，

2倍ほど頻度が高い[22,23]．TMD（顎関節症）はしばしば軽快し，自己緩解型で経時的に変動する[24,25]．TMD（顎関節症）の自然経過あるいは経過に関する知識は限定されてはいるが，慢性的で障害性の関節包内顎関節病変への進行は稀であるとする根拠は増えている[25-27]．

TMD（顎関節症）の自覚的症状と他覚的兆候はまた，小児や思春期においても観察されているが，有病率は成人のそれに比較して低い[22,28-30]．（文献31参照）思春期の関節音の出現率は2年間以上にわたって17.5％と高く[32]，クリッキングは予測可能なパターンなしに，自然に生じては消失するであろう[33-35]．疼痛強度はあらゆる年齢層で同じ[36]であり，また形態的不整の頻度は加齢と相関している[37,38]が，身体的制限や機能障害は，確実に老齢者における有病率や重篤度において減少している[36,39-44]．より最近の疫学分析では，15歳から35歳までの5年間隔で観察した若年者グループで，患者が報告した自覚的症状や，臨床的に観察された他覚的兆候に著明なばらつきがあることが示されている．顎関節の強度の疼痛や機能障害への進行は稀である[45,46]．

成人の非患者調査において，一般的な自覚的症状の強さを非特異的測定法でみた保有率（たとえば Helkimo 指数）は，男性と女性においてほとんど同じである[39,47-53]．反対に，個々の自覚的症状が独立して評価された場合，女性では頭痛，顎関節クリッキング，顎関節圧痛や筋圧痛を男性より多く認めた[18,41,54-61]．これらの男女間の違いでは，TMD（顎関節症）の治療を求める人びとにおける，女性対男性比3：1から9：1の臨床所見を説明することはできない[36,39,62,63]．

女性と男性は疼痛関連感受性において差はなく，それらの疼痛の意味にも差はなく，疼痛関連病的行動にも差はない[64]．この女性の治療希望の優位性は，彼らの健康への意識性が男性より高いことによるものであろう[64,65]．

顎関節機能障害の他覚的兆候を有する人の割合は高いが，顎関節の一般的愁訴の全人口における割合は非常に小さい[66,67]．これらの人のわずか3.6～3.7%が治療を必要としており[16,19,68-71]，年間発症率は2%であると推定されている[66,68,72]．これらの評価は以下の研究で支持されている．すなわち良性の顎関節クリッキングを有する集団のわずか7%が1～7.5年の期間中に面倒なクリッキングに進行するという研究である[24]．他の研究では，顎関節クリッキングを有するほとんどの患者は，その多くが最小の保存的治療の介入を受けただけであるにもかかわらず，評価期間をとおしてクリッキングは変化がないか，減少あるいは消失を示したとしている[73]．さらに，顎関節クリッキングはかなりありふれているが，より重症な非復位性円板転位に進行する可能性は比較的稀である[20,27,74,75]．なぜなら関節音は一般的であり，しばしば疼痛はなく，また非進行性であるので，疼痛や障害のない良性で慢性の復位性や，疼痛や機能障害のない非復位性円板転位に対する過剰な治療を避けることが重要である[27]．

既知のTMD（顎関節症）という疾患の有病率は，診断基準の分類概要が普遍的に容認されていないために確定することは困難である．しかし，それぞれの研究者たちは，自覚的症状と他覚的兆候の組合せを，鑑別診断の有病率を間接的に推論するために用いていた．最近のTMD（顎関節症）の治療を求める患者に関する研究は，顎関節内障が26～31%で筋障害は30～33%であると報告している[76,77]．Schiffmanら[69]は一般集団で試験された診断基準を用い，顎関節の障害が33%，咀嚼筋障害が41%であることを示した．そしてそのサンプルのわずか7%が患者集団と同等の重症度であった．このように，治療を必要としない軽症の一時的な自覚的症状と他覚的兆候をもつ患者が含まれていることは疑いもないので，示された有病率は個人の自覚的症状の臨床的重大性を誇張しているかもしれない．同様に，無症候性の顎関節の9～31%はMRIで無症候性円板転位であることが明らかにされている[78-80]．死体での研究は34顎関節中31関節（生前にTMD（顎関節症）の自覚的症状と他覚的兆候を臨床的評価された患者）は，形態異常，円板転位，円板変形，癒着および骨関節症のようなさまざまな種類の変化を示しており，それは肉眼的な形態変化はTMD（顎関節症）[81]でなくても存在することを示している．

## TMD（顎関節症）の病因学

TMD（顎関節症）の明確で普遍的な原因の識別はできていない．その理由から，本章で討議される因子のほとんどがTMD（顎関節症）の直接的原因であると考えられるかもしれないが，将来の研究によって病因学的有意性が実証されることを待っている状況である．

TMD（顎関節症）のリスクを増大する因子は素因(predisposing factors)とよばれ，

TMD(顎関節症)発症の原因となる因子は発症因子(initiating factors)、またTMD(顎関節症)の治癒を阻害あるいは進行を増強する因子は持続因子(perpetuating factors)とよばれる．それぞれ異なった環境下で，個々の因子はそれらのいくらか，あるいはすべての役割を果たすであろう[82-84]．長期間の満足できる管理ができるかどうかは，通常，可能性のある寄与因子が同定できるかにかかっており，また最初の評価の完全性と正確性にしばしば比例する．このように，包括的診断法は臨床医に，TMD(顎関節症)や慢性痛に関連するすべての可能性のある寄与因子を理解することを求めている．

多くの要素が，咀嚼システムを構成する筋の運動時の調和や均衡に影響しうる[85]．数多くの因子が，この均衡を正常または適応性のある生理的健康状態で機能をともなったものか，あるいは機能異常をともなった病的状態のいずれかに向かわせる可能性がある．骨や顎関節軟組織のリモデリングや筋緊張の規制は，傷害や変化への適合性のある生理的反応である．咀嚼機構における構造の完全性の喪失，変化した機能，あるいは生力学的ひずみや緊張は適応性を損なわせ，また機能障害あるいは疾病の可能性を増大する[86,87]．咀嚼機構のいかなる部分への直接の外因性傷害も構造の完全性を自然発生的に失わせ，また変化した機能を同時に生じさせ，そのため，その機構における適応能力が低下する．さらに，この他にもこれに寄与しうる解剖学的，身体的，心理社会的因子が存在し，これらは咀嚼システムの適応能力を十分に減少させてTMD(顎関節症)を発症させる．

## 外 傷

外傷とは，咀嚼機構に加えられた正常機能の負担を超える外力であるといえる．強度と期間の両者を考慮する必要がある．ほとんどの外傷は3タイプに分けることができる．(1)*直接的外傷*：これは構造への突然で，通常は単独の衝撃の結果生じる，(2)*間接的外傷*：これは作用を受けた構造に直接接触することのない突然の衝撃に関連する，(3)*微小外傷*：これは引き続く，反復性の一定時間を超えた力の結果生じる．

### 直接的外傷

下顎あるいは顎関節への直接外傷(大外傷)は傷害を生み，また側頭部付近に近いところに一過性の炎症性の自覚的症状と他覚的兆候をともなうことが，一般的に認知されている．もし，その外力が構造破綻を引き起こせば，機能喪失が早急に引き続くであろう．食事中やあくびをしているとき，大声をあげているときに加わる下顎を下方に引き下げたり，側方にひねったり，あるいは押し込むような力や，あるいは長時間の開口もまた，TMD(顎関節症)を引き起こしたり増悪させると報告されている[85,88,89]．

TMD(顎関節症)患者は咀嚼機構への身体的外傷が非TMD(顎関節症)患者に生じるよりも，より頻度が高いとされている[89-94]．ある研究では，下顎への直接外傷は受傷後24〜72時間の間に発症する，より局在化した自覚的症状と関連していた[95]．しかしながら，自覚的症状の出現が生じるのが受傷後長時間である場合は，原因を確立することは困難であるか不可能である[91]．ある研

究によれば，直接外傷は関節円板転位の発症と稀に関連していると報告されている[96]．最近の報告は，第三大臼歯の抜歯がTMD（顎関節症）発症の1つのリスクファクターであるかもしれないと報告している[97]．上気道管理処置後の顎関節の一過性あるいは永久的機能障害が報告されている．しかし，英語論文において比較対照研究や長期間の研究は存在しない[98,99]．

間接的外傷

直接の顔面打撲をともなわない屈曲—伸展損傷（むちうち）はTMD（顎関節症）と矛盾のない自覚的症状を生じる[90,100,101]．TMD（顎関節症）の自覚的症状と他覚的兆候はむち打ち症の既往を有する人びとにおいて，より有病率が高いという証拠がいくつかある[90]．下顎の自覚的症状は損傷を受けた頸部構造に起因するであろうが，下顎の自覚的症状と間接的外傷の間に直接的な因果関係はまだ確立されていない[102-104]．

コンピュータシミュレーションはある種の自動車事故では，顎関節に屈曲—伸展損傷が生じることはないということを示している[105]．この所見を支持するものとして，後方からの衝突において，自動車衝突事故試験のヒトボランティアは下顎の動きを示さなかった[106]．このように，自動車事故に継発する下顎の直接的打撃なしに下顎が損傷するという証拠は欠落しているが[95,102]，頸部から三叉神経領域に異所性疼痛が生じる経路は認められている[15,107,108]．そのため，顔面あるいは下顎への直接的外傷がない頸部むち打ちの損傷に引き続き，TMD（顎関節症）の自覚的症状が観察されることは稀なものではない．非衝撃性損傷の病因的有意性は不確実であり，また多くの誤った情報が，この訴えを支持する科学的研究なしに患者に提供されている．

微小外傷

微小外傷は姿勢の不均衡あるいはパラファンクションを介して，咀嚼機構への持続し，繰り返す有害な負荷に起因すると仮定されている．頭部前方位あるいは電話の肩挟みのような姿勢の習慣は，TMD（顎関節症）患者において筋や関節の過労を引き起こし，また頭痛を含めた筋骨格痛を起こすことが示唆されている[109]．

パラファンクションは自己報告，質問票，ベッドルームパートナーによる報告あるいは歯の咬耗のような間接的手法によって，ほとんどが評価されてきた．これらのパラファンクションの間接的測定は，TMD（顎関節症）の自覚的症状とパラファンクションの存在との間の関係のように混乱した報告を提供してきた．これらの測定の限界は指摘されてきた[110]．

歯のクレンチング，グラインディング，弄唇癖，および異常な下顎位などのパラファンクションは一般的であり，また通常はTMD（顎関節症）の自覚的症状をもたらすことはない[76,111,112]．しかしながら，それらはTMD（顎関節症）患者のある下位分類群における誘発因子，あるいは持続因子として示唆されている[14,112-122]．入手可能な研究や臨床観察は一般にこの論争を支持しているが，TMD（顎関節症）におけるパラファンクションの正確な役割は，これらの行動を直接に評価した研究はほとんどない

ため不明瞭である．ブラキシズムによる二次的摩耗の重症度は，TMD（顎関節症）患者を無症状者から識別できず[123,124]，また筋の過剰活動は関節原性TMD（顎関節症）との関連を示していない[125]．さらに，クレンチングは神経筋疲労を引き起こさない．なぜなら，筋は運動ニューロンを筋緊張にかかわらないようにさせることや発火の頻度を減じることで，持続した筋活動を補償するからである[126]．

非実験的に引き起こされたパラファンクション，あるいはクレンチングはTMD（顎関節症）の原因になるという証拠は欠落しているが[45,127]，いくつかの研究は実験的に引き起こされたパラファンクションがTMD（顎関節症）患者によって報告されたものと同様の一時的疼痛を引き起こすことを示している[119,121,128]．これらの研究の影響度は，それらの少数のサンプルサイズのため限定されている．

夜間ブラキシズムと心理因子間の関係は疑問があるが[129,130]，口腔パラファンクション活動の強さと頻度は，ストレスと不安，睡眠障害および服薬（たとえば神経安定薬，アルコール）によって悪化するであろう[14]．咀嚼筋の過剰活動のいくつかの形式は情動行動に関連しており，また視床下部を通って皮質を介して調節されるであろう[131]．強烈で持続するパラファンクションは，脳性麻痺のような神経学的障害や口腔顔面ディスキネシアや，てんかんのような錐体外路系障害の患者においても生じうるであろう[132]．逆に，ブラキシズムは顔面形態や頭蓋形態とは関連していない[133]．

過去の夜間ブラキシズムの重症度の兆候でもっとも一般的に信じられていることは，歯の摩耗である[134]．しかし，歯の摩耗は加齢[135]や性[136,137]と関連するオーバージェットやオーバーバイトの変化，下顎前方運動ガイド様式[138,139]，歯顔面形態[140]，侵蝕性食品[141]，咬合力能[139,142]，および環境因子[143,144]によっても，ある程度は説明される．さらに人類学者は，人間においてほとんど普遍的であるブラキシズムが病的であるならば，自然淘汰は現在までにそれを消去したはずだと主張する[145]．他のものは，平坦になった咬合面による，より良い咀嚼効率を認めることから，ブラキシズムの有益な影響を示唆している[146]．

咬耗がその時点でのブラキシズムレベルを示唆することに利用されるとき，他の問題が生じる[115]．咬耗は本質的に発作的なもので，いまだ特定されていない因子によって突発的に生じるようであり[74,147]，そのため持続する習癖を意味するとも限らない．パラファンクションのより直接的測定（ポータブル筋電図，睡眠ラボ，直接の観察など）での連続研究が，現在のパラファンクションの特定の役割を明確にするために必要であろう[148-150]．

## 解剖学的因子

### 骨　格

骨格因子のなかには，顎関節に不都合な生体力学的な関係があり，これは遺伝，発生あるいは医原的なものに起因しうる．重度の骨格奇形，上下歯列および歯列と歯の大きさの不一致，および歯への過去の損傷はTMD（顎関節症）における役割を果たしているかもしれない．しかし，この役割は

過去に信じられていたよりも，より弱いものであろう．たとえば関節円板転位は，小下顎症のような顔面骨格異常の小児に一般的であることが知られているが[151]，これらの解剖学的異常は病因であるとはいえない．さらに，一般的に顎関節内障やTMD（顎関節症）の他のタイプの患者に高率で頭位前方位姿勢がみられるのではない[76,152]．

深い関節隆起はまた，顎関節内障の病因学的因子として提案されてきた．無症状の対象者においては，より深い関節隆起は関節円板の増加した後方回転と関係しており，可能性のある解剖学的リスクファクターとして提案されている[153]．しかし，いくつかの研究は，非復位性関節円板転位の顎関節と骨変化をともなう顎関節においては，復位性円板転位や骨変化をともなわない顎関節よりも，関節隆起が浅いことを示しており，このことは適応性のあるリモデリングの存在を示している[152-156]．さらに片側性の関節音は，より浅い下顎頭運動経路を示す側と関係している[34]．

咬合関係

歯科の専門家は歴史的に，TMD（顎関節症）の主要な病因として咬合の変異に目を向けてきた．作業側や非作業側の後方歯接触，および下顎後方位（RCP）と咬頭嵌合位（ICP）との間での不一致のような咬合形態は，一般的に素因，誘発，持続因子として認識されてきた．しかし文献レビューや最近の研究は，TMD（顎関節症）における咬合の病因的役割を強く支持していない[29,74,112,157-168]．

骨関節症の変化や歯の喪失の発症率は，加齢とともに増加する．過去の研究は大臼歯の支持喪失と顎関節の変化は関連しているとしてきたが，これらの関係は，年齢を調整すると消失する[37,169]．生活している非患者集団の研究は，TMD（顎関節症）と大臼歯支持喪失の間に関連性の証拠を示していない[51,170-178]．さらに文献レビューは，咬合高径の中程度の変化（約4〜6 mm）は咀嚼筋の過剰活動，あるいはTMD（顎関節症）の自覚的症状を引き起こすとすることの重要な証拠を示すことができなかった[179]．動物実験の結果は注意深い解釈が必要とされているが，最近の動物実験の結果は，咬合高径の急激な増加に対して急激な適応形態反応を生じることを示唆している[180]．TMD（顎関節症）への咬合高径の影響に関する最近の研究は英語論文ではみられない．

咬合の誘導はTMD（顎関節症）の自覚的症状と他覚的兆候に影響すると述べられてきたが[181,182]，研究のほとんどはこの関連性について証拠を示していない[183-187]．

過剰なオーバーバイト（前歯の垂直的被蓋）は関節音[185]，また広範囲の咀嚼筋圧痛[159,188]と関連していたとされているが，ほとんどの研究はこの関連性を支持していない[184-186]．しかしながらオーバーバイトの減少，特に骨格性前歯部開咬は，下顎頭変化[123,188,189]とリウマチ性関節炎[190,191]に関連していた．

過大なオーバージェット（前歯の水平面での被蓋）はTMD（顎関節症）の自覚的症状[192,193]や，骨関節症変化[123,194]と関連していると述べられているが，他の研究はオーバージェットとTMD（顎関節症）の関連性について証拠を示すことに失敗している[184,186,189,192,194-198]．SeligmanとPullinger[159]

は5mm以上のオーバージェットは健康な非患者集団においては非常に稀であることを示した．

クロスバイトそれ自体はTMD(顎関節症)とは関係がない[159, 185, 188, 195, 199-202]．前歯部あるいは臼歯部の両側性クロスバイトはTMD(顎関節症)と関連があるようにみえないが，片側性の上顎臼歯部の舌側クロスバイトは，TMD(顎関節症)患者においてより一般的であることが示された[160]．

過大なオーバージェット，最小のオーバーバイトと骨格性前歯部開咬，片側性の臼歯部クロスバイト，2mm以上の咬合スライド，および緊密な臼歯部接触の欠落のようなTMD(顎関節症)患者により多くみられる咬合因子は，疾病に関連した関節包内の変化に引き続く下顎頭位の変化に起因する可能性が示唆されてきた．そのため，これらの咬合因子はTMD(顎関節症)の原因というより，結果であるかもしれない[162, 203]．これまでの研究には信頼性のある咬合測定技術やデータ収集法が欠落しており，それはいくつかの所見の相違を説明するであろう．それでもなお，熟考を個別にあるいは同時にしても，咬合因子との強い関連があるとする証拠はほとんどなく，またTMD(顎関節症)の自覚的症状とともに，TMD(顎関節症)の病因(アングルの不正咬合，深いオーバーバイト，最小のオーバージェット，強度の咬耗，前歯部および両側臼歯部クロスバイト，下顎頭位，RCPとICPの不一致，および片側性RCP接触)と伝統的に関連している他の因子との強い関連があるとする証拠はほとんどない．たとえば，伝統的に信じられているⅡ級2類の咬合関係に反して，下顎骨は後方に偏位しない[204]．

まとめとして，咬合のTMD(顎関節症)の病因としての寄与は小さいと考えられる[169]．ある種の咬合に関係した変数は，特定の診断の10%から25%の間のものが説明できる[160]．わずかに増加する骨関節症変化[160, 194]と筋筋膜痛[160, 205]のリスクは，RCP-ICPにおける2mm以上のスライド；顎関節内障と片側性上顎舌側クロスバイト；骨関節症変化および筋筋膜痛と6mm以上のオーバージェット；および顎関節内障および骨関節症変化と臼歯の6本以上の欠損と関連づけられる[160]．もっとも大きく寄与するものとしては，骨関節症変化と筋筋膜痛患者を特徴づける前歯部開咬が認められた．しかし，記載された関連性のほとんどは関節への二次的変化であり，病因ではないと評価された[160]．

## 病態生理学的因子

全身的因子

全身的に病態生理学的な問題を有する疾患は，局所としてのTMD(顎関節症)に影響するかもしれないので，一般に患者のプライマリーケア医，あるいは他の医学専門家と共同で管理されるべきである．これらには変形性(退行性)，内分泌性，感染性，代謝性，新生物性，神経学的，リウマチ学的，および血管性疾病が含まれる．全身的因子は中枢および局所レベルで同時に作用しうる[206, 207]．相互に作用し合う組織は近接しておらず，また類似のものではなく，たとえば退行性の筋変化は関節包内疾病の結果として生じる[208]．

全身性関節弛緩は，TMD(顎関節症)の可能性のある寄与因子として言及されて

おり[209,210]，また顎関節内障患者において，TMD（顎関節症）の他のタイプの患者や正常対照者よりも有病率が有意に高い[18,74,211-213]．変化したコラーゲン代謝は関節の弛緩に影響し[211]，有痛の関節円板転位のある顎関節内部でのコラーゲン合成は，無症状性の関節と比較して異なっていることが報告されている[214]．また，より最近の成人での研究は性差について有意差はないとしているが[215]，全身性関節弛緩は思春期男性より女性において有病率が有意に高い[211]．それでも，末梢関節あるいは体幹の可動性と下顎の可動性の間には弱い相関があるが[216-218]，これからの研究で関節の弛緩がTMD（顎関節症）進行の可能性を予見できることを示さなければならない．

局所因子

咀嚼能率のようなTMD（顎関節症）の局所の病態生理学的因子は，多因子的で基準設定が困難な大きな幅の個人差を含んでいるように思われる[219]．咀嚼能率は咬合面の接触面積[146,220]や，修復の数や広さ[219]によって影響されないが，より多数の咀嚼ユニットや5本以下の臼歯の欠損によって高まる[221]．咀嚼障害の閾値は3本以下の臼歯部咀嚼ユニットにある[172]．さらに，咀嚼力は性[222,223]，年齢[224]，および疼痛レベル[225-229]にも影響される．

咀嚼筋圧痛は筋活動における変化[205,207]，あるいは疼痛部位や疼痛側[230,231]と必ずしも関係するとは限らない．咬筋では近接した筋の痛みに反応して圧痛閾値が減少するが，側頭筋前部筋束は反応しない．またこれらの関連性は，むしろ因果関係というよりも並行関係であろう．筋圧痛は炎症の結果であるとは思えず，おそらくは以下に示す末梢組織損傷の経過中の長期化した中枢の過剰興奮や，変化した中枢神経系（CNS）と関連している[231]．頸部筋活動は咀嚼筋活動に影響することが示されており[232,233]，たぶん一次求心性反射反応によって生じているのであろう[234]．このように，最初の頸椎あるいは顎関節の障害は二次的な咀嚼筋状態を促進するであろう．筋の痛覚過敏はまた，顎関節の炎症でも引き起こされる[235]．

診断医にとって重大な関心事は，顎関節の疾患が病理学的反応か適応反応かの識別である．組織学的研究は，軟骨の厚さと構成が機能負荷中の剪断応力に適応することを示している[236-239]．たとえ骨関節症性の変化があったとしても，関節をなす構成体間で安定した形態学的関係と組織学的互換性の両者を与えることで，健全な関節面が維持されることが求められている[176,203,240]．そのため形態学的変化は，ほとんどが不可逆的であるが通常は安定性を獲得，維持し，また適応したと判断されるべきである[241]．この観点からみる骨関節症変化の治療のゴールは，早期の形態的特徴を修復することではなく，身体の病理生理学的経過への適合反応を促進することである．

早期の円板障害において，骨関節症の他覚的兆候は明白ではない．骨関節症変化をともなう後期の顎関節内障は独立した経過ではなく，パラレルなものかもしれない[242]．これら円板障害の50％は，いくらかの骨芽細胞や破骨細胞の細胞活動を示している[243]．非復位性円板転位はしばしば骨関節症変化を長い間に起こしており[27,74,242,244]，復位性関節円板転位患者のほぼ半分は同様の進行

を示すであろうし[27,74]，また真の出現率はおそらく50％よりかなり少ないであろう[74]．復位性関節円板転位は概して早期の骨関節症の組織学的所見をほとんど示さず，それは他の関節構成体は通常円板転位によって大きく影響を受けないためである[242,245,246]．顎関節のクリッキングは30年間以上にわたって，骨関節症変化を発症するであろう患者を予測していない[247]．

　滑液の粘度の変化や不十分な潤滑が顎関節のクリッキングや，退行性変化を引き起こすかもしれないことが示唆されてきた[248,249]．疼痛をともなう炎症における生化学的所見との関連性を調べている滑液分析研究では，異常な血清タンパクの集積[250-252]や神経伝達物質と炎症性サイトカイン[253-256]の集積を明らかにしている．他の研究は顎関節内で疼痛や炎症，退行性変化を起こしている伝達物質のタイプと同様に，さまざまな酵素や他の代謝性副産物の分解についても評価している[257-269]．

　関節円板の摩擦による「sticking：膠着」は顎関節内障の原因として提示されてきた[120]．この力はクレンチングの種類に依存しており，特にICPならびに片側性の大臼歯の噛みしめ中の影響が強い[270,271]．実験モデルや動物実験によれば，この力はまた対立する表面間での適合性の減少によって増加し[272-275]，また平坦で丸まっていない表面によって増加し[271]，クレンチング中の下顎の変形によるのと同様に[276]，円板の厚さと区域によって影響を受ける[274]．興味深いことに，非作業側の歯の接触は関節内の負荷を減少するという仮説があり，またクレンチング力を遮断する作用がある[271]．

　関節包内圧もまたTMD(顎関節症)に影響がある[277,278]．関節の動きにともなって変化する圧ポンプ作用として関節の潤滑，栄養，血液供給，ドラッグデリバリー，老廃物の除去，そして下顎頭の発育にまで作用する．このように，不可動化あるいは持続するクレンチングによるいかなる障害もTMD(顎関節症)を悪化させるであろう．

　復位性関節円板転位と反対に，非復位性関節円板転位は進行性の滑膜炎を示し[279]，また組織学的評価は中程度の組織の関与を示している[243]．にもかかわらず，自覚的症状と他覚的兆候は関節円板の位置とは関係がなく，また関節造影診断は疼痛や機能障害のレベルを予測できなかった[280]．このように，いかなる疼痛や機能障害が存在している場合であっても，それと円板転位とは無関係であろう．

　女性ホルモンは顎関節関節円板の疾病に役割を果たすといわれてきた．すなわち，関節円板内におけるエストロゲンとプロゲステロゲン受容器の両者の存在が，確認もされ[281]，また否定もされている[282]．ランダム化比較研究はエストロゲンがTMD(顎関節症)の病因として役割を果たしていないことを示したが[283,284]，コホート研究や症例対照研究は反対の結果を示した[285,286]．女性は男性よりも高い関節内圧を示し，それは虚血，円板摩擦あるいは持続する慢性炎症性滑膜炎を悪化し，ある程度は女性における関節円板に関連したTMD(顎関節症)の有病率を説明している[278]．

　円板転位から骨関節炎や骨関節症変化への進行に対する病因的説明は，代謝の障害による関節の修復軟骨細胞反応の不具合，過度の機械的負荷による相対的あるいは絶対的過剰負荷を含み，関節軟骨の生化

学的機能障害を引き起こす[287,288]．反対に，リモデリングは変化した関節円板の位置に順応するための生理学的反応である[203]．このように，円板の穿孔のような関節円板内での機械的破壊は，円板の位置異常よりも，円板転位に引き続く骨関節炎や骨関節症変化を引き起こすだろう[289]．しかし，円板のすべての大きな異常が骨関節炎を引き起こすであろうことは明白でない．それはある実験的動物研究によれば，顎関節は比較的短時間で円板の穿孔を修復する能力があるためである[290]．

最近の研究は，感受性の強い人の障害を受けた関節において，機械的ストレスが有害なフリーラジカルの集積を引き起こすことを示している．この状況は酸化ストレスとよばれている[291]．Dijkgraafら[292]は，フリーラジカルが顎関節内でタンパクの架橋結合を介して，癒着形成の原因となるかもしれないことを提示した．

遺伝因子

TMD（顎関節症）の遺伝的感受性に関する研究はほとんどない．最近の研究はカテコール-O-メチル基転移酵素（COMT）遺伝子多型，疼痛感受性とTMD（顎関節症）発症リスクの間の関係を調べている．COMTをコード化している遺伝子の3つの遺伝的変異（ハプロタイプ）が確認され，それぞれ low pain sensitivity, average pain sensitivity および high pain sensitivity として表された[293]．このハプロタイプは実験的疼痛感受性と関連しており，また low pain sensitivity に対するシングル・ハプロタイプの存在が筋性TMD（顎関節症）の発症リスクを減少することが示された．さらなる研究は異なったハプロタイプの存在がどのようにTMD（顎関節症）発症リスクに関連するのか確定するために必要である．

心理社会的因子

心理社会的因子には，機能適応するための患者の能力に影響を与える個人的，対人的および状況的な不定因子が存在する．集団としてみた場合には，TMD（顎関節症）患者と口腔顔面痛患者とでは文化的にも経済的にも明らかに異なっており，関係する心理社会的因子において非常に多様性がある．しかし，個々のTMD（顎関節症）患者では，生活状況に対する管理や対処を困難にするようなパーソナリティ特性や感情を有している[61,158,294-297]．

TMD（顎関節症）患者のある者では，健康集団と比較してより多くの不安を経験するという証拠や，口腔顔面痛が単に感情的苦悩の身体表現の1つにすぎないという証拠がある[298-302]．たとえば，筋痛のある患者では，生活におけるストレッサーへの過剰反応として，交感神経系活動が過剰になることによって発現することがあり，さらに疼痛に注意を集中させることがこれらの疼痛の程度に影響を与える[303-306]．そのような主訴を有する患者はしばしば他のストレス関連障害の病歴がある[302,307]．生活上での他の大きな出来事に関連した抑うつや不安は，身体的な自覚的症状に対する受容と耐性を変化させ，患者自身にさらなる医療を求めさせることとなる[308,309]．

慢性TMD（顎関節症）患者は，腰背部痛や頭痛をもった患者と類似した心理社会的

および行動特性をもっていることが知られている[310,311]．一般的に，TMD（顎関節症）患者が他の疼痛患者や健康な対照群と比較して，性格タイプ，疾病に対する反応，健康管理に対する態度，あるいはストレスに対処する方法において著しく異なっているわけではない[61,111,312-314]．いかなる心理学的障害も疼痛の存在と関連しているのかもしれない[225,309,315]．

不安と抑うつはTMD（顎関節症）の結果によるものであるのみならず，TMD（顎関節症）に罹患しやすくさせることを知ることが重要である．しかし，TMD（顎関節症）となんら関係しない精神障害を患者が有しているかもしれないことも重要である[316-319]．精神障害とは，感情，受容，認識，行動，あるいは対人調整といった領域での，適応機能を損なう心理的あるいは器質的起源をもった症候群である．精神障害の臨床的特徴はAmerican Psychiatric Association（米国精神医学会）から出版されている「精神障害の診断・統計マニュアル　第4版（DSM-IV）[320]」にその概要が示されている．精神病性症候群，気分障害，不安障害，器質的精神障害および身体表現性障害についての診断基準が記載されている．精神障害のTMD（顎関節症）への関連性については研究成果の待つところであるが，臨床報告のいくつかは，心理的葛藤と事前に存在する精神医学的状態である感情的苦悩がTMD（顎関節症）の病因あるいは増悪因子となるかもしれないことを示唆している[321-324]．

周囲の状況の偶然性が，個々の患者の疼痛および疾患に対する受容や反応に影響を与えることで治療を非常に複雑にしている．ある患者は心因性の自覚的症状が減少したり，あるいは消失したりする程度まで苦悩の軽快化を経験するかもしれない．この自覚的症状形成による一次的利得は，いったん障害が確立することで患者が社会的利得を得るという二次的利得と区別されねばならない[325-327]．二次的利得には，通常の日常的責任を回避すること，保険あるいは訴訟により金銭的代償を受けること，楽しくない業務を避けるために「病気である」という合理化を利用すること，家族，友人あるいは医療従事者からの世話を受けることなどがある[327,328]．

アルコール，マイナートランキライザー，麻薬，バルビツール薬，その他の薬物使用が，多くのTMD（顎関節症）患者の慢性化の一因になっている．TMD（顎関節症）患者を臨床的に評価するときは，アルコール中毒あるいは薬物中毒の可能性に注意を払わねばならない．TMD（顎関節症）あるいは慢性疼痛患者にみられる薬物依存の問題と薬物によって引き起こされた抑うつは，しばしば見過ごされがちであり，治療に対する反応が良好にもかかわらず，この問題のため難治性となる．

そのため，心理社会的因子は，ある個人にはTMD（顎関節症）の素因となり，いったん自覚的症状が確立するとTMD（顎関節症）を永続化させもする．そのため，心理社会的因子を注意深く考察することが，個々のTMD（顎関節症）患者の診断評価と治療にとって重要となる．

## TMD（顎関節症）の診断的分類

TMD（顎関節症）の分類は原因とその自然経過に関する知識とが限定されているため

に，いまだ完全なものとはなっていない．にもかかわらず，われわれの知識の進歩は，使用される分類学と，これに対応する診断基準に依存している[329]．

　診断基準は，異なる研究者間の患者集団の比較を可能とし，一般的な用語を提供し，診療の場で使われる概念的な骨組みを発展させるために役立つ[330]．分類のシステムでは，新しい所見と理解レベルの増加に基づき修正がなされるような進化を続ける骨組みが考えられるべきである．診断基準は，診断分類に役立ち，日々の臨床でTMD（顎関節症）を診断し，治療を行う臨床医の使用を意図している．

　単一の診断基準のみでは，それが応用されるすべての事情を満たすことはないだろう[331]．たとえば，診断の感度と特異度のための必要条件は，臨床の研究者が患者を扱って臨床試験を行う場合と，臨床医が患者の治療を行う場合とではしばしば異なる．研究者は感度を犠牲にしても，高い特異性をもつ包括基準を必要とする．結果として，高い確率で問題とする疾患をもつ同質の母集団が得られる．それとは対照的に，臨床医はある疾患が有するいかなる特徴を示す患者であっても識別する必要がある．このような場合には，特異性を犠牲にしても，より高い感度が必要とされるであろう．しかし，臨床医は一般的な集団に普遍的に認められるような，良性の他覚的兆候と自覚的症状の存在に基づいて，確立されていない疾患に対する不必要な処置を実行しないよう注意を払う必要がある．

　つぎに述べるように，診断の基準は基準点の調節によって感度と特異度を種々のレベルに修正することができる．たとえば，臨床試験のための包括的基準では，疾患の特定のために，4つの基準すべての合致を必要とするかもしれない．他方，臨床的診断では，4つの基準のうち，ただ2つのみの合致を必要とするだけかもしれない．しかし，いずれにせよ，研究者あるいは臨床医は，使われた基準を慎重に記録化し，伝達することは肝要である．

　AAOP（米国口腔顔面痛学会）の診断基準は国際頭痛分類の補遺として表記されている[332]．この補遺は医科と歯科との間の意思の疎通が円滑になることを望んでいる．TMD（顎関節症）はIHS（国際頭痛学会）の診断分類では第11大分類項目（推奨された中項目である図3-3，3-4，および3-5を参照せよ）に挙げられている．TMD（顎関節症）は顎関節障害（TMJ disorders）と咀嚼筋障害（masticatory muscle disorders）に大別される．国際疾病分類 改訂第9版（ICD-9）には，医療保険のために必要な分類番号が，それぞれの特定の疾患に与えられている[333]．

## 顎関節障害

### 先天性障害あるいは発育障害（IHS 11.1.1.x）

　頭蓋骨と下顎骨の先天性または発育障害には，形成不全，減形成，過形成，異形成，新生物および骨折が含まれる（図3-3参照）．顎骨の疾病と障害はその起源が歯原性または非歯原性であり，また，全身疾患の一症状あるいは転移性の場合もある．頭蓋骨と下顎骨の障害の多くは審美性または発音障害で，口腔顔面痛をともなうのは新生物（たとえば骨髄炎，多発性骨髄腫，パジェット病）が関係する場合を除いては稀である．

### 形成不全(IHS 11.1.1.1；ICD-9 754.0)

形成不全は頭蓋骨または下顎骨の不完全発育(faulty and imcomplete development でともに同義語)である．下顎骨の形成不全の大部分は，片側性顔面矮小症あるいは第1・第2鰓弓症候群として一般に知られている奇形群に属している[334]．もっとも一般的な発育上の欠損は下顎頭の成長の欠落であり，通常は下顎頭原基の発生学的な不完全発育の結果である．この場合，無下顎窩または関節結節の原基痕跡あるいは欠落はほとんどない[335]．聴器官は高頻度で影響を受けている．もっとも一般的な他覚的兆候と自覚的症状は，顔面非対称，咬合異常(開咬)，耳の減形成，斜頸，言語困難，乳児期の吸啜障害，開口障害である．もっとも一般的な治療は矯正歯科治療，下顎枝矢状分割術，仮骨延長術，骨軟骨移植である[336]．

### 減形成(IHS 11.1.1.2；ICD-9 526.89)

減形成は頭蓋骨あるいは下顎骨の不完全発育，あるいは発育不足で先天的または後天的なものをいう．外形は小さいにもかかわらず，成長は正常と考えられており，その程度も形成不全ほど重篤ではない．減形成は出生時に存在するかあるいは発育期に起こりうる．下顎頭の減形成は，顔面外傷により二次的に発現する．その一般的な他覚兆候と自覚的症状は睡眠時無呼吸，不正咬合，および小下顎症である．もっとも一般的な治療は下顎枝矢状分割術，矯正歯科治療，下顎位を前方に成長刺激あるいは成長促進させる機能的口腔装置，軟組織延長および骨延長である[337,338]．

### 過形成(IHS 11.1.1.3；ICD-9 526.89)

過形成は頭蓋骨あるいは下顎骨の先天的あるいは後天的な過剰発育であり，正常細胞の数の非腫瘍性増加によるものである．局所的な増大，すなわち下顎頭過形成または筋突起過形成として，あるいは下顎骨全体または顔面片側の過剰発育として生じる[339,340]．過大な下顎骨は下顎前突症(ICD-9 524.10)とよばれ，下顎頭の大きさ，外形，または機能は正常で，オトガイ部が前突している．

### 異形成(IHS 11.1.1.4；ICD-9 526.89)

線維性異形成症は下顎骨と上顎骨，またはそのいずれかの良性の緩徐性成長膨化で，特徴的な渦巻き状を呈する幼弱な非層板骨の小柱を含む線維性結合組織[341]の存在によって特徴づけられる[342]．エックス線的には，この病変は骨と線維組織の比率により，不透明なスリガラス状から透明状まで変化する．通常，歯の位置異常はなく，骨皮質は正常で，上下歯列の咬合異常もない．本病変は特に，小児と若年者に発生し，骨格的に成熟した状態になると非活動性になる．もっとも一般的な治療法は外科療法である．

### 新生物(IHS 11.1.2.1；ICD-9 213.1［良性］；170.1［悪性］)

新生物は，新しい，しばしば制御不能の異常な組織の成長であり，これが，顎関節に原発したり，顎関節を含むあるいは顎関節周囲から原発する．この部位の新生物は，良性，悪性，あるいは遠隔部位から転移したものである．顎関節機能障害の根本的な原因としての新生物は稀であるが，文献上ではよく知られている[343,344]．下顎への悪性

新生物転移の約3％[345-349]と，顎顔面領域の扁平上皮癌と，腺様嚢胞癌および粘表皮癌のような耳下腺に発生する腫瘍[15,350-358]と，原発性鼻咽腔腫瘍が，また顎関節痛と機能障害を引き起こす[359-361]．もっとも一般的な他覚的兆候と自覚的症状は開口域の減少，クレピタス音，咬合の変化，機能時痛，腫脹である[362]．もし下顎頭が腫瘍に含まれていたら，下顎頭過形成でみられたのと同様，正中線の偏位をともなった顔面非対称が発現するであろう[363]．もっとも一般的な治療法は外科療法である．

関節円板障害(IHS 11.7.1.1x；ICD-9 524.63)

*関節円板転位*はもっとも一般的な顎関節の疾患で，下顎頭—関節円板複合体を含むいくつかのステージに分けられた臨床的機能障害によって特徴づけられる．関節円板と下顎頭の異常な関係または，位置異常により特徴づけられる．関節円板の後方転位[364,365]および内側，外側転位[366-369]も報告されているが，通常の転位方向は前方転位または前内方転位である[370,371]．しかし，疼痛あるいは下顎運動の自覚的症状は顎関節内障に特異的なものでなく[372]，変化した円板の位置はいかなる他覚的兆候，自覚的症状とも無関係である[373]．

円板転位の原因についてはいくつかの見解があり，意見の統一には至っていないが，多くの例では関節円板を下顎頭に結合している靱帯の伸展あるいは断裂のため，関節円板が転位したままの状態で放置されると考えられている[374]．下顎頭長軸水平角の大きい例では，顎関節内障がより進行していることが指摘されている[375,376]．顎関節における潤滑の悪化はまた，円板転位における可能性のある病因学的要因と考えられている[120,249]．

記述的な目的のために，感度は低いものである[378]が，Stegengaら[377]によって提案された放射線学的な顎関節の退行性骨変化の重症度について述べる．このシステムにおいては，*中等度*では下顎頭の表面が部分的に平坦となり，不規則，または吸収があり，骨稜パターンは明瞭でない．骨硬化像は認められたとしても広範囲ではない．また，下顎頭の短縮は認められないか，もしくは4mm未満にすぎないものとされる．重度では，下顎頭は小さいか下顎頭の短縮が4mm以上で，高度な平坦化と吸収，辺縁部での過形成(骨棘)，明瞭な骨硬化像または皮質骨下の嚢胞状の透過像が認められるものとされている．関節円板転位は復位性円板転位と非復位性円板転位とに細分される．

復位性円板転位(IHS 11.7.1.1.1；ICD-9 524.63)

*復位性円板転位*は開・閉口にともなう下顎の滑走運動中に生じる関節円板—下顎頭の構造的関係の急激な変化，あるいは干渉であると説明されている．開口にともなって，下顎が閉口位から移動するとき，「一時的」に位置異常の状態にあった円板の復位あるいは下顎頭との構造的関係の改善がなされ，クリッキングあるいはポッピングとよばれる関節雑音(関節音)が発現する(図8-3)．復位性円板転位は通常，相反性クリッキングという用語によって特徴づけられる．これは開口時と再度閉口時の咬合接触の前に，関節雑音(関節音)が発生するものである．閉口時雑音は通常小さく，円板の再転位によって発現すると考えられている．

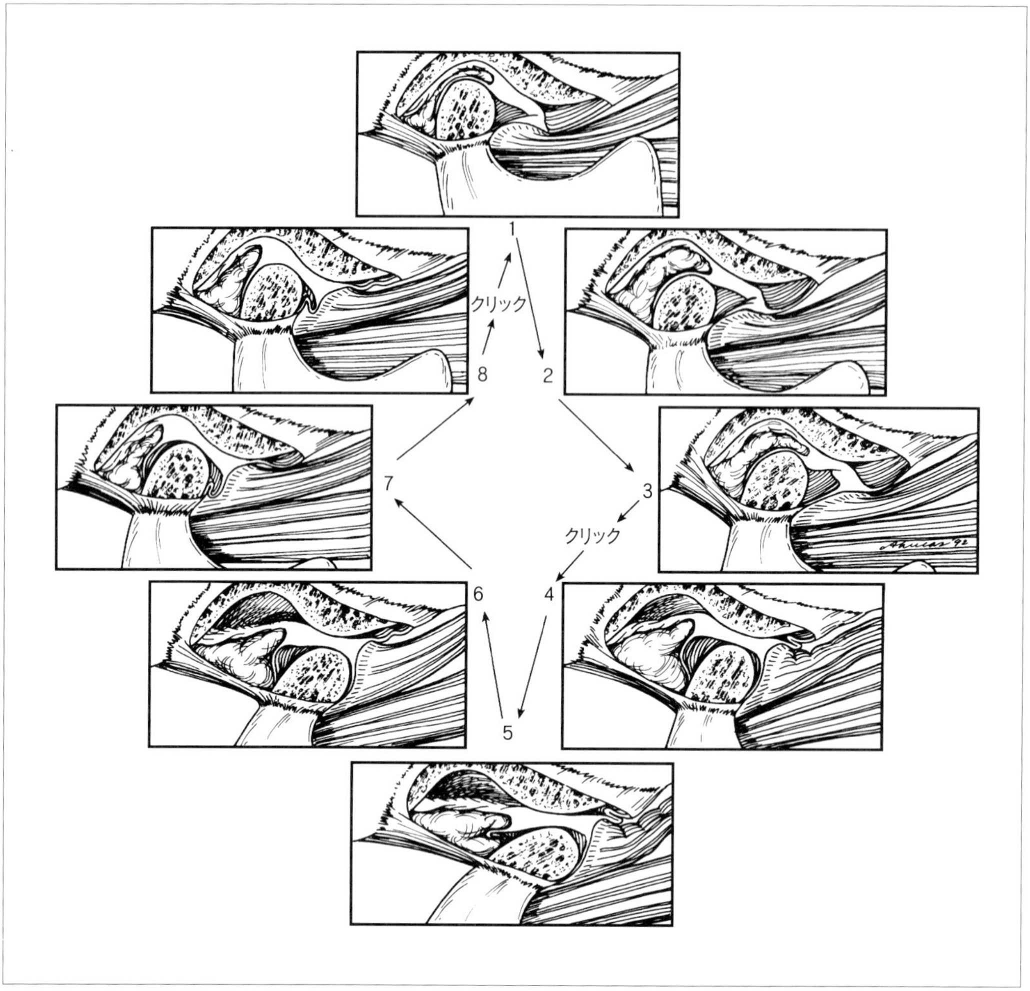

図 8-3 復位性円板転位．開口運動時に，下顎頭は関節円板後縁部を越えて関節円板中間部に移動する．そのため転位関節円板が復位されていることに注目(Okeson JP. Management of Temporomandibular Disorders and Occlusion. 5th ed. St Louis : Mosby. 2003[1]．から許可を得て転載)．

関節円板の瞬間的な押し込み(jamming)または位置異常は，関節表面の不整，関節円板—関節表面の癒着，滑液の変性および関節円板—下顎頭の非協調によると考えられている．この非協調は筋機能の異常，下顎挙上筋の活動亢進あるいは円板の変形の結果と説明されている．復位性円板転位がきわめて一般的であるため，これは臨床的な障害を示すことなしに生じた生理的順応かもしれないとも考えられている[3,4,20,288,374,379,390]．

復位性円板転位におけるクリッキングは特定疾患の特徴的なものではない．なぜなら，1/3以上の無症候性のサンプルに中等度から重度の円板異常が認められ[80]，クリッキングのみられる1/4が正常または軽微な円板転位しか示さないからである[373]．

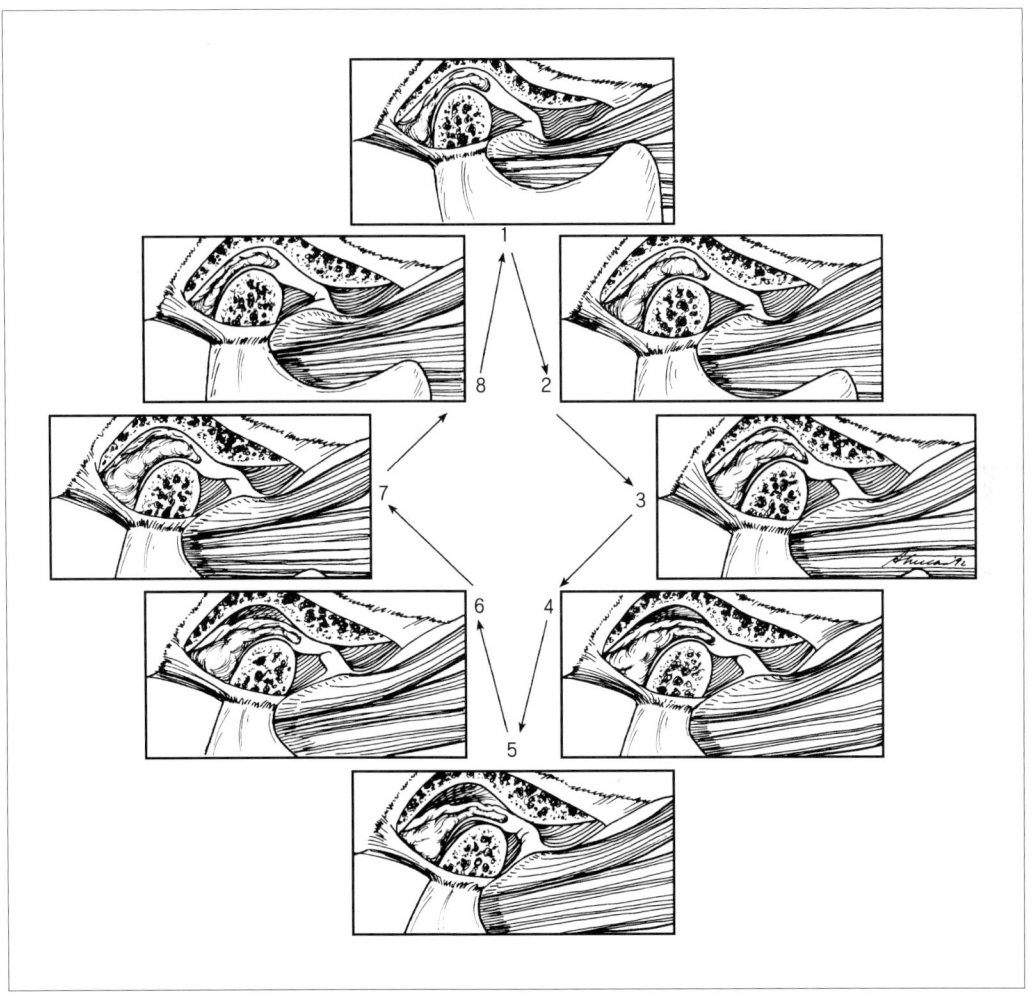

図 8-4 非復位性円板転位．下顎頭は関節円板に対してけっして正常な位置関係をとることはない．関節円板は下顎頭の前方に位置する．この状態では，下顎頭の前方滑走距離が制限されていることに注目（Okeson JP. Management of Temporomandibular Disorders and Occlusion. 5th ed. St Louis : Mosby. 2003[1]．から許可を得て転載）．

したがって，顎関節の無症候性クリッキングの存在そのものは，治療を行う正当な根拠とならない[79,381,382]．

復位性円板転位では有痛性の場合も，無痛性の場合もある．この状態がもっと慢性化するか，あるいは円板がさらに転位したときには，さらに大きな開口を行ったときに干渉が発現するようになる．復位性円板転位の状態に対する以前に用いられた用語には，*顎関節内障*，*円板前方転位*，*相反性円板*および*関節円板―下顎頭の非協調*などがある．

*復位性円板転位の診断基準*
　以下のすべてを満たしていること．
1．開口・閉口運動中に再現性のある関節

雑音が通常はそれぞれ異なった顎位で生じる．
2．軟組織画像は転位した円板を示すが，この位置関係は開口時には改善し，硬組織画像では著明な骨変化を示さない（本質的に円板転位の診断は軟組織画像でのみ確認されうるが，本疾患の穏やかな特質はルーティーンに軟組織画像撮影を行う正当性を保証するものではない）．

上述の項目に加えて以下のいくつかが確認されるかもしれない．
・疼痛が存在する場合は，関節運動により悪化する．
・クリック発生と一致して発現する下顎の偏位．
・下顎の運動制限は認められない．
・35mm以下の開口量において，特発的または瞬間的に下顎の円滑な運動が阻害され，自分で下顎の位置を変更することによって解除可能．

*鑑別診断*：解剖学的変異，骨関節炎

非復位性円板転位(*IHS 11.7.1.1.2*；*ICD - 9 524.63*)
　非復位性円板転位とは，関節円板―下顎頭の構造的関係が変化し，あるいは位置異常になり，かつこの関係が下顎の滑走運動中に維持されている場合をいう．したがって関節円板は非復位性に，あるいは「永久的に」転位した状態で，下顎の移動時にも関節円板と下顎頭の関係が改善することはない（図8-4）．この状態はときとして，クローズドロックとよばれることがある．急性の場合には突発性の著しい下顎運動制限が特徴であり，これは円板の癒着，変形あるいは萎縮から二次的に生じた円板の押し込みあるいは固定化のためである[383]．疼痛がしばしば発現し，特に開口時に著しい．急性期においては，開口時の下顎の患側への直線的な偏位，対側への著しい側方運動制限，および患側関節のクリックあるいはポップの欠如を臨床的特徴とする．非復位性円板転位はしばしば明白な外傷と関連があり，急性の場合には，随伴痛は機能時悪化する．関節鏡所見ではつねに滑膜炎をともなうものとされているものの，組織学的には滑膜の炎症を認めない[384,385]．

　急性期から慢性期になると，疼痛は著しく減弱し，多くの例において無痛になる．開口域は時間とともに，正常域となる．もし慢性であるなら，関節雑音と開口制限または両者のいずれかの病歴をもつのが通常である[25,390]．そしてこの状態は骨関節炎にまで進行する[27,242,243,245]．

*急性非復位性円板転位の診断基準*
　以下のすべてを満たしていること．
1．突発性の病歴を有し，持続的で著明な開口制限(35mm以下)．
2．開口時の患側への偏位．
3．対側への著しい側方運動制限(片側性の場合)．
4．軟組織画像上での非復位性円板転位像（本質的に，円板転位の診断は軟組織画像でのみ確認されうるが，本疾患の穏やかな特質はルーティーンに軟組織画像撮影を行う正当性を保証するものではない）．

上記の項目に加えて，以下のいくつかが確認されるかもしれない．
・強制開口による疼痛発現．

- ロッキングをともなった症例でのクリッキングの既往.
- 患側関節の触診による圧痛.
- 患側における過蓋咬合.
- 硬組織画像上での中等度の骨変化あるいは骨の無変化.

*鑑別診断*：急性滑膜炎／関節包炎，急性筋スパズム

慢性非復位性円板転位の診断基準

　以下のすべてを満たしていること.
1. 突発性の開口制限の既往.
2. 軟組織画像上での非復位性円板転位像（本質的に，円板転位の診断は軟組織画像でのみ確認されうるが，本疾患の穏やかな特質はルーティーンに軟組織画像撮影を行う正当性を保証するものではない）.

　上記の項目に加えて，以下のいくつかが確認されるかもしれない.
- 疼痛は急性期から比較すると著しく減退している.
- 突然のロッキング発現にともなうクリッキングの消失の既往.
- 下顎運動時のクレピタスの発現.
- 開口制限の徐々な緩解.
- 硬組織画像上での中等度の骨変化.

*鑑別診断*：骨関節炎，多発性関節炎，線維性強直症，新生物

顎関節脱臼(IHS 11.7.1.2；ICD-9 830.0)

　顎関節脱臼とは，オープンロックあるいは亜脱臼として知られており，下顎頭が関節結節の前方に位置し，閉口位へ戻ることのできない状態である．臨床的には，閉口不能と表現される．脱臼は，筋活動によって維持される円板―下顎頭複合体が関節結節を越える際の物理的な押し出しか，関節円板―下顎頭複合体の真の過剰移動により正常な最大移動位置を越えるものである．脱臼の持続時間は瞬時から長期にわたる場合もある．長期にわたる場合には，脱臼整復と正常な顎機能のために患者は臨床医による助力を必要とする[210]．通常，正常範囲を超えた無痛性過大運動の病歴をもつ．しかし，疼痛は脱臼時に発現し，その後の残留痛をともなう．

顎関節脱臼の診断基準

　以下のすべてを満たしていること.
1. 閉口不能，特別な手技によって解除する.
2. 明らかに関節結節を越えた下顎頭を示すエックス線写真.

　上述の項目に加えて，以下のことも認められるかもしれない.
- 脱臼時の疼痛とその後の軽度な残留痛.

*鑑別診断*：骨折

炎症性疾患(IHS11.7.1.3x)

　顎関節の原発性炎症には関節包炎，滑膜炎，多発性関節炎が含まれる．多発性関節炎は比較的少なく，主としてリウマチ性疾患と関係がある．滑膜炎，関節包炎などの炎症状態は，多くは外傷，炎症または感染の二次症状として発生し，しばしば他のTMD(顎関節症)症状をともなう[391].

## 8 TMD（顎関節症）

滑膜炎および関節包炎(IHS 11.7.1.3.1 ; ICD-9 524.62あるいは726.90, 716.98)

滑膜炎は感染や軟骨の退行性変性に対する二次的免疫反応，あるいは外傷によって発現する顎関節滑膜層の炎症であると述べられている．その状態は局所痛によって特徴づけられ，機能時に関節の上部または後部への負荷によって増悪する．ときに，波動性の腫脹(滲出液のため)が生じ，そのために，炎症側臼歯での咬合接触が困難になる．関節鏡視下的には，滑膜過形成とリンパ管，毛細血管が存在すれば滑膜炎であり[392,393]，一方，病理組織学的には，表層細胞の増殖，血管の増加，滑膜下組織の線維化が観察される[394]．いくつかの前炎症性サイトカインが有痛性関節で検出されている[395]．滑膜炎の他の分子マーカーとしては，メタロプロテアーゼ2[264]，メタロプロテアーゼ3[269,396,397]，テネイシン[398]，トランスフォーミンググロスファクター$\beta$(TGF-$\beta$)[399]，腫瘍壊死因子$\alpha$(TNF-$\alpha$)[400]，インターロイキン1$\beta$(IL-1$\beta$)[401]，インターロイキン-6(IL-6)[402]，セロトニン[401]およびサブスタンスP[403]が挙げられる．これらのマーカーの臨床的および診断的価値は，同様のマーカーが顎関節内障および骨関節症の顎関節で認められている[396,397,401]という対立する結果[402]から，評価が待たれている．

関節包靱帯の捻挫に関係する関節包の炎症である関節包炎は，滑膜炎との鑑別は不可能ではないにしても臨床的に困難である．以前に用いられた用語では，*関節炎，関節痛，関節円板炎，円板後部炎*がある．

*滑膜炎および関節包炎の診断基準*

以下のすべてを満たしていること．

1. 顎関節に限局した疼痛があり，特に関節上部または後部への負荷をともなう機能時または触診時に憎悪する．
2. 硬組織画像では著しい骨変化を認めない．

上述の項目に加えて，以下のいくつかが認められるかもしれない．
・安静時の顎関節の限局痛．
・疼痛による二次的な下顎運動域の制限．
・滲出液による波動性の腫脹と，これによる同側の咬合接触の減少．
・滲出液の存在時の高信号MRI像(T2-強調像)．
・耳痛．

*鑑別診断*：骨関節炎，多発性関節炎，耳感染，新生物

多発性関節炎(IHS 11.7.1.3.2 ; ICD-9 714.9)

汎発性全身性多発性関節炎によって生じる関節の炎症と構造的変化を，多発性関節炎という．顎関節の多発性関節炎には，関節リウマチ，若年性関節リウマチ(スティル病)，脊椎関節症(強直性脊椎炎，乾癬性関節炎，感染性関節炎およびライター症候群)および結晶誘発性疾患(痛風，高尿酸血症)が含まれる．顎関節に影響を与えるかもしれない他の混合型結合織疾患(強皮症，シェーグレン症候群，全身性エリテマトーデス)がある[385]．多発性関節炎の特徴は，急性期と亜急性期の疼痛，おそらく発現するクレピタス音，疼痛あるいは変性もしくは両者による二次的な開口制限，および両側性の構造的骨変化を示すエックス線像である[245]．この関節炎のグループの多様な診断

カテゴリーでは，診断には血清学的検査が最良で，リウマチ専門医により管理される．下顎頭の両側性吸収は多くの症例で前歯部の開咬を発現する．

多発性関節炎の診断基準
　以下のすべてを満たしていること．
1．下顎機能時の疼痛．
2．顎関節触診時の圧痛点の存在．
3．罹患顎関節に対応する全身的疾患の診断．
4．著明な構造的骨変化を示すエックス線像．

　上述の項目に加えて，以下のいくつかが認められるかもしれない．
・骨関節炎の特徴(HIS 11.7.1.4　以下を参照)．
・下顎安静位における疼痛．
・両側顎関節および他の複数関節の罹患．
・疼痛による二次的顎運動制限．
・下顎運動におけるクレピタス音．

鑑別診断：骨関節炎，新生物

骨関節炎(非炎症性疾患)(IHS 11.7.1.4x)

　骨関節炎は非炎症性の関節炎で，種々の滑膜関節にみられるものである．骨関節炎は病因により，原発性と二次性に大別される．

原発性骨関節炎(IHS 11.7.1.4.1；ICD-9 715.18)
　骨関節炎，すなわち骨関節症または退行性関節疾患は関節組織の崩壊と摩滅，および随伴する軟骨下の骨組織のリモデリングに特徴づけられる関節の退行変性で，リモデリング機序に由来する過重負荷によるものである[240,374,404-406]．骨関節炎性顎関節の進行性関節軟骨消失は，顕著な軟骨細胞の制御された修復性と分解性過程間での平衡異常から生じる[86]．その過程はプロテオグリカンの喪失，コラーゲン線維網の崩壊および脂肪変性が関節軟骨の機能力を減弱させたとき加速される．生体力学的マーカーのさまざまな種類が，顎関節骨関節症の滑液中に認められる．これらにはIL-6[407]，組織抑制因子メタロプロテアーゼ1[261,407,408]，マトリックスメタロプロテアーゼ[266,409]，熱ショックタンパク[410]，TGF-β1[411]，骨形成タンパク2[412]，コンドロイチン4硫酸，コンドロイチン6硫酸[413]，ケラタン硫酸[414]，ヒト白血球抗原-D関連(HLA-DR)[415]，が含まれる．これらのマーカーの臨床的，診断的価値は，同様のマーカーが他の関節疾患で認められていることから，今後評価されるであろう．放射線学的な他覚的兆候は，一般的には関節組織の変化の後に生じる[416]．滑膜における初期変化，滑膜内膜過形成，内膜基質内[394]および軟骨内の線維化による萎縮が生検および関節鏡視[287,417]により確認される．これらの理由により，骨関節炎はしばしば臨床診断の初期において見過ごされる[418]．

　骨関節炎は，もし局所的および全身的病因学的因子が認められなければ，原発性に分類される[419]．原発性骨関節炎は特発性であると考えられている．最近の見解では，いくつかの原発性骨関節炎に含まれる一群では，新しい病因因子が確認されることによって，二次性骨関節炎への分類が変更されるであろう[331]．疼痛や機能障害は炎症と変形の程度によって大きな差が認められる．疼痛あるいは機能障害はわずかなものが多

い．臨床集団での研究では，この病態の終末経過はかなり良好であることを示している[418-421]．そのため，治療するかしないかの判定は，主に疼痛の程度と機能障害の有無に基づくべきである．

*原発性骨関節炎の診断基準*
　以下のすべてを満たしていること．
1．特定可能な病因がないこと．
2．下顎機能時の疼痛．
3．触診時の圧痛点の存在．
4．エックス線像による構造的骨変化（軟骨下骨硬化，オステオファイトの形成，エロージョン）の他覚的兆候と関節空隙の狭小化．

　上述の項目に加えて，以下のいくつかが認められるかもしれない．
・下顎運動範囲の制限と開口時の患側への下顎偏位．
・クレピタス音または多発性関節雑音．

*鑑別診断*：炎症，多発性関節炎，新生物

*二次性骨関節炎*（IHS 11.7.1.4.2.；ICD-9 715.28）
　二次性骨関節炎には骨のリモデリングをともなう関節の破壊という原発性骨関節炎において生じる経過と同じ経過が含まれる．しかし，リモデリング機構に対して過剰に負荷となる過去の事象や疾患が確認されうる．可能性のある病因因子としては，顎関節への直接外傷（外傷性関節炎），顎関節の局所感染，あるいは活動性の全身性関節炎（関節リウマチ）の病歴などである．二次性骨関節炎か否かの確認は，臨床的には重要である．なぜなら，先行疾患への治療が最初に行うべき治療行為とされるからである．
　顎関節内障をともなう骨関節炎もまた，二次性骨関節炎に分類される．これらのうち，いずれが原因であるかについての意見には不一致が存在するが，2つの疾患の間には明らかに密接な関係がある[243,371,422-424]．
　下顎頭溶解（condylysis）とよばれる稀な特発性の変性が，主に青春期の女性に突然発症する[425-427]．臨床的には前歯部の開咬と急速な臼歯の側方運動の咬耗小面の増加が認められる[123]．正常な下顎頭の発育は，特発性の溶骨現象が生じるまで続くが，この溶骨は下顎頭を徐々に縮小させ，場合によっては消失まで至る．下顎頭溶解は通常では強皮症，下顎窩のエロージョン性変化と結びつくことはなく，血清学的検査で，陽性となることもない[428,429]．

*二次性骨関節炎の診断基準*
　以下のすべてを満たしていること．
1．骨関節炎に関連する明確に記録された疾患または事象の存在．
2．下顎機能時の疼痛．
3．触診時の圧痛点の存在．
4．エックス線像による構造的骨変化（軟骨下骨硬化，オステオファイトの形成，エロージョン）の他覚的兆候と関節空隙の狭小化．

　上述の項目に加えて，以下のいくつかが認められるかもしれない．
・下顎運動範囲の制限，患側への下顎偏位．
・クレピタス音または多発性関節雑音．

*鑑別診断*：滑膜炎および関節包炎，多発性関節炎，新生物

## 顎関節強直症(IHS 11.7.1.5；ICD-9 524.61)

強直症は，開口時の患側偏位をともなう下顎運動制限で，多くは下顎骨骨折を含む外傷の長期に及んだ後遺症とされている[430]．これは堅固で，外力によっても変化しない開口の制限を意味し，関節包内線維性癒着，関節包靱帯(外側靱帯)の線維化(線維性強直症)，あるいは稀に関節構成体の癒合による骨瘤の形成(骨性強直症)によるものである．また，一般的には疼痛をともなわない．顎関節強直症のもっとも一般的な原因は直接外傷[1]で，稀に乳様突起あるいは中耳の炎症，全身性疾患，下顎頭部の不適切な外科治療により引き起こされる[431,432]．顎関節内の線維性癒着は主に顎関節の上関節腔内に発現すると考えられている．この癒着は，関節円板―下顎頭複合体の運動量の減少をもたらす．癒着は，直接外傷，または多発性関節炎性疾患のような全身的状態による関節の炎症の二次的結果として発現する．骨性強直症は骨細胞の増殖による顎関節骨成分の癒合である．この場合，その関節は完全に不動化される．線維性強直症では開口時患側下顎頭の移動の欠如以外，エックス線像では特異な所見はない．骨性強直症の特徴は，患側への著しい偏位と対側への側方運動の著しい制限をともなう骨増殖を示すエックス線所見である．

### 線維性強直症の診断基準
以下のすべてを満たしていること．
1．開口時の下顎頭運動範囲の制限．
2．開口時の患側への著明な偏位．
3．対側への側方運動の著明な制限．
4．関節腔は確認できるが，開口時の患側下顎頭移動の欠如を示すエックス線所見．

### 骨性強直症の診断基準
以下のすべてを満たしていること．
1．両側性の場合には，開口時の運動範囲の極端な制限．
2．片側性の場合には，患側への著明な偏位．
3．片側性の場合には，対側への側方運動の著明な制限．
4．関節腔の消失をともなう骨増殖と下顎頭移動の欠如を示すエックス線像．

鑑別診断：筋拘縮，非復位性円板転位

## 骨折(IHS 11.7.1.6；ICD-9 802.2x 閉鎖性骨折；ICD-9 802.3x 開放性骨折)

直接的な外傷力は咀嚼系に関連するすべての骨構成要素(すなわち側頭骨，上顎骨，頬骨，蝶形骨，下顎骨)を損傷する．この外傷は，骨折，脱臼，挫傷と関節表面，靱帯および関節円板の裂傷の原因となりえ，そしてこれらには関節内の出血性関節症をともなうものと，ともなわないものがある．後遺症には癒着，強直または関節の退行変性が含まれる[277,433]．転位骨折を非観血的に治療された患者はTMD(顎関節症)，機能障害および咬合障害の自覚的症状が出現する傾向がある[433]．関節突起骨折が少年期に発現したとき，骨格の著明な変化が生じ，その結果，顔面非対称となるかもしれない．成人においても非開放的治療法がなされると，その結果また顔面非対称となることが報告されている[434]．

## 咀嚼筋障害

咀嚼筋を含む筋障害は，全身における骨格筋障害に類似している[7]．筋痛の背景となるいくつかのメカニズムには，正常な血液灌流の行われている筋の酷使や正常な活動を行っている筋の虚血[435-438]，血液供給と筋緊張の変化を起こす交感神経および紡錘運動性反射[439,440]，そして，精神的ならびに情動状態[441,442]がある．骨格筋からの疼痛を仲介するニューロンは強い変調の影響を免れない．内因性物質（ブラジキニン，セロトニン，プロスタグランジン，神経ペプチド，サブスタンスP）は，きわめて容易に侵害受容線維の終末を過敏にすることができる．有痛性の筋の病態は，末梢の侵害受容器の刺激応答性増大をもたらすだけでなく，中枢神経系の異常興奮および末梢性痛覚過敏ももたらす[19,443-445]．

大部分のTMD（顎関節症）患者は，触診で挙上筋に圧痛を有し，また咀嚼時痛を訴える[21]．以前から，この筋痛は心理社会的因子[112]，と体位性の筋電図活動増加[446]に関連する自覚的症状との仮説が立てられている．しかし，Lundと共同研究者[447]は，筋骨格痛が筋緊張性過剰活動をともなうとする共通認識に異議をとなえ，作動筋の活動性が疼痛によってしばしば低下することと，拮抗筋活動性レベルのわずかな上昇を示した．この結果，最大自力収縮，筋力産生，持続時間ならびに運動速度と範囲は，しばしば減少する[447-450]．このような所見を支持するのは，ブラキシズムやクレンチング習癖のある患者に，きわめて少数の筋圧痛しか見いだせなかったことと[451]，活発なブラキシズムを確認できた者のわずか30％しか，明確な筋痛を有していなかったことである[117]．

筋障害は，以下のように分類することができる．1つの筋または咀嚼筋群を障害している（局所性），およびすべての筋を障害している（全身性）．全身性筋障害は，咀嚼機構に特有のものではないので，TMD（顎関節症）治療による根本的な管理はしない．口腔顔面痛臨床医は，筋痛の原因になる頻度の高い全身性疾患を知っていることが必要であり，そして，全身性障害が鑑別されれば，適切な治療がなされるか，さもなくば治療のための紹介がされるべきである．

筋痛を引き起こすいくつかの全身性疾患は，リウマチ性多発性筋炎，多発性筋炎，皮膚筋炎，全身性エリテマトーデスおよび線維筋痛症である．線維筋痛症は特に注目すべきで，それは，局所的な咀嚼筋障害と容易に混同されうるからである[452,453]．*線維筋痛症は，筋筋膜炎，筋線維炎または結合組織炎ともよばれ，全身の多数の部位における圧痛をともなう持続的なうずくような疼痛を特徴とする，全身性の筋痛病態である．*線維筋痛症の重篤度は加齢にともなって増悪することがあり，睡眠障害およびうつ状態を併発する[454,455]．倦怠感，慢性頭痛，不安，腫脹感，過敏性腸症候群および活動や天候による自覚的症状の変化をともなうこともある．包括基準は，3か月以上の体の4象限（全身を4分割する）のうち3象限における疼痛，18の特定領域のうち11部位における圧痛ならびに正常な筋電図活動である[456-461]．線維筋痛症が疑われた場合には，リウマチ専門医への紹介が望ましい．

本章は，口腔顔面痛発現の原因となる限局性あるいは局所的筋障害に焦点を合わせるつもりである（図3-5参照）．多くの病

因因子が筋痛の原因となり，筋痛の病因や病態の科学的データが欠如しているので，筋痛障害のいくつかのグループを明解に鑑別するには限界がある．しばしば，臨床医は診断を臨床判断に頼らねばならない．この分野における新しい進歩が，洗練された，有効で信頼性の高い診断基準の構築をもたらすことを望む．

### 限局性筋痛
(IHS 11.7.2.1；ICD-9 729.1)

限局性筋痛は咀嚼，大開口ならびに，しばしば起床時の，咀嚼筋の痛みによって特徴づけられ，頬とこめかみの両方または一方の痛みをともなう．これは多くの場合に両側性で，こわばり，ひりひり，うずく痛み，けいれんまたはさしこみと表現されている．この疼痛は，虚血[462]，ブラキシズム[115]，疲労，代謝の変調，自律神経系作用，防御的スプリント（協調収縮）ならびに遅発性筋痛によって二次的に引き起こされることがある．

遅発性筋痛[15]は，運動後筋痛や筋コンパートメント症候群ともよばれ，筋の極度のまたは慣れない使用によって引き起こされる疼痛状態である[463]．この酷使は間質性炎症をもたらし疼痛症状を生じると思われ，疼痛は8～24時間遅れて発症する．この病態は筋炎の1つの型とみなすことがある．しかし，腫脹，筋電図活動の亢進，トリガーポイントまたは関連痛といったような炎症の典型的な他覚的兆候を示さない．随伴する他覚的兆候は，筋力の喪失，運動範囲の減少ならびに筋の使用または伸展における疼痛の増大がある．自覚的症状は筋細線維の損傷ならびに筋線維内の細胞骨格の崩壊に起因すると考えられるかもしれない[464]．

最近の研究では，筋細線維の変化は筋伸展の反応として筋原線維の能動的ならびに適応性リモデリングの他覚的兆候であることを示唆し[465,466]，反復訓練が筋痛を減少または消失する理由の説明となるかもしれない．フリーラジカルは，適応ならびに修復過程における鍵となる生理的役割を果たしていることが示唆されてきている[467]．

### 限局性筋痛の診断基準
下記のすべてを認めなければならない．
1．罹患した筋での機能中の局所性の鈍いうずく痛み．
2．安静時の疼痛の消失またはわずかな疼痛．
3．限局した筋の触診による圧痛．
4．トリガーポイントと関連痛はない．

先の項目に，以下が随伴することがある．
・筋のこり感
・筋の無力感
・筋の疲労感
・開口量は減少することがあるが，挙上咀嚼筋の受動的ストレッチング（伸展）で，開口量が4mm以上増加するであろう（軟性限界感）．

鑑別診断：筋炎，筋筋膜痛，新生物，線維筋痛症

### 筋筋膜痛
(IHS 11.7.2.2；ICD-9 729.1)

筋筋膜痛は，局所の鈍痛，うずく痛みならびに筋，腱または筋膜のトリガーポイントの存在によって，特徴づけられる[468]．触診したときに，これらのトリガーポイント

は，局所的関連痛の特徴的パターンと誘発試験による自律神経系症状またはその一方を示すことがある[469-473]．筋筋膜痛に対し，以前に用いられた用語には，筋痛，トリガーポイント痛ならびに筋筋膜疼痛機能障害症候群がある．関連痛はしばしば頭痛として感じられるので，筋筋膜痛は，しばしば緊張型頭痛も併発する．これらの病態は，他覚的兆候と自覚的症状において有意な重複を示し，異なった筋群が罹患しているのではあるが，類似の病態生理学的メカニズムを共有していることがある[474]．

活性トリガーポイントの触診は，より広範囲に及ぶ再現可能な疼痛の変化を引き起こし[107,109,475]，それはトリガーポイントを有する筋を含むことも含まないこともある．局所麻酔薬注射，氷またはコールドスプレーに続く伸展，または経皮的電気神経刺激(TENS)を用いたトリガーポイントの不活性化は，広い範囲の疼痛を緩和する．筋筋膜痛の病因はよくわかっていないし，トリガーポイントの現象も疑問が唱えられている．なぜなら，トリガーポイントと隣接筋組織との間の組織化学的相違についてのわずかなエビデンスさえないからである．近年，筋筋膜痛の因子として，中枢神経系の変化に起因する痛覚過敏が関心を集めている[468,476,477]．高レベルのセロトニン，ノルエピネフリン，ブラジキニン，サブスタンスP，カルシトニン遺伝子関連ペプチド，TNF-α(腫瘍壊死因子α)ならびにIL-1β(インターロイキン1β)が，活性トリガーポイント近傍のヒト筋組織中に検証された[478]．これらの既知の発痛因子(疼痛誘発物質)の存在は，交感神経活性の上昇と同様に末梢ならびに中枢神経感作の指標となりうる．

*筋筋膜痛の診断基準*

下記のすべてを認めなければならない．
1．安静時の局所的な鈍いうずくような痛み．
2．罹患した筋の活動によって疼痛が増悪する．
3．筋組織または筋膜内の索状硬結(taut band)の頻回の触診によるトリガーポイントの誘発が，疼痛の訴えを変化させ，しばしば関連痛のパターンを示す．
4．冷却スプレーまたはトリガーポイントへの局所麻酔薬注射とそれに続く伸展によって50％を超える疼痛の軽減．

先の項目に，以下が随伴することがある．
・筋のこり感
・臨床的に確認できない急性の咬合異常感
・耳の自覚的症状，耳鳴，眩暈，歯痛，緊張型頭痛
・開口量は減少することがあるが，挙上咀嚼筋の受動的ストレッチング(伸展)で，開口量が4mm以上増加するであろう(軟性限界感)．
・関連痛部位の痛覚過敏

*鑑別診断*：骨関節炎，筋炎，限局性筋痛，新生物，線維筋痛症

## 中枢性機序による筋痛
*(IHS 11.7.2.3；ICD-9 729.1)*

*中枢性機序による筋痛*は，慢性の，持続的な，筋疼痛症として記載されている．臨床所見は，炎症の典型的な他覚的兆候(発赤，腫脹など)はないが，筋炎と類似していることがある．しかし，神経原性炎症の他覚的兆候が存在し，中枢神経系に対する長い

侵害受容に起因しているかもしれず求心性の末梢ニューロンへの逆行性伝達に起因することもある．これらの求心性ニューロンは，中枢神経からの情報を末梢の組織にもたらす[15]．末梢神経の逆行性刺激は，ブラジキニンやサブスタンスPなどの疼痛調節物質の遊離を引き起こすことで疼痛の原因となる[479-482]．他の中枢神経機構としては中枢性機序による筋痛の原因や持続に重要な役割を果たすことがあり，たとえば，自律神経系の慢性調節亢進，情動ストレスに対する慢性的曝露または深部痛入力となる他の原因などがある．

誘発痛の持続時間および強度よりも継続性が，慢性の中枢性機序による筋痛を生じやすくする．長期の持続性筋痛は，断続的筋痛病態よりも慢性病態を引き起こしやすい．中枢性機序による筋痛に関連した疼痛は，中枢性に生じるため，疼痛のある筋組織自体に対する治療に反応しないであろうし，むしろ，感作された中枢機構の抑制を目指して治療すべきである[1]．

*中枢性筋痛の診断基準*
　下記のすべてを認めなければならない．
1．長期の継続する筋痛の病歴．
2．安静時の局所的な鈍いうずくような痛み．
3．罹患した筋の活動によって疼痛が増悪する．
4．触診によって疼痛が悪化する．

　先の項目に，以下が随伴することがある．
・触診による疼痛とトリガーポイント
・筋のこり感，無力感ならびに疲労感の併発またはどれか1つ．
・臨床的に確認できない急性の咬合異常感
・耳の自覚的症状，耳鳴，眩暈，歯痛，緊張型頭痛
・開口量は減少することがあるが，挙上咀嚼筋の受動的ストレッチング（伸展）で，開口量が増加するであろう．
・痛覚過敏

*鑑別診断*：骨関節炎，筋炎，筋筋膜痛，限局性筋痛，新生物，線維筋痛症

筋れん縮
(IHS 11.7.2.4 ; ICD-9 728.85)

　*筋れん縮*は急性の筋障害で，筋の突然の無意識な強直性収縮である[13]．以前に使用されていた用語は，*けいれん(cramp)* や *開口障害(trismus)* である．筋れん縮は，持続的筋収縮（線維束れん縮）によって特徴づけられ，その結果，安静においても，針電極，ファインワイヤーまたは表面筋電図検査による持続する不随意の筋収縮の確認によって，他のほとんどの筋障害と鑑別することができる[483,484]．れん縮中の筋は，急性の短縮，運動範囲の著しい制限および有痛性を呈する．

　筋全体（または筋の主要な部）が筋れん縮に含まれると，筋電図記録は同じ筋の最大自発収縮と同等か，より大きくなる．安静時筋電図活動のわずかな上昇は，筋れん縮を示唆しない．筋れん縮は，咀嚼筋痛の一般的な原因であると以前は考えられたが，現在の研究は，この概念を確認できていない[447,448,450]．それどころか，筋れん縮は口腔顔面痛集団において，たぶん，比較的稀な所見である．

*筋れん縮の診断基準*
　下記のすべてを認めなければならない．
1．機能時と同様に安静時疼痛の急激な発現．
2．持続する不随意な筋収縮に起因する著明な運動範囲の減少．
3．罹患した筋の活動によって疼痛が増悪する．
4．安静時に比べ，著明に高い筋電図活動の増加．
5．筋の緊張またはけいれん，またはこり感．

　先の項目に，以下が随伴することがある．
・急性咬合異常（特定の筋の罹患に依存する）

*鑑別診断*：筋炎，分類されていない限局性筋痛，新生物

筋　炎
(*IHS 11.7.2.5*；*ICD-9 728.81*)

　筋炎は，実際の組織の炎症に関連した臨床的な他覚的兆候と自覚的症状によって特徴づけられ，それは，腫脹，組織の発赤ならびに筋全体に及ぶ温度上昇などである[15]．本病態は，一般的には筋に対する直接の外傷に二次的にまたは感染の波及によって生じ，常時持続する急性の有痛性筋（群）を示す．化学物質は，組織の損傷に反応して生産され，炎症はたぶん疼痛の主な原因であり，血清酵素レベルの上昇は炎症の指標として検出されるであろう．臨床的には，患者は下顎運動範囲の制限を示すことがある．筋の骨化は，炎症に二次的に生じうるので，骨化性筋炎という結果になる[485,486]．この炎症は，さらに筋の腱付着部にも生じることがあり，炎症のこの型を*腱炎*または*腱膜炎*とよぶ．患者への注意深い問診は，筋に対する外傷の病歴や隣接した感染源（または両方）をしばしば明らかにする．

*筋炎の診断基準*
　下記のすべてを認めなければならない．
1．外傷または感染に引き続く限局した筋の範囲における疼痛で，しばしば持続的である．
2．筋全体に及ぶびまん性圧痛．
3．罹患した筋の活動によって疼痛は増悪する．
4．疼痛ならびに腫脹に起因する中程度から高度の運動範囲の制限．

筋線維性拘縮
(*IHS 11.7.2.6*；*ICD-9 728.9*)

　*筋拘縮*は，筋の無痛性短縮化による．*筋線維性拘縮*は，支持している腱，靭帯または筋線維そのものの線維化の結果として，受動的伸展に対する筋の慢性抵抗である．以前用いられた用語は，*慢性開口障害*，*筋線維症*および*筋瘢痕化*である．筋線維性拘縮は，筋自体の機能長を超えて伸展しないかぎりは，ほとんどの場合は有痛性ではない．本病態は，顎間固定のような長期間の運動制限にしばしば続発する．筋組織に対する感染または外傷の病歴がよくみられる．

*筋線維性拘縮の診断基準*
　下記のすべてを認めなければならない．
1．下顎運動範囲の制限．
2．受動的伸展において弾力性のない堅固さ（硬性限界感）．
3．侵襲された筋の伸展を強制しないかぎりにおいては，ほんのわずかな疼痛ま

たは無痛.

先の項目に, 以下が随伴することがある.
・外傷, 感染または長期間の不活動の病歴.

鑑別診断：顎関節強直症, 筋突起過形成症

咀嚼筋腫瘍形成
(IHS 11.7.2.7 ; ICD-9-CM 171.0)

咀嚼筋の腫瘍形成には, 悪性も良性もありえ, 疼痛を随伴することもないこともある. 腫瘍は, 筋自体内, 咬筋間隙あるいは, もっとも高頻度なものとして隣接組織からの拡大, または遠隔部からの転移であることがある. 一般的に生じる特徴は, 腫脹, 開口障害, 知覚異常ならびに歯に関連する疼痛である. 咀嚼筋は, 腫瘍の転移に対して実際はきわめて少数で稀な転移部位である[487-491]. 疑いがあるときには, 画像検査と生検による確定を必ずしなければならない.

# TMD（顎関節症）の管理

TMD（顎関節症）患者に対する管理の目標は, 他の整形外科的障害またはリウマチ性障害に対する管理と同様である. それには, 疼痛の減少, 有害な負荷の減少, 機能の回復ならびに正常な日常活動の回復がある. これらの管理の目標は, 身体的障害の治療ならびにすべての寄与因子の影響の減少, または消失のための明確なプログラムを計画することによって, 最良の成果を収める. TMD（顎関節症）に対する治療法の選択ならびに手順の要点とは, 他の筋骨格の障害の管理と一致している.

多くの筋骨格の病態のように, 長期にわたるとTMD（顎関節症）の他覚的兆候と自覚的症状は, 一時的で, 自己限定的（self-limiting）で, 重篤な長期間の影響をともなわないで消退する[60,492-495]. TMD（顎関節症）の自然経過において, 他覚的兆候と自覚的症状がより重篤な病態に進行することはほとんど知られていない. そのために, 複雑な咬合治療や外科治療のような侵襲的で不可逆的治療の早期使用を回避するための特別の指針が作られるべきである. 自己管理, 行動変容療法, 理学療法, 薬物療法および整形的装具などの保存的（可逆的）治療は, ほとんどすべてのTMD（顎関節症）の初期治療として承認される[74,496-500].

## 管理の原則

TMD（顎関節症）のほとんどの患者は, 保存的治療によって良好な自覚的症状の緩和を得る[24,63,501,502]. TMD（顎関節症）患者の長期追跡調査は, 保存的治療後に50〜90％以上の患者が, わずかあるいはまったく自覚的症状がなくなることを示している. 154名の患者の後ろ向き調査から, 多くのTMD（顎関節症）患者は, 治療後7年にわずかな自覚的症状の再発を有することが推定された[489]. さらに, 2〜10年間継続された3つの縦断研究において, 患者の85％以上から90％は保存的治療後に自覚的症状の緩和が得られ[503-505], 治療開始後6〜12か月の間にほとんどの症例で安定が得られていた[505].

顎関節の関節円板転位（復位性および非復位性）を有する多くの患者において, 転位関節円板とともに無痛的に下顎を動かすこ

とは，可能である[65,98,506]．無痛性クリッキング顎関節を有する患者は，病態の再確認ならびに説明以外には一般的に治療の必要はないが，非復位性関節円板転位の患者は，保存治療に対して通常はよく反応する[95,506-508]．顎関節内障は，代償性適応ならびにリモデリングの自然経過をしばしば示す[391,420,509]．骨関節炎の進行を示す場合でさえ，結果的には通常は良性で，咀嚼機能は許容範囲にある[423,510]．筋障害は，顎関節の関節性障害よりもより高頻度に再治療を必要とする[112,511]．

関連する促進因子ならびに持続因子は，病歴と臨床診査をとおして特定されなければならない．ブラキシズムや他の異常機能習癖，外傷，不利な解剖学的関係ならびに病態生理学的および心理社会的病態のような因子すべてがTMD（顎関節症）に対する影響を有していることがあるが，そのような因子の多くは一般集団においても有病率が高く，個々の症例におけるそれらの存在がTMD（顎関節症）と偶然一致することもあるし，また寄与しないこともある．したがって，理学的診断に加えて，個々の評価の目標は，関連する寄与因子について優先する問題のリストの整備でなければならず，治療計画ならびに手順を導くものでなければならない．

治療の予後は，多数の考慮すべき事項によって影響されうる．急性筋骨格痛の初期治療は，より大きな患者の満足，より短い仕事日数の損失ならびに慢性痛病態の進行する機会を低下させる[512]．慢性のTMD（顎関節症）の症例において，疼痛が頻繁ではなく，患者が重要な日常的活動に従事しているのであれば，予後は良好である[513]．心理社会的ならびに生物学的病態の治癒における非特異的効果の力（プラセボ効果など）は多くの報告がされている[514]．これらの効果は，TMD（顎関節症）治療の成功における役割を確かに果たしており[515]，良好な医師—患者関係の評価にも重要である．

保存的治療のさまざまな形での成功の報告にもかかわらず，いくつかのTMD（顎関節症）症例では改善しない．治療の失敗の原因はさまざまであるが，これらの患者は典型的には2つのグループに収まる．(1)不完全または不正確な診断を受けた患者たち[63]，ならびに(2)不成功に終わった処置または認識されていない寄与因子のある患者たち．多くの寄与因子が示される場合，特に病態が慢性の場合には，個々の寄与因子に対して適切な専門医を含む臨床医のチームによる疼痛管理プログラムが必要になるかもしれない．複雑な慢性痛患者に存在することのある多因子に対応することは，1人の臨床医には困難である[516]．管理の目標は，初期の問題点のリストアップされた一連の治療のオプションと，適切な組合せを用いることで，最良の成果を上げることである．すべての管理プログラムは，期限があるべきであり，無制限にしてはならない．

治療の選択肢は患者教育と自己管理，認知行動療法，薬物療法，理学療法，整形的装具，咬合治療および外科療法を含んでいる．臨床において，これらの治療方法は患者の必要性によって組み合わせて用いるべきである．II軸（心理的）因子はすべてのTMD（顎関節症）の管理において考慮する必要があることを忘れないことが重要である．これらの因子は第11章で総説するであろう．

## 患者教育と自己管理

自己管理プログラムの成功は患者のモチベーション，協力ならびにコンプライアンスに依存しており，また，言い換えれば臨床医の注意深い傾聴と患者が心配事を話すのに十分な時間が求められる．臨床医は患者の臨床所見，診断資料，治療の選択肢ならびに予後の説明に時間をとらなければならない．患者の安心と教育に費やした時間が，治療のコンプライアンスと高レベルのラポールの形成に重要な因子である．問題点と治療の勧告についての臨床医の説明は，患者が理解できる用語を用いるべきである．

自己管理プログラムの成功は，さらなる筋骨格系への損傷を防止し治癒を可能にし，それはその問題をコントロールするのに十分になるであろう[24,517,518]．ルーティーンの自己管理は下顎機能の自発的な制限，習慣の自覚と改善，家庭での理学療法プログラムを含むべきである．罹患した筋ならびに関節構造の安静による利点の説明ならびに痛みのない範囲のみでの行動は，運動選手が負傷した関節を安静にするのと同じように，しばしば有用である．機能習慣の改善(たとえば過度な咀嚼，ガム咀嚼，大あくび，および歌唱の回避)ならびに異常機能行動の反復性習癖(たとえばクレンチング，ブラキシズム，舌突出，咬頬癖，不適切な寝相，物質咬癖ならびにいくつかの楽器演奏)は重視するべきである．

問題となる習癖は，習癖の自覚，変更のためのモチベーション，変更方法の知識ならびに自己管理の確約によって修正させることができる．単純なフィードバック機構，たとえば患者の日常活動に適応した視覚的喚起などを導入し話し合うべきである(たとえば家庭，自動車の中，仕事場に小さなステッカーを戦略的に貼る)．問題習癖を助長するような活動や状況の確認を目的とした日記の保存も有用になることがある．この治療に関する進捗状況はそれぞれの再診の予約時に話し合われるべきである．

家庭での理学療法プログラムは簡単で，非侵襲的で，費用対効果が高いので，TMD(顎関節症)の疼痛と機能障害の治療のために提案されている．これは容易な自己管理への導入を可能にし，良好な患者―医師間のコミュニケーションを育成し，かつ一般開業医によって管理することができる[519,520]．侵襲部位に対する温または冷罨法(湿布)，罹患した筋のマッサージ，ならびに緩徐な運動範囲練習のプログラムは，圧痛，疼痛を減少し，運動範囲領域を増加できる．皮膚表面からの熱伝導で湿った熱源を当てた場合と乾いた熱源を当てた場合とを比較したランダム化比較研究では，有意な差がなかった[521]．患者の協力(コンプライアンス)と利便性(コンビニエンス)はリンクしているので，著者らは湿式を好む患者でないかぎりは乾式加温パッドを使うことを推奨している．温貼付は熱伝導によって熱を伝え，表層にのみ有用である(1～5mm深さ)．加温は筋の弛緩と血流を促進する．アイスパックは，筋と関節組織において，原発部の局所鎮痛効果と消炎効果のために初期に用いられる．その理由は，冷湿布による温度差は大きく，短時間で大きな効果を生じることがある．温罨法は急性損傷(72時間以内)や急性炎症および感染には用いるべきではない．冷罨法は低循環の患者(たとえば，糖尿病に起因する場合，放射線照射組織など)または開放瘡の上には用いるべきではない．

## 8 TMD（顎関節症）

### 認知行動療法

　不適切な習癖の行動変容は，保存的な歯科治療／理学療法アプローチに好意的でない人たち[523]を含めても，TMD（顎関節症）患者の総合的治療プログラムの重要な部分である[522]．単純な習癖は，患者自身が認識したときに修正できるかもしれないが，持続する習癖を変えるには，行動変容の専門家助力によって進められたプログラムが必要になることがある[524,525]．患者のライフスタイルの重大な変容が，寄与因子を改善するためにしばしば必要である．もし，より構造化したアプローチが示されたのなら，習癖反転プログラム，ライフスタイルのカウンセリング，積極的なリラクセーション，催眠法ならびにフィードバックのような方略を考慮すべきである．治療は，患者の問題，優先順位ならびにライフスタイルに最良に適合するように個々を考慮するべきである．いくつかのマニュアルと成書が，本アプローチをより完全に記述している[526-528]．

　バイオフィードバックは，希望する変化に関する情報を個々の患者が受け入れたときの理論に基づいた構造化治療であり，変化の形成を支持するものであり，変化をより生じやすくする[529,530]．一般的に，バイオフィードバックトレーニングには，筋活動を測定する表面筋電図のような生物学的活動を計測する器具が必要である．その器具は，患者が行動に関して即時にフィードバックを受け取れるようなフィードバック・ループとして設計されている．多くの比較対照研究がリラクセーショントレーニングは，表面筋電図バイオフィードバックを使用したときもしないときでも，日中の緊張性筋活動を減少させることができることを示している[524,531,532]．TMD（顎関節症）治療に対するバイオフィードバックの評価に関するほとんどの検討では20以下のサンプル数で企画されており，バイオフィードバックをコントロールと比較したときの効果のエビデンスの累積はあるが，メタアナリシス研究での大標本での評価の必要性が残っている[533]．

　バイオフィードバックは，夜間のブラキシズム治療には効果は弱いかもしれない[534]．より包括的なストレス管理プログラムを併用せずに行う夜間の筋電図バイオフィードバックは，一時的にのみブラキシズムの軽減することを示し[535,536]，そのため，その使用は，急性状態の短期間の管理に限定されるかもしれない．筋電図バイオフィードバック，積極的なリラクセーションおよびライフスタイルの患者中心の変化との組合せを含む包括的ストレス管理とカウンセリングプログラムは，いくつかの単一の行動療法よりも統合して用いたときのほうがより効果を示す．歯科治療をともなう行動療法の使用もまた，総合的な治療効果を高める効果を示す[537,538]．

### 薬物療法

　臨床経験や比較対照実験研究の両方とも，薬物は包括的プログラムの一部として使用したときに患者に安心感と社会復帰とを促進するかもしれないことを示唆している．臨床家には単一のお気に入りの薬剤に頼る傾向がみられるが，1種類でTMD（顎関節症）のすべてに有効性が証明された薬はない．薬の多様性を熟知し，最大の治療効果を理解し，有害な薬物相互作用ならびに偶発的合併症を回避することは重要である．

# TMD（顎関節症）の管理

　薬物の乱用や誤用は，TMD（顎関節症）の薬物管理において心配されることである．オピオイド系麻酔薬は耐性と依存性を生じるので，それらは短期間で急性の疼痛にもっとも有用である．慢性TMD（顎関節症）の患者に対する継続的麻薬性鎮痛薬の使用は，注意深く熟慮することが必要である[539-541]．不測の疼痛に対する処方，つまり"必要に応じて"服用することは，このアプローチが無効であり，患者を薬物乱用に導く可能性があることが文献中において明確に警告されているにもかかわらず，いまだ一般的である．そのため薬物依存を起こす薬は定時服用に限って用いられるべきである[542]．麻薬投薬に期待するよりも他のすべての治療手段を追求するべきである．

　TMD（顎関節症）の管理のためのもっとも広く用いられる薬剤に，鎮痛薬，非ステロイド系抗炎症薬（NSAIDs），副腎皮質ステロイド，ベンゾジアゼピン，筋弛緩薬ならびに低容量抗うつ薬がある[543]．鎮痛薬，副腎皮質ステロイドならびにベンゾジアゼピンは，TMD（顎関節症）の急性疼痛に適応とされ，NSAIDsと筋弛緩剤は急性と慢性病態の両方に，そして三環系抗うつ薬は長期間の口腔顔面痛に対する第一選択である．

## 鎮痛薬

　オピオイド系または非オピオイド系薬剤のどちらの鎮痛薬も，TMD（顎関節症）に関連する疼痛の緩和に用いられる．非オピオイド系薬剤は確実な治療効果と副作用を共有する合成物の異成分からなるグループである．TMD（顎関節症）にともなう比較的軽度か中等度の疼痛に使用されることがある．アスピリンはこれら合成物の代表例であり，プロスタグランジンの合成を阻害する．すべてのサリチル酸塩薬は，解熱，鎮痛ならびに抗炎症作用をもつが，その効果には重要な違いがある．アスピリンに過敏な患者に対して，非アセチル化アスピリンやトリサリチル酸コリンマグネシウムあるいはサルサラートは効果的かもしれない[544]．オピオイド系麻酔薬は中枢および末梢神経系の特異的なオピオイド受容体に作用する．オピオイドは中枢神経系の抑制作用と嗜癖傾向がある．そのため中等度から重度の急性疼痛に対する短期的な使用と考えられるだろう[540]．

## 非ステロイド性抗炎症薬

　非ステロイド性抗炎症薬は軽度から中等度の炎症状態や急性の術後疼痛に効果的であると報告されている[540]．最近のシステマティックレビューにより，慢性のTMD（顎関節症）患者に対する非ステロイド性抗炎症薬による治療のランダム化比較研究が1つだけ確認され[545]，筋原性TMD（顎関節症）でプラセボを上回るイブプロフェンの効果はなかったと報告した[546]．非ステロイド性抗炎症薬は関節原性TMD（顎関節症）の疼痛の治療には効果があるかもしれない[547]．

　非ステロイド性抗炎症薬には化学的に異なる多くの群があり，それらの解熱，鎮痛ならびに抗炎症効果は異なる[548]．そのため，ある薬剤で効果がなかったとしても，別の種類のものは効果を示す可能性がある．非ステロイド性抗炎症薬は副作用の生じる可能性があるため[549]，使用する場合には患者を注意深く監視しなくてはならない．消化管の合併症は非ステロイド性抗炎症薬の使

用にともなう最大のリスクである．胃保護剤が必要な場合には，プロトンポンプ阻害薬を非ステロイド性抗炎症薬治療に併用して用いるべきである．循環器疾患のリスク因子がなくアスピリンを服用中でない患者であれば，適応によってはシクロオキシゲナーゼ-2阻害薬をプロトンポンプ阻害薬に併用して使用することもある[550]．

副腎皮質ステロイド

副腎皮質ステロイドは強力な抗炎症薬であるが，副作用のためにTMD（顎関節症）の治療における全身投与では，一般的には処方しない．例外として急性の重篤な疼痛のある関節炎や多発性関節炎に関連した関節炎に用いることがある．メチルプレドニゾロンなどの副腎皮質ステロイドの顎関節腔内注射は，保存療法が奏功しなかった重度の関節痛の急性の突発症例に限定使用することに基づいて推奨されている．長期効果に関していくつかの懸念（たとえば関節の破壊の進行など）があるが，長期予後はエックス線画像上では変化がないか，最小限の退行性変化をともなう顎関節痛と機能障害の緩和に良いと思われる[551-553]．副腎皮質ステロイドの注射は，関節リウマチによる急性の関節の自覚的症状を改善しても，長期にわたり副作用は生じなかったという報告がある[552,554]．

ベンゾジアゼピン

ベンゾジアゼピンは慢性疼痛を有する患者に対してしばしば投与される抗不安薬である．これらの薬剤は習慣性になる場合があり，慢性疼痛を有する患者ではうつ状態が悪化する可能性があることが懸念されている[543]．しかしながら，筋骨格系疼痛に対する治療効果を示したさまざまな研究がある[546,555,556]．さらにジアゼパムは，筋電図活動の計測によって夜間のブラキシズムを減少させることがわかっており，夜間のブラキシズムによる急性疼痛に対して（1〜2週間の）短期的な管理を行う場合には就寝前に5 mgの投与が推奨される[14,557]．

ベンゾジアゼピン療法は2〜3週間を超えないべきである．治療に対する反応が得られない保存療法を実施した患者において，ベンゾジアゼピンの治療コースを付加するか再評価すべきである．

筋弛緩薬

筋弛緩薬はTMD（顎関節症）による筋活動性の増加を防止する手助けとなる[558]．実験的には，筋弛緩薬は脊髄の単シナプス反射よりも多シナプス反射を優先的に抑制する．筋弛緩薬は脳幹の外側網様体で起こる筋の伸張反射に関連したニューロン活動に影響する．これらの薬剤の経口投与量は実験的な筋弛緩薬の作用を発現させるのに必要な容量をはるかに下回る．そのため，研究者のなかには薬剤の作用は鎮静効果のみに関連していると結論している者もいる[543]．いくつかの中心性の骨格筋弛緩薬は鎮痛薬と組み合わせて使用できる．

チザニジンは慢性で日常的な頭痛の治療には補助的な効果がある[559]が，緊張型頭痛には効果的でないことがわかっている[560]．シクロベンザプリンは急性の頸部，腰部れん縮の治療に効果的であるが[561]，急性の筋膜の緊張には効果がない[562]．最近の線維筋

痛症の論文に関するメタアナライシス[563]によれば，5つのランダム化されたプラセボ盲検法試験があり，シクロベンザプリンを用いて治療した患者群は全体で疼痛の減少や改善が3倍であり，睡眠の改善がややみられたことが報告されているが，疲労感や圧痛点は改善しなかった．あるシステマティックレビューでは非特異的な慢性腰痛に対する筋弛緩薬の効能について，非常に強いエビデンスを認めている[564]．しかし，筋弛緩薬と鎮痛薬を比較した適切な臨床試験がないため，筋弛緩薬のほうが鎮痛薬よりも疼痛の軽減に効果的であるか否かは不明である．TMD（顎関節症）患者を含む研究に関しては，シクロベンザプリンは日中の下顎の疼痛緩和においてプラセボやクロナゼパムのどちらよりも統計学的に上回っていることがわかったが，睡眠の改善にはどの薬剤も効果がなかった[565]．他の研究では短期間のTMD（顎関節症）患者の治療にスプリントとorphenadrineを使用した場合には，効果に差はなかったと報告している[566]．

TMD（顎関節症）の治療に関する筋弛緩薬の効能のエビデンスが限られているため，筋弛緩薬は保存的管理との併用で短期間使用に限定するべきかもしれない．

## 抗うつ薬

三環系抗うつ薬，特にアミトリプチリンは抗うつ作用とは別に鎮痛作用があり，慢性疼痛に加えてうつと睡眠障害のある患者に処方されてきた[567-571]．これらの薬剤の治療効果は，中枢神経系のシナプス結合でセロトニンやノルアドレナリンなどの生体アミンの利用効率を上昇させる作用によるものと考えられている．10mgより低い量で筋緊張型頭痛や筋骨格系疼痛の治療に有効である[572]．効能に含まれるものに，覚醒回数の減少，第4段階（デルタ）睡眠の増加ならびにレム睡眠の著しい減少がある．このような反応によって，三環系抗うつ薬はある種の夜間のブラキシズムの治療に可能性があるとされていた，しかしながら，最近の3つの二重盲検クロスオーバー研究[573-575]でアミトリプチリンは，筋電図活動性や痛みの程度を有意に減少させることはなかったが，夜間のブラキシズムにともなうストレスの程度を軽減したと報告された．また，別のプラセボ盲検試験からはアミトリプチリンは慢性の筋ならびに顎関節機能障害による疼痛を有意に減少させることがわかっている．ブラキシズムや慢性筋膜痛の治療に対する三環系抗うつ薬の有効性の判断には，さらなる研究が必要とされる．抗うつ効果を得るのに必要な抗うつ薬の量はかなり多く，また，うつの診断と治療の研修を積んだ者が処方すべきである．

## ヒアルロン酸ナトリウム

ヒアルロン酸はグリコサミノグリカン族に属する多糖類に由来し，ヒアルロン酸ナトリウムは天然のヒアルロン酸ナトリウムを精製した塩である．健常な滑膜関節ではヒアルロン酸によって滑液の粘性が保たれ，関節軟骨の潤滑さと衝撃吸収性を支えている．ヒアルロン酸ナトリウムは動物で確認され，試験されており，有望な結果がでている[576-578]．疼痛および炎症の治療に使用されていたことから[551,586-589]，復位をともなわない関節円板転位の治療へのヒア

ルロン酸ナトリウムの使用の期待がもたれるように思われる[579-585]．ヒアルロン酸注射による関節炎の管理についての5つのメタアナライシスによるシステマティックレビューでは，わずかの自覚的症状の改善を認めている[590]．しかし，TMD（顎関節症）にヒアルロン酸を使用したあるレビューの結果は不明確なものであった[591]．標準的なTMD（顎関節症）の治療を超えるヒアルロン酸ナトリウムの効果に関するエビデンスの確立にはRCTが必要である．

## 理学療法

理学療法は感覚入力情報を変えること，あるいは炎症を軽減すること，筋活動を低下および協調，強化すること，ならびに組織の回復や再生を促すことなどによって筋骨格痛の緩和，正常機能の回復を促進する．ほとんどの症例において，理学療法は他の治療法の補助として用いられる．ライセンスを有する専門の治療医による理学療法と整合性をとることが推奨されている．十分な比較臨床試験はまだ遂行されていないが，理学療法はTMD（顎関節症）治療に有効な保存的方法として認知されている[108,471,519,592-598]．

慢性TMD（顎関節症）の症例では，あらかじめ決定してある治療行程が，家庭療法とは別にして，最終目標をもって実行されなければならない[599]．家庭療法には自己管理と運動療法が含まれる．

## 姿勢訓練

姿勢訓練の目標には咀嚼筋や舌筋と同様に頭部，頸部，および肩部筋群の有害な筋活動の防止が含まれる．この目的は，頸部と肩部の筋活動の亢進および下顎の前突を生じさせることを防止するために，起立性姿勢を維持することである．脊柱より頭部が前方位になればなるほど，頭部の実効重量は重くなる．機能中（たとえば咀嚼，嚥下，会話）を除いて，下顎は弛緩した安静位にあり，上下の歯は離開し，舌は舌前方部が緊張することなく，口腔底に弛緩している．

TMD（顎関節症）および頸部症状の両方とも訴える筋原性TMD（顎関節症）患者に対して姿勢訓練が有効であるとする1つのランダム化比較試験がある[600]．姿勢訓練は一般的な理学療法であるが，そのTMD（顎関節症）との関連性は十分には理解されておらず，さらなる研究が必要である[601]．

## 運動療法

臨床経験からは，能動的な運動療法が正常な筋および関節の快適性，機能性および安定性をつくりだし，それを維持するために重要であることが示唆されている．運動療法の目的の1つは，関連する滑膜関節を傷害する活動をどのようにして避けるかという方法を患者に教育することである．さらに，運動は筋の伸張と弛緩[108,602]，関節の可動化と安定化[593]，筋強度の増加[603]，および正常な協調のとれた関節運動の獲得（関節クリックの減少）[604]にも推奨しうる．3種類の運動が一般に薦められる．すなわち，(1)協調のとれた，リズミックな筋機能のための反復運動，(2)可動域の増大のための等張性運動，(3)筋力増大のための等尺性運動である．これらの運動は特定の目標を成し遂げるために処方され，また患者の進

行程度に合わせて変更される．ほとんどの患者は，もし運動で疼痛が悪化するなら練習しないであろう．そのため，セラピストは最初に物理療法で，ある程度自覚的症状を緩解させるように患者を補助しなければならない．患者を治療目標に到達させた後，長期に症状緩解を維持するために必要な運動維持レベルを指導する．

## 可動化療法

可動化療法は運動制限と筋拘縮，非復位性円板転位および関節の線維性癒着による疼痛に適応される．いくつかの症例では，セラピストによる徒手的授動術の反復によって，生理学的な安静時筋長を回復したり，正常な顎運動を行えるように関節機能を改善したりすることができる[371]．筋弛緩や疼痛軽減は可動化療法の効果を増すために必要となる．したがって，温熱，冷却，超音波，および経皮的電気神経刺激の組合せを可動化療法の前に，あるいは同時に使用する必要がある．ときおり，急性の非復位性円板転位は下顎の徒手的授動術によって効果的に円板を復位することができる[605]．さらに，局所麻酔を補助的に使用すると，より有効である[606]．

可動化療法は臼歯咬合面上に親指を置き，下顎をしっかりと保持して行われる．健側を確実に固定し，そしてコントロールされたしっかりした力で，下顎を下方，前方，および内側方向に可動する[1,108]．また患者に随意的な健側への最大側方顎運動をさせ，引き続き側方限界運動路に沿って開口させる他の方法もある[108,607]．関節腔造影を用いた研究では，徒手的授動術は関節円板を解剖学的に完全な状態に復位していないが，円板の可動性が増加していることを示している[387,608]．可動化療法に引き続き，スプリント療法，リラクセーション療法および運動療法などの関節運動を維持する治療が考慮されなければならない．

## 物理療法と治療手技

### 電気療法

電気療法機器は筋や関節に，温熱的，組織化学的および生理学的な変化を生じさせる．これらの機器には電流刺激(EGS)，経皮的電気神経刺激(TENS)および微小電圧刺激がある．電流刺激には高電圧，低電流のさまざまな周波数の単相電流が用いられる．この方法は，筋の再教育，トリガーポイント治療，および循環不良組織の血流増加だけでなく，筋スパズムと軟組織浮腫を軽減または消退させるために臨床的に適応されてきた[609-612]．経皮的電気神経刺激には低電圧，低電流のさまざまな周波数の2相電流が用いられ，原則的に有痛性疾患に対する感覚反対刺激として考えられたものである[613]．この方法は，EGSのように筋痛と筋活動性を減少させ，また筋の再教育の助けとなりうる．もし刺激で明確な運動が生じるなら，これは鎮痛効果を損ない，急性筋痛を悪化させるかもしれない[614]．TENSは伝統的に顎関節領域以外に用いられてきたが，顎関節や頸部の疼痛に対する適用方法も報告されてきている．現在，主として逸話的な臨床根拠がTMD(顎関節症)の治療に電気療法を用いることを支持しているが，さらなる研究が必要である．

## 超音波

　超音波は筋骨格系の問題に頻用される理学的療法である．トランスデューサのヘッド部の高周波振動は組織を伝導するとき熱に変換される．これは深さ5cmまで組織を加熱することができる[615]．超音波は関節内の深部加熱，関節包外軟組織の伸展性の増加による関節拘縮の治療，慢性痛，筋拘縮，腱炎の軽減，および滑液（嚢）包炎での沈着カルシウムの吸収促進のために用いうることが提唱されてきた[615-617]．また，超音波は一般的に音波振動法で組織内に薬剤を浸透させるのに用いられているが，薬剤吸収のメカニズムや効果は不明である[618]．筋骨格系の障害に対する超音波の効果に関する系統的レビューでは18のプラセボ比較試験のうち2つの試験だけが，統計的および臨床的に有益であることを示した．しかし，TMD（顎関節症）に関するものは4つで，調査における基準を満たしていなかった，しかも有意な有益性はみられなかった[619]．

## イオン導入法

　イオン導入法は，組織バリアをとおして組織内に効果的に薬物イオンを浸透させる方法である．弱電流は薬物イオン，通常はコルチコステロイド薬を経皮的に深部組織に導入し，そこで薬物が効果を発揮する[620]．しかし，最近の研究はこの方法による疼痛除去効果を疑問視している[621,622]．

## 気化冷却スプレー

　気化冷却スプレーを用いた筋の伸展療法では筋痛や筋の硬さが減少し，筋筋膜のトリガーポイントを不活性化すると考えられている[111,623]．現在まで，このような方法が有効であるとするランダム化比較試験はみられない．

## 麻酔ブロック・トリガーポイント注射

　筋筋膜トリガーポイントへの局所麻酔の注射は，筋伸展あるいは可動化と同時にあるいは単独で行われ，これも筋筋膜痛の管理に有効であるとされてきた．麻酔は疼痛緩和に有効であるが[624]，注射針によってトリガーポイントを機械的に破壊し治療効果を現している可能性がある[625,626]．

　トリガーポイント注射は慢性の筋筋膜痛に対して薬物療法，理学療法や多くの行動医学技法などの補助として用いるべきものである[627]．トリガーポイント注射は通常，個々の筋群に3〜5回を一連のものとして，最初は週1回の間隔で実施する．この効果の程度によって，注射を止めるか，あるいは2, 3または4週ごとにするなど，間隔をより長くして継続する．プロカイン（1〜2％のエピネフリン非含有剤を生理食塩水で0.5％に希釈する）は筋毒性が低いことからトリガーポイントへの注射に推奨される[628]．しかし，もはや歯科用の注射器用にプロカインをパッケージしたものはないので，歯科用注射器を用いるのであれば，2％リドカイン剤（エピネフリン非含有）が適当である．ブピバカインのような長時間作用の麻酔剤は筋毒性が増すので筋肉注射には用いるべきでない．

## 鍼

　鍼の作用メカニズムは十分に理解されていないが，鍼もまた慢性の筋骨格痛の治療に用いられてきた．そして，鍼のTMD（顎関節症）への応用に関する研究は，有用な

方法ではないかとしている[513,629-633]．早期の効果，なかでも関節機能の増大や疼痛の軽減などについては，従来の多くのTMD（顎関節症）治療に匹敵するようである[513]．鍼の併用療法としての評価には，鍼を用いることを最終的に推奨する前に厳密な臨床研究が必要である．

## レーザー治療

最近，ソフトレーザー（低レベルレーザー）はTMD（顎関節症）の治療として進歩してきた．直接照射は熱反応を起こさずに生物刺激と鎮痛効果をもつと考えられている[635]．レーザー治療はいくつかの筋骨格痛について研究が行われてきたが，2つの大規模メタアナリシスが相反する結果を報告している[636,637]．TMD（顎関節症）に対するレーザー治療の有効性について，いくつかの研究が行われた[638-644]．研究では，いろいろな患者群に異なるタイプ，周波数および照射持続期間について検討されたが，方法論的デザインが不十分で，治療のパラメータを標準化できていないし，有効性も評価できなかった．ごく最近では，TMD（顎関節症）患者の小サンプルのプラセボ比較試験が，ソフトレーザーが疼痛や機能障害を有意に改善するとしている[645,646]．これらの研究はサンプルサイズが小さいので，TMD（顎関節症）治療に対するソフトレーザーの適応を支持するには，さらなる研究が必要である．

## スプリント療法

咬合面間スプリント，オルソテック装置，装具，バイトガード，バイトプレーン，ナイトガード，あるいはブラキシズム装置などが，日常的にTMD（顎関節症）の治療に用いられている．歯を被覆する可撤性のレジン製装置は咬合関係を変化させ，咬合力を再分配し[647,648]，咬耗と歯の動揺を防止し[649]，ブラキシズムや異常機能を減少させ[650]，咀嚼筋痛や機能障害を治療し[492,537,651-655]，顎関節痛を治療し[655-659]，そして顎関節の構造的関係を変える[660-663]ために以前より用いられてきた．しかし，スプリントの作用の仕方，もっとも効果的なデザインについて，研究者間の見解は一致していない[656,663,664]．

一般的なスプリント療法の研究では，口腔顔面痛やTMD（顎関節症）に関連するその他の自覚的症状の減少について報告している[537,655,656,665,666]．しかし，ほとんどの研究は少ないサンプル数で短期間での結果，不適切なコントロール群など，限定されたものであり，またスプリント療法と他の治療法との比較がない．さらに最近の論文[667-673]では，スプリントとインアクティブのプラセボを比較すると，スプリントがわずかに効果的であるが，咬合しないスプリント，あるいは行動変容法や自己管理法などの他のTMD（顎関節症）療法とは変わらないと結論している．

どのスプリントでも過度あるいは誤った使用によって生じる合併症がある．それにはう蝕症，歯肉の炎症，口臭，発音の困難性，咬合の変化および装置への心理学的依存性が含まれる．重大な合併症としては，スプリント，とくに部分被覆型スプリントを長期あるいは一日中使用すると，機能的および形態学的に，咬合に大きな不可逆的変化を生じることを挙げることができる[674,675]．

## スタビライゼーション型スプリント

スタビライゼーション型スプリントはフラットスプリント，ナソロジー型，あるいは筋弛緩型スプリントともよばれており，上顎あるいは下顎のすべての歯を被覆する．スタビライゼーション型スプリントは，関節原性だけでなく筋原性TMD（顎関節症）[492,537,651-654]に関連した自覚的症状管理の補助として用いられる[676-678]．スプリントは夜間のみ使用するのが望ましい．アクリルはエナメル質より軟らかいので，夜間ブラキシズムを有する患者において，歯のさらなる咬耗を減らすため用いられてきた．スタビライゼーション型スプリントは，たとえば多くの両側臼歯咬合接触が失われているような不安定な咬合の管理にも用いることができる．ときどき，スプリントは側頭部の頭痛だけでなく，耳の痛みや歯痛を引き起こすクレンチングを減らすために用いられる[679-685]．

夜間の咬筋筋電図の観察では，スプリント装着時にはブラキシズム活動レベルが短期間減少することを示している[650,686,687]．しかし，最近の研究はその反応はさまざまで，ブラキシズムはスタビライゼーション型スプリントで除去されないことを示している[134,651,688]．これらの研究はスプリントに対する臨床的反応の可変性と注意深い経過観察の必要性を強調している．スプリントの咬合面は，閉口時に対合歯と両側性に均一な臼歯部接触をつくることで，安定した生理学的な下顎姿勢が与えられるように調整すべきである[134]．神経・筋によって決定された顎位に調整されたスプリントが慣習的につくられたスタビライゼーション型スプリントよりも優れているようには思われない[303]．アンテリアガイダンスは，すべての下顎側方運動時に対向臼歯部がスプリントから離開するよう，通常はスプリントの犬歯あるいは前歯部にアクリルの誘導傾斜を付与してつくられる．臨床的経験は，疼痛，筋活動，炎症，浮腫あるいは軟組織の構造的変化のような上下顎関係の変化を補償するために，スプリントの咬合面は最初に，また定期的に調整する必要があることを示唆している．

急性の症例では，スプリントは指定された期間一日中装着し，その後，自覚的症状が軽減したら，夜間のみ装着される．起床時の疼痛をともなう夜間ブラキシズムが継続する場合には夜間に使用するとよい．3〜4週の間に明確な反応を示さない患者は再評価されなければならない．初期に明確な反応を得られなかったことは，さらに積極的あるいは長期的治療が必要なことを必ずしも示唆するものではない．慢性痛行動，不従順，誤診あるいは顎関節病変の程度などの他の因子を考慮すべきである．

軟性弾性材で作られたスタビライゼーション型スプリントの使用に関する研究は，これらのスプリントが夜間のブラキシズムやTMD（顎関節症）の他覚的兆候や自覚的症状を減少させるという効果について，一定の結果を提示していない[686,689-692]．これらの調整されていないスプリントが咬合接触に及ぼす影響について懸念が生じている[693]．ある研究では，スプリントの効果はスプリントの安定性に関係していることを示唆している[518]．最近の研究では軟性スプリントと硬いアクリル製スプリントを比較し，両方に痛みの自覚的症状を軽減する同様の効果があることを示している[691,692]．

しかし，それらはスプリント療法を用いない自己管理法と同様に効果はないという報告もある[692]．現在，軟性スプリントは歯の発育にほとんど影響を与えないと思われるので，これらのスプリントは短期間の治療や小児の混合歯列期の治療にもっとも適応すると考えられる[689]．

部分被覆型スプリント

最近，人気のある部分被覆型スプリントは，上顎中切歯のみを覆い，対合下顎前歯の1歯または2歯のみで接触する[694,695]．その作用の仮説は，少数前歯に加わる咬合力は，全咬合に加わる咬合力よりも小さいというものである．3か月の経過をみた研究で，部分被覆型スプリントを装着したTMD（顎関節症）患者とスタビライゼーション型スプリントを装着した患者では違いがみられなかった[696]．しかし，6か月の経過をみた研究では，スタビライゼーション型スプリントを使用したグループにおいて，より多くの患者が改善したと報告している[697]．

部分被覆型スプリントのもう1つの例は，臼歯部のみを覆うものである．臼歯部のバイトプレーンは，通常下顎の歯に製作され，鋳造した金属のリンガルバーで連結された臼歯を覆う硬いアクリルで構成される．それは，咬合高径が喪失している場合や下顎位を前方に大きく変化させる必要があるときに用いられてきた[698]．このタイプのスプリントの効果は，サンプル数は少ないが，比較試験を行った1つの研究でのみ報告されている[699]．

部分被覆型スプリントがTMD（顎関節症）の自覚的症状を減少させる効果を示す研究は，数とサンプルサイズが限られている．これらのスプリントの使用で，不正咬合[697]や顎関節内の変化を生じる可能性がある．部分被覆型が全歯列被覆型スプリントよりもTMD（顎関節症）の自覚的症状を効果的に軽減するという根拠はない．

前方位型スプリント

前方位型スプリントは前方整位型スプリント，下顎整形的整位スプリントともよばれており，上顎型スプリントは通常下顎を前方位に誘導するのにより効果的であるが，上下の歯列のどちらにも製作できる．歯列中の歯はすべて被覆され，スプリント臼歯部には対合歯の咬合凹窩が最小限に付けられ，前歯部には逆の誘導斜面が付与されている[699,700]．この設計は，治療上より楽な下顎頭―円板―下顎窩関係になるように意図されている．前方位型スプリントは，TMD（顎関節症）における関節痛，関節雑音（クリッキング）および関連した二次的自覚的筋症状を減少させるのに用いられている[661-663,699,701,702]．前方位型スプリント療法の原則的適応は復位性円板転位に関連した急性の関節痛である[537,701,703-705]．本来，このスプリントのフルタイムの使用は円板"復位"による新しい顎位を確立することを意図している[706,707]．前方位型スプリントのフルタイム装着による短期的な成果は良好であるが[663,699]，円板の"復位"にともなう新しい咬合位確立での長期的な成果はまだ得られていない[75,702,704,707-710]．そのため，前方位型スプリントで円板―下顎頭関係を回復するための新しい治療下顎位を獲得しようとする試みは，ごく少数の選択された関節痛症例に制限されるべきであり，下顎位を継続維持することでのみ対応できる．

これらの症例では，患者はあらかじめ，治療の時間と費用について理解しておく必要がある．スプリントの使用がフルタイムであっても，パートタイムであっても起こりうる咬合の結果について治療前に患者と話し合う必要がある．なぜなら，下顎の整位は臼歯部開咬という不可逆的な咬合の変化を生じさせるからである[711]．

前方位型スプリントは，復位性円板転位の自覚的症状を減少させるであろう．このスプリントの夜間の使用は，覚醒時の復位をともなわない間欠的円板転位の予防や，関節痛減少に対してもしばしば有効である．スプリントは夜間のみ使用するため，咬合変化の可能性は著しく低下する．

前方整位型スプリントのフルタイムで短期間の装着は，歯科医師が円板を復位（下顎のアンロック）できるのであれば，急性の復位をともなわない円板転位（急性のクローズドロック）の症例に制限されるべきである．このような症例で，5～7日間つねに円板―下顎頭関係を回復することは，復位もしくはロック発現を予防し，適応を促進する可能性がある．いったん関節痛や機能障害が減少したならば，スプリントの使用は徐々に夜間だけに減らし，必要があればスタビライゼーション型スプリントに置換すべきである．これらの処置では，下顎はおおよそ治療前の咬合位になるであろう．この方法は，不必要な補綴治療や矯正治療を避けるため，あるいは最小にするために強く推奨される．また，この治療は円板―下顎頭関係を正すことではなく，自覚的症状のコントロールを促進することを目的としている[506]．クリッキングは通常は消失しないが，その強さは減少するであろう．いくつかの症例では，患者は術前の咬合状態に戻り，有痛性の関節の自覚的症状を再発する．これは，円板後部組織の適応不足によるためであろう．ほとんどの症例では，患者は前方位型スプリント治療に戻るやいなや，再び自覚的症状は消失するであろう．このような症例では，永久的な咬合治療の必要性を最小限にするために，組織の適応により多くの時間をかけるべきである．下顎窩内で関節を整形学的に安定な状態に戻すことに繰り返し失敗した後にのみ，永久的咬合治療が考慮される．

スタビライゼーション型スプリントの使用は，疼痛除去および機能改善のための補助療法とともに，顎関節内障の効果的な治療オプションでもある[712-714]．自覚的症状のないクリックそれ自体は，治療をする正当な理由にはならない．顎関節画像を用いた最近の研究は，"完全な"円板位の必要性に疑問を投げかけている[80]．もしスプリント療法や補助的治療で改善が得られず，明確な疼痛や機械的な自覚的症状が持続するならば，関節鏡視下手術あるいは関節開放手術が必要になるであろう．

## 咬合療法

咬合の話題は，咬合のディスクレパンシーに関連したTMD（顎関節症）の病態生理学や治療概念の研究に興味をもつ人たちにとってなぞのままである．これらの多因子的問題を含む変数の多さのために，いかなる明確な因果関係を確立することも困難である[715,716]．歯列中あるいは歯列間での歯の安定性の欠如，歯の動揺，フレミタス（訳注：対合歯の突き上げによる歯の動揺で，歯

周病学会ではフレミタスとしている），咬合に関連した歯あるいは修復物の破損，知覚過敏，咀嚼や嚥下あるいは会話などの機能低下，有害な負荷による支持組織の損傷などの多くの歯科的状態に対する咬合治療には確固たる理由がある．咬合に関連した歯の治療はTMD(顎関節症)患者に必要かもしれないが，TMD(顎関節症)の治療を目的とした必要性は稀であると考えられている[717]．

顎関節円板転移における円板—下顎頭関係を改善するための前方位型スプリントの使用は2相治療の概念を導いた．この治療法は1970年代後半から1980年代に特に人気があった．I相には前方位型スプリントの使用と他の補助療法を含んでいた．II相には，咬合調整，修復的歯科治療，歯科矯正あるいは顎矯正治療などの最終的な，そして不可逆的な咬合治療によって新たに獲得された治療下顎位で歯を再咬合させる処置が含まれていた．II相がI相に必然的に続くことを暗に示しているため，TMD(顎関節症)の治療にI相およびII相という用語の使用を中止することが強く指摘されている．科学的論文は2相治療の必要性を支持していない．なぜなら，最終的咬合治療はほとんどのTMD(顎関節症)[717]の効果的治療として求められていないからである．科学的支持がないにもかかわらず，2相治療の考えは多くの継続教育コースで推奨され続けており，TMD(顎関節症)の咬合病因の概念が多くの歯科の専門家によって固守されている[718]．

自然な咬合形態の変異がTMD(顎関節症)の一般的原因であるとする明らかな根拠はないので，最初の咬合治療は注意して行うべきである[159-161,717,719]．最近の根拠に基づくなら，TMD(顎関節症)治療のために慢性の不正咬合を治療することを慣例的に重視することは支持されない．TMD(顎関節症)，特に顎関節の病態を含んだ症例では，咬合に影響する可能性があるので，不正咬合はTMD(顎関節症)の原因というよりむしろ結果であろう[162,421]．臨床医は顎関節病態が安定し，さらに変化しないことを確かめるまで，結果として生じた不正咬合を是正するために咬合治療を行うべきではない．安定化の根拠は疼痛の自覚的症状，咬合関係，顎関節画像，およびセファロ分析などを経時的に観察することによって得られる．最終的な咬合治療を始める前に，再発または進行の危険性について，患者とはっきりと話し合うべきである．

臨床医には，可能なかぎりもっとも侵襲が少ない方法を用いて，慎重に治療を行うよう勧告する[499]．治療前の咬頭間関係は可能なかぎり保存すべきである．アンテリアガイダンスが夜間のブラキシズムに関連したTMD(顎関節症)の自覚的症状の治療にとって他のガイドの形態より優れているという根拠はない[720,721]．また，アンテリアガイダンスはすべてのTMD(顎関節症)の関節変化に対して最適な関節負荷を与えることもないであろう[273,722]．このようにTMD(顎関節症)患者に対しアンテリアガイダンスを付与し，咬合を変化させることは疑問である．一般に，理想的な咬合をつくるための複雑な咬合治療が日常的なTMD(顎関節症)管理に必要である，とする根拠はない[155,713,719,723]．

### 咬合調整

咬合調整はかつてTMD(顎関節症)に

とって有用であると考えられ，咬合干渉がTMD（顎関節症）の原因として指摘されていた．しかし，もしあるとしても咬合干渉のどの種類が下顎機能を妨げるか，もしくはTMD（顎関節症）の病因となるかについて根拠と見解の一致はまだ得られていない[168]．人工的に付与した咬合干渉がTMD（顎関節症）の自覚的症状を生じさせず[168,724]，咬筋筋活動を減少させる[724]ことを明らかにした報告がある．コクラン データベース システマティックレビュー[725]や他のいくつかのランダム化比較試験を用いた研究[168,672,726]では咬合調整がTMD（顎関節症）の予防と治療に有益であると結論づける十分な根拠がないことを示している．これらの理由と，咬合調整が不可逆的療法であることから，TMD（顎関節症）の初期治療としては，咬合調整はほとんど考慮すべきではない．不安定な咬合関係に起因した特定のTMD（顎関節症）症例や最近治療された修復物が関連した咬合干渉が自覚的症状を引き起こしている場合に，咬合調整は下顎の安定性を改善するための治療オプションとして検討されるであろうという意見は一致している．

### 修復的治療

修復的治療はTMD（顎関節症）に対する最初の治療オプションではけっしてない[717]．いったん安定性と自覚的症状の改善が達成されたら，修復的治療は初期の研究で提案されたように，不都合な負荷の減少や咬合力の再分配が有益であると考えられる患者に勧められてきた[727-729]．しかし，咬合調整のような他の不可逆的咬合治療も含めて，TMD（顎関節症）に対する効果は予想できず，咬合が顎関節負荷に及ぼす影響についてさらなる研究が必要である．機能的な下顎の不安定性によるTMD（顎関節症）の自覚的症状と咬合状態が関連している場合，修復治療が適応となるいくつかの例がある．これらの症例では，咬合状態が慎重に検討されなければならないが，TMD（顎関節症）患者における広範囲の修復治療は注意深く行われるべきである．ヒト[175,730]および動物[180]の研究によれば，咬合変化には通常は十分な許容範囲があるが，これらの患者における急激で，著しい咬合の変化はある程度危険性をともなう．

### 歯科矯正―顎矯正治療

歯科矯正治療は，大きく咬合を変えることに歯科的な利点があると考えられるときに，しばしば選択される方法である．固定性，可撤性，機能的および顎外矯正装置はすべて，咬合と下顎の安定性を改善することができる[731]．前方位型スプリント治療に引き続く歯科矯正治療は，顎関節円板位置異常を治すとされてきた．しかし，単独の前方位型スプリント治療と同様に，この治療が縦断的根拠に基づいて成功するということは証明されていない[708,732]．歯科矯正治療には，治療中に咀嚼機構を不安定化させる危険が存在する[733]．そのため，歯科矯正の診断と治療計画では，治療中に生じる咬合の不安定が既存のTMD（顎関節症）に及ぼす，すべての影響を検討しなければならない[734,735]．

歯科矯正治療とTMD（顎関節症）との関係を調査した多くの後ろ向き臨床研究は，ある集団を基盤とした場合，明らかな相関はみられなかったとしている[198,736-747]．さらに最近のいくつかの前向き長期研究では，小児期の歯科矯正治療とその後に

## TMD(顎関節症)の管理

なってTMD(顎関節症)に発展する危険性の増加との間に相関関係は認められなかった[682,748-751]. 小臼歯抜歯をともなう歯科矯正治療は, 切歯の牽引やその後の下顎の不安定化によってTMD(顎関節症)が発症すると特に信じられてきた[752]. しかし, 小臼歯抜歯をともなう歯科矯正治療と, ともなわない治療との比較研究は, 治療後の下顎頭位[753-756], オーバーバイト[755], 咬頭嵌合位と後退接触位との間の差異[757], 下顎位[758], あるいはTMD(顎関節症)の自覚的症状[745,758-760]に差がないことを明らかにした.

顎関節における治療後の変化に関する前向き研究では, 年齢, 性, 骨格あるいは歯の種類, TMD(顎関節症)の他覚的兆候と自覚的症状, ヘッドギアの使用, エラスティック, あるいは抜歯対非抜歯治療などにおける下顎頭—下顎窩関係の変化には統計的な有意差はみられなかった[761]. さらに歯科矯正治療の既往のある対象者は歯科矯正治療の既往のない対象者よりもTMD(顎関節症)の他覚的兆候と自覚的症状の出現率が低い傾向があることを示唆するいくつかの縦断的研究がある[682,738,762]. 論文の最近のレビューは, 一定の根拠に基づくなら, 歯科矯正治療はTMD(顎関節症)を引き起こす原因にも治療にもならないと結論した[763].

歯科矯正治療を受けた患者がTMD(顎関節症)の有病率が高いとする根拠は, グループとしてはほとんどないが, 歯科矯正治療に関連した歯の不安定性に対する個々の患者の反応はまったく異なるであろう. このように, 矯正歯科医は, 歯科矯正治療の歯の移動中に生じるかもしれないTMD(顎関節症)の他覚的兆候と自覚的症状の出現あるいは悪化に対して, 注意を怠らないとともに対応する準備をしておかなければならない. 問題に対する可能性は, 治療前のTMD(顎関節症)スクリーニング検査をすべての歯科矯正患者に明確に義務づけることである[764].

骨格性不正咬合を矯正するために, 顎矯正手術は歯科矯正治療や修復治療と一体化して考慮される. しかし, 顎矯正手術がTMD(顎関節症)患者に対し考慮される場合には, 他のいかなる寄与因子も評価し管理するだけでなく, それに見合う自覚的症状の改善と上下顎関係の安定性を獲得できるか否かを慎重に評価し, つねにそのことを先行するべきである. TMD(顎関節症)に関連した疼痛を解消するという特別の目的で, 骨格性非対称や発育異常に対して外科的療法が適応されることは稀である. しかし, 重度な骨格性不正咬合をともなうTMD(顎関節症)患者において, 患者がよりしっかりした咬合の安定性あるいは審美性の改善を希望するときには, 顎矯正手術はしばしば選択される手段である[741,765-767]. 2つの後ろ向き研究は顎矯正手術が行われた若年性リウマチ性関節炎患者[768]または前歯部開咬患者[769]においてTMD(顎関節症)の他覚的兆候と自覚的症状が増加しないことを示した. その他, 顎矯正手術後に緊密な顎間固定を受けた患者ではクリッキングと筋痛が改善する一方, 緊密でない顎間固定の患者ではこれらの自覚的症状が増加したことを示した1つの研究がある[770]. 前向き研究とシステマティックレビューは不足してはいるものの, TMDs(顎関節症)患者の顎矯正手術は一般的にその状態を悪化することも改善することもないことを示す有用な論文があり, そのため顎矯正手術はそれを望む患者に対して実行可能な1つの選択肢である.

## 手術

　顎関節手術は特定の関節疾患には効果的である．しかし，手術法の複雑さ，合併症の可能性，行動学的および心理社会的寄与因子の関連性，および非観血的治療法の有効性などを考慮すると，顎関節手術は慎重に選択された症例だけに適用すべきである．

　患者を外科的に治療するかどうかの決定は，関節内の病態あるいは解剖学的障害の程度，状態の修復の可能性，適切な非観血的治療の成果，およびその問題が患者に起こした障害の程度などによる．手術を考慮する前の非観血的治療の適切な期間や複雑性は，さまざまな因子の組合せによって決定される．すなわち，実際に得られた改善と期待した予後の比較，損傷の程度および患者の治療計画従順性などである．係争中の訴訟，うつ，あるいはコントロールされていない夜間のブラキシズムのような増悪因子をもつ患者の手術予後は良くないかもしれない．さらに，臨床医はニューロパシー性疼痛症（すなわち，求心路遮断痛）を含めた手術の失敗と，合併症について十分な知識と理解を有していなければならない．予後，患者の期待，および増悪因子について実質的な話し合いを行うことによって，十分説明に基づき意思決定するのに必要な情報を患者に提供することができる．

　術前および術後の非観血的管理が全体の外科的治療計画のなかに組み込まれていなければならない[771]．この療法は関節に生じた機能的負荷の減少，口腔の異常機能習癖のような寄与因子の除去あるいは変容，および適切な心理学的ならびに医学的サポートの提供に向けられる．American Association of Oral and Maxillofacial Surgeons（米国口腔顎顔面外科学会）の顎関節外科治療の臨床診療ガイドラインでは，顎関節手術は非観血的治療に効果がみられない場合のみに適用され，自覚的症状がないか軽微な症例は適応にならないとしている[772]．さらに，外科療法は予防を目的に行うべきでないとしている．手術の適応は能力低下をきたす中程度から重度の疼痛および機能障害が単独または両者が併存している場合である[772]．外科的管理には関節腔洗浄療法，非開放外科的療法（関節鏡視下手術），および外科的開放療法（関節切開術／関節形成術）が含まれる．

### 関節腔洗浄療法

　関節腔洗浄療法には単純な関節腔内灌注，あるいはコルチコステロイドを併用または併用しない顎関節洗浄が含まれる．この方法は，非復位性顎関節内障のような顎運動の関節内での制限に対する治療に関節可動化療法を併用する場合，関節鏡視下手術と同様に有効であるとされている[773,774]．しかし，変形性関節炎[775]またはリウマチ性関節炎[776]の急性症状に対する緩和療法として，そして医学管理に反応しない顎関節の疼痛性クリッキングを有する患者における痛みを軽減するために適用される．最近のレビューでは異なるタイプの顎関節内障に対する関節腔洗浄療法のアウトカムを評価した研究が19あった[777]．レビューは症例の治療成功例は83％であったが，多くの研究は方法論的欠陥があった．多くは非比較試験症例の集積で，ランダム化比較試験は1つだけであった．この療法の有効性を確認するには，さらなるランダム化比較試験が必

要である.

関節鏡視下手術

関節鏡視下手術は直接的な観察や関節組織の組織採取[778,779]を可能にし，また永続する非復位性円板転位の二次的な有痛性の低可動性関節の治療法として期待できる．以前の関節開放手術に対して関節鏡視下手術からは，術後疼痛の緩和や関節包内線維化の軽減に有効であることが示唆されている[780]．現時点で，関節鏡視下手術は原則的に上関節腔において施行され，また，わずかな壊死組織切除・洗浄，微小な癒着部の切離，および生検に有用である．関節鏡視下手術後の自覚的症状の減少は円板の位置の改善によるものではない[781,782]．術後のMRIは，大多数の患者は円板前方転位のままであったが，円板の可動性は増加していることを示した[783-788]．関節鏡視下手術の予後は関節円板切除や円板形成術と同等である[789-794]．関節鏡視下手術は開放関節手術より低侵襲なので，できるかぎり関節鏡視下手術を優先すべきである．最近のメタアナリシスは，非観血的治療に抵抗する非復位性円板転位の治療として関節腔洗浄療法と関節鏡視下手術の有効性を報告した[795]．

関節切開術

顎関節の外科的開放療法，すなわち関節切開術は通常，骨性癒着，線維性癒着，新生物，重度の慢性脱臼，永続性有痛性の顎関節内障，および保存療法で難治の重度の骨関節炎に適応される[779]．下顎頭の転位骨折，関節突起無形成，および重度の有痛性慢性関節炎に適応される手術はそれほど多くない．炎症性関節障害（滑膜炎あるいは関節包炎），下顎頭溶解，および無痛性の変形性関節炎には，手術はあったとしてもきわめて稀にしか適応されない．関節切開術は一般に，進行した顎関節疾患で外科的療法の基準に一致する患者，また関節鏡視下手術に反応しない，あるいはこれに同意しない患者に適応される．

関節開放手術には円板形成術から，円板整位術あるいは円板切除術（円板の置換を含む，あるいは含まない），高位関節突起切除術を含めた関節形成術まで多岐にわたる．縫縮術をともなう円板形成術や円板整位術は，正常な状態を維持している期間は短期であったが，関節痛や関節音の減少，開口量の増加については80〜90％の成功率であると報告された[789,796-799]．

置換を行わない円板切除術は長い歴史を有しており，また長期間の成功（30年以上）が報告されている[800-803]．関節円板切除術に皮膚移植を行っても，リモデリングを防ぐことはないと考えるが，関節雑音を除去または防ぐには有効かもしれない[804]．

低侵襲の治療方法で得られた成果は関節形成術をおおいに減らすことができた．下顎頭切除術や下顎頭切断術はあまり行われない．これらの方法はより複雑な疾患や外傷性疾患に対して適応されてきた[805,806]．これらの方法では明らかな咬合変化など術後の合併症の危険性がより高くなる．最近では改変型関節突起骨切り術（口内法による下顎枝垂直骨切り術を用いる手術）は，顎関節内障の治療で，疼痛を緩解し，円板位を予想して修正しうることが示唆されている[807-809]．この方法の適応に関してはさらに進んだ比較試験が必要である．

## 臨床研究

　疾患の臨床管理に関する決定は，一般に経験的観察と実験に基づいている．この方法はある範囲内では妥当であるが，個人的バイアスや個人的好みに影響される．さまざまな治療法に関する臨床研究はこれらの個人的偏見を排除し，治療の一般的基準の設定に役立つことが求められる．治療法の選択に関するもっとも効果的な臨床試験はランダム化比較試験である[810, 811]．このような前向き臨床研究には，問題になっている疾患を有する研究対象集団の特性を適正に表現する明白な基準，問題としているいくつかの治療法あるいは無治療対照群の無作為割り付け，信頼性と妥当性のある計測方法を用いたブラインド化された治療前・治療後の試験，および推計学分析が必要である．ときには，技術的障壁，費用，およびそのモラル上の制約によってこの方法の運用は制限されるが，この研究デザインは，後ろ向き患者調査も含めて，治療に関するすべての臨床試験のモデルとして有用である[811]．Feinstein[812, 813]は，この厳正な研究計画を臨床環境に適合させるいくつかの方法を解説した．

　現在では，"evidence-based"という言葉は研究において非常に一般的なものである．患者に提供される種々の治療法の有効性が実際に科学的な根拠を有しているか否かを評価するために，多くのシステマティックレビューが遂行されてきた．これは良いことではあるものの，システマティックレビューを遂行する最良の方法については共通認識が形成されていない．そのため，種々のシステマティックレビューには，得られた結果を反対の見解に誘導する相違する内容，評価基準，および統計手法が用いられるかもしれない．したがって，これらの研究の結果を解釈するときには注意が必要である．まさに，いくつかのシステマティックレビューがある治療法が有効であるとする根拠に欠けていると結論づけても，それはその治療方法に効果がないということを述べているわけではなく，むしろ，これまで周到に行われたランダム化比較臨床試験がほとんどなかったことを意味している．

　TMD（顎関節症）が保存的な可逆的治療でもっとも良く管理されるとする根拠が増えているにもかかわらず，臨床医によっては科学的な比較試験より個人的な先入観で治療法を選択し続けている[718, 733]．非観血的および観血的なTMD（顎関節症）治療に関するランダム化比較臨床試験が引き続き必要である．加えて，TMD（顎関節症）の原因を解明するために計画された研究が強く求められる．日々，TMD（顎関節症）の治療をしている臨床医は，臨床試験の方法論にも精通し，治療法を決定する根拠になる論文を批判的に評価できなければならない．読者や臨床医がより鑑別力をもつようになると，TMD（顎関節症）患者には利益になるであろう．

## 参考文献

1. Okeson JP. Management of Temporomandibular Disorders and Occlusion, ed 5. St Louis : Mosby, 2003.
2. Fred L. Anatomy of the Head, Neck, Face and Jaws. Philadelphia : Lea & Febiger, 1980.
3. Scapino RP. The posterior attachment : Its structure, function, and appearance in TMJ imaging studies. Part I. J Craniomandib Disord Facial Oral Pain 1991 ; 5 : 83-95.

4. Scapino RP. The posterior attachment : Its structure, function, and appearance in TMJ imaging studies. Part 2. J Craniomandib Disord Facial Oral Pain 1991 ; 5 : 155-166.

5. Dubrul E. The craniomandibular articulation. In : Sicher's Oral Anatomy, ed 7. St Louis : Mosby, 1980 : 147-209.

6. Meikle MC. Remodeling. In : Sarnat BG, Laskin DM, (eds). The Temporomandibular Joint. A Biological Basis for Clinical Practice, ed 4. Philadelphia : Saunders, 1992 : 93-107.

7. Waltimo A, Kemppainen P, Kononen M. Maximal contraction force and endurance of human jaw-closing muscles in isometric clenching. Scand J Dent Res 1993 ; 101 : 416-421.

8. McNamara JA Jr. The independent functions of the two heads of the lateral pterygoid muscles. Am J Anat 1973 ; 13 : 197-206.

9. Meyenberg K, Kubik S, Palla S. Relationships of the muscles of mastication to the articular disc of the temporomandibular joint. Helv Odontol Acta 1986 ; 30 : 1-20.

10. Wilkinson TM. The relationship between the disc and the lateral pterygoid muscle in the human temporomandibular joint. J Prosthet Dent 1988 ; 60 : 715-724.

11. Heylings DJ, Nielsen IL, McNeill C. Lateral pterygoid muscle and the temporomandibular disc. J Orofac Pain 1995 ; 9 : 9-16.

12. Hylander WL. Functional anatomy. In : Sarnat BG, Laskin DM(eds). The Temporomandibular Joint : A Biological Basis for Clinical Practice, ed 4. Philadelphia : Saunders, 1992 : 60-92.

13. Glaros AG, Rao SM. Effects of bruxism : A review of the literature. J Prosthet Dent 1977 ; 38 : 149-157.

14. Rugh JD, Harlan J. Nocturnal bruxism and temporomandibular disorders. Adv Neurol 1988 ; 49 : 329-341.

15. Okeson JP. Bell's Orofacial Pain, ed 5. Chicago : Quintessence, 2005.

16. Rugh JD, Solberg WK. Oral health status in the United States. Temporomandibular disorders. J Dent Educ 1985 ; 49 : 398-404.

17. Schiffman E, Fricton JR. Epidemiology of the TMJ and craniofacial pain. In : Fricton JR, Kroening RJ, Hathaway KM(eds). TMJ and Craniofacial Pain : Diagnosis and Management. St Louis : IEA, 1988 : 1-10.

18. De Kanter RJAM, Truin GJ, Burgersdijk RCW, et al. Prevalence in the Dutch adult population and a meta-analysis of signs and symptoms of temporomandibular disorders. J Dent Res 1993 ; 72 : 1509-1518.

19. Dworkin SF, Huggins KH, LeResche L, et al. Epidemiology of signs and symptoms in temporomandibular disorders : Clinical signs in cases and controls. J Am Dent Assoc 1990 ; 120 : 273-281.

20. Wabeke KB, Spruijt RJ. On Temporomandibular Joint Sounds : Dental and Psychological Studies [thesis]. Amsterdam : Univ of Amsterdam, 1994.

21. Huber NU, Hall EH. A comparison of the signs of temporomandibular joint dysfunction and occlusal discrepancies in a symptom-free population of men and women. Oral Surg Oral Med Oral Pathol 1990 ; 70 : 180-183.

22. LeResche L. Epidemiology of temporomandibular disorders : Implications for the investigation of etiologic factors. Crit Rev Oral Biol Med 1997 ; 8 : 291-305.

23. Anastassaki A, Magnusson T. Patients referred to a specialist clinic because of suspected temporomandibular disorders : A survey of 3194 patients in respect of diagnoses, treatments, and treatment outcome. Acta Odontol Scand 2004 ; 62 : 183-192.

24. Randolph CS, Greene CS, Moretti R, Forbes D, Perry HT. Conservative management of temporomandibular disorders : A posttreatment comparison between patients from a university clinic and from private practice. Am J Orthod Dentofac Orthop 1990 ; 98 : 77-82.

25. Nickerson JW, Boering G. Natural course of osteoarthrosis as it relates to internal derangement of the temporomandibular joint. Oral Maxillofac Surg Clin North Am 1989 ; 1 : 1-19.

26. Egermark I, Carlsson GE, Magnusson T. A 20-year longitudinal study of subjective symptoms of temporomandibular disorders from childhood to adulthood. Acta Odontol Scand 2001 ; 59(1) : 40-48.

27. De Leeuw R, Boering G, Stegenga B, de Bont LGM. Temporomandibular joint osteoarthrosis : Clinical and radiographic characteristics 30 years after nonsurgical treatment. A preliminary report. Cranio 1993 ; 11 : 15-24.

28. Keeling SD, McGorray S, Wheeler TT, King GJ. Risk factors associated with temporomandibular joint sounds in children 6 to 12 years of age. Am J Orthod Dentofac Orthop 1994 ; 105 : 279-287.

29. Verdonck A, Takada K, Kitai N, et al. The prevalence of cardinal TMJ dysfunction symptoms and its relationship to occlusal factors in Japanese female adolescents. J Oral Rehabil 1994；21：687-697.
30. Suvinen TI, Nystrom M, Evalahti M, Kleemola-Kujala E, Waltimo A, Kononen M. An 8 year follow-up study of temporomandibular disorder and psychosomatic symptoms from adolescence to young adulthood. J Orofac Pain 2004；18：126-130.
31. Motegi E, Miyasaki H, Oguka I. An orthodontic study of temporomandibular joint disorders. Part I. Epidemiological research in Japanese 6-18 year olds. Angle Orthod 1992；62：249-256.
32. Wanman A, Agerberg G. Temporomandibular joint sounds in adolescents : A longitudinal study. Oral Surg Oral Med Oral Pathol 1990；69：2-9.
33. Magnusson T, Egermark I, Carlsson GE. Five year longitudinal study of signs and symptoms of mandibular dysfunction in adolescents. Cranio 1986；4：338-344.
34. Wabeke KB, Spruijt RJ, Habets LL. Spatial and morphologic aspects of temporomandibular joints with sounds. J Oral Rehabil 1995；22(1)：21-27.
35. Nilner M, Kopp S. Distribution by age and sex of functional disturbances and diseases of the stomatognathic system in 7-18 year olds. Swed Dent J 1983；7：191-198.
36. Levitt SR, McKinney MW. Validating the TMJ scale in a national sample of 10,000 patients : Demographic and epidemiologic characteristics. J Orofac Pain 1994；8：25-35.
37. Widmalm SE, Westesson PL, Kim IK, Pereira FJ Jr, Lundh H, Tasaki MM. Temporomandibular joint pathosis related to age, sex, and dentition in autopsy material. Oral Surg Oral Med Oral Pathol 1994；78：416-425.
38. Pereira FJ Jr, Lundh H, Westesson PL. Morphologic changes in the temporomandibular joint in different age groups. An autopsy investigation. Oral Surg Oral Med Oral Pathol 1994；78：279-287.
39. Howard JA. Temporomandibular joint disorders, facial pain and dental problems of performing artists. In : Sataloff R, Brandfonbrener A, Lederman R(eds). Textbook of Performing Arts Medicine. New York : Raven Press, 1991：111-169.
40. Koidis PT, Zarifi A, Grigoriadou E, Garefis P. Effect of age and sex on craniomandibular disorders. J Prosthet Dent 1993；69：93-101.
41. Lipton JA, Ship JA, Larach-Robinson D. Estimated prevalence and distribution of reported orofacial pain in the United States. J Am Dent Assoc 1993；125：125-135.
42. Osterberg T, Carlsson GE, Wedel A, Johansson V. A cross-sectional and longitudinal study of craniomandibular dysfunction in an elderly population. J Craniomandib Disord Facial Oral Pain 1992；6：237-246.
43. Greene CS. Temporomandibular disorders in the geriatric population. J Prosthet Dent 1994；72：507-509.
44. Kaunisaho K, Hiitunen K, Ainamo A. Prevalence of symptoms of craniomandibular disorders in a population of elderly inhabitants in Helsinki, Finland. Acta Odontol Scand 1994；52：135-139.
45. Magnusson T, Egermark I, Carlsson GE. A longitudinal epidemiologic study of signs and symptoms of temporomandibular disorders from 15-35 years of age. J Orofac Pain 2000；14：310-319.
46. Magnusson T, Egermark I, Carlsson GE. A prospective investigation over two decades on signs and symptoms of temporomandibular disorders and associated variables. A final summary. Acta Odontol Scand 2005；63：99-109.
47. Agerberg G, Carlsson GE. Functional disorders of the masticatory system. I. Distribution of symptoms according to age and sex as judged from investigation by questionnaire. Acta Odontol Scand 1972；30：597-613.
48. Helkimo M. Studies on function and dysfunction of the masticatory system. I. An epidemiological investigation of symptoms of dysfunction in Lapps in the North of Finland. Proc Finn Dent Soc 1974；70：37-49.
49. Helkimo M. Studies on function and dysfunction of the masticatory system. II. Index for anamnestic and clinical dysfunction and occlusal state. Swed Dent J 1974；67：101-121.
50. Hansson T, Nilner M. A study of the occurrence of symptoms of diseases of the temporomandibular joint, masticatory musculature, and related structures. J Oral Rehabil 1975；2：313-324.
51. Swanljung O, Rantanen T. Functional disorders of the masticatory system in southwest Finland. Community Dent Oral Epidemiol 1979；7：177-182.
52. Heft MW. Prevalence of TMJ signs and symptoms in the elderly. Gerontology 1984；3：125-130.

53. Glass EG, McGlynn FD, Glaros AG, Melton K, Romans K. Prevalence of temporomandibular disorder symptoms in a major metropolitan area. Cranio 1993 ; 11 : 217-220.

54. Agerberg G, Bergenholz A. Craniomandibular disorders in adult populations of West Bothnia, Sweden. Acta Odontol Scand 1989 ; 47 : 129-140.

55. Salonen L, Hellden L. Prevalence of signs and symptoms of dysfunction in the masticatory system : An epidemiologic study in an adult Swedish population. J Craniomandib Disord Facial Oral Pain 1990 ; 4 : 241-250.

56. Sigueria JTT, Ching LH. Orofacial pain in totally edentulous patients with temporomandibular disorders : A retrospective longitudinal study. Rev Paul Odontol 1999 ; 21(3) : 32-37.

57. Solberg WK, Woo MW, Houston JB. Prevalence of mandibular dysfunction in young adults. J Am Dent Assoc 1979 ; 98 : 25-34.

58. Pullinger A, Seligman DA, Solberg W. Temporomandibular disorders. Part I. Functional status, dentomorphologic features, and sex differences in a nonpatient population. J Prosthet Dent 1988 ; 59 : 228-235.

59. Agerberg G, Inkapool I. Craniomandibular disorders in an urban Swedish population. J Craniomandib Disord Facial Oral Pain 1990 ; 4 : 154-164.

60. Magnusson T, Carlsson GE, Egermark I. Changes in subjective symptoms of craniomandibular disorders in children and adolescents during a 10-year period. J Orofac Pain 1993 ; 7 : 76-82.

61. De Leeuw JR Jr, Steenks MH, Ros WJG, Bosman F, Winnubst JA, Scholte AM. Psychosocial aspects of craniomandibular dysfunction. An assessment of clinical and community findings. J Oral Rehabil 1994 ; 21 : 127-143.

62. Centore L, Bianchi P, McNeill C. The relationships between non-organic multiple physical complaints and narcissism[abstract 1084]. J Dent Res 1989 ; 68(special issue) : 317.

63. Skeppar J, Nilner M. Treatment of craniomandibular disorders in children and young adults. J Orofac Pain 1993 ; 7 : 362-369.

64. Bush FM, Harkins SW, Harrington WG, Price DD. Analysis of gender effects on pain perception and symptom presentation of temporomandibular pain. Pain 1993 ; 53 : 73-80.

65. Phillips JM, Gatchel RJ, Wesley AL, Ellis E. Clinical implications of sex in acute temporomandibular disorders. J Am Dent Assoc 2001 ; 132 : 49-57.

66. Luz JGC, Oliviera NG. Incidence of temporomandibular joint disorders in patients seen at a hospital emergency room. J Oral Rehabil 1994 ; 21 : 349-351.

67. Turp JC, Schindler HJ. Chronic temporomandibular disorders. Schmerz 2004 ; 18 : 109-117.

68. Dworkin SF, Le Resche L. Temporomandibular disorder pain : Epidemiologic data. APS Bulletin 1993 ; 3(April/May) : 12-13.

69. Schiffman E, Fricton JR, Haley D, Shapiro BL. The prevalence and treatment needs of subjects with temporomandibular disorders. J Am Dent Assoc 1989 ; 120 : 295-304.

70. Greene CS, Marbach JJ. Epidemiologic studies of mandibular dysfunction : A critical review. J Prosthet Dent 1982 ; 48(2) : 184-190.

71. De Kanter RJ, Kayser AF, Battistuzzi PG, Truin GJ, Van'T Hof MA. Demand and need for treatment of craniomandibular dysfunction in the Dutch adult population. J Dent Res 1992 ; 71 : 1607-1612.

72. Von Korff M, LeResche L, Dworkin SF. First onset of common pain symptoms : A prospective study of depression as a risk factor. Pain 1993 ; 55 : 251-258.

73. Magnusson T, Egermark I, Carlsson GE. Treatment received, treatment demand, and treatment need for temporomandibular disorders in 35-year old subjects. Cranio 2002 ; 20 : 11-17.

74. Magnusson T, Carlsson GE, Egermark I. Changes in clinical signs of craniomandibular disorders from the age of 15-25 years. J Orofac Pain 1994 ; 8 : 207-215.

75. Lundh H, Westesson PL, Kopp S. A three-year follow-up of patients with reciprocal temporomandibular joint clicking. Oral Surg Oral Med Oral Pathol 1987 ; 63 : 530-533.

76. Lobbezoo-Scholte AM, de Leeuw JR, Steenks MH, et al. Diagnostic subgroups of craniomandibular disorders. Part I. Self-report data and clinical findings. J Orofac Pain 1995 ; 9 : 24-36.

77. Pullinger A, Seligman DA. Overbite and overjet characteristics of refined diagnostic groups of temporomandibular disorders. Am J Orthod Dentofac Orthop 1991 ; 100 : 401-415.

78. Alexander SR, Moore RN, DuBois LM. Mandibular condyle position. Comparison of articular mountings and magnetic resonance imaging. Am J Orthod Dentofac Orthop 1993 ; 104 : 230-239.

79. Romanelli GG, Harper R, Mock D, Pharoah MJ, Tenenbaum HC. Evaluation of temporomandibular joint internal derangement. J Orofac Pain 1993 ; 7 : 254-262.

80. Kircos LT, Ortendahl DA, Mark AS, Arakana M. Magnetic resonance imaging of the TMJ disc in asymptomatic volunteers. J Oral Maxillofac Surg 1987；45：852.

81. Pereira FJ Jr, Lundh H, Westesson PL, Carlsson LE. Clinical findings related to morphologic changes in TMJ autopsy specimens. Oral Surg Oral Med Oral Pathol 1994；78：288-295.

82. McNeill C. Craniomandibular(TMJ) disorders—The state of the art. Part II. Accepted diagnosis and treatment modalities. J Prosthet Dent 1983；49：393-397.

83. McNeill C, Danzig WM, Farrar WB, et al. Craniomandibular(TMJ) disorders—The state of the art. Position Paper of the American Academy of Craniomandibular Disorders. J Prosthet Dent 1980；44：434-437.

84. Fricton JR, Kroening RJ, Hathaway KM(eds). TM Disorders and Craniofacial Pain：Diagnosis and Management. St Louis：Ishiaku Euro America, 1988.

85. Parker MW. A dynamic model of etiology in temporomandibular disorders. J Am Dent Assoc 1990；120：283-289.

86. Dijkgraaf LC, De Bont LG, Boering G, Liem RS. The structure, biochemistry, and metabolism of osteoarthritic cartilage：A review of the literature. J Oral Maxillofac Surg 1995；53：1182-1192.

87. Dijkgraaf LC, De Bont LGM, Boering G, Liem RS. Normal cartilage structure, biochemistry, and metabolism：A review of the literature. J Oral Maxillofac Surg 1995；53：924-929.

88. Harkins SJ. Extrinsic trauma and temporomandibular dysfunction. Cranio 1986；4：1-2.

89. Harkins SJ, Marteney JL. Extrinsic trauma：A significant precipitating factor in temporomandibular dysfunction. J Prosthet Dent 1985；54：271-272.

90. Braun BL, Di Giovanna A, Schiffman E, Bonnema J, Fricton JR. A cross-sectional study of temporomandibular joint dysfunction in post-cervical trauma patients. J Craniomandib Disord Facial Oral Pain 1992；6：24-31.

91. Katzberg RW, Tallents RH, Hayakawa K, Miller TL, Goske MJ, Wood BP. Internal derangements of the temporomandibular joint：Findings in the pediatric age group. Radiology 1985；154：125-127.

92. Pullinger A, Seligman DA. TMJ osteoarthrosis：A differentiation of diagnostic subgroups by symptom history and demographics. J Craniomandib Disord Facial Oral Pain 1987；1：251-256.

93. Pullinger A, Seligman DA. Trauma history in diagnostic groups of temporomandibular disorders. Oral Surg Oral Med Oral Pathol 1991；71：529-534.

94. De Boever JA, Keersmaekers K. Trauma in patients with temporomandibular disorders：Frequency and treatment outcome. J Oral Rehabil 1996；23：91-96.

95. Burgess J. Symptom characteristics in TMD patients reporting blunt trauma and/or whiplash injury. J Craniomandib Disord Facial Oral Pain 1991；5：251-257.

96. Vichaichalermvong S, Nilner M, Panmekiate S, Petersson A. Clinical follow-up with different disc positions. J Orofac Pain 1993；7：61-67.

97. Huang GJ, Rue TC. Third-molar extraction as a risk factor for temporomandibular disorder. J Am Dent Assoc 2006；137：1547-1554.

98. Gould DB, Banes CH. Iatrogenic disruptions of right temporomandibular joints during orotracheal intubation causing permanent closed lock of the jaw. Anesth Analg 1995；81(1)：191-194.

99. Domino KB, Posner KL, Caplan RA, Cheney FW. Airway injury during anesthesia：A closed claims analysis. Anesthesiology 1999；91：1703-1711.

100. Weinberg S, Lapointe H. Cervical extension-flexion injury(whiplash) and internal derangement of the temporomandibular joint. J Oral Maxillofac Surg 1987；45：653-666.

101. Kronn E. The incidence of TMJ dysfunction in patients who have suffered a cervical whiplash injury following a traffic accident. J Orofac Pain 1993；7：209-213.

102. Goldberg HL. Trauma and the improbable anterior displacement. J Craniomandib Disord Facial Oral Pain 1990；4：131-134.

103. Kasch H, Hjorth T, Svensson P, Nyhuus L, Jensen TS. Temporomandibular disorders after whiplash injury：A controlled, prospective study. J Orofac Pain 2002；16：118-128.

104. Burgess J, Kolbinson DA, Lee PT, Epstein JB. Motor vehicle accidents and TMDs：Assessing the relationship. J Am Dent Assoc 1996；127：1767-1772.

105. Howard RP, Benedict JV, Raddin JH, Smith HL. Assessing neck extension-flexion as a basis for temporomandibular joint dysfunction. J Oral Maxillofac Surg 1991；39：1210-1213.

106. Szabo TJ, Welcher J, Anderson RD. Human occupant kinematic response to low speed rear-end impacts. In : Proceedings of the Thirty Eighth Stapp Car Crash Conference. Warrendale, Pennsylvania : Society of Automotive Engineers, 1994 : 23 - 35. SAE 940532.

107. Wright EF. Referred craniofacial pain patterns in patients with temporomandibular disorders. J Am Dent Assoc 2000 ; 131 : 1307 - 1315.

108. Wright EF. Manual of Temporomandibular Disorders. Ames, IA : Blackwell Publishing, 2005.

109. Simons DG, Travell JG, Simons LS. Apropos of all muscles. In : Simons DG, Travell JG, Simons LS. Myofascial Pain and Dysfunction : The Trigger Point Manual, ed 2. Baltimore : Lipincott Williams & Wilkins, 1999 : 94 - 177.

110. Marbach JJ, Raphael KG, Dohrenwend BP, Lennon MC. The validity of tooth grinding measures : Etiology of pain dysfunction syndrome revisited. J Am Dent Assoc 1990 ; 120 : 327 - 333.

111. Marbach JJ. The 'temporomandibular pain dysfunction syndrome' personality : Fact or fiction? J Oral Rehabil 1992 ; 19 : 545 - 660.

112. Scholte AM, Steenks MH, Bosman F. Characteristics and treatment outcome of diagnostic subgroups of CMD patients : A retrospective study. Community Dent Oral Epidemiol 1993 ; 21 : 215 - 220.

113. Nilner M. Relationships between oral parafunctions and functional disturbances in the stomatognathic system among 15 to 18 year olds. Acta Odontol Scand 1983 ; 41 : 197 - 201.

114. Schiffman E, Fricton JR, Harley D. The relationship of occlusion, parafunctional habits and recent life events to mandibular dysfunction in a non-patient population. J Oral Rehabil 1992 ; 19 : 201 - 223.

115. Dao TT, Lund JP, Lavigne GJ. Comparison of pain and quality of life in bruxers and patients with myofascial pain of the masticatory muscles. J Orofac Pain 1994 ; 8 : 350 - 356.

116. Attanasio R. An overview of bruxism and its management. Dent Clin North Am 1997 ; 41 : 229 - 241.

117. Faulkner KD. Bruxism : A review of the literature. Part I. Aust Dent J 1990 ; 35 : 266 - 276.

118. Faulkner KD. Bruxism : A review of the literature. Part II. Aust Dent J 1990 ; 35 : 355 - 361.

119. Glaros AG, Forbes D, Shanker J, Glass EG. Effect of parafunctional clenching on temporomandibular disorder pain and proprioceptive awareness. Cranio 2000 ; 18 : 198 - 204.

120. Nitzan DW. 'Friction and adhesive forces' - Possible underlying causes for temporomandibular joint internal derangement. Cells Tissues Organs 2003 ; 174 : 6 - 16.

121. Glaros AG, Burton E. Parafunctional clenching, pain, and effort in temporomandibular disorders. J Bchav Med 2004 ; 27 : 91 - 100.

122. Castelo PM, Gaviao MB, Pereira LJ, Bonjardim LR. Relationship between oral parafunctional/nutritive sucking habits and temporomandibular joint dysfunction in primary dentition. Int J Paediatr Dent 2005 ; 15 : 29 - 36.

123. Pullinger A, Seligman DA. The degree to which attrition characterizes differentiated patient groups of temporomandibular disorders. J Orofac Pain 1993 ; 7 : 196 - 208.

124. Rugh JD. Association between bruxism and TMD. In : McNeill C(ed). Current Controversies in Temporomandibular Disorders. Chicago : Quintessence, 1992 : 29 - 31.

125. De Leeuw JRJ, Steenks MH, Ros WJG, Lobbezoo-Scholte AM, Bosman F, Winnubst JA. Multidimensional evaluation of craniomandibular dysfunction. I. Symptoms and correlates. J Oral Rehabil 1994 ; 21 : 504 - 514.

126. Junge D, Clark GT. Electromyographic turns analysis of sustained contraction in human masseter muscles at various isometric force levels. Arch Oral Biol 1993 ; 38 : 583 - 588.

127. Kamisaka M, Yatani H, Kuboki T, Matsuka Y, Minakuchi H. Four-year longitudinal course of TMD symptoms in an adult population and the estimation of risk factors in relation to symptoms. J Orofac Pain 2000 ; 14 : 224 - 232.

128. Arima T, Svensson P, Arendt-Nielsen L. Experimental grinding in healthy subjects : A model for postexercise jaw muscle soreness? J Orofac Pain 1999 ; 13 : 104 - 114.

129. Pierce CJ, Chrisman K, Bennett ME, Close JM. Stress, anticipatory stress, and psychologic measures related to sleep bruxism. J Orofac Pain 1995 ; 9 : 51 - 56.

130. Lobbezoo F, Naeije M. Bruxism is mainly regulated centrally, not peripherally. J Oral Rehabil 2001 ; 28 : 1085 - 1091.

131. Weiner S, Shaikh MB, Siegel A. Electromyographic activity in the masseter muscle resulting from stimulation of hypothalamic behavioral sites in the cat. J Orofac Pain 1993 ; 7 : 370 - 377.

132. Fahn S. The extrapyramidal disorders. In : Wyngaarden JB, Smith LH(eds). Cecil Textbook of Medicine. Philadelphia : Saunders, 1985 : 2068 - 2079.

133. Menapace SE, Rinchuse DJ, Zullo T, Pierce CJ, Shnorhokian H. The dentofacial morphology of bruxers versus non-bruxers. Angle Orthod 1994 ; 64 : 43-52.

134. Holmgren K, Sheikholeslam A, Riise C. Effect of a full-arch maxillary occlusal splint on parafunctional activity during sleep in patients with nocturnal bruxism and signs and symptoms of craniomandibular disorders. J Prosthet Dent 1993 ; 69 : 293-297.

135. Silness J, Johannessen G, Roystrand T. Longitudinal relationship between incisal occlusion and incisal tooth wear. Acta Odontol Scand 1993 ; 51 : 15-21.

136. Hugoson A, Bergendal T, Ekfeldt A, Helkimo M. Prevalence and severity of incisal and occlusal tooth wear in an adult Swedish population. Acta Odontol Scand 1988 ; 46 : 255-265.

137. Bernhardt O, Gesch D, Splieth C, et al. Risk factors for high occlusal wear scores in a population-based sample : Results of the Study of Health in Pomerania(SHIP). Int J Prosthodont 2004 ; 17 : 333-339.

138. Johansson A, Fareed K, Omar R. Lateral and protrusive contact schemes and occlusal wear : A correlational study in a young adult Saudi population. J Prosthet Dent 1994 ; 7 : 159-164.

139. Waltimo A, Nystrom M, Kononen M. Bite force and dentofacial morphology in men with severe dental attrition. Scand J Dent Res 1994 ; 102 : 92-96.

140. Krogstad O, Dahl BL. Dento-facial morphology in patients with advanced attrition. Eur J Orthod 1985 ; 7 : 57-62.

141. Varrela J. Effects of attritive diet on craniofacial morphology : A cephalometric analysis of a Finnish skull sample. Eur J Orthod 1990 ; 12 : 219-223.

142. Helkimo E, Ingergvall B. Bite force and functional state of the masticatory system in young men. Swed Dent J 1978 ; 2 : 167-175.

143. Johansson A, Omar R, Fareed K, Haraldson T, Kiliaridis S, Carlsson GE. Comparison of the prevalence, severity and possible causes of occlusal tooth wear in two young adult populations. J Oral Rehabil 1993 ; 20 : 463-471.

144. Ekfeldt A. Incisal and occlusal tooth wear and wear of some prosthodontic materials. An epidemiological and clinical study. Swed Dent J 1989 ; 65(suppl) : 1-62.

145. Kaidonis JA, Richards LC, Townsend GC. Nature and frequency of dental wear facets in an Australian aboriginal population. J Oral Rehabil 1993 ; 20 : 333-340.

146. Wilding RJ. The association between chewing efficiency and occlusal contact area in man. Arch Oral Biol 1993 ; 38 : 589-596.

147. Johansson A, Haraldson T, Omar R, Kiliaridis S, Carlsson GE. A system for assessing the severity and progression of occlusal tooth wear. J Oral Rehabil 1993 ; 20 : 125-131.

148. Boldsen JL. Analysis of dental attrition and mortality in the medieval village of Tirup, Denmark. Am J Phys Anthropol 2005 ; 126 : 169-176.

149. Bartlett D. The implication of laboratory research on tooth wear and erosion. Oral Dis 2005 ; 11 : 2-6.

150. Haketa T, Baba K, Akishige S, Fueki K, Kino K, Ohyama T. Accuracy and precision of a system for assessing severity of tooth wear. Int J Prosthodont 2004 ; 17 : 581-584.

151. Schellhas KP, Pollei SR, Wilkes CH. Pediatric internal derangements of the temporomandibular joint : Effect on facial development. Am J Orthod Dentofac Orthop 1993 ; 104 : 51-59.

152. Hackney J, Bade D, Clawson A. Relationship between forward head posture and diagnosed internal derangement of the temporomandibular joint. J Orofac Pain 1993 ; 7 : 386-390.

153. Isberg A, Westesson PL. Steepness of articular eminence and movement of the condyle and disk in asymptomatic temporomandibular joints. Oral Surg Oral Med Oral Pathol Oral Radiol Endod 1998 ; 86 : 152-157.

154. Panmekiate S, Petersson A, Akerman S. Angulation and prominence of the posterior slope of the eminence of the temporomandibular joint in relation to disc position. Dentomaxillofac Radiol 1991 ; 20 : 205-208.

155. Ren YF, Isberg A, Westesson PL. Steepness of the articular eminence in the temporomandibular joint. Tomographic comparison between asymptomatic volunteers with normal disk position and patients with disk displacement. Oral Surg Oral Med Oral Pathol Oral Radiol Endod 1995 ; 80 : 258-266.

156. Yamada K, Tsuruta A, Hanada K, Hayashi T. Morphology of the articular eminence in temporomandibular joints and condylar bone change. J Oral Rehabil 2004 ; 31 : 438-444.

157. Seligman DA, Pullinger A. The role of functional occlusal relationships in temporomandibular disorders : A review. J Craniomandib Disord Facial Oral Pain 1991 ; 5 : 265 - 279.

158. Wanman A, Agerberg G. Etiology of craniomandibular disorders : Evaluation of some occlusal and psychosocial factors in 19-year-olds. J Craniomandib Disord Facial Oral Pain 1991 ; 5 : 35 - 44.

159. Seligman DA, Pullinger A. The role of intercuspal occlusal relationships on temporomandibular disorders : A review. J Craniomandib Disord Facial Oral Pain 1991 ; 5 : 96 - 106.

160. Pullinger A, Seligman DA, Gornbein JA. A multiple logistic regression analysis of the risk and relative odds of temporomandibular disorders as a function of common occlusal features. J Dent Res 1993 ; 72 : 968 - 979.

161. Smith V, Williams B, Stapleford R. Rigid internal fixation and the effects on the temporomandibular joint and masticatory system : A prospective study. Am J Orthod Dentofac Orthop 1992 ; 102 : 491 - 500.

162. Vanderas AP. Relationship between craniomandibular dysfunction and malocclusion in white children with and without unpleasant life events. J Oral Rehabil 1994 ; 21 : 177 - 183.

163. Lobbezoo-Scholte AM, Lobbezoo F, Steenks MH, de Leeuw JR, Bosman F. Diagnostic subgroups of craniomandibular disorders. Part II. Symptom profiles. J Orofac Pain 1995 ; 9 : 37 - 43.

164. McNamara JA Jr, Seligman DA, Okeson JP. Occlusion, Orthodontic treatment, and temporomandibular disorders : A review. J Orofac Pain 1995 ; 9 : 73 - 90.

165. Seligman DA, Pullinger A. A multiple stepwise logistic regression analysis of trauma history and 16 other history and dental cofactors in females with temporomandibular disorders. J Orofac Pain 1996 ; 10 : 351 - 361.

166. Seligman DA, Pullinger A. Analysis of occlusal variables, dental attrition, and age for distinguishing healthy controls from female patients with intracapsular temporomandibular disorders. J Prosthet Dent 2000 ; 83 : 76 - 82.

167. Pullinger A, Seligman DA. Quantification and validation of predictive values of occlusal variables in temporomandibular disorders using a multifactoral analysis. J Prosthet Dent 2000 ; 83 : 66 - 75.

168. De Boever JA, Carlsson GE, Klineberg IJ. Need for occlusal therapy and prosthodontic treatment in the management of temporomandibular disorders. Part I. Occlusal interferences and occlusal adjustment. J Oral Rehabil 2000 ; 27 : 367 - 379.

169. Whittaker DK, Jones JW, Edwards PW, Molleson T. Studies on the temporomandibular joints of an eighteenth-century London population(Spitalfields). J Oral Rehabil 1990 ; 17(1) : 89 - 97.

170. De Boever JA, Adriaens PA. Occlusal relationship in patients with pain-dysfunction symptoms in the temporomandibular joints. J Oral Rehabil 1983 ; 10 : 1 - 7.

171. Holmlund A, Axelsson S. Temporomandibular joint osteoarthrosis. Correlation of clinical and arthroscopic findings with degree of molar support. Acta Odontol Scand 1994 ; 52 : 214 - 218.

172. Leake JL, Hawkins R, Locker D. Social and functional impact of reduced posterior dental units in older adults. J Oral Rehabil 1994 ; 21 : 1 - 10.

173. Lundeen TF, Scruggs RR, McKinney MW, Daniel SJ, Levitt SR. TMD symptomology among denture patients. J Craniomandib Disord Facial Oral Pain 1990 ; 4(1) : 40 - 46.

174. Muir CB, Goss AN. The radiologic morphology of asymptomatic temporomandibular joints. Oral Surg Oral Med Oral Pathol 1990 ; 70 : 349 - 354.

175. Pekkarinen V, Yli-Urpo A. Helkimo's indices before and after prosthodontic treatment in selected cases. J Oral Rehabil 1987 ; 14 : 35 - 42.

176. Pullinger A, Baldioceda R, Bibb CA. Relationship of TMJ articular soft tissue to underlying bone in young adult condyles. J Dent Res 1990 ; 69 : 1512 - 1518.

177. Wilding RJ, Owen CP. The prevalence of temporomandibular joint dysfunction in edentulous non-denture wearing individuals. J Oral Rehabil 1987 ; 14 : 175 - 182.

178. Wittter DJ, De Haan AF, Kayser AF, Van Rossum GM. A 6-year following-up study of oral function in shortened dental arches. Part II. Craniomandibular dysfunction and oral comfort. J Oral Rehabil 1994 ; 21 : 353 - 366.

179. Rivera-Morales WC, Mohl ND. Relationship of occlusal vertical dimension to the health of the masticatory system. J Prosthet Dent 1991 ; 65 : 547 - 553.

180. Rashed MZ, Sharaway MM. Histopathological and immunocytochemical studies of the effect of raised occlusal vertical dimension on the condylar cartilage of the rabbit. Cranio 1993 ; 11 : 291 - 296.

181. Ingervall B, Mohlin B, Thilander B. Prevalence of symptoms of functional disturbances of the masticatory system in Swedish men. J Oral Rehabil 1980 ; 7 : 185 - 197.

182. Selaimen CM, Jeronymo JC, Brilhante DP, Lima EM, Grossi PK, Grossi ML. Occlusal risk factors for temporomandibular disorders. Angle Orthod 2007 ; 77 : 471-477.

183. Bush FM. Malocclusion, masticatory muscle, and temporomandibular joint tenderness. J Dent Res 1985 ; 64 : 129-133.

184. Roberts CA, Tallents RH, Katzberg RW, Sanchez-Woodworth RE, Espeland MA, Handelman SL. Comparison of internal derangements of the TMJ with occlusal findings. Oral Surg Oral Med Oral Pathol 1987 ; 63 : 645-650.

185. Runge ME, Sadowsky C, Sakols EI, BeGole EA. The relationship between temporomandibular joint sounds and malocclusion. Am J Orthod Dentofac Orthop 1989 ; 96(1) : 36-42.

186. Solberg W, Flint RT, Brantner JP. Temporomandibular joint pain and dysfunction : A clinical study of emotional and occlusal components. J Prosthet Dent 1972 ; 28 : 412-422.

187. Kahn J, Tallents RH, Katzberg RW, Ross ME, Murphy WC. Prevalence of dental occlusal variables and intraarticular temporomandibular disorders : Molar relationship, lateral guidance, and nonworking side contacts. J Prosthet Dent 1999 ; 82 : 410-415.

188. Seligman DA, Pullinger A, Solberg W. Temporomandibular disorders. Part III : Occlusal and articular factors associated with muscle tenderness. J Prosthet Dent 1988 ; 59 : 483-489.

189. Williamson EH, Hall JT, Zwemer JD. Swallowing patterns in human subjects with and without temporomandibular dysfunction. Am J Orthod Dentofac Orthop 1990 ; 98 : 507-511.

190. Tegelberg A, Kopp S. Clinical findings in the stomatognathic system for individuals with rheumatoid arthritis and osteoarthrosis. Acta Odontol Scand 1987 ; 45 : 65-75.

191. Akerman S, Kopp S, Nilner M, Petersson A, Rohlin M. Relationship between clinical and radiologic findings of the temporomandibular joint in rheumatoid arthritis. Oral Surg Oral Med Oral Pathol 1988 ; 66 : 639-643.

192. Riolo ML, Brandt D, TenHave TR. Associations between occlusal characteristics and signs and symptoms of TMJ dysfunction in children and young adults. Am J Orthod Dentofac Orthop 1987 ; 92 : 467-477.

193. Heloe B, Heiberg AN. A multiprofessional study of patients with myofascial pain-dysfunction syndrome. II. Acta Odontol Scand 1980 ; 38(2) : 119-128.

194. Tsolka P, Fenlon MR, McCullock AJ, Preiskel HW. A controlled clinical, electromyographic, and kinesiographic assessment of craniomandibular disorders in women. J Orofac Pain 1994 ; 8 (1) : 80-89.

195. Cachiotti DA, Plesh O, Bianchi P, McNeill C. Signs and symptoms in samples with and without temporomandibular disorders. J Craniomandib Disord Facial Oral Pain 1991 ; 5 : 167-172.

196. Castaneda R, McNeill C, Noble W. Biomechanics in TMJ osteoarthritis[abstract]. J Dent Res 1988 ; 67(special issue).

197. Gunn SM, Woolfolk MW, Faja BW. Malocclusion and TMJ symptoms in migrant children. J Craniomandib Disord Facial Oral Pain 1988 ; 2 : 196-200.

198. Lieberman MA, Gazot E, Fuchs C, Lilos P. Mandibular dysfunction in 10-18 year old school children as related to morphological malocclusion. J Oral Rehabil 1985 ; 12 : 209-214.

199. Seligman DA, Pullinger A. Association of occlusal variables among refined TM patient diagnostic groups. J Craniomandib Disord Facial Oral Pain 1989 ; 3 : 227-236.

200. Heloe B, Heloe LA. Characteristics of a group of patients with temporomandibular joint disorders. Community Dent Oral Epidemiol 1975 ; 3(2) : 72-79.

201. De Boever JA, Van den Berghe LI. Longitudinal study of functional conditions in the masticatory system in Flemish children. Community Dent Oral Epidemiol 1989 ; 15 : 100-103.

202. Mohlin B, Kopp S. A clinical study on the relationship between malocclusion, occlusal interferences and mandibular pain and dysfunction. Swed Dent J 1978 ; 2 : 105-112.

203. Juniper RP. The shape of the condyle and position of the meniscus in temporomandibular joint dysfunction. Br J Oral Maxillofac Surg 1994 ; 32 (2) : 71-76.

204. Demisch A, Ingervall B, Thuer U. Mandibular displacement in Angle Class II, division 2 malocclusion. Am J Orthod Dentofac Orthop 1992 ; 102 : 509-518.

205. Visser A, McCarroll RS, Oosting J, Naeije M. Masticatory electromyographic activity in healthy young adults and myogenous craniomandibular disorder patients. J Oral Rehabil 1994 ; 21(1) : 67-76.

206. Byrd KE, Stein ST. Effects of lesions to the trigeminal motor nucleus on temporomandibular disc morphology. J Oral Rehabil 1990 ; 17 : 529-540.

207. Hagberg C, Hellsing G, Hagberg M. Perception of cutaneous electrical stimulation in patients with craniomandibular disorders. J Craniomandib Disord Facial Oral Pain 1990 ; 4 : 120-125.
208. El-Labben NG, Harris M, Hopper C, Barber P. Degenerative changes in masseter and temporalis muscles in limited mouth opening and TMJ ankylosis. J Oral Pathol Med 1990 ; 19 : 423-425.
209. Hesse JR, Naeije M, Hansson TL. Craniomandibular stiffness toward maximum mouth opening in healthy subjects : A clinical and experimental investigation. J Craniomandib Disord Facial Oral Pain 1990 ; 4 : 257-266.
210. Buckingham RB, Braun T, Harinstein DA, et al. Temporomandibular joint dysfunction syndrome : A close association with systemic joint laxity(the hypermobile joint syndrome). Oral Surg Oral Med Oral Pathol 1991 ; 72 : 514-519.
211. Westling L. Temporomandibular joint dysfunction and systemic joint laxity. Swed Dent J 1992 ; 81 (suppl) : 1-79.
212. De Coster PJ, Van den Berghe LI, Martens LC. Generalized joint hypermobility and temporomandibular disorders : Inherited connective tissue disease as a model with maximum expression. J Orofac Pain 2005 ; 19 : 47-57.
213. Kavuncu V, Sahin S, Kamanli A, Karan A, Aksoy C. The role of systemic hypermobility and condylar hypermobility in temporomandibular joint dysfunction syndrome. Rheumatol Int 2006 ; 26 : 257-260.
214. Pereira FJ, Lundh H, Eriksson L, Westesson PL. Microscopic changes in the retrodiscal tissues of painful temporomandibular joints. J Oral Maxillofac Surg 1996 ; 54(4) : 461-468 ; discussion 469.
215. Perrini F, Tallents RH, Katzberg RW, Ribeiro RF, Kyrkanides S, Moss ME. Generalized joint laxity and temporomandibular disorders. J Orofac Pain 1997 ; 11 : 215-221.
216. Dijkstra PU, De Bont LGM, van der Weele LT, Boering G. The relationship between temporomandibular joint mobility and peripheral joint mobility reconsidered. Cranio 1994 ; 12 : 149-155.
217. Dijkstra PU. Temporomandibular Joint Osteoarthrosis and Joint Mobility[thesis]. Groningen, The Netherlands : Univ of Groningen, 1993.
218. Dijkstra PU, Kropmans TJ, Stegenga B. The association between generalized joint hypermobility and temporomandibular joint disorders : A systematic review. J Dent Res 2002 ; 81 : 158-163.

219. Akeel R, Nilner M, Nilner K. Masticatory efficiency in individuals with natural dentitions. Swed Dent J 1993 ; 17 : 191-198.
220. Wilding RJ, Lewin A. The determination of optimal human jaw movements based on their association with chewing performance. Arch Oral Biol 1994 ; 39 : 333-343.
221. van der Bilt A, Olthoff LW, Bosman F, et al. The effect of missing postcanine teeth on chewing performance in man. Arch Oral Biol 1993 ; 38 : 423-429.
222. Kiliaridis S, Kjellberg H, Wenneberg B, Engström C. The relationship between maximal bite force, bite force endurance, and facial morphology during growth. Acta Odontol Scand 1993 ; 51 : 323-331.
223. Ahlberg JP, Kovero OA, Hurmerinta KA, Zepa I, Nissinen MJ, Konomen MH. Maximal bite force and its association with signs and symptoms of TMD, occlusion, and body mass index in a cohort of young adults. Cranio 2003 ; 21 : 248-252.
224. Kohyama K, Mioche L, Bourdiol P. Influence of age and dental status on chewing behavior studied by EMG recordings during consumption of various food samples. Gerodontology 2003 ; 20 : 15-23.
225. Stegenga B, De Bont LGM, De Leeuw R, Boering G. Assessment of mandibular function impairment associated with temporomandibular joint osteoarthrosis and internal derangement. J Orofac Pain 1993 ; 7 : 193-195.
226. Wang K, Arima T, Arendt-Nielsen L, Svensson P. EMG-force relationships are influenced by experimental jaw-muscle pain. J Oral Rehabil 2000 ; 27 : 394-402.
227. Shiau YY, Peng CC, Wen SC, Lin LD, Wang JS, Lou KL. The effects of masseter muscle pain on biting performance. J Oral Rehabil 2003 ; 30 : 978-984.
228. Mioche L, Bourdiol P, Monier S, Martin JF, Cormier D. Changes in jaw muscles activity with age : Effects on food bolus properties. Physiol Behav 2004 ; 82 : 621-627.
229. Hansdottir R, Bakke M. Joint tenderness, jaw opening, chewing velocity, and bite force in patients with temporomandibular joint pain and matched healthy control subjects. J Orofac Pain 2004 ; 18 : 108-113.
230. Dolan EA, Keefe FJ. Muscle activity in myofascial pain-dysfunction syndrome patients : A structured clinical evaluation. J Craniomandib Disord Facial Oral Pain 1988 ; 2 : 101-105.

231. Reid KI, Gracely RH, Dubner RA. The influence of time, facial side, and location on pain-pressure thresholds in chronic myogenous temporomandibular disorder. J Orofac Pain 1994 ; 8 : 258-265.

232. Browne PA, Clark GT, Yang Q, Nakano M. Sternocleidomastoid muscle inhibition induced by trigeminal stimulation. J Dent Educ 1993 ; 72 : 1503-1508.

233. Clark GT, Browne PA, Nakano M, Yang Q. Co-activation of sternocleidomastoid muscles during maximum clenching. J Dent Res 1993 ; 72 : 1499-1502.

234. Hu JW, Yu XM, Vernon H, Sessle BJ. Excitatory effects on the neck and jaw muscle activity of inflammatory irritant applied to cervical paraspinal tissues. Pain 1993 ; 55 : 243-250.

235. Okuda-Akabane K. Hyperalgesic change over the craniofacial area following urate crystal injection in the rabbit's temporomandibular joint. J Oral Rehabil 1994 ; 21 : 311-322.

236. Hansson T, Oberg T, Carlsson GE, Kopp S. Thickness of the soft tissue layers and the articular disk in the temporomandibular joint. Acta Odontol Scand 1977 ; 35(2) : 77-83.

237. Lubsen CC, Hansson TL, Nordstrom BB, Solberg WK. Histomorphometric analysis of cartilage and subchondral bone in mandibular condyles of young human adults at autopsy. Arch Oral Biol 1985 ; 30 : 129-136.

238. Bibb CA, Pullinger A, Baldioceda R. The relationship of undifferentiated mesenchymal cells to TMJ articular tissue thickness. J Dent Res 1992 ; 71 : 1816-1821.

239. Flygare L, Klinge B, Rohlin M, Akerman S, Lanke J. Calcified cartilage zone and its dimensional relationship to the articular cartilage in the human temporomandibular joint of elderly individuals. Acta Odontol Scand 1993 ; 51 : 183-191.

240. De Bont LG, Boering G, Liem RS, Havinga P. Osteoarthritis of the temporomandibular joint : A light microscopic and scanning electron microscopic study of the articular cartilage of the mandibular condyle. J Oral Maxillofac Surg 1985 ; 43 : 481-488.

241. Stegenga B, De Bont LGM. TMJ growth, adaptive modeling and remodeling, and compensatory mechanisms. In : Laskin DM, Greene CS, Hylander WL(eds). Temporomandibular Disorders : An evidence-Based Approach to Diagnosis and Treatment. Chicago : Quintessence, 2006 : 53-64.

242. Luder HU. Articular degeneration and remodeling in human temporomandibular joints with normal and abnormal disc position. J Orofac Pain 1993 ; 7 : 391-402.

243. Bade DM, Lovasko JH, Dimitroff M, Jones TD, Hirsch M. Clinical comparison of temporomandibular joint sound auscultation and emission imaging studies. J Orofac Pain 1994 ; 8(1) : 55-60.

244. Dijkstra PU, De Bont LGM, De Leeuw R, Stegenga B, Boering G. Temporomandibular joint osteoarthrosis and temporomandibular joint hypermobility. Cranio 1993 ; 11 : 268-275.

245. Holmlund AB, Gynther G, Reinholt FP. Rheumatoid arthritis and disk derangement of the temporomandibular joint. A comparative arthroscopic study. Oral Surg Oral Med Oral Pathol 1993 ; 73 : 273-277.

246. Anderson GC, Schiffman EL, Schellhas KP, Fricton JR. Clinical vs arthrographic diagnosis of TMJ internal derangement. J Dent Res 1989 ; 68 : 826-829.

247. Fishima K, Sato S, Suzuki Y, Kashima I. Horizontal condylar path in patients with disk displacement with reduction. Cranio 1994 ; 12 : 78-86.

248. Toller PA. The synovial apparatus and temporomandibular joint function. Br Dent J 1961 ; 40 : 347-353.

249. Nitzan DW. The process of lubrication impairment and its involvement in temporomandibular joint disc displacement : A theoretical concept. J Oral Maxillofac Surg 2001 ; 59 : 35-45.

250. Kopp S, Wenneberg B, Clemensson E. Clinical, microscopical and biochemical investigation of synovial fluid from temporomandibular joints. Scand J Dent Res 1983 ; 91(1) : 33-41.

251. Israel HA. Synovial fluid analysis. Oral Maxillofac Surg Clin North Am 1989 ; 1 : 85-92.

252. Fujimura K, Segami N, Yoshitake Y, et al. Electrophoretic separation of the synovial fluid proteins in patients with temporomandibular joint disorders. Oral Surg Oral Med Oral Pathol 2006 ; 101 : 463-468.

253. Shafer DM, Assael L, White LB, Rossomando EF. Tumor necrosis factor-a as a biochemical marker of pain and outcome in temporomandibular joints with internal derangements. J Oral Maxillofac Surg 1994 ; 52 : 786-791.

254. Uehara J, Kuboki T, Fujisawa T, Kojima S, Maekawa K, Yatani H. Soluble tumour necrosis factor receptors in synovial fluids from temporomandibular joint with painful anterior disc displacement without reduction and osteoarthritis. Arch Oral Biol 2004 ; 49 : 133-142.

255. Kaneyama K, Segami N, Nishimura M, Suzuki T, Sato J. Importance of proinflammatory cytokines in synovial fluid from 121 joints with temporomandibular disorders. Br J Oral Maxillofac Surg 2002 ; 40 : 418-423.

256. Kaneyama K, Segami N, Sun W, Sato J, Fujimura K. Analysis of tumor necrosis factor-a, interleukin-6, interleukin-1b, soluble tumor necrosis factor receptors I and II, interleukin-6 soluble receptor, interleukin-1 soluble receptor type II, interleukin-1 receptor antagonist, and protein in the synovial fluid of patients with temporomandibular joint disorders. Oral Surg Oral Med Oral Pathol Oral Radiol Endod 2005 ; 99 : 276-284.

257. Quinn JH, Bazan NG. Identification of prostaglandin E2 and leukotriene B4 in the synovial fluid of painful, dysfunctional temporomandibular joints. J Oral Maxillofac Surg 1990 ; 48 : 968-971.

258. Appelgren A, Appelgren B, Kopp S, Lundeberg T, Theodorsson E. Neuropeptides in the arthritic TMJ and symptoms and signs from the stomatognathic system with special consideration to rheumatoid arthritis. J Orofac Pain 1995 ; 9 : 215-225.

259. Appelgren A, Appelgren B, Kopp S, Lundeberg T, Theodorsson E. Substance P-associated increase of intra-articular temperature and pain threshold in the arthritic TMJ. J Orofac Pain 1998 ; 12 : 101-107.

260. Takahashi T, Konodoh T, Ohtahni M, Homma H, Fukuda M. Association between arthroscopic diagnosis of temporomandibular joint osteoarthritis and synovial fluid nitric oxide levels. Oral Surg Oral Med Oral Pathol 1999 ; 88 : 129-136.

261. Kubota T, Kubota E, Matsumoto A, et al. Identification of matrix metalloproteinases(MMPs) in synovial fluid from patients with temporomandibular disorder. Eur J Oral Sci 1998 ; 106 : 992-998.

262. Quinn JH, Kent JH, Moise A, Lukiw WJ. Cyclooxygenase-2 in synovial tissue and fluid of dysfunctional temporomandibular joints with internal derangement. J Oral Maxillofac Surg 2000 ; 58 : 1229-1232.

263. Srinivas R, Sorsa T, Tjaderhane L, et al. Matrix metalloproteinases in mild and severe temporomandibular joint internal derangement synovial fluid. Oral Surg Oral Med Oral Pathol 2001 ; 91 : 517-525.

264. Mizui T, Ishimaru J, Miyamoto K, Kurita K. Matrix metalloproteinase-2 in synovial lavage fluid of patients with disorders of the temporomandibular joint. Br J Oral Maxillofac Surg 2001 ; 39 : 310-314.

265. Suenaga S, Abeyama K, Hamasaki A, Mimura T, Noikura T. Temporomandibular disorders : Relationship between joint pain and effusion and nitric oxide concentration in the joint fluid. Dentomaxillofac Radiol 2001 ; 30 : 214-218.

266. Tanaka A, Kumagai S, Kawashiri S, et al. Expression of matrix metalloproteinase-2 and -9 in synovial fluid of the temporomandibular joint accompanied by anterior disc displacement. J Oral Pathol Med 2001 ; 30 : 59-64.

267. Suzuki T, Segami N, Nishimura M, Sato J, Noijima T. Bradykinin expression in synovial tissues and synovial fluids obtained from patients with internal derangement of the temporomandibular joint. Cranio 2003 ; 21 : 265-270.

268. Arinci A, Ademoglu E, Asian A, Mutlu-Turkoglu U, Karabulut AB, Karan A. Molecular correlates of temporomandibular joint disease. Oral Surg Oral Med Oral Pathol 2005 ; 99 : 666-670.

269. Yoshida K, Takatsuka S, Hatada E, et al. Expression of matrix metalloproteinases and aggrecanase in the synovial fluids of patients with symptomatic temporomandibular disorders. Oral Surg Oral Med Oral Pathol 2006 ; 102 : 22-27.

270. Erhardson S, Sheikiholeslam A, Forsberg CM, Lockowandt P. Vertical forces developed by the jaw elevator muscles during unilateral maximal clenching and their distribution on teeth and condyles. Swed Dent J 1993 ; 17 : 23-34.

271. Korioth TW, Hannam AG. Mandibular forces during simulated tooth clenching. J Orofac Pain 1994 ; 8 : 178-189.

272. Nickel JC, McLachlan KR. An analysis of surface congruity in the growing human temporomandibular joint. Arch Oral Biol 1994 ; 39 : 315-321.

273. Nickel JC, McLachlan KR. In vitro measurement of the frictional properties of the temporomandibular joint disc. Arch Oral Biol 1994 ; 39 : 323-331.

274. Nickel JC, McLachlan KR. In vitro measurement of the stress-distribution properties of the pig temporomandibular joint. Arch Oral Biol 1994 ; 39 : 439-448.

275. Scapino RP, Canham PB, Finlay HM, Mills DK. The behaviour of collagen fibers in stress relaxation and stress distribution in the jaw-joint disc of rabbits. Arch Oral Biol 1996 ; 41 : 1039-1052.

276. Korioth TW, Hannam AG. Deformation of the human mandible during simulated tooth clenching. J Dent Res 1994；73(1)：56-66.
277. Bell WE. Temporomandibular Disorders : Classification, Diagnosis, Management. Chicago : Year Book, 1990.
278. Nitzan DW. Intraarticular pressure in the functioning human temporomandibular joint and its alteration by uniform elevation of the occlusal plane. J Oral Maxillofac Surg 1994；52：671-679.
279. Ogasawara T, Kitagawa Y, Ogawa T, Yamada T, Kawamura Y, Sano K. Inflammatory change in the upper joint space in temporomandibular joint with internal derangement on gadolinium-enhanced MR imaging. Int J Oral Maxillofac Surg 2002；31：252-256.
280. Schiffman EL, Anderson GC, Fricton JR, Lindgren BR. The relationship between level of mandibular pain and dysfunction and stage of temporomandibular joint internal derangement. J Dent Res 1992；71：1812-1815.
281. Abubaker AO, Raslan WF, Sotereanos GC. Estrogen and progesterone receptors in temporomandibular joint discs of symptomatic and asymptomatic persons : A preliminary study. J Oral Maxillofac Surg 1993；51：1096-1100.
282. Campbell JH, Courey MS, Bourne P, Odziemiec C. Estrogen receptor analysis of human temporomandibular disc. J Oral Maxillofac Surg 1993；51：1101-1105.
283. Glaros AG, Baharloo L, Glass EG. Effect of parafunctional clenching and estrogen on temporomandibular disorder pain. Cranio 1998；16(2)：78-83.
284. Nappi RE, Cagnacci A, Granella F, Piccinini F, Polatti F, Facchinetti F. Course of primary headaches during hormone replacement therapy. Maturitas 2001；38：157-163.
285. LeResche L, Saunders K, Von Korff MR, Barlow W, Dworkin SF. Use of exogenous hormones and risk of temporomandibular disorder pain. Pain 1997；69(1-2)：153-160.
286. Dao TT, Knight K, Ton-That V. Modulation of myofascial pain by the reproductive hormones : A preliminary report. J Prosthet Dent 1998；79：663-670.
287. Stegenga B. Temporomandibular Joint Osteoarthrosis and Internal Derangement : Diagnostic and Therapeutic Outcome Assessment[thesis]. Groningen, The Netherlands : Univ of Groningen, 1991.
288. Stegenga B. Osteoarthritis of the temporomandibular joint organ and its relationship to disc displacement. J Orofac Pain 2001；15：193-205.
289. Wonwatana S, Kronman JH, Clark RE, Kabani S, Mehta N. Anatomic basis for disk displacement in temporomandibular joint(TMJ) dysfunction. Am J Orthod Dentofacial Orthop 1994；105：257-264.
290. Lang TC, Zimmy ML, Vijayagopal P. Experimental temporomandibular joint disc perforation in the rabbit : A gross morphological, biochemical, and ultrastructural analysis. J Oral Maxillofac Surg 1993；51：1115-1128.
291. Milam SB, Zardeneta G, Schmitz JP. Oxidative stress and degenerative temporomandibular joint disease : A proposed hypothesis. J Oral Maxillofac Surg 1998；56：214-223.
292. Dijkgraaf LC, Zardeneta G, Cordewener FW, et al. Crosslinking of fibrinogen and fibronectin by free radicals : A possible initial step in adhesion formation in osteoarthritis of the temporomandibular joint. J Oral Maxillofac Surg 2003；61：101-111.
293. Diatchenko L, Slade GD, Nackley AG, et al. Genetic basis for individual variations in pain perception and the development of a chronic pain condition. Hum Mol Genet 2005；14：135-143.
294. Rugh JD, Solberg W. Psychological implications in temporomandibular pain and dysfunction. In : Zarb GA, Carlsson GE(eds). Temporomandibular Joint Function and Dysfunction. Copenhagen : Munksgaard, 1979：239-258.
295. Eversole LR, Stone CE, Matheson D, Kaplan H. Psychometric profiles and facial pain. Oral Surg Oral Med Oral Pathol 1985；60：269-274.
296. Southwell J, Deary IJ, Geissler P. Personality and anxiety in temporomandibular joint syndrome patients. J Oral Rehabil 1990；17：239-243.
297. Flor H, Birbaumer N, Schulte W, Roos R. Stress related electromyographic responses in patients with chronic temporomandibular pain. Pain 1991；46：145-182.
298. McCreary CP, Clark GT, Merrill RL, et al. Psychological distress and diagnostic subgroups of temporomandibular disorder patients. Pain 1991；44：29-34.
299. List T, Wahlund K, Larsson B. Psychosocial functioning and dental factors in adolescents with temporomandibular disorders : A case-control study. J Orofac Pain 2001；15：218-227.

300. Wright AR, Gatchel RJ, Wildenstein L, Riggs R, Buschang P, Ellis E. Biopsychosocial differences between high-risk and low-risk patients with acute TMD-related pain. J Am Dent Assoc 2004；135：474-483.

301. Manfredini D, Bandettini di Poggio A, Cantini E, Dell'Osso L, Bosco M. Mood and anxiety psychopathology and temporomandibular disorder : A spectrum approach. J Oral Rehabil 2004；31：933-940.

302. De Leeuw R, Bertoli E, Schmidt JE, Carlson CR. Prevalence of post-traumatic stress disorder symptoms in orofacial pain patients. Oral Surg Oral Med Oral Pathol 2005；99：558-568.

303. Carlson N, Moline D, Huber L, et al. Comparison of muscle activity between conventional and neuromuscular splints. J Prosthet Dent 1993；70：39-43.

304. Arntz A, Dreesen L, de Jong HP. The influence of anxiety on pain : Attentional and attributional mediators. Pain 1994；56：307-314.

305. Jones DA, Rollman GB, Brooke RI. The cortisol response to psychological stress in temporomandibular dysfunction. Pain 1997；72：171-182.

306. Turner JA, Dworkin SF, Mancl L, Huggins KH, Truelove EL. The roles of beliefs, catastrophizing, and coping in the functioning of patients with temporomandibular disorders. Pain 2001；92：41-51.

307. Gold S, Lipton JA, Marbach JJ, et al. Sites of psychophysiological complaints in MPD patients. II. Areas remote from the orofacial region[abstract]. J Dent Res 1975；54(special issue)：165.

308. Malow RM, Olson RE, Greene CS. Myofascial pain dysfunction syndrome : A psychophysiological disorder. In : Golden C, Alcaparras S, Strider F, Graber B(eds). Applied Techniques in Behavioral Medicine. New York : Grune and Stratton, 1981：101-133.

309. Magni G, Moreschi C, Rigatti-Luchini S, Merskey H. Prospective study on the relationship between depressive symptoms and chronic musculoskeletal pain. Pain 1994；56：289-297.

310. Turk DC, Rudy TE. The robustness of an empirically derived taxonomy of chronic pain patients. Pain 1990；43：27-35.

311. Aghabeigi B, Feinmann C, Glover V, et al. Tyramine conjugation deficit in patients with chronic idiopathic temporomandibular joint and orofacial pain. Pain 1993；54：159-163.

312. Schurr RF, Brooke RI, Rollman GB. Psychological correlates of temporomandibular joint pain and dysfunction. Pain 1990；42：153-165.

313. Schulte JK, Anderson GC, Hathaway KM, Will TE. Psychometric profiles and related pain characteristics of temporomandibular disorders patients. J Orofac Pain 1993；7：247-253.

314. Pankhurst CL. Controversies in the aetiology of temporomandibular disorders. Part 1. Temporomandibular disorders : All in the mind? Prim Dent Care 1997；4：25-30.

315. Manfredini D, di Poggio A, Romagnoli M, Dell'Osso L, Bosco M. Mood spectrum in patients with different painful temporomandibular disorders. Cranio 2004；22：234-240.

316. Reisine ST, Weber J. The effects of temporomandibular joint disorders on patients' quality of life. Community Dent Health 1987；6：257-270.

317. Parker MW, Holmes EK, Terezhalmy GT. Personality characteristics of patients with temporomandibular disorders : Diagnostic and therapeutic implications. J Orofac Pain 1993；7：337-344.

318. Gamsa A. Is emotional disturbance a precipitator or a consequence of chronic pain? Pain 1990；42：183-195.

319. Dworkin SF, Wilson L, Massoth DL. Somatizing as a risk factor for chronic pain. In : Grezesiak RC, Ciccone DS(eds). Psychologic Vulnerability to Chronic Pain. New York : Springer, 1994：28-54.

320. American Psychiatric Association. Diagnostic and Statistical Manual of Mental Disorders, ed 4. Washington, DC : American Psychiatric Association Press, 1994.

321. Bridges RN, Goldberg DP. Somatic presentation of DSM-III psychiatric disorders in primary care. J Psychosom Res 1985；29：563-569.

322. Lipowski ZJ. Somatization : The concept and its clinical application. Am J Psychiatry 1988；145：1358-1368.

323. Morrison J, Herbstein J. Secondary affective disorder in women with somatization disorder. Compr Psychiatry 1988；29：433-440.

324. McWilliams LA, Cox B, Enns MW. Mood and anxiety disorders associated with chronic pain : An examination in a nationally representative sample. Pain 2003；106：127-133.

325. Mechanic D. The concept of illness behavior : Culture, situation and personal predisposition. Psychol Med 1986；16：1-7.

326. Pilowski I, Smith QP, Katsikitis M. Illness behavior and general practice utilization : A prospective study. J Psychosom Res 1987 ; 31 : 177-183.

327. Pearce JM. Psychosocial factors in chronic disability. Med Sci Monit 2002 ; 8 : RA275-RA281.

328. Fordyce WE. Behavioral Methods for Chronic Pain and Illness. St Louis : Mosby, 1976.

329. Dworkin SF, Le Resche L. Research Diagnostic Criteria for Temporomandibular Disorders : Review, criteria, examination and specifications critique. J Craniomandib Disord Facial Oral Pain 1992 ; 4 : 301-355.

330. Fries JF, Hochberg MC, Medsger TA Jr, Hunder GG, Bombardier C. Criteria for rheumatic disease : Different types and different functions. Arthritis Rheum 1994 ; 37 : 454-462.

331. Altman RD. Criteria for classification of clinical osteoarthritis. J Rheumatol 1991 ; 18(suppl 27) : 10-12.

332. Headache Classification Committee of the International Headache Society. The International Classification of Headache Disorders, ed 2. Cephalalgia 2004 ; 24(suppl) : S1-S151.

333. US Department of Health and Human Services. International Classification of Diseases, Ninth Revision, Clinical Modification, ed 6. Washington, DC : US Dept of Health and Human Services, 2006.

334. Poswillo D. The pathogenesis of first and second branchial arch syndrome. Oral Surg Oral Med Oral Pathol 1973 ; 35 : 302-328.

335. Kaban LB. Congenital abnormalities of the temporomandibular joint. In : Kaban LB, Troulis MJ (eds). Pediatric Oral and Maxillofacial Surgery. Philadelphia : Saunders, 2004 : 302-339.

336. Vargervik K, Kaban LB. Management of hemifacial microsomia in the growing child. In : Shelton DW, Irby WB(eds). Modern Practice in Orthognathic and Reconstructive Surgery. Philadelphia : Saunders, 1991 : 1533-1560.

337. Stelnicki EJ, Boyd JB, Nott RL, Barnavon Y, Uecker C, Henson T. Early treatment of severe mandibular hypoplasia with distraction mesenchymogenesis and bilateral free fibula flaps. J Craniofac Surg 2001 ; 12 : 337-348.

338. Steinbacher DM, Kaban LB, Troulis MJ. Mandibular advancement by distraction osteogenesis for tracheostomy-dependent children with severe micrognathia. J Oral Maxillofac Surg 2005 ; 63 : 1072-1079.

339. Ricketts RM. Cephalometric synthesis. Am J Orthod 1960 ; 46 : 647-673.

340. Gray RJ, Sloan P, Quayle AA, Carter DH. Histopathological and scintigraphic features of condylar hyperplasia. Int J Oral Maxillofac Surg 1990 ; 19 : 65-71.

341. Poswillo D. Congenital malformations : Prenatal experimental studies. In : Sarnat BG, Laskin DM(eds). The Temporomandibular Joint, ed 3. Springfield, IL : Charles C. Thomas, 1979 : 127-150.

342. Schajowicz F, Ackerman LV, Sissons AA, et al. Histological Typing of Bone Tumors. Geneva : World Health Organization, 1972.

343. Trumpy IG, Lyberg T. Temporomandibular joint dysfunction and facial pain caused by neoplasms : Report of three cases. Oral Surg Oral Med Oral Pathol 1993 ; 76 : 149-152.

344. Warner BF, Luna MA, Robert NT. Temporomandibular joint neoplasms and pseudotumors. Adv Anat Pathol 2000 ; 7 : 365-381.

345. Butler JH. Myofascial pain dysfunction syndrome involving tumor metastasis. Case report. J Periodontol 1975 ; 46 : 309-311.

346. Stypulkowsda J, Bartkowski S, Panas M, Zaleska M. Metastatic tumors of the jaws and oral cavity. J Oral Surg 1979 ; 37 : 805-889.

347. Rubin MM, Jui V, Cozzi GM. Metastatic carcinoma of the mandibular condyle presenting as temporomandibular joint syndrome. J Oral Maxillofac Surg 1989 ; 47 : 507-510.

348. Sanchez-Aniceto G, Garcia-Penin A, de la Mata-Pages R, Montalvo-Moreno JJ. Tumors metastatic to the mandible : Analysis of nine cases and review of the literature. J Oral Maxillofac Surg 1990 ; 48 : 246-251.

349. Nortje CJ, van Rensburg LJ, Thompson IOC. Magnetic resonance features of metastatic melanoma of the temporomandibular joint and mandible. Dentomaxillofac Radiol 1996 ; 25 : 292-297.

350. Orlean SL, Robinson NR, Ahern JP, et al. Carcinoma of the maxillary sinus manifested by temporomandibular joint pain dysfunction syndrome. J Oral Med 1966 ; 21 : 127-131.

351. Shapshay SM, Elber E, Strong MS. Occult tumors of the infratemporal fossa. Arch Otolaryngol 1976 ; 102 : 535-538.

352. Sharav Y, Feinsod M. Nasopharyngeal tumor initially manifested as myofascial pain dysfunction syndrome. Oral Surg Oral Med Oral Pathol 1977 ; 44(1) : 54-57.

353. DelBalso AM, Pyatt RS, Busch RF, Hirokawa R, Fink CS. Synovial cell sarcoma of the temporomandibular joint. Arch Otolaryngol 1982；108：520-522.

354. Owen GO, Stelling CB. Condylar metastasis with initial presentation of TMJ syndrome. J Oral Med 1985；40：198-201.

355. Roistacher SL, Tanenbaum D. Myofascial pain associated with oropharyngeal cancer. Oral Surg Oral Med Oral Pathol 1986；61：459-462.

356. Christiansen EL, Thompson JR, Appleton SS. Temporomandibular joint pain/dysfunction overlying more insidious diseases：Report of two cases. J Oral Maxillofac Surg 1987；45：335-337.

357. Cohen SG, Quinn PD. Facial trismus and myofascial pain associated with infections and malignant disease：Report of five cases. Oral Surg Oral Med Oral Pathol 1988；65：538-544.

358. Epstein JB, Jones CK. Presenting signs and symptoms of nasopharyngeal carcinoma. Oral Surg Oral Med Oral Pathol Oral Radiol Endod 1993；75：31-36.

359. Grace EG, North AF. Temporomandibular joint dysfunction and orofacial pain caused by parotid gland malignancy：Report of case. J Am Dent Assoc 1988；116：348-350.

360. Malins TJ, Farrow A. Facial pain due to occult parotid adenoid cystic carcinoma. J Oral Maxillofac Surg 1991；49：1127-1129.

361. Raustia AM, Oikarinen KS, Luotonen J, Salo T, Pyhtinen J. Parotid gland carcinoma simulating signs and symptoms of craniomandibular disorders—A case report. Cranio 1993；11：153-156.

362. Halfpenny W, Verey A, Bardsley V. Myxoma of the mandibular condyle. A case report and review of the literature. Oral Surg Oral Med Oral Pathol Oral Radiol Endod 2000；90：348-353.

363. Kondoh T, Seto K, Kobayashi K. Osteoma of the mandibular condyle：Report of a case with a review of the literature. J Oral Maxillofac Surg 1998；56：972-979.

364. Blankestijn J, Boering G. Posterior dislocation of the temporomandibular joint. Int J Oral Surg 1985；14：437-443.

365. Westesson PL, Larheim TA, Tanaka H. Posterior disc displacement in the temporomandibular joint. J Oral Maxillofac Surg 1998；56：1266-1273.

366. Khoury MD, Dolan EA. Sideways dislocation of the temporomandibular joint meniscus：The edge sign. Am J Nucl Radiol 1986；7：869-872.

367. Westesson PL, Kurita K, Ericksson L, et al. Cryosectional observations of functional anatomy of the temporomandibular joint. Oral Surg Oral Med Oral Pathol 1989；68：247-251.

368. Liedberg J, Westesson PL, Kurita K. Side-ways and rotational displacement of the temporomandibular joint disc：Diagnosis by arthrography and correlation to cryosectional morphology. Oral Surg Oral Med Oral Pathol 1990；69：757-753.

369. Kurita K, Westesson PL, Tasaki MM, Liedberg J. Temporomandibular joint：Diagnosis of medial and lateral disc displacement with anterioposterior arthrography. Correlation with cryosections. Oral Surg Oral Med Oral Pathol Oral Radiol Endod 1992；73：364-368.

370. Isberg-Holm AM, Westesson PL. Movement of the disc and condyle in temporomandibular joints with clicking：An arthrographic and cineradiographic study on autopsy specimens. Acta Odontol Scand 1982；40：151-164.

371. Farrar WB, McCarty VL Jr. A Clinical Outline of Temporomandibular Joint Diagnosis and Treatment, ed 7. Montgomery, AL：Normandy, 1983.

372. Tallents RH, Hatala M, Katzberg RW, Westesson PL. Temporomandibular joint sounds in asymptomatic volunteers. J Prosthet Dent 1993；69：298-304.

373. Davant TSI, Greene CS, Perry HT, Lautenschlager EP. A quantitative computer-assisted analysis of the disc displacement in patients with internal derangement using sagittal view and magnetic resonance imaging. J Oral Maxillofac Surg 1993；51：974-979.

374. Stegenga B, De Bont LGM, Boering G, van Willigen JD. Tissue responses to degenerative changes in the temporomandibular joint：A review. J Oral Maxillofac Surg 1991；49：1079-1088.

375. Westesson PL, Bifano JA, Tallents RH, et al. Increased horizontal angle of the mandibular condyle in abnormal temporomandibular joints：A magnetic resonance imaging study. Oral Surg Oral Med Oral Pathol 1991；72：359-363.

376. Nilner K, Petersson A. Clinical and radiological findings related to treatment outcome in patients with temporomandibular disorders. J Dentomaxillofac Radiol 1995；24：128-131.

377. Stegenga B, De Bont LGM, van der Kujil B, Boering G. Classification of temporomandibular joint osteoarthrosis and internal derangement. 1. Diagnostic significance of clinical and radiographic symptoms and signs. Cranio 1992；10：96-106.

378. Rohlin M, Akerman S, Kopp S. Tomography as an aid to detect macroscopic changes of the temporomandibular joint. An autopsy study of the aged. Acta Odontol Scand 1986 ; 44 : 131-140.

379. Scapino RP. Histopathology associated with malposition of the human temporomandibular joint disc. Oral Surg Oral Med Oral Pathol 1983 ; 55 : 382-397.

380. Blaustein D, Scapino RP. Remodeling of the temporomandibular joint disc and posterior attachments in disc displacement specimens in relation to glycosaminoglycan content. Plast Reconstr Surg 1986 ; 78 : 756-764.

381. Greene CS, Laskin DM. Long-term status of TMJ clicking in patients with myofascial pain dysfunction. J Am Dent Assoc 1988 ; 117 : 461-465.

382. Sato J, Goto S, Nasu F, Motegi K. The natural course of disc displacement with reduction of the temporomandibular joint : Changes in clinical signs and symptoms. J Oral Maxillofac Surg 2003 ; 61 : 32-34.

383. Stegenga B, De Bont LGM, Boering G. A proposed classification of temporomandibular disorders based on synovial joint pathology. Cranio 1989 ; 7 : 107-118.

384. Stegenga B, De Bont LGM, Boering G. Temporomandibular joint pain assessment. J Orofac Pain 1993 ; 7 : 23-37.

385. Stegenga B, De Bont LGM, Dijkstra PU, Boering G. Short-term outcome of arthroscopic surgery of the temporomandibular joint osteoarthrosis and internal derangement : A randomized controlled clinical trial. Br J Oral Maxillofac Surg 1993 ; 31 : 3-14.

386. Sato S, Takahashi K, Kawamura H, Motegi K. The natural course of nonreducing disk displacement of the temporomandibular joint : Changes in condylar mobility and radiographic alterations of one-year follow-up. Int J Oral Maxillofac Surg 1998 ; 27 : 173-177.

387. Choi BH, Yoo JH, Lee WY. Comparison of magnetic resonance imaging before and after non-surgical treatment of closed lock. Oral Surg Oral Med Oral Pathol 1994 ; 78 : 301-305.

388. Kurita K, Westesson PL, Yuasa H, Toyoma M, Machida J, Ogi N. Natural course of untreated symptomatic temporomandibular joint disc displacement without reduction. J Dent Res 1998 ; 77 : 361-365.

389. Minakuchi H, Kuboki T, Matsuka Y, Maekawa K, Yatani H, Yamashita A. Randomized controlled evaluation of non-surgical treatments for temporomandibular joint anterior disc displacement without reduction. J Dent Res 2001 ; 80 : 924-928.

390. Eversole LR, Machado L. Temporomandibular joint internal derangements and associated neuromuscular disorders. J Am Dent Assoc 1985 ; 110 : 69-79.

391. Schille H. Injuries of the temporomandibular joint : Classification, diagnosis and fundamentals of treatment. In : Kruger E, Schilli W(eds). Oral and Maxillofacial Traumatology, vol 1. Chicago : Quintessence, 1986 : 45-106.

392. Gynther GW, Holmlund AB, Reinholt FP. Synovitis in internal derangement of the temporomandibular joint : Correlations between arthroscopic and histologic findings. J Oral Maxillofac Surg 1994 ; 52 : 913-917.

393. Yoshida H, Fujita S, Nishida M, Iizuka T. Immunohistochemical distribution of lymph capillaries and blood capillaries in the synovial membrane in cases of internal derangement of the temporomandibular joint. J Oral Pathol Med 1997 ; 26 : 356-361.

394. Dijkgraaf LC, Liem RS, De Bont LGM. Ultrastructural characteristics of the synovial membrane in osteoarthritic temporomandibular joints. J Oral Maxillofac Surg 1997 ; 55 : 1269-1279 ; discussion 1279-1280.

395. Takahashi T, Kondoh T, Fukuda M, Yamazaki Y, Toyosaki T, Suzuki R. Proinflammatory cytokines detectable in synovial fluids from patients with temporomandibular disorders. Oral Surg Oral Med Oral Pathol Oral Radiol Endod 1998 ; 85 : 135-141.

396. Yoshida H, Yoshida T, Iizuka T, Sakakura T, Fujita S. The localization of matrix metalloproteinase-3 and tenascin in synovial membrane of the temporomandibular joint with internal derangement. Oral Dis 1999 ; 5(1) : 50-54.

397. Ishimaru JI, Oguma Y, Goss AN. Matrix metalloproteinase and tissue inhibitor of metalloproteinase in serum and lavage synovial fluid of patients with temporomandibular joint disorders. Br J Oral Maxillofac Surg 2000 ; 38 : 354-359.

398. Yoshida H, Fujita S, Iizuka T, Yoshida T, Sakakura T. The specific expression of tenascin in the synovial membrane of the temporomandibular joint with internal derangement : An immunohistochemical study. Histochem Cell Biol 1997 ; 107 : 479-484.

399. Yoshida H, Yoshida T, Iizuka T, Sakakura T, Fujita S. The expression of transforming growth factor beta(TGF-beta) in the synovial membrane of human temporomandibular joint with internal derangement : A comparison with tenascin expression. J Oral Rehabil 1999 ; 26 : 814-820.

400. Emshoff R, Puffer P, Rudisch A, Gassner R. Temporomandibular joint pain : Relationship to internal derangement type, osteoarthrosis, and synovial fluid mediator level of tumor necrosis factor-a. Oral Surg Oral Med Oral Pathol Oral Radiol Endod 2000 ; 90 : 442-449.

401. Alstergren P, Kopp S, Theodorsson E. Synovial fluid sampling from the temporomandibular joint : Sample quality criteria and levels of interleukin-1b and serotonin. Acta Odontol Scand 1999 ; 57(1) : 16-22.

402. Sandler NA, Buckley MJ, Cillo JE, Braun TW. Correlation of inflammatory cytokines with arthroscopic findings in patients with temporomandibular joint internal derangements. J Oral Maxillofac Surg 1998 ; 56 : 534-543 ; discussion 543-544.

403. Yoshida H, Fujita S, Nishida M, Iizuka T. The expression of substance P in human temporomandibular joint samples : An immunohistochemical study. J Oral Rehabil 1999 ; 26 : 338-344.

404. Kopp S. Clinical findings in temporomandibular joint osteoarthrosis. Scand J Dent Res 1977 ; 85 : 434-443.

405. Bland JH, Stulberg SD. Osteoarthritis : Pathology and clinical patterns. In : Kelley WN, Harris ED Jr, Ruddy S, Sledge CB(eds). Textbook of Rheumatology, ed 2. Philadelphia : Saunders, 1985.

406. Castelli WA, Nasjleti CE, Diaz-Perez R, Caffesse RG. Histopathologic findings in temporomandibular joints of aged individuals. J Prosthet Dent 1985 ; 53 : 415-419.

407. Shinoda C, Takaku S. Interleukin-1b, interleukin-6, and tissue inhibitor of metalloproteinase-1 in the synovial fluid of the temporomandibular joint with respect to cartilage destruction. Oral Dis 2000 ; 6 : 383-390.

408. Nordahl S, Alstergren P, Eliasson S, Kopp S. Interleukin-1b in plasma and synovial fluid in relation to radiographic changes in arthritic temporomandibular joints. Eur J Oral Sci 1998 ; 106(1) : 559-563.

409. Kanyama M, Kuboki T, Kojima S, et al. Matrix metalloproteinases and tissue inhibitors of metalloproteinases in synovial fluids of patients with temporomandibular joint osteoarthritis. J Orofac Pain 2000 ; 14 : 20-30.

410. Suzuki T, Segami N, Nishimura M, Hattori H, Nojima T. Analysis of 70Kd heat shock protein expression in patients with internal derangement of the temporomandibular joint. Int J Oral Maxillofac Surg 2000 ; 29 : 301-304.

411. Fang PK, Ma XC, Ma DL, Fu KY. Determination of interleukin-1 receptor antagonist, interleukin-10, and transforming growth factor-b1 in synovial fluid aspirates of patients with temporomandibular disorders. J Oral Maxillofac Surg 1999 ; 57 : 922-928 ; discussion 928-929.

412. Suzuki T, Bessho K, Segami N, Nojima T, Iizuka T. Bone morphogenetic protein-2 in temporomandibular joints with internal derangement. Oral Surg Oral Med Oral Pathol Oral Radiol Endod 1999 ; 88 : 670-673.

413. Murakami KI, Shibata T, Kubota E, Maeda H. Intra-articular levels of prostaglandin E2, hyaluronic acid, and chondroitin-4 and -6 sulfates in the temporomandibular joint synovial fluid of patients with internal derangement. J Oral Maxillofac Surg 1998 ; 56 : 199-203.

414. Ratcliffe A, Israel HA, Saed-Nejad F, Diamond B. Proteoglycans in the synovial fluid of the temporomandibular joint as an indicator of changes in cartilage metabolism during primary and secondary osteoarthritis. J Oral Maxillofac Surg 1998 ; 56 : 204-208.

415. Fu K, Ma X, Zhang Z, Pang X, Chen W. Interleukin-6 in synovial fluid and HLA-DR expression in synovium from patients with temporomandibular disorders. J Orofac Pain 1995 ; 9 : 131-137.

416. Carlsson GE. Mandibular dysfunction and temporomandibular joint pathology. J Prosthet Dent 1980 ; 43 : 658-662.

417. Dijkgraaf LC, Spijkervet FK, De Bont LGM. Arthroscopic findings in osteoarthritic temporomandibular joints. J Oral Maxillofac Surg 1999 ; 57 : 255-268 ; discussion 269-270.

418. Israel HA, Diamond B, Saed-Nejad F, Ratcliffe A. Osteoarthritis and synovitis as major pathoses of the temporomandibular joint : Comparison of clinical diagnosis with arthroscopic morphology. J Oral Maxillofac Surg 1998 ; 56 : 1023-1027 ; discussion 1028.

419. Brandt KD, Slemenda CW. Osteoarthritis : Epidemiology, pathology, and pathogenesis. In : Schumacher HR(ed). Primer on the Rheumatic Diseases, ed 10. Atlanta : Arthritis Foundation, 1993 : 184-188.

420. Rasmussen CO. Clinical findings during the course of temporomandibular arthropathy. Scand J Dent Res 1981 ; 89 : 283-288.

421. Boering G. Temporomandibular Joint Arthrosis : A Clinical and Radiographic Investigation[thesis]. The Netherlands : Univ of Groningen, 1966.
422. Toller PA. Osteoarthrosis of the mandibular condyle. Br Dent J 1973 ; 134 : 223-231.
423. De Leeuw R, Boering G, Stegenga B, de Bont LG. Clinical signs of TMJ osteoarthrosis and internal derangement 30 years after nonsurgical treatment. J Orofac Pain 1994 ; 8 : 18-24.
424. Westesson PL, Rohlin M. Internal derangement related to osteoarthrosis in temporomandibular joint autopsy specimens. Oral Surg Oral Med Oral Pathol 1984 ; 57 : 17-22.
425. Rabey GB. Bilateral mandibular condylysis — A morphanalytic diagnosis. Br J Oral Surg 1977 ; 15 : 121-134.
426. Caplan HI, Benny RA. Total osteolysis of the mandibular condyle in progressive systemic sclerosis. Oral Surg 1978 ; 46 : 362-366.
427. Lanigan DT, Myall RWT, West RA, et al. Condylsis in a patient with a mixed collagen vascular disease. Oral Surg 1979 ; 48 : 198-204.
428. Huang YL, Pogrel MA, Kaban LB. Diagnosis and management of condylar resorption. J Oral Maxillofac Surg 1997 ; 55 : 114-119 ; discussion 119-120.
429. Wolford LM, Cardenas L. Idiopathic condylar resorption : Diagnosis, treatment protocol, and outcomes. Am J Orthod Dentofac Orthop 1999 ; 116 : 667-677.
430. Block MS, Provenzano J, Neary JP. Complications of mandibular fractures. Oral Maxillofac Surg Clin North Am 1990 ; 2 : 525-550.
431. Nitzan DW, Bar-Ziv J, Shteyer A. Surgical management of temporomandibular joint ankylosis type III by retaining the displaced condyle and disc. J Oral Maxillofac Surg 1998 ; 56 : 1133-1138 ; discussion 1139.
432. Guven O. A clinical study on temporomandibular joint ankylosis. Auris Nasus Larynx 2000 ; 27(1) : 27-33.
433. Silvennoinen U, Raustia AM, Lindqvist C, Ojkiarinen K. Occlusal and temporomandibular joint disorders in patients with unilateral condylar fracture. A prospective one-year study. Int J Oral Maxillofac Surg 1998 ; 27 : 280-285.
434. Ellis E III, Throckmorton G. Facial symmetry after closed and open treatment of fractures of the mandibular condylar process. J Oral Maxillofac Surg 2000 ; 58 : 719-728 ; discussion 729-730.
435. Mense S. Physiology of nociception in muscles. In : Fricton JR, Awad E(eds). Advances in Pain Research and Therapy. New York : Raven, 1990 : 67-85.
436. Mense S. Considerations concerning the neurobiological basis of muscle pain. Can J Physiol Pharmacol 1991 ; 69 : 610-616.
437. Mense S. Nociception from skeletal muscle in relation to clinical muscle pain. Pain 1993 ; 54 : 241-290.
438. Layzer RB. Muscle pain, cramps and fatigue. In : Engle AG, Franzini-Armstrong C(eds). Myology. New York : McGraw-Hill, 1994 : 1754-1786.
439. Grassi C, Passatore M. Action of the sympathetic system on skeletal muscle. Ital J Neurol Sci 1988 ; 9 : 23-28.
440. Passatore M, Grassi C, Philippi GM. Sympathetically induced development of tension in jaw muscles : The possible contraction of intrafusal muscle fibers. Pflugers Arch 1985 ; 405 : 297-304.
441. Carlson CR, Okeson JP, Falace DA, Nitz AJ, Curran SL, Anderson D. Comparison of psychologic and physiologic functioning between patients with masticatory muscle pain and matched controls. J Orofac Pain 1993 ; 7 : 15-22.
442. McNulty WH, Gevirtz RN, Hubbard DR, Berkoff GM. Needle electromyographic evaluation of trigger point response to a psychological stressor. Psychophysiology 1994 ; 31 : 313-316.
443. Dworkin SF, Le Resche L, Van Korff M, Truelove E, Sommers E. Epidemiology of signs and symptoms in temporomandibular disorders. I. Clinical signs in cases and controls. J Am Dent Assoc 1990 ; 120 : 273-281.
444. Gonzales R, Coderre TJ, Sherbourne CD, Levine JD. Postnatal development of neurogenic inflammation in the rat. Neurosci Lett 1991 ; 127 : 25-27.
445. Mense S. The pathogenesis of muscle pain. Curr Pain Headache Rep 2003 ; 7 : 419-425.
446. Dahlstrom L, Carlsson SG, Gale EN, Jansson TG. Stress induced muscular activity in mandibular dysfunction : Effect of biofeedback training. J Behav Med 1985 ; 8 : 191-200.
447. Lund JP, Donga R, Widmer CG, Stohler CS. The pain adaptation model : A discussion of the relationship between chronic musculoskeletal pain and motor activity. Can J Physiol Pharmacol 1991 ; 69 : 683-694.

448. Lund JP, Stohler CS, Widmer CG. The relationship between pain and muscle activity in fibromyalgia and similar conditions. In : Vaeroy H, Merskey H(eds). Progress in Fibromyalgia and Myofascial Pain. Amsterdam : Elsevier, 1993 : 311-327.

449. Gay T, Maton B, Rendell J, Majourau A. Characteristics of muscle fatigue in patients with myofascial pain dysfunction syndrome. Arch Oral Biol 1994 ; 39 : 847-852.

450. Lund JP. Pain and movement. In : Lund JP, Lavigne GJ, Dubner RA, Sessle B(eds). Orofacial Pain : From Basic Science to Clinical Management. Chicago : Quintessence, 2001 : 151-163.

451. de Abreu TC, Nilner M, Thulin T, Vallon D. Office and ambulatory blood pressure in patients with craniomandibular disorders. Acta Odontol Scand 1993 ; 51 : 161-170.

452. Rogers EJ, Rogers RJ. Tension-type headaches, fibromyalgia, or myofasical pain. Headache Q 1991 ; 2 : 273-277.

453. Gerwin RD. A review of myofascial pain and fibromyalgia—Factors that promote their persistence. Acupunct Med 2005 ; 23 : 121-134.

454. Waylonis GW, Heck W. Fibromyalgia syndrome. New associations. Am J Phys Med Rehabil 1992 ; 71 : 343-348.

455. Baumstark KE, Buckelew SP, Sher KJ, et al. Pain behavior predictors among fibromyalgia patients. Pain 1993 ; 55 : 339-346.

456. Goldenberg DL. Clinical features of fibromyalgia. In : Fricton JR, Awad E(eds). Advances in Pain Research and Therapy, vol 17 : Myofasical Pain and Fibromyalgia. New York : Raven, 1990 : 139-163.

457. Wolfe F, Smythe HA, Yunus MB, et al. The American College of Rheumatology, 1990 : Criteria for the classification of fibromyalgia. Report of the Multicenter Criteria Committee. Arthritis Rheum 1990 ; 33 : 160-172.

458. Bennett RM, Smyth HA, Wolfe F. Recognizing fibromyalgia. Patient Care 1989 ; 23 : 60-83.

459. Bennett RM. Etiology of the fibromyalgia syndrome : A contemporary hypothesis. Intern Med Specialist 1990 ; 11 : 48-61.

460. Henriksson C, Gundmark I, Bengtsson A, Ek AC. Living with fibromyalgia. Consequences for everyday life. Clin J Pain 1992 ; 8 : 138-144.

461. Schochat T, Raspe H. Elements of fibromyalgia in an open population. Rheumatology 2003 ; 42 : 829-835.

462. Sahlin K, Edstrom L, Sjoholm H, Hultman E. Effects of lactic acid accumulation and ATP decrease on muscle tension and relaxation. Am J Physiol 1981 ; 240 : C121-C126.

463. Lieber RL, Friden J. Morphologic and mechanical basis of delayed-onset muscle soreness. J Am Acad Orthop Surg 2002 ; 10(1) : 67-73.

464. Lieber RL, Shah S, Friden J. Cytoskeletal disruption after eccentric contraction-induced muscle injury. Clin Orthop Relat Res 2002 ; (403 suppl) : S90-S99.

465. Yu JG, Thornell LE. Desmin and actin alterations in human muscles affected by delayed onset muscle soreness : A high resolution immunocytochemical study. Histochem Cell Biol 2002 ; 118 : 171-179.

466. Yu JG, Carlsson L, Thornell LE. Evidence for myofibril remodeling as opposed to myofibril damage in human muscles with DOMS : An ultrastructural and immunoelectron microscopic study. Histochem Cell Biol 2004 ; 121 : 219-227.

467. Close GL, Ashton T, McArdle A, Maclaren DP. The emerging role of free radicals in delayed onset muscle soreness and contraction-induced muscle injury. Comp Biochem Physiol A Mol Integr Physiol 2005 ; 142 : 257-266.

468. Gerwin RD. Classification, epidemiology, and natural history of myofascial pain syndrome. Curr Pain Headache Rep 2001 ; 5 : 412-420.

469. Schiffman A. Myofascial pain associated with unilateral masseteric hypertrophy in a condylectomy patient. Cranio 1984 ; 2 : 373-376.

470. Clark GT. Muscle hyperactivity, pain and dysfunction. In : Klineberg I, Sessle BJ(eds). Orofacial Pain and Neuromuscular Dysfunction Mechanisms and Clinical Correlates. Sydney : Pergamon, 1985 : 103-111.

471. Solberg W. Temporomandibular disorders : Masticatory myalgia and its management. Br Dent J 1986 ; 160 : 351-356.

472. Fricton JR. Myofascial pain syndrome : Characteristics and epidemiology. In : Fricton JR, Awad E(eds). Advances in Pain Research and Therapy, vol 17 : Myofasical Pain and Fibromyalgia. New York : Raven, 1990 : 107-127.

473. Dao TT, Lavigne GJ, Charbonneau A, Feine JS, Lund JP. The efficacy of oral splints in the treatment of myofascial pain of the jaw muscles. A controlled clinical trial. Pain 1994 ; 56 : 85-94.

474. Svensson P. Muscle pain in the head : Overlap between temporomandibular disorders and tension-type headaches. Curr Opin Neurol 2007 ; 20 : 320-325.

475. Fricton JR. Masticatory myofascial pain : An explanatory model integrating clinical, epidemiological and basic science research. Bull Group Int Rech Sci Stomatol Odontol 1999 ; 41 : 14-25.

476. McMillan AS, Blasberg B. Pain-pressure threshold in painful jaw muscles following trigger point injection. J Orofac Pain 1994 ; 8 : 384-390.

477. Gerwin RD, Dommerholt J, Shah JP. An expansion of Simons' integrated hypothesis of trigger point formation. Curr Pain Headache Rep 2004 ; 8 : 468-475.

478. Shah JP, Phillips TM, Danoff JV, Gerber LH. An in vivo microanalytical technique for measuring the local biochemical milieu of human skeletal muscle. J Appl Physiol 2005 ; 99 : 1977-1984.

479. Bowsher D. Neurogenic pain syndromes and their management. Br Med Bull 1991 ; 47 : 644-666.

480. LaMotte RH, Shain CN, Simone DA, Tsai EF. Neurogenic hyperalgesia : Psychophysical studies of underlying mechanisms. J Neurophysiol 1991 ; 66(1) : 190-211.

481. Simone DA, Sorkin LS, Oh U, et al. Neurogenic hyperalgesia : Central neural correlates in responses of spinothalamic tract neurons. J Neurophysiol 1991 ; 66(1) : 228-246.

482. Sessle BJ. The neural basis of temporomandibular joint and masticatory muscle pain. J Orofac Pain 1999 ; 13 : 238-245.

483. Lazer RB. Diagnostic implications of clinical fasciculations and cramps. In : Rowland LP(ed). Human Motor Neuron Diseases. New York : Raven, 1982 : 23-27.

484. Roth G. The origin of fasciculations. Ann Neurol 1982 ; 12 : 542-547.

485. Tong KA, Christiansen EL, Heisler W, Hinshaw DB, Hasso AN. Asymptomatic myositis ossificans of the medial pterygoid muscles : A case report. J Orofac Pain 1994 ; 8 : 223-226.

486. Kim DD, Lazow SK, Har-El G, Berger JR. Myositis ossificans traumatica of masticatory musculature : A case report and literature review. J Oral Maxillofac Surg 2002 ; 60 : 1072-1076.

487. Baude Brogniez A, Ferri J, Vandenhaute B, Lecomte Houcke M, Donazzan M. Intra-masseter metastasis of a gastric adenocarcinoma. Rev Stomatol Chir Maxillofac 1997 ; 98 : 303-305.

488. Mehra P, Cottrell DA, Booth DF, Jamil S. An unusual presentation of metastatic prostate cancer. J Oral Maxillofac Surg 1998 ; 56 : 517-521.

489. Ahuja AT, King AD, Bradley MJ, Yeo WW, Mok TS, Metreweli C. Sonographic findings in masseter-muscle metastases. J Clin Ultrasound 2000 ; 28 : 299-302.

490. Hashizume A, Nakagawa Y, Nagashima H, Ishibashi K. Rectal adenocarcinoma metastatic to the masseter muscle. J Oral Maxillofac Surg 2000 ; 58 : 324-327.

491. Mizen KD, Loukota RA, Addante RR. Mass in the masseter muscle. J Oral Maxillofac Surg 2004 ; 62 : 607-610.

492. Greene CS, Laskin DM. Long term evaluation of treatment for myofascial pain-dysfunction syndrome : A comparative analysis. J Am Dent Assoc 1983 ; 107 : 235-238.

493. Mejersjo C, Carlsson GE. Long term results of treatment of temporomandibular pain-dysfunction. J Prosthet Dent 1983 ; 49 : 809-815.

494. Fricton JR. Recent advances in temporomandibular disorders and orofacial pain. J Am Dent Assoc 1991 ; 122 : 25-32.

495. Yatani H, Kaneshima T, Kuboki T, Yoshimoto A, Matsuka Y, Yamashita A. Long-term follow-up study on drop-out TMD patients with self-administered questionnaires. J Orofac Pain 1997 ; 11 : 258-269.

496. Laskin DM, Greenfield W, Gale E, et al(eds). The President's Conference on the Examination, Diagnosis and Management of Temporomandibular Disorders. Chicago : American Dental Association, 1983.

497. Dahlstrom L. Conservative treatment methods in craniomandibular disorder. Swed Dent J 1992 ; 16 : 217-230.

498. Clark GT. A diagnosis and treatment algorithm for common TM disorders. J Jpn Prosthodont Soc 1996 ; 40 : 1029-1043.

499. Stohler CS, Zarb GA. On the management of temporomandibular disorders : A plea for a low-tech, high-prudence therapeutic approach. J Orofac Pain 1999 ; 13 : 255-261.

500. Syrop SB. Initial management of temporomandibular disorders. Dent Today 2002 ; 21 : 52-57.

501. Carlsson GE. Long-term effects of treatment of craniomandibular disorders. Cranio 1985 ; 3 : 337-342.

502. Brown DT, Gaudet EL. Outcome measurement for treated and untreated TMD patients using the TMJ scale. Cranio 1994 ; 12 : 216-221.

503. Apfelberg DB, Lavey E, Janetos G, Maser MR, Lash H. Temporomandibular joint diseases. Results of a ten-year study. Postgrad Med J 1979；65：167-172.

504. Okeson JP, Hayes DK. Long-term results of treatment for temporomandibular disorders：An evaluation by patients. J Am Dent Assoc 1986；112：473-478.

505. Garefis P, Grigoriadou E, Zarifi A, Koidis PT. Effectiveness of conservative treatment for craniomandibular disorders：A 2-year longitudinal study. J Orofac Pain 1994；8：309-314.

506. Helkimo E, Westling L. History, clinical findings, and outcome of treatment of patients with anterior disc displacement. Cranio 1987；5：269-276.

507. Murakami K, Kaneshita S, Kanoh C, Yamamura I. Ten-year outcome of nonsurgical treatment for the internal derangement of the temporomandibular joint with closed lock. Oral Surg Oral Med Oral Pathol Oral Radiol Endod 2002；94：572-575.

508. Schmitter M, Zahran M, Duc JM, Henschel V, Rammelsberg P. Conservative therapy in patients with anterior disc displacement without reduction using 2 common splints：A randomized clinical trial. J Oral Maxillofac Surg 2005；63：1295-1303.

509. Rasmussen OC. Temporomandibular arthropathy. Int J Oral Surg 1983；12：365-397.

510. De Leeuw R, Boering G, van der Kuijl B, Stegenga B. Hard and soft tissue imaging of the temporomandibular joint 30 years after diagnosis of osteoarthrosis and internal derangement. J Oral Maxillofac Surg 1996；54：1270-1280；discussion 1280-1281.

511. Rammelsberg P, LeResche L, Dworkin SF, Mancl L. Longitudinal outcome of temporomandibular disorders：A 5-year epidemiological study of muscle disorders defined by Research Diagnostic Criteria for Temporomandibular Disorders. J Orofac Pain 2003；17：9-20.

512. Linton SJ, Hellsing AL, Andersson D. A controlled study of the effects of an early intervention on acute musculoskeletal pain problems. Pain 1993；54：353-359.

513. List T, Helkimo M. Acupuncture and occlusal splint therapy in the treatment of craniomandibular disorders. II. A 1-year follow-up study. Acta Odontol Scand 1992；50：375-385.

514. Roberts AH, Kewman DG, Mercier L, Hovell M. The power of nonspecific effects in healing：Implications for psychosocial and biological treatments. Clin Psych Rev 1993；13：375-391.

515. Greene CS, Laskin DM. Splint therapy for the myofascial pain-dysfunction(MPD) syndrome：A comparative study. J Am Dent Assoc 1972；624-628.

516. Flor H, Fydrich T, Turk DC. Efficacy of multidisciplinary pain treatment centers：A meta-analytic review. Pain 1992；49：221-230.

517. Hodges JM. Managing temporomandibular joint syndrome. Laryngoscope 1990；100：60-66.

518. Wright EF, Anderson GC, Schulte JK. A randomized clinical trial of intraoral soft splints and palliative treatment of masticatory muscle pain. J Orofac Pain 1995；9：192-199.

519. Danzig WN, VanDyke AR. Physical therapy as an adjunct to temporomandibular joint therapy. J Prosthet Dent 1983；49：96-99.

520. Michelotti A, de Wijer A, Steenks MH, Farella M. Home-exercise regimes for the management of non-specific temporomandibular disorders. J Oral Rehabil 2005；32：779-785.

521. Poindexter RH, Wright EF, Murchison DF. Comparison of moist and dry heat penetration through orofacial tissues. Cranio 2002；20(1)：28-33.

522. Rugh JD. Behavioral therapy. In：Mohl ND, Zarb GA, Carlsson GE, et al(eds). A Textbook of Occlusion. Chicago：Quintessence, 1988：329-338.

523. Oakley ME, McCreary CP, Clark GT, Holston S, Glover D, Kashima K. A cognitive-behavioral approach to temporomandibular dysfunction treatment failures：A controlled comparison. J Orofac Pain 1994；8：397-401.

524. Mealiea WL, McGlynn D. Temporomandibular disorders and bruxism. In：Hatch JP, Fisher JG, Rugh JD(eds). Biofeedback Studies in Clinical Efficacy. New York：Plenum, 1987：123-151.

525. Rugh JD. Psychological components of pain. Dent Clin North Am 1987；31：579-594.

526. Turner JA, Keefe FJ. Cognitive-behavioral therapy for chronic pain. In：Max M(ed). Pain 1999—An Updated Review. Seattle：IASP Press, 1999：523-533.

527. Dworkin SF, Massoth EL, Wilson L, Huggins KH, Truelove E. Guide to Temporomandibular Disorders：A Self-Management Approach. 1. Patient's Manual. Seattle：Univ of Washington, 1997.

528. Skevington SM. Psychology of Pain. Chichester, New York：Wiley, 1995.

529. Cannistraci AJ, Fritz G. Dental applications of biofeedback. In : Basmajiam JV(ed). Biofeedback, Principles and Practice for Clinicians. Baltimore : Williams & Wilkins, 1989 : 297-310.

530. Erlandson PM, Poppen R. Electromyographic biofeedback and rest position training of masticatory muscles in myofascial pain-dysfunction patients. J Prosthet Dent 1989 ; 62 : 335-338.

531. Flor H, Birbaumer N. Comparison of the efficacy of electromyographic biofeedback, cognitive-behavioral therapy, and conservative medical interventions in the treatment of chronic musculoskeletal pain. J Consult Clin Psychol 1993 ; 61 : 653-658.

532. National Institutes of Health Technology Assessment Conference on Integration of Behavioral and Relaxation Approaches Into the Treatment of Chronic Pain and Insomnia. Bethesda, MD : National Institutes of Health, 1995.

533. Crider AB, Glaros AG. A meta-analysis of EMG biofeedback treatment of temporomandibular disorders. J Orofac Pain 1999 ; 13 : 29-37.

534. Dahlstrom L, Carlsson SG. Treatment of mandibular dysfunction : The clinical usefulness of biofeedback in relation to splint therapy. J Oral Rehabil 1984 ; 11 : 277-284.

535. Funch DP, Gale EN. Factors associated with nocturnal bruxism and its treatment. J Behav Med 1980 ; 3 : 385-397.

536. Pierce CJ, Gale EN. A comparison of different treatments for nocturnal bruxism. J Dent Res 1988 ; 67 : 597-601.

537. Clark GT. A critical evaluation of orthopedic interocclusal appliance therapy : Design, theory and overall effectiveness. J Am Dent Assoc 1984 ; 108 : 359-364.

538. Turk DC, Zaki HS, Rudy TE. Effects of intraoral appliance and biofeedback/stress management alone and in combination in treating pain and depression in patients with temporomandibular disorders. J Prosthet Dent 1993 ; 70 : 158-164.

539. Caudill-Slosberg MA, Schwartz LM, Woloshin S. Office visits and analgesic prescriptions for musculoskeletal pain in US : 1980 vs. 2000. Pain 2004 ; 109 : 514-519.

540. Kalso E, Edwards JE, Moore RA, McQuay HJ. Opioids in chronic non-cancer pain : Systematic review of efficacy and safety. Pain 2004 ; 112 : 372-380.

541. Von Korff M, Deyo RA. Potent opioids for chronic musculoskeletal pain : Flying blind? Pain 2004 ; 109 : 207-209.

542. Turk DC, Brody MC. Chronic opioid therapy for persistent noncancer pain : Panacea or oxymoron? Am Pain Soc Bull 1993 ; 1 : 4-7.

543. Dionne RA. Pharmacologic Approaches. In : Laskin DM, Greene CS, Hylander WL(eds). TMDs. An Evidence-Based Approach to Diagnosis and Treatment. Chicago : Quintessence, 2006 : 347-357.

544. Tanaka TT. Differential diagnosis of arthritic disorders : Appendix, management of arthritic disorders with pharmaceuticals. Top Geriatr Rehabil 1990 ; 5 : 47-49.

545. List T, Axelsson S, Leijon G. Pharmacological interventions in the treatment of temporomandibular disorders, atypical facial pain, and burning mouth syndrome. A qualitative systematic review. J Orofac Pain 2003 : 301-310.

546. Singer E, Dionne R. A controlled evaluation of ibuprofen and diazepam for chronic orofacial muscle pain. J Orofac Pain 1997 ; 11 : 139-146.

547. Ta LE, Dionne RA. Treatment of painful temporomandibular joints with a cyclooxygenase-2 inhibitor : A randomized placebo-controlled comparison of celecoxib to naproxen. Pain 2004 ; 111 : 13-21.

548. Mycek MJ, Harvey RA, Champe PC. Pharmacology, ed 2. Philadelphia : Lippincott-Raven, 1997.

549. Henry D, Drew A, Beuzeville S. Adverse drug reactions in the gastrointestinal system attributed to ibuprofen. In : Rainsford KD, Powanda MC (eds). Safety and Efficacy of Non-prescription (OTC) Analgesics and NSAIDs. London : Kluwer Academic, 1998 : 19-45.

550. Scheiman JM, Fendrick AM. Practical approaches to minimizing gastrointestinal and cardiovascular safety concerns with COX-2 inhibitors and NSAIDs. Arthritis Res Ther 2005 ; 7(suppl 4) : S23-S29.

551. Kopp S, Carlsson GE, Haraldson T, Wenneberg B. Long-term effect of intra-articular injections of sodium hyaluronate and corticosteroid on temporomandibular joint arthritis. J Oral Maxillofac Surg 1987 ; 45 : 929-935.

552. Wenneberg B, Kopp S, Grondahl HG. Long-term effect of intra-articular injections of a glucocorticosteroid into the TMJ : A clinical and radiographic 8-year follow-up. J Craniomandib Disord Facial Oral Pain 1991 ; 5 : 11-18.

553. Vallon D, Akerman S, Nilner M, Petersson A. Long-term follow-up of intra-articular injections into the temporomandibular joint in patients with rheumatoid arthritis. Swed Dent J 2002 ; 26 : 149-158.

554. Wenneberg B, Kopp S. Short-term effects of intra-articular sodium hyaluronate, glucocorticoid, and saline injections on rheumatoid arthritis of the temporomandibular joint. J Craniomandib Disord Facial Oral Pain 1991；5：231-238.

555. Harkins SJ, Linford J, Cohen J, Kramer T, Cueva L. Administration of clonazepam in the treatment of TMD and associated myofascial pain：A double-blind pilot study. J Craniomandib Disord Facial Oral Pain 1991；5：179-186.

556. Russell IJ, Fletcher EM, Michalek JE, McBroom PC, Hester GG. Treatment of primary fibrositis/fibromyalgia syndrome with ibuprofen and alprazolam. A double-blind, placebo-controlled study. Arthritis Rheum 1991；34：552-560.

557. Montgomery MT, Nishioka GJ, Rugh JD, et al. Effect of diazepam on nocturnal masticatory muscle activity[abstract 96]. J Dent Res 1980；65(special issue)：180.

558. Stanko JR. A review of oral skeletal muscle relaxants for the craniomandibular disorder(CMD) practitioner. Cranio 1990；9：234-243.

559. Saper JR, Lake AE III, Cantrell DT, Winner PK, White JR. Chronic daily headache prophylaxis with tizanidine：A double-blind, placebo-controlled, multicenter outcome study. Headache 2002；42：470-482.

560. Murros K, Kataja M, Hedman C, et al. Modified-release formulation of tizanidine in chronic tension-type headache. Headache 2000；40：633-637.

561. Borenstein DG, Korn S. Efficacy of a low-dose regimen of cyclobenzaprine hydrochloride in acute skeletal muscle spasm：Results of two placebo-controlled trials. Clin Ther 2003；25：1056-1073.

562. Turturro MA, Frater CR, D'Amico FJ. Cyclobenzaprine with ibuprofen versus ibuprofen alone in acute myofascial strain：A randomized, double-blind clinical trial. Ann Emerg Med 2003；41：818-826.

563. Tofferi JK, Jackson JL, O'Malley PG. Treatment of fibromyalgia with cyclobenzaprine：A meta-analysis. Arthritis Rheum 2005；15：9-13.

564. van Tulder MW, Touray T, Furlan AD, Solway S, Bouter LM. Muscle relaxants for nonspecific low back pain：A systematic review within the framework of the Cochrane collaboration. Spine 2003；28：1978-1992.

565. Herman CR, Schiffman EL, Look JO, Rindal DB. The effectiveness of adding pharmacologic treatment with clonazepam or cyclobenzaprine to patient education and self care for the treatment of jaw pain upon awakening：A randomized clinical trial. J Orofac Pain 2002；16：64-70.

566. Rizzatti-Barbosa CM, Martinelli DA, Ambrosano GM, de Albergaria-Barbosa JR. Therapeutic response of benzodiazepine, orphenadrine citrate and occlusal splint association in TMD pain. Cranio 2003；21：116-120.

567. Sharav Y, Singer E, Schmidt E, Dionne RA, Dubner R. The analgesic effect of amitriptyline on chronic facial pain. Pain 1987；31：199-209.

568. Brown BR, Bottomley WK. The utilization and mechanism of action of tricyclic antidepressant in the treatment of chronic facial pain：A review of the literature. Anesth Prog 1990；37：223-229.

569. Tura B, Tura SM. The analgesic effect of tricyclic antidepressants. Brain Res 1990；518：19-22.

570. Dionne RA. Antidepressants for chronic orofacial pain. Compend Contin Educ Dent 2000；21：822-824, 826, 828.

571. McQuay HJ, Tramer M, Nye BA, Carroll D, Wiffen PJ, Moore RA. A systematic review of antidepressants in neuropathic pain. Pain 1996；68(2-3)：217-227.

572. Pettengill CA, Reisner-Keller L. The use of tricyclic antidepressants for the control of chronic orofacial pain. Cranio 1997；15：53-56.

573. Mohamed SE, Christensen LV, Penchas J. A randomized double-blind clinical trial of the effect of amitriptyline on nocturnal masseteric motor activity(sleep bruxism). Cranio 1997；15：326-332.

574. Raigrodski AJ, Christensen LV, Mohamed SE, Gardiner DM. The effect of four-week administration of amitriptyline on sleep bruxism. A double-blind crossover clinical study. Cranio 2001；19：21-25.

575. Raigrodski AJ, Mohamed SE, Gardiner DM. The effect of amitriptyline on pain intensity and perception of stress in bruxers. J Prosthodont 2001；10：73-77.

576. Brusie RW, Sullins KE, White NA, et al. Evaluation of sodium hyaluronate therapy in induced septic arthritis in the horse. Equine Vet J 1992；11(suppl)：18-23.

577. Gaustad G, Larsen S. Comparison of polysulphated glycosaminoglycan and sodium hyaluronate with placebo in treatment of traumatic arthritis in horses. Equine Vet J 1995；27：356-362.

578. Xinmin Y, Jian H. Treatment of temporomandibular joint osteoarthritis with viscosupplementation and arthrocentesis on rabbit model. Oral Surg Oral Med Oral Pathol Oral Radiol Endod 2005；100(3)：e35-e38.

579. Bertolami CN, Gay T, Clark GT, et al. Use of sodium hyaluronate in treating temporomandibular joint disorders：A randomized, double-blind, placebo-controlled clinical trial. J Oral Maxillofac Surg 1993；51：232-242.

580. Hirota W. Intra-articular injection of hyaluronic acid reduces total amounts of leukotriene C4, 6-keto-prostaglandin F1a, prostaglandin F2a and interleukin-1b in synovial fluid of patients with internal derangement in disorders of the temporomandibular joint. Br J Oral Maxillofac Surg 1998；36(1)：35-38.

581. Alpaslan C, Bilgihan A, Alpaslan GH, Guner B, Ozgur YM, Erbas D. Effect of arthrocentesis and sodium hyaluronate injection on nitrite, nitrate, and thiobarbituric acid-reactive substance levels in the synovial fluid. Oral Surg Oral Med Oral Pathol Oral Radiol Endod 2000；89：686-690.

582. Sato S, Oguri S, Yamaguchi K, Kawamura H, Motegi K. Pumping injection of sodium hyaluronate for patients with non-reducing disc displacement of the temporomandibular joint：Two year follow-up. J Craniomaxillofac Surg 2001；29：89-93.

583. Sato S, Goto S, Kasahara T, Kawamura H, Motegi K. Effect of pumping with injection of sodium hyaluronate and the other factors related to outcome in patients with non-reducing disc displacement of the temporomandibular joint. Int J Oral Maxillofac Surg 2001；30：194-198.

584. Hepguler S, Akkoc YS, Pehlivan M, et al. The efficacy of intra-articular sodium, hyaluronate in patients with reducing displaced disc of the temporomandibular joint. J Oral Rehabil 2002；29：80-86.

585. Yeung RWK, Chow RLJ, Chiu K. Short-term therapeutic outcome of intra-articular high molecular weight hyaluronic acid injection for non-reducing disc displacement of the temporomandibular joint. Oral Surg Oral Med Oral Pathol Oral Radiol Endod 2006；102：453-461.

586. Kopp S, Akerman S, Nilner M. Short-term effects of intra-articular sodium hyaluronate, glucocorticoid, and saline injections on rheumatoid arthritis of the temporomandibular joint. J Craniomandib Disord Facial Oral Pain 1991；5：231-238.

587. Sato S, Ohta M, Ohki H, Kawamura H, Motegi K. Effect of lavage with injection of sodium hyaluronate for patients with nonreducing disc displacement of the temporomandibular joint. Oral Surg Oral Med Oral Pathol Oral Radiol Endod 1997；84：241-244.

588. Sato S, Sakamoto M, Kawamura H, Motegi K. Disc position and morphology in patients with nonreducing disc displacement treated by injection of sodium hyaluronate. Int J Oral Maxillofac Surg 1999；28：253-257.

589. Alpaslan GH, Alpaslan C. Efficacy of temporomandibular joint arthrocentesis with and without injection of sodium hyaluronate in treatment of internal derangements. J Oral Maxillofac Surg 2001；59：613-618.

590. Divine JG, Zazulak BT, Hewett TE. Viscosupplementation for knee osteoarthritis：A systematic review. Clin Orthop Relat Res 2007；455：113-122.

591. Shi Z, Guo C, Awad M. Hyaluronate for temporomandibular joint disorders. Cochrane Database Syst Rev 2004；(2)：CD002970.

592. Kirk WS, Calabrese DK. Clinical evaluation of physical therapy in the management of internal derangement of the temporomandibular joint. J Oral Maxillofac Surg 1989；47：113-119.

593. Clark GT, Adachi NY, Dornan MR. Physical medicine procedures affect temporomandibular disorders：A review. J Am Dent Assoc 1990；121：151-161.

594. Carlsson J, Fahlcrantz A, Augustinsson LE. Muscle tenderness in tension headache treated with acupuncture or physiotherapy. Cephalalgia 1990；10：131-141.

595. Glass EG, McClynn FD, Glaros AG. A survey of treatments for myofascial pain dysfunction. Cranio 1991；9：165-168.

596. Feine JS, Lund JP. An assessment of the efficacy of physical therapy and physical modalities for the control of chronic musculoskeletal pain. Pain 1997；71：5-23.

597. Feine JS, Widmer CG, Lund JP. Physical therapy：A critique. Oral Surg Oral Med Oral Pathol Oral Radiol Endod 1997；83：123-127.

598. Wright EF. Using soft splints in your dental practice. Gen Dent 1999；47：506-510, 512.

599. Fricton JR. Clinical care for myofascial pain. Dent Clin North Am 1991；122：25-32.

600. Wright EF, Domenech MA, Fischer JR Jr. Usefulness of posture training for patients with temporomandibular disorders. J Am Dent Assoc 2000；131：202-210.

601. Olivo S, Bravo J, Magee D, Thie NM, Major PW, Flores-Mir C. The association between head and cervical posture and temporomandibular disorders : A systematic review. J Orofac Pain 2006 ; 20 : 9-23.

602. Carlson CR, Okeson JP, Falace DA, Nitz AJ, Anderson D. Stretch-based relaxation and the reduction of EMG activity among masticatory muscle pain patients. J Craniomandib Disord Facial Oral Pain 1991 ; 5 : 205-212.

603. Friedman MH, Weisberg J. Temporomandibular Joint Disorders : Diagnosis and Treatment. Chicago : Quintessence, 1985.

604. Au AR, Klineberg IJ. Isokinetic exercise management of temporomandibular joint clicking in young adults. J Prosthet Dent 1993 ; 70 : 33-39.

605. Kraus SL. Physical therapy management of TMD. In : Kraus SL(ed). Temporomandibular Disorders, ed 2. New York : Churchill Livingstone, 1994 : 161-215.

606. VanDyke AR, Goldman SM. Manual reduction of displaced disc. Cranio 1990 ; 8 : 350-352.

607. Minagi S, Nozaki S, Sato T, Tsuru H. A manipulation technique for treatment of anterior disc displacement without reduction. J Prosthet Dent 1991 ; 65 : 686-691.

608. Segami N, Murakami K, Iizuka T. Arthrographic evaluation of disc position following mandibular manipulation technique for internal derangement with closed lock of the temporomandibular joint. J Craniomandib Disord Facial Oral Pain 1991 ; 4 : 99-108.

609. Wolf SL. Electrotherapy : Clinics in Physical Therapy. New York : Churchill Livingstone, 1991.

610. Murphy GJ. Electrical physical therapy in treating TMJ patients. Cranio 1983 ; 2 : 67-73.

611. Bettany JA, Fish DR, Mendel FC. Influence of high voltage pulsed direct current on edema formation following impact injury. Phys Ther 1988 ; 4 : 219-224.

612. Reed BV. Effect of high voltage pulsed electrical stimulation on microvascular permeability to plasma proteins. Phys Ther 1988 ; 4 : 491-495.

613. Moystad A, Krogstad BS, Larheim TA. Transcutaneous nerve stimulation in a group of patients with rheumatic disease involving the temporomandibular joint. J Prosthet Dent 1990 ; 64 : 596-600.

614. Mohl ND, Ohrbach RK, Crow HC, Gross AJ. Devices for diagnosis and treatment of temporomandibular disorders. Part III. Thermography, ultrasound, electrical stimulation and EMG biofeedback. J Prosthet Dent 1990 ; 63 : 472-477.

615. Ziskin MC, McDiarmid T, Michlovitz SL. Therapeutic ultrasound. In : Michlovitz SL(ed). Thermal Agents in Rehabilitation, ed 2. Philadelphia : Davis, 1990 : 134-169.

616. Hartley A. Ultrasound : A Monograph. Chattanooga, TN : Chattanooga Group, 1991.

617. Mannheimer JS. Therapeutic modalities. In : Kraus SL(ed). TMJ Disorders : Management of the Craniomandibular Complex. New York : Churchill Livingstone, 1988 : 311-337.

618. Cameron MH, Monroe LG. Relative transmission of ultrasound by media customarily used for phonophoresis. Phys Ther 1993 ; 72 : 142-148.

619. van der Windt DA, van der Heijden GJ, van den Berg SG, ter Riet G, de Winter AF, Bouter LM. Ultrasound therapy for musculoskeletal disorders : A systematic review. Pain 1999 ; 81 : 257-271.

620. Lark MR, Gangaros LP. Iontophoresis : An effective modality for the treatment of inflammatory disorders of the temporomandibular joint and myofascial pain. Cranio 1990 ; 9 : 108-119.

621. Reid KI, Dionne RA, Sicard-Rosenbaum L, Lord D, Dubner RA. Evaluation of iontophoretically applied dexamethasone for painful pathologic temporomandibular joints. Oral Surg Oral Med Oral Pathol 1994 ; 77 : 605-609.

622. Schiffman EL, Braun BL, Lindgren BR. Temporomandibular joint iontophoresis : A double-blind randomized clinical trial. J Orofac Pain 1996 ; 10 : 157-165.

623. Jaeger B, Reeves JL. Quantification of changes in myofascial trigger point sensitivity with pressure algometer following passive stretch. Pain 1986 ; 27 : 203-210.

624. Carlson CR, Okeson JP, Falace DA, Nitz AJ, Lindroth JE. Reduction of pain and EMG activity in the masseter region by trapezius trigger point injection. Pain 1993 ; 55 : 397-400.

625. Hong CZ. Lidocaine injection versus dry needling to myofascial trigger point. The importance of the local twitch response. Am J Phys Med Rehabil 1994 ; 73 : 256-263.

626. Scicchitano J, Rounsefell B, Plilowsky I. Baseline correlates of the response to the treatment of chronic localized myofascial pain syndrome by injection of local anesthetic. J Psychosom Res 1996 ; 40 : 75-85.

627. Hong CZ. Treatment of myofascial pain syndrome. Curr Pain Headache Rep 2006 ; 10 : 345-349.

628. Zink W, Graf BM. Local anesthetic myotoxicity. Reg Anesth Pain Med 2004 ; 29 : 333-340.

629. Raustia AM, Pohjola RT, Virtanen KK. Acupuncture compared with stomatognathic treatment for TMJ dysfunction. I. A randomized study. J Prosthet Dent 1985 ; 54 : 581-585.

630. Raustia AM, Pohjola RT, Virtanen KK. Acupuncture compared with stomatognathic treatment for TMJ dysfunction. II. Components of the dysfunction index. J Prosthet Dent 1986 ; 55 : 372-376.

631. Johansson A, Wenneberg B, Wagersten C, Haraldson T. Acupuncture in treatment of facial muscular pain. Acta Odontol Scand 1991 ; 49 : 153-158.

632. List T, Helkimo M, Andersson S, Carlsson GE. Acupuncture and occlusal splint therapy in the treatment of craniomandibular disorders. I. A comparative study. Swed Dent J 1992 ; 16 : 125-141.

633. List T, Helkimo M, Karlsson R. Pressure pain thresholds in patients with craniomandibular disorders before and after treatment with acupuncture and occlusal splint therapy : A controlled clinical study. J Orofac Pain 1993 ; 7 : 275-282.

634. Goddard G, Karibe H, McNeill C, Villafuerte E. Acupuncture and sham acupuncture reduce muscle pain in myofascial pain patients. J Orofac Pain 2002 ; 16 : 71-76.

635. Mackler LS, Collender SL. Therapeutic uses of light in rehabilitation. In : Michlovitz SL(ed). Thermal Agents in Rehabilitation. Philadelphia : Davis, 1996 : 255-277.

636. Beckerman H, de Bie RA, Bouter LM, De Cuyper HJ, Oostendorp RA. The efficacy of laser therapy for musculoskeletal and skin disorders : A criteria-based meta-analysis of randomized clinical trials. Phys Ther 1992 ; 72 : 483-491.

637. Gam AN, Thorsen H, Lonnberg F. The effect of low-level laser therapy on musculoskeletal pain : A meta-analysis. Pain 1993 ; 52 : 63-66.

638. Bertolucci LE, Grey T. Clinical analysis of mid-laser versus placebo treatment of arthralgic TMJ degenerative joints. Cranio 1995 ; 13 : 26-29.

639. Gray RJM, Quayle AA, Hall CA, Schofield MA. Physiotherapy in the treatment of temporomandibular joint disorders : A comparative study of four treatment methods. Br Dent J 1994 ; 176 : 257-261.

640. Bertolucci LE, Grey T. Clinical comparative study of microcurrent electrical stimulation to mid-laser and placebo treatment in degenerative joint disease of the temporomandibular joint. Cranio 1995 ; 13 : 116-120.

641. Pinheiro AL, Cavalcanti ET, Pinheiro TI, et al. Low-level laser therapy is an important tool to treat disorders of the maxillofacial region. J Clin Laser Med Surg 1998 ; 16 : 223-226.

642. Pinheiro AL, Cavalcanti ET, Pinheiro TI, Alves MJ, Manzi CT. Low-level laser therapy in the management of disorders of the maxillofacial region. J Clin Laser Med Surg 1997 ; 15 : 181-183.

643. Conti PC. Low level laser therapy in the treatment of temporomandibular disorders(TMD) : A double-blind pilot study. Cranio 1997 ; 15 : 144-149.

644. Hansson TL. Infrared laser in the treatment of craniomandibular disorders, arthrogenous pain. J Prosthet Dent 1989 ; 61 : 614-617.

645. Kulekcioglu S, Sivrioglu K, Ozcan O, Parlak M. Effectiveness of low-level laser therapy in temporomandibular disorder. Scand J Rheumatol 2003 ; 32 : 114-118.

646. Cetiner S, Kahraman SA, Yucetas S. Evaluation of low-level laser therapy in the treatment of temporomandibular disorders. Photomed Laser Surg 2006 ; 24 : 637-6741.

647. Ramfjord SP, Ash MM. Occlusion. Philadelphia : Saunders, 1983.

648. Posselt U. Treatment of bruxism by bite guards and bite planes. J Can Dent Assoc 1963 ; 29 : 773-778.

649. Pavone B. Bruxism and its effect on natural teeth. J Prosthet Dent 1985 ; 53 : 692-696.

650. Solberg WK, Clark GT, Rugh JD. Nocturnal electromyographic evaluation of bruxism patients undergoing short term splint therapy. J Oral Rehabil 1975 ; 2 : 215-223.

651. Clark GT, Beemsterboer PL, Rugh JD. Nocturnal masseter muscle activity and the symptoms of masticatory dysfunction. J Oral Rehabil 1981 ; 8 : 279-286.

652. Okeson JP, Kemper JT, Moody PM. A study of the use of occlusion splints in the treatment of acute and chronic patients with craniomandibular disorders. J Prosthet Dent 1982 ; 48 : 708-712.

653. Laskin DM, Block L. Diagnosis and treatment of myofascial pain dysfunction syndrome. J Prosthet Dent 1986 ; 56 : 76-84.

654. Kurita H, Ikeda K, Kurashina K. Evaluation of the effect of a stabilization splint on occlusal force in patients with masticatory muscle disorders. J Oral Rehabil 2000 ; 27 : 79-82.

655. Carraro JJ, Caffesse RG. Effect of occlusal splints in TMJ symptomology. J Prosthet Dent 1978；40：563-566.

656. Goharian RK, Neff PA. Effect of occlusal retainers on temporomandibular joint and facial pain. J Prosthet Dent 1980；44：206-208.

657. Pruim GJ, de Jongh HJ, ten Bosch JJ. Forces acting on the mandible during bilateral static bite at different bite force levels. J Biomech 1980；13：755-763.

658. Spear FM. Fundamental occlusal therapy considerations. In：McNeill C(ed). Science and Practice of Occlusion. Chicago：Quintessence, 1997：421-434.

659. Conti PC, dos Santos CN, Kogawa EM, Conti AC, de Araujo C. The treatment of painful temporomandibular joint clicking with oral splints：A randomized clinical trial. J Am Dent Assoc 2006；137：1108-1114.

660. Farrar WB. Differentiation of temporomandibular joint dysfunction to simplify treatment. J Prosthet Dent 1972；28：629-636.

661. Farrar WB. Craniomandibular practice：The state of the art；definition and diagnosis. Cranio 1982；1：5-12.

662. Clark GT. Treatment of jaw clicking with temporomandibular repositioning：Analysis of 25 cases. Cranio 1984；2：263-270.

663. Lundh H, Westesson PL, Kopp S, Tillstrom B. Anterior repositioning splint in the treatment of temporomandibular joints with reciprocal clicking：Comparison with a flat occlusal splint and an untreated control group. Oral Surg Oral Med Oral Pathol 1985；60：131-36.

664. Pertes RA, Gross SC. Clinical management of temporomandibular disorders and orofacial pain. Chicago：Quintessence, 1995.

665. Kemper JT. Effect of occlusal retainers on temporomandibular joint and facial pain. J Prosthet Dent 1983；49：702-705.

666. Tsuga K, Akagawa Y, Sakaguchi R, et al. A short-term evaluation of the effectiveness of stabilization-type occlusal splint therapy for specific symptoms of temporomandibular joint dysfunction syndrome. J Prosthet Dent 1989；61：610-613.

667. Marbach JJ, Raphael KG. Future directions in the treatment of chronic musculoskeletal facial pain：The role of evidence based care. Oral Surg Oral Med Oral Pathol Oral Radiol Endod 1997；83：170-176.

668. Dao T, Lavigne GJ. Oral splints：The crutches for temporomandibular disorders and bruxism? Crit Rev Oral Biol Med 1998；9：345-361.

669. Kreiner M, Betancor E, Clark GT. Occlusal stabilization appliances. Evidence of their efficacy. J Am Dent Assoc 2001；132：770-777.

670. Turp JC, Komine F, Hugger A. Efficacy of stabilization splints for the management of patients with masticatory muscle pain：A qualitative systematic review. Clin Oral Investig 2004；179-195.

671. Forssell H, Kalso E, Koskela P, Vehmanen R, Puukka P, Alanen P. Occlusal treatments in temporomandibular disorders：A qualitative systematic review of randomized controlled trials. Pain 1999；83：549-560.

672. Forssell H, Kalso E. Application of principles of evidence based medicine to occlusal treatment for temporomandibular disorders：Are there lessions to be learned? J Orofac Pain 2004；18：9-22.

673. Al-Ani Z, Gray RJ, Davies SJ, Sloan P, Glenny AM. Stabilization splint therapy for the treatment of temporomandibular myofascial pain：A systematic review. J Dent Educ 2005；69：1242-1250.

674. Abbott DM, Bush FM. Occlusions altered by removable appliances. J Am Dent Assoc 1991；122：79-81.

675. Brown DT, Gaudet EL, Phillips C. Changes in vertical tooth position and face height related to long term anterior repositioning splint therapy. Cranio 1994；12：19-22.

676. Ekberg E, Vallon D, Nilner M. Treatment outcome of headache after occlusal appliance therapy in a randomized controlled trial among patients with temporomandibular disorders of mainly arthrogenous origin. Swed Dent J 2002；26：115-124.

677. Franco AA, Yamashita HK, Lederman HM, Cevidanes LH, Proffit WR, Vigorito JW. Frankel appliance therapy and the temporomandibular disc：A prospective magnetic resonance imaging study. Am J Orthod Dentofac Orthop 2002；121：447-457.

678. Linde C, Isacsson G, Jonsson BG. Outcome of 6-week treatment with transcutaneous electric nerve stimulation compared with splint on symptomatic temporomandibular joint disk displacement without reduction. Acta Odontol Scand 1995；53：92-98.

679. Bush FM. Tinnitus and otalgia in temporomandibular disorders. J Prosthet Dent 1987；58：495-498.

680. Major PW, Nebbe B. Use and effectiveness of splint appliance therapy : Review of literature. Cranio 1997 ; 15 : 159-166.

681. Capp NJ. Occlusion and splint therapy. Br Dent J 1999 ; 186 : 217-222.

682. Henrikson T, Nilner M. Temporomandibular disorders and the need for stomatognathic treatment in orthodontically treated and untreated girls. Eur J Orthod 2000 ; 22 : 283-292.

683. Biondi DM. Headaches and their relationship to sleep. Dent Clin North Am 2001 ; 45 : 685-700.

684. Andreasen JO, Andreasen FM, Mejare I, Cvek M. Healing of 400 intra-alveolar root fractures. 1. Effect of pre-injury and injury factors such as sex, age, stage of root development, fracture type, location of fracture and severity of dislocation. Dent Traumatol 2004 ; 20 : 192-202.

685. Ekberg EC, Nilner M. Treatment outcome of short- and long-term appliance therapy in patients with TMD of myogenous origin and tension-type headache. J Oral Rehabil 2006 ; 33 : 713-721.

686. Okeson JP. The effects of hard and soft splints on nocturnal bruxism. J Am Dent Assoc 1987 ; 114 : 788-791.

687. Shan SC, Yun WH. Influence of an occlusal splint on integrated electromyography of the masseter muscle. J Oral Rehabil 1991 ; 18 : 253-256.

688. Chung SC, Kim UK, Kim HS. Prevalence and patterns of nocturnal bruxofacets on stabilization splints in temporomandibular disorder patients. Cranio 2000 ; 18 : 92-97.

689. Ingerslev H. Functional disturbances of the masticatory system in school children. J Dent Child 1983 ; 50 : 446-450.

690. Harkins S, Marteney JL, Cueva O, Cueva L. Application of soft occlusal splints in patients suffering from clicking temporomandibular joints. Cranio 1988 ; 6 : 71-76.

691. Pettengill CA, Growney MR Jr, Schoff R, Kenworthy CR. A pilot study comparing the efficacy of hard and soft stabilizing appliances in treating patients with temporomandibular disorders. J Prosthet Dent 1998 ; 79 : 165-168.

692. Truelove E, Huggins KH, Manci L, Dworkin SF. The efficacy of traditional, low-cost and non-splint therapics for temporomandibular disorder. A randomized controlled trial. J Am Dent Assoc 2006 ; 137 : 1099-1107.

693. Singh BP, Berry DC. Occlusal changes following use of soft occlusal splints. J Prosthet Dent 1985 ; 54 : 711-715.

694. Shankland WE. Nociceptive trigeminal inhibition—Tension supression system : A method of preventing migraine and tension headaches. Compend Contin Educ Dent 2002 ; 23 : 105-108, 110, 112-113.

695. Shankland WE. Nociceptive trigeminal inhibition—Tension supression system : A method of preventing migraine and tension headaches. Compend Contin Educ Dent 2001 ; 22 : 1075-1080, 1082 [erratum 2002 : 23 : 105-108, 112-113].

696. Jokstad A, Mo A, Krogstad BS. Clinical comparison between two different splint designs for temporomandibular disorder therapy. Acta Odontol Scand 2005 ; 63 : 218-226.

697. Magnusson T, Adiels AM, Nilsson HL, Helkimo M. Treatment effect on signs and symptoms of temporomandibular disorders—Comparison between stabilization splint and a new type of splint(NTI). A pilot study. Swed Dent J 2004 ; 28 : 11-20.

698. Gelb ML, Gelb H. Gelb appliance : Mandibular orthopedic repositioning therapy. Cranio Clin Int 1991 ; 1(2) : 81-98.

699. Anderson GC, Schulte JK, Goodkind RJ. Comparative study of two treatment methods for internal derangements of the TMJ. J Prosthet Dent 1985 ; 53 : 392-397.

700. Clark GT. TMJ repositioning appliance : A technique for construction, insertion, and adjustment. Cranio 1986 ; 4 : 37-46.

701. Lundh H, Westesson PL, Jisander S, et al. Disc repositioning onlays in the treatment of temporomandibular joint disc displacement : Comparison with a flat plane occlusal splint and no treatment. Oral Surg 1988 ; 66 : 155-162.

702. Tallents RH, Katzberg RW, Macher DJ, Roberts CA. Use of protrusive splint therapy in anterior disc displacement of the temporomandibular joint : A 1- to 3-year follow-up. J Prosthet Dent 1990 ; 63 : 336-341.

703. Tallents RH, Katzberg RW, Miller TL, et al. Arthrographically assisted splint therapy : Painful clicking with a nonreducing meniscus. Oral Surg 1986 ; 61 : 2-4.

704. Eberhard D, Bantleon HP, Steger W. The efficacy of anterior repositioning splint therapy studied by magnetic resonance imaging. Eur J Orthod 2002 ; 24 : 343-352.

705. Simmons HC, Gibbs SJ. Anterior repositioning appliance therapy for TMJ disorders : Spccific symptoms relieved and relationship to disk status on MRI. Cranio 2005 ; 23 : 89-99.

706. Farrar WB. Diagnosis and treatment of painful temporomandibular joints. J Prosthet Dent 1968；20：345-351.

707. Orenstein ES. Anterior repositioning appliances when used for anterior disc displacement with reduction—A critical review. Cranio 1993；11：141-145.

708. Moloney F, Howard JA. Internal derangements of the temporomandibular joint. III. Anterior repositioning splint therapy. Aust Dent J 1986；31：30-39.

709. Okeson JP. Long-term treatment of disk-interference disorders of the temporomandibular joint with anterior repositioning occlusal splints. J Prosthet Dent 1988；60：611-616.

710. Summer JD, Westesson PL. Mandibular repositioning can be effective in treatment of reducing TMJ disc displacement. A long term clinical and MR imaging follow-up. Cranio 1997；15：107-120.

711. Widmalm SE. Use and abuse of bite splints. Compend Contin Educ Dent 1999；20：249-254.

712. Kirk WS. Magnetic resonance imaging and tomographic evaluation of occlusal appliance treatment for advanced internal derangement of the temporomandibular joint. J Oral Maxillofac Surg 1991；49：9-12.

713. Chung SC, Kim HS. The effect of stabilization splint on the TMJ closed lock. Cranio 1993；11：95-101.

714. Tecco S, Festa F, Salini V, Epifania E, D'Attilio M. Treatment of joint pain and joint noises associated with a recent TMJ internal derangement：A comparison of an anterior repositioning splint, a full-arch maxillary stabilization splint, and an untreated control group. Cranio 2004；22：209-219.

715. McNeill C. Temporomandibular disorders：Guidelines for diagnosis and management. J Calif Dent Assoc 1991；19：15-26.

716. Allanen PJ, Kirveskari PK. Disorders in TMJ research. J Craniomandib Disord Facial Oral Pain 1990；4：223-227.

717. De Boever JA, Carlsson GE, Klineberg IJ. Need for occlusal therapy and prosthodontic treatment in the management of temporomandibular disorders. Part II. Tooth loss and prosthodontic treatment. J Oral Rehabil 2000；27：647-659.

718. Just JK, Perry HT, Greene CS. Treating TM disorders：A survey on diagnosis, etiology and management. J Am Dent Assoc 1991；122：56-60.

719. Carlsson GE, Droukas BC. Dental occlusion and the health of the masticatory system. Cranio 1984；2：142-147.

720. Graham GS, Rugh JD. Maxillary splint occlusal guidance patterns and electromyographic activity of jaw closing muscles. J Prosthet Dent 1988；59：73-77.

721. Rugh JD, Graham GS, Smith JC, Ohrbach RK. Effects of canine versus molar occlusal splint guidance on nocturnal bruxism and craniomandibular symptomatology. J Craniomandib Disord Facial Oral Pain 1989；3：203-210.

722. Minagi S, Watanabe H, Sato T, Tsuru H. The relationship between balancing-side occlusal contact patterns and temporomandibular joint sounds in humans：Proposition of the concept of balancing-side protection. J Craniomandib Disord Facial Oral Pain 1990；4：251-256.

723. Denbo JA. Malocclusion. Dent Clin North Am 1990；34：103-109.

724. Michelotti A, Farella M, Gallo LM, Veltri A, Palla S, Martina R. Effect of occlusal interference on habitual activity of human masseter. J Dent Res 2005；84：644-648.

725. Koh H, Robinson PG. Occlusal adjustment for treating and preventing temporomandibular joint disorders. Cochrane Database Syst Rev 2003；(1)：CD003812.

726. Fricton J. Current evidence providing clarity in management of temporomandibular disorders：Summary of a systematic review of randomized clinical trials for intra-oral appliances and occlusal therapies. J Evid Based Dent Pract 2006；6(1)：48-52.

727. Hannam AG. Optimum occlusal relationships are essential for craniomandibular harmony[position paper]. In：Klineberg I, Sessle BJ(eds). Orofacial Pain and Neuromuscular Dysfunction：Mechanisms and Clinical Correlates. Oxford：Pergamon Press, 1984.

728. Hylander WL. Mandibular function and temporomandibular joint loading. In：Carlson DS, McNamara JA Jr, Ribbens KA(eds). Developmental Aspects of Temporomandibular Joint Disorders. Craniofacial Growth Series, No. 16. Ann Arbor：Univ of Michigan, 1985.

729. Faulkner MG, Hatcher DC, Hay A. A three-dimensional investigation of temporomandibular joint loading. J Biomech 1987；20：997-1002.

730. Gausch K. Occlusal therapy of neuromuscular problems in the orofacial region. Int Dent J 1981；31：267-272.

731. Perry HT. Occlusal therapy : Repositioning. In : Laskin DM, Greenfield W, Gale E(eds). The President's Conference on the Examination, Diagnosis and Management of Temporomandibular Disorders. Chicago : American Dental Association, 1983 : 155-160.

732. Bradley GR. The Effect of Splint Therapy and Orthodontic Extrusion on TMJ Symptoms[thesis]. St Louis : St Louis University, 1989.

733. Greene CS. Orthodontics and the temporomandibular joint. Angle Orthod 1982 ; 52 : 66-172.

734. Panchez H. The Herbst appliance — Its biologic effect and clinical use. Am J Orthod 1985 ; 87 : 1-20.

735. Nielsen L, Melsen B, Terp S. TMJ function and the effects on the masticatory system on 14-16 year old Danish children in relation to orthodontic treatment. Eur J Orthod 1990 ; 12 : 254-267.

736. Sadowsky C, BeGole EA. Long term status of temporomandibular joint function and functional occlusion after orthodontic treatment. Am J Orthod 1980 ; 78 : 201-212.

737. Gold P. The Role of Orthodontic Treatment and Malocclusion in the Etiology of Mandibular Dysfunction[thesis]. Winnipeg, MB : Univ of Manitoba, 1980.

738. Janson M, Hasund A. Functional problems in orthodontic patients out of retention. Eur J Orthod 1981 ; 3 : 172-179.

739. Sadowsky C, Polson AM. Temporomandibular disorders and functional occlusion after orthodontic treatments : Results of two long-term studies. Am J Orthod 1984 ; 86 : 386-390.

740. Gross AJ, Gale E. Mandibular dysfunction and orthodontic treatment[abstract 1565]. J Dent Res 1984 ; 63(special issue) : 354.

741. Eriksson I, Dahlberg G, Westesson PL, et al. Changes in TMJ disc position associated with orthognathic surgery. Oral Maxillofac Surg Clin North Am 1990 ; 2 : 691-698.

742. Reynder RM. Orthodontics and temporomandibular disorders : A review of the literature(1966-1988). Am J Orthod Dentofac Orthop 1990 ; 97 : 463-471.

743. Dibbets JMH, van der Weele LT. Extraction, orthodontic treatment, and craniomandibular dysfunction. Am J Orthod Dentofac Orthop 1991 ; 99 : 210-219.

744. Sadowsky C, Theisen TA, Sakol EI. Orthodontic treatment and temporomandibular joint sounds—A longitudinal study. Am J Orthod Dentofac Orthop 1991 ; 99 : 441-447.

745. Kremenak CR, Kinser DD, Melcher TJ, et al. Orthodontics as a risk factor for temporomandibular disorders(TMD). II. Am J Orthod Dentofac Orthop 1992 ; 101 : 21-27.

746. Hirata RH, Heft MW, Hernandez B, et al. Longitudinal study of signs of temporomandibular disorders(TMD) in orthodontically treated and untreated groups. Am J Orthod Dentofac Orthop 1992 ; 101 : 35-40.

747. Rendell JK, Northon LA, Gay T. Orthodontic treatment and temporomandibular joint disorders. Am J Orthod Dentofac Orthop 1992 ; 101 : 84-87.

748. Henrikson T. Temporomandibular disorders and mandibular function in relation to Class I malocclusion and orthodontic treatment. A controlled, prospective and longitudinal study. Swed Dent J Suppl 1999 ; 134 : 1-144.

749. Egermark I, Magnusson T, Carlsson GE. A 20 year follow-up of signs and symptoms of temporomandibular disorders and malocclusions in subjects with and without orthodontic treatment in childhood. Angle Orthod 2003 ; 73 : 109-115.

750. Mohlin BO, Derweduwen K, Pilley R, Kingdon A, Shaw WC, Kenealy P. Malocclusion and temporomandibular disorder : A comparison of adolescents with moderate to severe dysfunction with those without signs and symptoms of temporomandibular disorder and their further development to 30 years of age. Angle Orthod 2004 ; 74 : 319-327.

751. Egermark I, Carlsson GE, Magnusson T. A prospective long-term study of signs and symptoms of temporomandibular disorders in patients who received orthodontic treatment in childhood. Angle Orthod 2005 ; 75 : 645-650.

752. Spahl TJ, Witzig JW. The Clinical Management of Basic Maxillofacial Orthopedic Appliances, Vol I : Mechanics. Littleton, CO : PSG, 1987.

753. Palla S. Untersuchungen zur okklusionsbedingten Distraktion der Kiefergelenke nach orthodontish indizierter Pramolaren-Extraktion[thesis]. Zurich : Univ of Zurich, 1987.

754. Kundinger KK, Austin BP, Christensen LV, Donegan SJ, Ferguson DJ. An evaluation of temporomandibular joints and jaw muscles after orthodontic treatment involving premolar extractions. Am J Orthod Dentofac Orthop 1991 ; 100 : 100-115.

755. Gianelly AA, Hughes HM, Wohlgemuth P, Gildea G. Condylar position and extract treatment. Am J Orthod Dentofac Orthop 1988 ; 93 : 201-205.

756. Leucke PE, Johnston LE. The effect of maxillary first premolar extraction and incisor retraction on mandibular position : Testing the central dogma of "functional orthodontics." Am J Orthod Dentofac Orthop 1992 ; 101 : 4 - 12.

757. Johnston LE Jr. EICO. Gnathologic assessment of centric slides in post-retention orthodontic patients. J Prosthet Dent 1988 ; 60 : 712 - 715.

758. Leucke PE. The Effect of Maxillary Bicuspid Extraction Treatment of Class II, Division I Malocclusion on Mandibular Position[thesis]. St Louis : St Louis Univ, 1990.

759. Larsson E, Ronnerman A. Mandibular dysfunction symptoms in orthodontically treated patients ten years after completion of treatment. Eur J Orthod 1981 ; 3 : 89 - 94.

760. Beattle JR, Paquewtte DE, Johnston LE. The functional impact of extraction and non-extraction treatments : A long-term comparison in patients with "borderline," equally susceptible Class II malocclusions. Am J Orthod Dentofac Orthop 1994 ; 105 : 444 - 449.

761. Carlton KL, Nanda RS. Prospective study of posttreatment changes in the temporomandibular joint. Am J Orthod Dentofac Orthop 2002 ; 122 : 486 - 490.

762. Egermark I, Thilander B. Craniomandibular disorders with special reference to orthodontic treatment : An evaluation from childhood to adulthood. Am J Orthod Dentofac Orthop 1992 ; 101 : 28 - 34.

763. Luther F. TMD and occlusion. Part I. Damned if we do? Occlusion : The interface of dentistry and orthodontics. Br Dent J 2007 ; 202(1) : E2 ; discussion 38 - 39.

764. Solberg W, Seligman DA. Temporomandibular orthopedics : A new vista in orthodontics? In : Johnson LA(ed). New Vistas in Orthodontics. Philadelphia : Lea & Febiger, 1985.

765. Athanasiou AE, Melsen B, Eriksen J. Concerns, motivation and experiences of orthognathic surgery patients : A retrospective study of 152 patients. Int J Adult Orthod Orthognath Surg 1989 ; 2 : 47 - 55.

766. Ochs M, La Banc JP, Dolwick MF. The diagnosis and management of concomitant dentofacial deformity and temporomandibular disorder. Oral Maxillofac Surg Clin North Am 1990 ; 2 : 669 - 690.

767. Magnusson T, Ahbort G, Svartz K. Function of the masticatory system in 20 patients with mandibular hypo- or hyperplasia after correction by sagittal split osteotomy. Int J Oral Maxillofac Surg 1990 ; 19 : 289 - 293.

768. Leshem D, Tompson B, Britto JA, Forrest CR, Phillips JH. Orthognathic surgery in juvenile rheumatoid arthritis patients. Plast Reconstr Surg 2006 ; 117 : 1941 - 1946.

769. Aghabeigi B, Hiranaka D, Keith DA, Kelly JP, Crean SJ. Effect of orthognathic surgery on the temporomandibular joint in patients with anterior open bite. Int J Adult Orthod Orthognath Surg 2001 ; 16 : 153 - 160.

770. Feinerman DM, Piecuch JF. Long-term effects of orthognathic surgery on the temporomandibular joint : Comparison of rigid and nonrigid fixation methods. Int J Oral Maxillofac Surg 1995 ; 24 : 268 - 272.

771. American Society of Temporomandibular Joint Surgeons. Guidelines for diagnosis and treatment of disorders of the temporomandibular joint and related musculoskeletal disorders. Dallas, 1990.

772. Parameters of care for oral and maxillofacial surgery. A guide for practice, monitoring and evaluation(AAOMS Parameters of Care-92). American Association of Oral and Maxillofacial Surgeons. J Oral Maxillofac Surg 1992 ; 50(7 suppl 2) : i-xvi, 1 - 174.

773. Nitzan DW, Dolwick MF, Martinez GA. Temporomandibular joint arthrocentesis : A simplified treatment for severe, limited mouth opening. J Oral Maxillofac Surg 1991 ; 49 : 1163 - 1167.

774. Dimitroulils G, Dolwick MF, Martinez GA. Temporomandibular joint arthrocentesis and lavage for the treatment of closed lock : A follow-up study. Br J Oral Maxillofac Surg 1995 ; 33 : 23 - 27.

775. Nitzan DW, Price A. The use of arthrocentesis for the treatment of osteoarthritis of the temporomandibular joints. J Oral Maxillofac Surg 2001 ; 59 : 1154 - 1159 ; discussion 1160.

776. Trieger N, Hoffman CH, Rodriguez E. The effect of arthrocentesis of the temporomandibular joint in patients with rheumatoid arthritis. J Oral Maxillofac Surg 1999 ; 57 : 537 - 540.

777. Al-Belasy FA, Dolwick MF. Arthrocentesis for the treatment of temporomandibular joint closed lock : A review article. Int J Oral Maxillofac Surg 2007.

778. Heffez LB. Arthroscopy. In : Kaplan AS, Assael LA(eds). Temporomandibular Disorders. Philadelphia : Saunders, 1992 : 656.

779. Buckley MJ, Merrill RG, Braun TW. Surgical management of internal derangement of the temporomandibular joint. J Oral Maxillofac Surg 1993 ; 51(suppl 1) : 20 - 27.

780. Blaustein D, Heffez L. Diagnostic arthroscopy to the temporomandibular joint. Part II. Arthroscopic findings of arthrographically diagnosed disc displacement. Oral Surg Oral Med Oral Pathol 1988 ; 65 : 135-141.

781. Nitzan DW, Dolwick MF. An alternative explanation for the genesis of closed-lock symptoms in the internal derangement process. J Oral Maxillofac Surg 1991 ; 49 : 810-815.

782. Montgomery MT, van Sickels JE, Harms SE. Success of temporomandibular joint arthroscopy in disc displacement with and without reduction. Oral Surg Oral Med Oral Pathol 1991 ; 71 : 651-659.

783. Moses JJ, Sartoris D, Glass R, Tanaka T, Poker I. The effect of arthroscopic surgical lysis and lavage of the superior joint space on TMJ disc position and mobility. J Oral Maxillofac Surg 1989 ; 47 : 674-678.

784. Gabler MJ, Greene CS, Palacios E, Perry HT. Effect of arthroscopic temporomandibular joint surgery on articular disc position. J Craniomandib Disord Facial Oral Pain 1989 : 191-202.

785. Nitzan DW, Dolwick MF, Heft MW. Arthroscopic lavage and lysis of the temporomandibular joint : A change of perspective. J Oral Maxillofac Surg 1990 ; 48 : 798-801.

786. Perrott DH, Alborzi A, Kaban LB, et al. A prospective evaluation of the effectiveness of temporomandibular joint arthroscopy. J Oral Maxillofac Surg 1990 ; 48 : 1029-1032.

787. Moses JJ, Topper C. A functional approach to the treatment of temporomandibular joint internal derangement. J Craniomandib Disord Facial Oral Pain 1991 ; 5 : 19-27.

788. Ohnuki T, Fukuda M, Nakata A, et al. Evaluation of the position, mobility, and morphology of the disc by MRI before and after four different treatments for temporomandibular joint disorders. Dentomaxillofac Radiol 2006 ; 35 : 103-109.

789. Kuwahara T, Bessette RW, Murayama T. A retrospective study on the clinical results of temporomandibular joint surgery. Cranio 1994 ; 12 : 179-183.

790. Holmlund AB, Axelsson S, Gynther GW. A comparison of discectomy and arthroscopic lysis and lavage for the treatment of chronic closed lock of the temporomandibular joint : A randomized outcome study. J Oral Maxillofac Surg 2001 ; 59 : 972-977 ; discussion 977-978.

791. Hall HD, Indresano AT, Kirk WS, Dietrich MS. Prospective multicenter comparison of 4 temporomandibular joint operations. J Oral Maxillofac Surg 2005 ; 63 : 1174-1179.

792. Undt G, Murakami K, Rasse M, Ewers R. Open versus arthroscopic surgery for internal derangement of the temporomandibular joint : A retrospective study comparing two centres' results using the Jaw Pain and Function Questionnaire. J Craniomaxillofac Surg 2006 ; 34 : 234-241.

793. Politi M, Sembronio S, Robiony M, Costa F, Toro C, Undt G. High condylectomy and disc repositioning compared to arthroscopic lysis, lavage, and capsular stretch for the treatment of chronic closed lock of the temporomandibular joint. Oral Surg Oral Med Oral Pathol Oral Radiol Endod 2007 ; 103(1) : 27-33.

794. Schiffman EL, Look JO, Hodges JS, et al. Randomized effectiveness study of four therapeutic strategies for TMJ closed lock. J Dent Res 2007 ; 86 : 58-63.

795. Reston JT, Turkelson CM. Meta-analysis of surgical treatments for temporomandibular articular disorders. J Oral Maxillofac Surg 2003 ; 61(1) : 3-10 ; discussion 10-12.

796. Anderson DM, Sinclair PM, McBride KM. A clinical evaluation of temporomandibular joint disk plication surgery. Am J Orthod Dentofac Orthop 1991 ; 100 : 156-162.

797. Hall HD, Nickerson JW Jr, McKenna SJ. Modified condylotomy for treatment of the painful temporomandibular joint with a reducing point. J Oral Maxillofac Surg 1993 ; 51 : 133-142.

798. Trumpy IG, Lyberg T. Surgical treatment of internal derangement of the temporomandibular joint : Long-term evaluation of three techniques. J Oral Maxillofac Surg 1995 ; 53 : 740-746 ; discussion 746-747.

799. Krug J, Jirousek Z, Suchmova H, Cermakova E. Influence of discoplasty and discectomy of the temporomandibular joint on elimination of pain and restricted mouth opening. Acta Medica(Hradec Kralove) 2004 ; 47(1) : 47-53.

800. Silver CM. Long-term results of meniscectomy of the temporomandibular joint. Cranio 1984 ; 3 : 46-57.

801. Eriksson L, Westesson PL. Long-term evaluation of meniscectomy of the temporomandibular joint. J Oral Maxillofac Surg 1985 ; 43 : 263-267.

802. Hall HD. The role of discetomy for treating internal derangements of the temporomandibular joint. Oral Maxillofac Surg Clin North Am 1994 ; 6 : 287-294.

803. Takaku S, Sano T, Yoshida M. Long-term magnetic resonance imaging after temporomandibular joint discectomy without replacement. J Oral Maxillofac Surg 2000 ; 58 : 739-745.

804. Dimitroulis G. The use of dermis grafts after discectomy for internal derangement of the temporomandibular joint. J Oral Maxillofac Surg 2005 ; 63 : 173-178.
805. Nickerson JW Jr, Veaco NS. Condylotomy in surgery of the temporomandibular joint. Oral Maxillofac Surg Clin North Am 1989 ; 1 : 303-327.
806. Nickerson JW Jr. The role of condylotomy in the management of temporomandibular joint disorders. In : Worthington P, Evans J Jr(eds). Controversies in Oral and Maxillofacial Surgery, ed 4. Philadelphia : Saunders, 1993.
807. Hall HD. A technique to improve predictability of condylar position with modified condylotomy. Oral Surg Oral Med Oral Pathol Oral Radiol Endod 1999 ; 88 : 127-128.
808. Hall HD, Navarro EZ, Gibbs SJ. Prospective study of modified condylotomy for treatment of nonreducing disk displacement. Oral Surg Oral Med Oral Pathol Oral Radiol Endod 2000 ; 89 : 147-158.
809. Hall HD, Navarro EZ, Gibbs SJ. One- and three-year prospective outcome study of modified condylotomy for treatment of reducing disc displacement. J Oral Maxillofac Surg 2000 ; 58(1) : 7-17 ; discussion 18.
810. Friedman LM, Furberg CD, DeMets DL. Fundamentals of Clinical Trials, ed 2. St Louis : Mosby, 1985.
811. Silverman WA. Human Experimentation : A Guided Step into the Unknown. Oxford : Oxford Univ Press, 1985.
812. Feinstein AR. Clinical Judgment. Melbourne, FL : Krieger, 1967.
813. Feinstein AR. Clinical Epidemiology : The Architecture of Clinical Research. Philadelphia : Saunders, 1985.

# 口腔顔面痛と頭痛の頸原性機序

和嶋　浩一 訳

　頸椎の周りにある神経筋骨格系の各組織は，TMD（顎関節症）とは関係なく，あるいは合併して口腔顔面痛機能不全症候群の原因となりうる．臨床医は関連痛としての頸部痛の発生機序を理解し，正確な診断のためにスクリーニング評価ができるようになることと，より細かな評価と包括的な管理のために適切に専門医に紹介できる必要がある．

　CSDs（頸部障害）は頸椎の筋肉，椎間関節，椎間板，神経などの障害の総称である．自覚的症状は身体活動時あるいは静的な姿勢変化にともない変化し，自然経過にあるいは外傷によっても悪化する．CSDs（頸部障害）の下位分類は頸椎捻挫／損傷，椎間板の疾患，椎間関節症候群，筋炎，結合組織炎，線維筋炎，関節の低可動性／過可動性などの非常に多くの古くからの診断用語を含む[1]．病態生理，画像，臨床的な自覚的症状，身体的な自覚的症状，罹患期間は単独で，あるいは組合せによって診断の根拠となるため，患者は複数の診断を受けることがある[1]．疾患や骨折の既往がない場合，頸部痛の原因を判断することは難しい．医療関係者間での情報伝達を容易にするためのCSD下位分類案を図9-1に示した．その分類案は腰痛に使用されているガイドラインを引用したもので，共通の言語を用い，包含基準と除外基準をよりよく表す自覚的症状と他覚的兆候に焦点を絞っている[2,3]．

## 9 口腔顔面痛と頭痛の頸原性機序

| 図9-1 | CSDの下位分類 |
|---|---|
| カテゴリー1 | 筋骨格的および神経学的他覚的兆候を欠く頸部の自覚的症状 |
| カテゴリー2 | 神経学的他覚的兆候を欠く頸部の自覚的症状：頸部可動域の減少があり，頸部の緊張および頸部筋肉の触診に痛みがある筋骨格的他覚的兆候を示すもの |
| カテゴリー3 | 深部腱反射の低下あるいは消失，脆弱性，感覚障害などの筋骨格的他覚的兆候と神経学的他覚的兆候を有する頸部の自覚的症状を示すもの． |
| カテゴリー4 | カテゴリー1，2，3に加えて，自覚的症状の増悪や頭部の自覚的症状が認められるもの．：頭部の自覚的症状は，頭痛，めまい／不安定，吐き気／嘔吐，耳鳴り，視力障害，嚥下障害，記憶障害／認知障害，顎運動障害／顎運動時痛をいう． |

## 疫学：TMD(顎関節症)を合併したCSD(頸部障害)の有病率

米国人口の5～6％の人がTMD(顎関節症)の持続性の強い痛みにより専門医を訪れ，人口の8％がCSDの治療を求めて受診する[4,5]．TMD(顎関節症)患者，そのなかでも特に筋性のTMD(顎関節症)患者とCSD患者の間には，かなり多くの共通した自覚的症状と他覚的兆候があるように思われる[6,7]．多くの研究が，TMD(顎関節症)とCSDの自覚的症状が合併することを示してきた[4,6,8-10]．TMD(顎関節症)患者のうちCSDを合併する人は，対照群が5～31％であるのと比較して，23～70％と高い[11-13]．また，CSD患者において，TMD(顎関節症)の自覚的症状や他覚的兆候が健常人よりも多く報告される[9]．両疾患において，頻度と強さにおける有病率は，一般的に50歳まで増加し，男性よりも女性のほうが多い[8,11,14]．TMD(顎関節症)とCSDの併存は，より全身的な筋骨格系疾患の自覚症状とも言える．通常TMD(顎関節症)患者は線維筋痛症の基準を満たしており，線維筋痛症の自覚的症状には頸椎の痛みも含まれる．研究により，線維筋痛症の患者のうち70～75％がTMD(顎関節症)の基準を満たし[15]，一方でTMD(顎関節症)患者のうち13～18％が線維筋痛症の基準を満たすことが示されている[16-18]．また，線維筋痛症の患者のうちもっとも多い報告では70％が慢性疲労症候群の診断基準を満たし，また逆も同様に認められた[17]．これらの疾患がしばしば同時に生じたり，主要な自覚的症状が共通していることは明らかである[19]．

## 頸椎と頭蓋下顎の連結

頸部と頭蓋下顎領域の構造物には密接した機能的な結合があるとされている．1950年に，Brodie[20]は頭部と頸部の筋骨格構造の生体力学的モデルを提案した．

頭蓋と下顎の両方が，頸部と筋性および

靭帯性に結合しており，頭蓋下顎頸部あるいは顎口腔系とよばれるシステム機能を形成している．頸部の筋活動の変化や頭位の変化は，咀嚼筋の機能や顎機能に影響を及ぼし，また逆の場合も同様に影響を及ぼしている．そのため，頸椎の上での頭蓋の位置の安定性や整形外科的な安定性は，頸部痛やTMD（顎関節症）の痛みの診断で考慮されるべきであると提唱された[21, 22]．これらの相互作用が存在することから，顎顔面痛を訴える患者を評価するときに，頸椎と筋肉組織も考慮される必要がある[22]．

## 頭位と下顎の関節運動の関連性

下顎が安静位にあるとき，その位置は重力に対応して，咀嚼筋と周囲軟組織の緊張力によって決められる[23-25]．頭がまっすぐな位置にあるとき，安静状態の下顎は上顎とほとんど一定の距離（約2～5 mm）を保っている[25]．頸部筋肉と咀嚼筋が相互に機能し合うため，下顎の筋肉の影響を受けない頸部の動きは存在しない．そのため歯科の文献では，下顎安静位における頭と頸部の影響力やそれに付随して起こる咀嚼筋活動にさらなる注目がなされる[26-31]．たとえば，頭がより前方に位置するとき，舌骨上筋群と舌骨下筋群の緊張が増加し，結果として下顎が下がるといわれている[26]．しかしながら，一方では頭が前方に位置するときに，下顎が上に上がるともいわれており，このことは実験的な研究によって後に実証されている[27, 28]．また，筋電図を使用した研究により，頭の伸展と咬筋の活動との間に正の関係があることがわかった[29]．異常な頸部または頭の位置とTMD（顎関節症）との間に関連性があるかどうかは，いまだにはっきりしていない[7, 32-36]．

下顎安静位と咀嚼筋活動の静的な変化に加えて，下顎の運動学的な変化もあると言われている．Okeson[14]は，頭部が伸展しているときに，下顎中切歯の切歯点が通る閉口路は，頭部が"正常な位置"にあるときに通る閉口路よりも後ろを通ると推測している．頭部が屈曲している食事時では，反対のことが起こる．近年，キネジオグラフ検査によって，頭部の位置と切歯の移動経路との間の関連性が確認されている[37]．頭位前方位のときは，開閉口運動時に下顎頭がわずかに下方に引っ張られているが，一方では，軍人がよくとる頭位での運動時や頭部の側屈時は，下顎頭が関節結節に押し付けられていることが同じ研究で示されている．他の研究では，開口時はつねに頭頸部の伸展が同時に起きており，閉口時は頭頸部の屈曲が起きていることが示唆されている[38]．さらに，筋電図の記録では顎運動時に，頭部が活動的に変化していることが示されている．著者らは，これらの結果は人の顎運動時における機能的な三叉神経頸部連結の概念を強く支持するものであると結論づけている．この相乗関係によって，さまざまなCSDが，頭蓋下顎複合体の疼痛や機能障害に影響を及ぼすと推測されている．

## 咀嚼筋に生じる痛みや過剰運動の原因としてのCSD

以下の2つの学説は，CSDがどのようにして咀嚼筋の疼痛や過剰運動の素因，増悪因子，持続因子となるかを示している．

1. 頸部の感覚ニューロンと運動ニューロンの収束と中枢性興奮は，三叉神経運動ニューロンを刺激し，咀嚼筋活動の増加を生じる．

上頸部の神経支配をうけている組織への刺激は，三叉神経支配咀嚼筋の運動活動に影響を与えることが明らかにされている[39-42]．剥離された第1頸神経の中枢側断端を電気で刺激すると，咀嚼筋の筋電図に活性化が認められる[43]．実験的研究で，上部僧帽筋にトリガーポイントがあり，同側の咬筋に痛みを有する患者の上部僧帽筋にトリガーポイント注射を1回行うと，咬筋不快感の減少と筋電図での咬筋の活動性の減少が認められた[40,43]．実験により生じた僧帽筋の痛みは，顎関節領域を含めた広範囲に広がり，咀嚼筋活動の増加と開口の制限を生じることが研究により示されている[44]．頸椎由来の疼痛もまた，三叉神経支配の筋肉組織の変化を引き起こす．三叉神経感覚ニューロンと頸神経感覚ニューロンで認められる収束と中枢性興奮に類似したものが，三叉神経運動ニューロンにも存在するのではないかと推測されている[45,46]．

2. 咀嚼筋(拮抗筋)は，協力収縮の過程において頸椎の筋肉(作動筋)の収縮に反応して活性化する．

頭，頸部，下顎の協調運動は，頸部の筋と咀嚼筋との間の拮抗／作動的活動を含めた神経生理学的相互作用と生物力学的相互作用を示唆する[47-50]．頸部の筋と咀嚼筋は，互いに拮抗と作動(アゴニストとアンタゴニスト)の関係であると考えることができ，その相反する神経支配は適切な神経の興奮性と抑制性のレベルを調整する[49-52]．日常の動作は，頸部の筋肉の収縮に反応して咀嚼に関与する筋肉を不均衡に収縮させることがある．頸椎の筋肉の等尺性収縮，等張性収縮あるいは伸張性収縮は，持ち上げる動作，運ぶ動作，押す動作，引っ張る動作，そして伸ばす動作のときに生じる．頸椎の筋肉が，荷重を受けながら長期間にわたって繰り返し活動すると，咀嚼に関与する筋が均衡のとれない状態で収縮することになる[53]．

## 頸椎のスクリーニング評価

この20年間にTMD(顎関節症)とCSDの分類基準が提案され，それを使うことによって身体評価が標準化し，再現性が得られるようになった[14,54,55]．これらの基準がいまだ改定されているため，分類システムの妥当性の検証が現在も続けられている．両疾患ともに筋骨格系が関与しているにもかかわらず，TMD(顎関節症)とCSDの両方に使用できる一般的な診断システムはない．

TMD(顎関節症)の診断過程と同様に，治療歴，睡眠時および仕事中の姿勢，機能制限，そしてこれまでで有効であった疼痛治療法などは，CSDの診断において必要不可欠である．頸椎の詳細な診査法を記載することは，本章の目的ではないので省略する[56-58]．臨床スクリーニング診査には，自力運動範囲の評価と頸椎と関連する筋肉の触診に対する反応を含むべきである．

頭部と頸椎の自力運動範囲と，伸展，屈曲，回転，側屈などの頭を動かしたときの痛みの変化も記録されるべきである．頸椎

の強制的な運動範囲診査は，これらの技術の特別な訓練を受けていない場合，なされるべきではない．触診は，咀嚼筋と同じ方法で頸部の筋肉を評価するのがよい．筋肉の診査，反射の診査，感覚の診査からなる神経学的診査が，頸椎の診査で行われる．

評価されるべき重要な頸部の筋肉は，胸鎖乳突筋，後頭下筋，脊椎傍筋（斜角筋），後頸深筋そして上部僧帽筋がある．頸部周辺の詳しい診査が必要な場合には，適切なトレーニングを受けた専門医に紹介することが望ましい．後頭下部痛症候群は通常，理学療法士か脊椎の専門医によって評価され，筋板，トリガーポイント，痛みのある椎間関節柱（各椎間関節を上下につなぐ柱状構造）の触診と同様に姿勢の評価も行われる[56,59-64]．手による頸椎の部分的な運動（圧迫／伸展），静的および動的な痛み試験，椎間孔を狭窄させたり（スパーリングテスト），頭位前方位を最大にさせる誘発姿勢試験によって，頸部顔面痛は誘発されたり，軽減されたり，増悪されたりする[56,64,65]．

エックス線像は，頸椎の運動を評価する理想的な方法である．従来からのエックス線像は，急性の頸椎疾患を有する患者の基本的な検査法である．そして，少なくとも正面および側面の2方向からの画像が必要である．一般的に，画像は自然な頭位で中立方向，横方向，屈曲，伸展（後屈），斜めの方向，前後方向などから撮影される[66-69]．

検査結果から，神経根の関与が示唆された場合は，磁気共鳴画像法(MRI)やコンピュータ断層撮影法(CT)を用いて，より詳しい診査をするべきである．しかしながら，MRIもCTも被験者が仰向けの状態で撮像されるため，立位でかかる圧迫力が除かれてしまうので，MRIやCTの画像は機能力，圧迫力の影響を正しく示していない可能性がある．このような画像の撮像，読影は一般的に口腔顔面痛専門医の範疇を超えている．理学療法に反応しない患者は，疼痛源が正しく診断されているかどうかを調べるために，短時間作用型局所麻酔薬を疑わしい領域あるいは組織に注射して確認，評価する必要がある[70-73]．

## 頸部が原因の頭蓋顔面痛症候群

頸部の疼痛障害には筋膜，筋肉，靭帯，関節，骨，血管，神経などのさまざまな組織が関与する．これらの疾患では随伴する自覚的症状としてめまい，胃腸の障害，視覚障害／記憶障害／認知障害などが起こることがあるため，誤った診断が下されることがある[74,75]．

後頭下部脊椎を構成している各種組織の解剖と神経支配の知識は，この領域が原因で頭痛や顔面痛に似た症状を呈する多くの疼痛症候群を理解するために必要である．また，痛みと関連痛のパターン，機能障害の特徴を理解することによって，歯科医師や理学療法士は痛みの発生源を知ることができる．

### 頸椎の神経支配

頸椎は後頭下部，中部，下部から構成される．後頭下部頸椎は，頭蓋と顎顔面領域に分布するすべての求心神経と遠心神経の中継地点と考えられる．上から3つの頸神経(C1-C3)は，後頭下部頸椎における痛み

を調整したり，頭蓋顔面領域へ関連痛を引き起こす．これらの神経は，胸鎖乳突筋や上部僧帽筋だけでなく，後頭下部頸椎の靭帯や関節，前方後頭下筋，後方後頭下筋，外側後頭下筋にも分布する．また，硬膜後部，小脳テント，小脳鎌，椎骨動脈，後頭蓋窩の側壁にも神経分布する．

後頭基底部では，大後頭孔にC1‐C3の硬膜枝，椎骨動脈と脊髄動脈，脊髄副神経の脊髄部が通っている．後頭蓋窩は，静脈洞交会，5～12脳神経根，舌下神経管を通る最初の2つの頸神経，大後頭孔を通るC2‐C3の枝，C1‐C3の上行枝を含んでいる．このようにして，頸部から頭蓋顔面領域へ関連痛を引き起こす可能性のある経路がいくつも構成されている[76-79]．大後頭神経はC2後根神経節の分岐であり，後頭部痛の原因となり，後頭下部後方への関連痛をともなう場合と，ともなわない場合がある．脊髄後頭神経は，同側の迷走神経からの刺激によって活性化され，上頸部の皮節受容野とそれぞれがつながっていることが示されている．ここに，頸部と顎への関連痛を引き起こすもう1つの機序がある[80,81]．

C2‐C4で起こる脊髄副神経は，一般に頭蓋顔面領域に関連痛を引き起こす胸鎖乳突筋と上部僧帽筋に神経分布する．また，脊髄副神経は正中を横切っているため，反対側や両側性の前頭部痛を引き起こす[82-85]．

頭部痛の原因は頭蓋の髄膜，後頭蓋窩硬膜，硬膜外の脈管構造に神経分布するC1‐C3の脊髄神経硬膜枝によって伝達される[76,77]．C3から下方では，脊髄神経硬膜枝は十字靭帯，後縦靭帯，環軸靭帯だけでなく椎体間の輪状線維の外側1/3以上にも神経を分布する[76,78,79,86]．後頭環椎や環椎軸椎のレベルは椎間板を欠いている：しかしながら，脊髄神経硬膜枝はこれら2つのレベルにも存在する．

胸鎖乳突筋と上部僧帽筋は，環軸靭帯，椎間関節，被膜と間隙を介して頭位を調整している．適切な頭の位置，バランス，平衡は視覚と前庭からの信号に加えて，後頭下部頸椎からの機械的な入力によって決まっている．そのため，異常な後頭下部からの求心性入力は，頭蓋顔面痛と合併して斜頸，（ふらふらする）めまい，眩暈（回転性のめまい），眼振，平衡障害などを引き起こす原因となりうる[82,85,87,88]．

## 代表的なCSD

頸部が原因で生じる口腔顔面痛を知ることは歯科医師にとって重要であるが，頸部の疾患は歯科で管理される疾患ではない．頸部の障害を有する患者は，診断と治療を受けるために専門的知識のある理学療法士か頸椎の専門医に紹介されるべきである．

### 頸部痛(ICD-9 723.1)

頸部痛は頸部の痛みを意味する広義語であり，もっとも一般的な頸部の苦痛を表している．痛みが頸部の組織のどの部分から発生しても，不快感はまず後頭下部，胸鎖乳突筋，上部僧帽筋に原発し，前頭部，側頭部，後頭部，頭頂部，眼窩部に関連痛を引き起こすことがある．また聴覚症状，胃腸症状，前庭症状，視覚症状などの自覚的症状は，椎骨動脈の関与，脊髄副神経と迷走神経を含む三叉神経頸髄複合体での神経

### 代表的なCSD

的な相互作用交通と後頭下部領域での収束の結果として生じる．後頭下部の不快感は，しばしば頭痛，吐き気，嘔吐，複視，嚥下障害，呼吸困難を合併しており，経験の浅い臨床医はすぐに一次性の血管性の要因を考えてしまう．めまいは，頸部の椎間関節の機械受容器への侵害刺激の増加や，胸鎖乳突筋の過剰運動によって自己受容器反応が変化した結果生じる[41,56,74,75,88]．胃腸障害は，迷走交通が関与して生じる．これらの危険信号があった場合，経験のある理学療法士への紹介を含め，臨床医はさらなる評価と治療を進めるべきである（図9-2）．

危険信号が存在し，関連した頸部の運動制限，あるいは悪い姿勢がある場合に紹介が遅れると，軟組織の順応性の低下と関節可動制限が引き起こされる．脊椎症（ICD-9 721.0/721.1）が起こるのと同様に，椎間板の膨隆／椎間板ヘルニア（ICD-9 722.0）が合併する．椎間板の膨隆や椎間板ヘルニアは，急性外傷の結果として生じる一方で，脊椎症あるいは円板の障害は，長期間の悪い姿勢による微小外傷の蓄積の結果として生じる．頸部痛と頭痛の間の関連性は明白である[89,90]．

### 頸椎損傷（ICD-9 847.0）

臨床でもっとも多くみられる外傷性の脊椎損傷は，自動車事故による頸椎の捻挫あるいは挫傷である[91]．この疾患を表す用語として屈曲―伸展損傷，加速―減速損傷，むちうちなどがある．頭や頸部への負担の結果生じる損傷の部位や性質は，衝撃の強さと影響を受けた組織によって変化する[91-96]．頸椎の軟組織に損傷が起こると，結果的に

図9-2 専門医に紹介を必要とする自覚的症状

徐々に悪化する自覚的症状
持続する身体の上方1/4の痛み
上肢の異常感覚
際立った姿勢の変化
際立った頸部の運動制限
見当識障害
呼吸困難
めまい，眩暈（回転性のめまい），眼振（ふらふらする）
吐き気，嘔吐，嚥下障害
視力障害
頑固な頭痛

姿勢の変化にともなって頸部の痛みが現れるということは明白である[91,93-96]．損傷の機序によっては，頸部の損傷は肩帯全体あるいはその一部に影響を与えるのと同様に，頸椎の前方，後方，側方の組織にも影響を与えることがある．そのため，カナダ・ケベック州の専門調査会は，むちうち関連障害（whiplash-associated disorder）という言葉を用いることを提唱している[94]．近年の研究では，むちうち関連障害を有する患者は，対照群と比較して，より多くのTMD（顎関節症）の自覚的症状と他覚的兆候を呈していることが示されている[97-99]．

頸椎上部は回転中心部位なので，「屈曲―伸展損傷」をうけると，ひどい損傷をうける．後頭下部の急な屈曲とそれにともなう頸椎下部の伸展は，結果として硬膜の伸展とC1-C3根の伸展を引き起こす[92]．ヘッドレストが低すぎたり，背もたれが後ろに傾きすぎているような姿勢でいると，頸部の軟組織の伸展限界を超えて頭が過伸展となり，環椎後弓後方の圧迫骨折の原因となる[96]．側方のむちうちは，エルプ麻痺（Erb

233

## 9 口腔顔面痛と頭痛の頸原性機序

麻痺；上位型麻痺）を継発する神経根剥離を生じる腕神経叢の引き抜き損傷を引き起こす[91,93,96]．頸椎症が潜在する患者への屈曲—伸展損傷は，急性の椎間板ヘルニアを引き起こし，上肢の脊髄障害や神経根障害を引き起こす[95]．

急性の外傷に続いて起こる頸部痛の発症は，受傷直後あるいは24〜48時間遅れて，また場合によっては数日後に生じる．痛みの始まりは，傷害の機序により頸部の傍脊椎筋に限局される頸部の"うずき"や"こわばり"として現れる．共通して生じる筋肉の防御（訳注：障害された部位の動きを小さくするために起こる筋肉のけいれん），こり，局所の圧痛の他に，損傷を受けた部位から離れたところに関連痛が引き起こされることはよく認められる．頭痛，めまい，耳鳴り，嚥下障害，視力障害は，後頭下筋，胸鎖乳突筋，上部僧帽筋が関与して生じる[74,75,91,96]．受傷後，頸部の痛みは一般的に可動域の制限をともなっており，それは直接的な傍脊柱筋への衝撃（断裂や引き裂き）あるいは反射的な反応（筋肉の固定）が起こることによって二次的に生じている．このような損傷は通常，筋肉と靭帯の両方に衝撃を与え，頸椎の感覚過敏と機能異常により，悪化したり治癒が遅延したりする[73,100,101]．

頸椎に損傷を受けた人は，しばしば客観的な所見に比べて強い自覚的症状を有する．そのような人は，伝統的な治療にあまり反応を示さなかったという治療歴をもち，慢性疼痛障害と同じ心理学的行動特徴を有している．そのため，このような患者はしばしばヒステリー患者や詐病患者とみなされる．それにもかかわらず，臨床的，経験的根拠があれば，ほとんどの頸椎損傷がしっかりとした病態生理学的根拠で説明できるということに関して疑問がない．むちうち損傷をうけたほとんどの人が2か月以内に回復するが，一部は慢性的な頸部痛にいつまでも苦しむことがある[94]．

頸椎に外傷を負ったからといって，必ずしも頸椎の損傷を生じるわけではない．鑑別診断として考慮しなくてはいけない疾患として，退行性変形性関節症(OA)，関節や靭帯の弛緩，筋肉の炎症性病変，血管障害，神経圧迫症候群がある．また，頭，肩や横隔膜などの他の部位での病態によって，頸部に関連痛を引き起こすことがある．そのような関連痛を頸椎原発疾患と鑑別することは難しい．

ほとんどの微小頸椎損傷やけいれんは，痛みが消失するまで安静にする，固定する，抗炎症薬，筋緊張緩和薬などで治療することにより，頸椎の運動は完全に回復する．機能の回復には，短期間使用する頸椎カラーによる固定を含む，個人に合わせた包括的な理学療法計画が必要である[102,103]．頸椎カラーは，もっとも繁用される支持具ではあるが，可動域の減少が生じないように，急性痛がある間だけ使用することが推奨されている．最近の研究では，軟性頸椎カラーを2日間使用した人と，10日間使用した人の痛みと身体障害スコアに差を認めなかったと報告されている[103]．腱も同様に傷ついていることがあり，そのことが回復を遅れさせる可能性がある．そのため負荷をかけないことと，ゆっくりと負荷をかけ直すなどの姿勢の再教育からなる理学療法が必要となる[101]．

## 頸椎変形性関節症(ICD-9 721.0)

体重を支える頸椎関節への直接的／間接的な繰り返しの微小外傷は，進行性の退行性関節症様変化を生じる．これらの変化は通常，水和性で耐圧性に優れた椎間板が，耐圧性が下がったときや異常な姿勢によって影響を受けたときに生じる[104,105]．椎体，近接する椎体鉤状突起(ルシュカ関節)，椎間関節後方にも退行性変化が生じることがある[104]．頸椎は日々の頭の動きで，10～15ポンド(4,500～6,750g)の重みを支えている．一般的にC5-C6とC6-C7の関節でもっとも多く力を受けており，そこは椎間板疾患が起こりやすい[106]．退行性変化として，骨性および軟骨性の外骨腫からなる骨形成性の関節炎も含まれる．滑膜関節でのOAは，可動性がより高い上頸部の分節で起こりやすい[104]．

OAは50歳以上の人で一般的にみられ，遺伝性素因が関連している．70代では75%の人がOAの自覚的症状と他覚的兆候を有しており，100%の人が一生涯の間にこの病気にかかると一般的に考えられている[105]．加齢とともに組織の弾性が減少し，それにともない可動域が減少し，頸部の弾力性が減り，筋力も減少する．OAの初期の自覚的症状と他覚的兆候として，活動，労作，軽度の外傷や天候の変化がきっかけとなって頸部の痛みがときおり発症するが，姿勢の因子も考慮されるべきである．これらの症状は，安静にすることで数日から1週間で消失する．さらに進んだ自覚的症状として，筋肉のこり，動きの制限，捻髪音，局所の痛み，過敏，筋痛がある．

初期の頸椎OAは，エックス線像に変化を示さないが，進行した症例では脊柱湾曲の変化，脊柱前湾の消失，椎間腔の狭窄，前方／後方方向への骨増殖として，しばしばよくエックス線像上に現れる[69,106]．側方に頸を動かすこと，回転運動や伸展は一般的に屈曲よりも制限を受ける．進行性の退行性変化は椎間腔を狭め，椎間板の偏位は神経根の障害をもたらす．感覚神経根と運動神経根の両方が障害されるが，疼痛，異常感覚，感覚鈍麻，感覚過敏などの感覚的な自覚的症状のほうが一般的に多く現れる．C1-C3神経根が関与している場合は，頭，頸部，肩帯に関連痛を引き起こし，後頭下部や後頭部の頭痛，視力障害，耳鳴り，嚥下障害をともなうことがある[56,67-69]．C4-T2神経根が関与している場合は，肩甲骨間，腕，指の自覚的症状を引き起こし，可動中に有痛性／無痛性の捻髪音をともなうことがある[104,105,107]．進行した頸椎のOAでは，神経の通る孔で骨瘤や外骨症による狭窄のため神経が圧迫され，頸椎症性脊髄症へと進行する．

軽度から中等度の頸椎OAは，薬物療法の有無にかかわらず，包括的な理学療法に通常反応を示す．しかしながら，骨関節炎変化が神経の圧迫や神経根炎，あるいはそれに続いて生じる脊髄障害へと進行すると，自覚的症状の改善はよりいっそう難しくなる．この段階での管理は，正しい姿勢を保つこと，自宅で後頭下の牽引装置を使うこと，あるいはTENS(経皮電気的神経刺激)を使うことによって行われる[108]．牽引は断続的に行い，また顎関節への圧迫力を避けるために，仰向けの状態で行われることが好ましい[109]．

## 組織損傷による上頸椎根の圧迫，刺激，ねじれ(IHS 13.12)

頸細神経根，神経根，神経節，末梢神経の絞扼やインピンジメント（当たること／接触）は，頸椎のどこででも生じる．C1-C3の絞扼は，同側あるいは反対側の頭痛，顔面痛，関連した神経の感覚消失を引き起こす．C1根の圧迫，刺激，ねじれは，眼窩，前頭部，頭頂部の疼痛を引き起こす[86,110]．C1が介在する痛みは，環椎後頭骨関節の刺激から生じ，後頭部から前頭部に頭痛を引き起こす[86]．C1が介在する痛みは，C1の水平方向の断面上での椎骨動脈解離や後方窩の腫瘍による絞扼，あるいは椎骨動脈の圧迫によっても生じる[110,111]．

C2根は環椎と軸椎の間に存在し，その末梢は大後頭神経であり，後頭部から頭頂にかけての頭皮に感覚神経を分枝している．C2の後細根，後根，後根神経節，末梢神経分枝を障害すると，感覚の消失をともなう神経痛，感覚鈍麻，不快感が生じる．C2神経根の前枝は，舌下神経と迷走神経に硬膜枝を分枝して喉や胃腸の自覚的症状を引き起こす[112,113]．後頭下部，後頭部，前頭部での鈍痛は，主にC2の末梢神経が分布している構造物の中の病気に由来する[86,114]．C3とその分枝は，耳介前部に感覚の消失とともに痛みを生じる．C3神経根の刺激やねじれは，耳介部，下顎角部，顎関節領域，眼窩後方部に関連痛を引き起こす[86,114]．C2-C3の椎間関節のようにC3の支配を受けている組織は，後頭領域に痛みを生じさせる[80,114]．腫瘍，血管の傷害(たとえば動静脈奇形や動脈瘤)，骨の変化などの占拠病変もC2-C3の損傷を引き起こし，頭部に痛みを生じさせることがある．

頸部の絞扼性障害は，適切な専門医に紹介し，診査と管理をしてもらうべきである．痛みの原因が占拠病変や悪性疾患でないならば，包括的な非侵襲的治療として，正しい姿勢に矯正するテクニックと治療体操の教育からなる原因療法が行われる．

## 頸原性頭痛(IHS 11.2.1；ICD-9 723.2 or ICD-9 784.0)

頸原性頭痛は，"頸神経により支配をうけている筋骨格系組織への一次侵害因子により生じる，頭部に認められる関連痛"として定義づけられている[115-117]．頸原性頭痛は単一の病態はないが，頸部領域から生じた頭痛を頸原性，頸部介在性，頸部—頭蓋症候群とよぶことは道理にかなっている[118]．

頸部由来の頭痛は，中程度の強さの，鈍い，引きずられるような，反対側への移動のない片側の頭痛として特徴づけられる．痛みは，頸の動きにより誘発されたり悪化されたりする．頭痛は1～3日間続き，流涙，結膜充血，めまい，吐き気，嘔吐，光や臭気過敏など，多彩な自覚的症状が付随して生じる[117]．IHS(国際頭痛学会)の診断基準では，痛みの元が臨床上頸部の組織であると考えられること，また原因部やその神経支配領域への診断的麻酔によって，頭痛が消えることが必要条件である[119]．

頸椎領域には，痛みに過敏であったり，頭部に関連痛を引き起こす多くの組織がある．頭蓋顔面の痛みは，上部の3つの頸神経，すなわちC1-C3脊髄神経硬膜枝と第V(三叉神経)，第Ⅶ(顔面神経)，第Ⅸ(舌咽神経)，第Ⅹ(迷走神経)，第Ⅺ(副神経)，第Ⅻ(舌下

神経)脳神経によるものである[20,78]．さらに，上部の2つの胸神経とともに走行し，三叉神経核とシナプスを形成する求心性の交感神経と，第VIIと第IX脳神経とともに走行している求心性の副交感神経の支配も受けている．神経圧迫部において，これらの神経を刺激する力は，顔面頭蓋へ関連痛を引き起こす．胸鎖乳突筋や上部僧帽筋を含めた後頭下部の筋肉組織の硬結が，筋膜由来の頚原性頭痛の主たる原因である．C1‐C3レベルを走行したり，そこで結合したり，そこから発生したりする無数の神経経路が，後頭部や頭頂部へと関連痛を引き起こすことと，後頭下窩での不快感を増悪させる大きな領域である．後頭神経と三叉神経の分枝である上眼窩神経の接合は，頭痛を生じさせる別な神経経路を形成する[78]．また，後頭筋と前頭筋間での筋膜結合は，一般的な後頭―前頭頭痛とは異なる機序を説明する[85]．頭部前方位によって後頭環椎が接近して，後頭下スペースの減少が生じ，頭蓋の後方への回転により悪化する．またそれは，三叉神経―頚部複合体を構成するすべての筋肉組織，血管組織，神経支配組織を圧迫したり刺激する機械的な機序となる．

頚部の筋肉からの関連痛は，血管性頭痛や緊張型頭痛に類似する[89,90,120-122]．頚原性の頭痛において，眼への関連痛はよく起こることである[70]．また痛みは，頭や顔の2つ以上の領域で認められることがある[85]．典型例として，上部僧帽筋の過活動は，後頭部，側頭部，頭頂部，外側眼窩領域へ関連痛を引き起こし，下顎角部の咬筋領域にも関連痛を引き起こす[85]．

頚部痛と頭蓋顔面部痛が合併することは，理学療法士によってよくみられることで，この関係はよく文献に記載されている[6,9-12,48,123-125]．身体の上方1/4と顎関節複合体へ原因療法として理学療法を施すには，頭蓋顔面領域から生じた頭痛なのか，あるいは頚部から生じた頭痛なのか，その原因を明らかにする必要がある．

### 後頭神経痛(IHS 13.8)

後頭神経痛は，大後頭神経と小後頭神経の支配領域での発作性の激しく突き刺す痛みと発作の間に，ときどき生じる持続的なうずきが特徴である．その領域では，感覚の低下あるいは異常感覚がみられ，罹患神経は触診に対して過敏に反応する．

病因は，いつもはっきりとしているわけではないが，神経の外傷が関係しているとされている．鑑別診断するべきものとして，環軸関節や上部頚椎関節突起間からの後頭部への関連痛，頚部筋のトリガーポイント，頚椎や後頭部に影響を与える腫瘍や他の病変の存在などがある[126]．

頭部前方位によって後頭環椎が接近して後頭下スペースの減少が生じ，頭蓋の後方への回転により悪化する．またそれは，三叉神経―頚部複合体を構成するすべての筋肉組織，血管組織，神経支配組織の圧迫や刺激の機械的な機序である．徒手的な断続的な後頭下部の牽引や局所麻酔薬，副腎皮質ステロイドの注射は，一時的あるいは長期的に痛みを消失させる[126]．

### 硬膜頭痛(ICD-9 784.0)

硬膜頭痛の痛みの性質は，うずく感じで両側性にあるいは交互に片側性に現れる[127]．

硬膜の痛みは一般的に異常な運動，姿勢，位置によって誘発される．ドスンと座ることや長く座ることによる硬膜の引張り試験によって痛みを再現させたり，増悪させることがある．したがって姿勢によっては脊髄硬膜が緊張し，頭蓋領域に痛みが引き起こされることがあるため，座っているときの姿勢，仕事をしているときの姿勢，寝ているときの姿勢によって痛みが変化するかどうかを問診することが必要である[56,109]．C2-C3/C3-C4レベルでの椎間板の後方隆起やヘルニアは，外環状線維を縦靱帯後方に押しつけることになる．それによって前方硬膜が圧迫をうけて顔面頭蓋に痛みが発生する[127-129]．大後頭窩における小後頭直筋と，硬膜へ付着しているという解剖学的関係によって硬膜頭痛が生じる[130-134]．硬膜にあるすべての感覚神経が皮膚に受容野を有しているので，頭蓋内硬膜を化学的刺激することにより，少なくとも１つ以上の三叉神経の領域に反応が現れることが示され，特に眼枝がもっとも多い[130-134]．このことは血管性の頭痛で目が痛くなるのと同様に，硬膜性の頭痛で目が痛くなることを示す．

## イーグル症候群

茎突舌骨靱帯の伸長あるいは石灰化によって生じるイーグル症候群は，主に頸部の周りに症状がみられ，咽頭痛，嚥下障害，耳痛，舌痛，頭痛，口腔顔面部の痛みなどの多彩な症状を示す[135,136]．患者は，嚥下時，あくび時，頭を回転するときに痛みを感じるという．痛みは通常，片側性で，舌咽神経痛に類似した神経痛様の性質を有する．診査は茎突舌骨領域と扁桃窩の触診と同側，反対方向に頭を回転させて誘発試験を行うべきである．茎状突起と頸動脈は近接しているため，頸動脈炎はしばしばイーグル症候群と混同される．外傷性の過伸展損傷や長い茎状突起との接触による刺激が原因で，頸動脈のけいれんが生じる．胸鎖乳突筋もまた同付近を走行しており，頸動脈圧痛や茎状突起による圧迫は胸鎖乳突筋を緊張させ，二次的に頭部，前頭部，眼窩部に頭痛を引き起こす．エックス線像は過長の石灰化した茎状突起を示す[137]．治療は，鎮痛薬や抗炎症薬などの薬物療法，あるいは口腔内外のいずれかからの外科的切除術を行う[135,136,138]．

## 斜頸(ICD-9 723.5)

斜頸は，先天的な片側の胸鎖乳突筋の欠損，筋骨格系の外傷，代謝因子，感染因子，神経学的因子，そして感情的きっかけによって生じる[87,88,139]．同側への側屈と反対側への回転に影響を与える筋の硬直は胸鎖乳突筋，あるいは上部僧帽筋が過剰に活動した結果起こり，その２つの筋肉の筋節に一致した頭蓋顔面領域に関連痛を引き起こす．両側の胸鎖乳突筋の関与は，頭蓋の後方への回旋（後屈）を引き起こす[140]．胸鎖乳突筋は二頭筋のため，罹患する筋肉の種類と数によって，関連痛の起こる領域は変化して，後頭部，耳，前頭部，眼窩領域に痛みを起こす．眼への関連痛は眼窩上方，眼窩側方，眼窩下方に起こり，片頭痛に類似する[85]．前頭部の痛みは，罹患している胸鎖乳突筋と同側に生じるが，胸鎖乳突筋の対側性関連痛パターンによって反対側や両

側性に起こることもある．肩甲挙筋が関与すると，頸が同側に曲がる．これらの筋肉が頭の位置を調整しているため，めまいや視力障害が起こることがある．片方の胸鎖乳突筋の先天的欠損は稀である．幼少期に喉や腺の炎症が起こると急性の斜頸が認められることがある．C2-C3あるいはC3-C4の後側方の椎間の核移動が徐々に増えることによって，青年期に斜頸が認められることもある[69,122]．

特発性の発症は，すべての症例の5～10％のみで，通常顔面のジストニアを併発する家族性神経学的因子をもっている[69]．脳炎の後遺症は頭の発作性の捻転を起こし，けいれんすると同側への側屈位での固定と反対側への回転を引き起こす．頭蓋の前方への回転をともなった頭位前方固定位は両側性の胸鎖乳突筋の収縮によって生じ，嚥下障害や失声をともなったアンテコリス(antecollis)*を引き起こす[87]．頭蓋を後方へ回転させると，後頭部を環椎，軸椎に接近させることとなり，後頭下部の圧迫を最大にすることを理解することが重要である．斜頸はまた，甲状腺機能低下症，アルコール依存症，情動ストレス疾患によっても生じる．徒手による軟組織の柔軟化，姿勢の修正，筋電図を用いたバイオフィードバックなどの理学療法は，斜頸の治療で有効である[141,142]．ボトックス注射は，難治性の斜頸や斜頸に合併して生じた頭痛に対して効果がある[143]．

## 頸—舌症候群 (IHS 13.9)

頸—舌症候群は，上頸部に片側性に生じ15秒から数分続く，稀発性の発作性疼痛として特徴づけられる稀な疾患である．痛みは耳に向かって放散し，同側の舌半分を含めた部位の知覚鈍麻，異常感覚，無意識に動いているという感覚を同時に起こす．突然に頭部を回転させると，回転させた反対側に発作痛を引き起こす[144]．上肢のチクチク感や痛み（通常同側），中咽頭での感覚の変化とそれに続いて生じる嚥下障害，息が詰まった感覚などの所見も認められる[145]．

考えられている機序は，環軸関節の外側の亜脱臼によるC2の前枝の障害であり，後頭部痛を引き起こす．舌の知覚鈍麻は，舌からの求心性神経が舌下神経ワナを通りC2の前枝に入り込むために起こる[114]．この症候群を有する患者のほとんどが環軸関節に病変を有し，関節リウマチや先天性関節弛緩症の患者に認められている．環軸関節の反対側への可動性の低下は素因となりうる[144]．

病理学的所見が認められない場合，疾患は良性と考えることができ，頸部のカラー[146]，マニピュレーション[147]，鎮痛剤，抗てんかん薬，抗うつ薬[146]，ステロイド，筋弛緩薬，局所麻酔薬注射による保存的な療法が効果がある．

---

* antecollis：この語は日本語論文でも訳しようがないため，そのまま使われていることが多いようである．両側SCMの緊張により頭部が前方に回転している状態と思われる．原文では頭位が後方に回旋すると記述されているが，前方への回旋の間違いであると思われる．

### 椎骨動脈症候群(ICD-9 435.1)

椎骨動脈を介在するさまざまな頸椎由来の頭痛がある．類似した自覚的症状を呈する病気として，椎骨動脈圧迫症候群(ICD‐9 721.1)，椎骨脳底動脈症候群(ICD‐9 435.3)，良性頭位眩暈症(ICD‐9 386.11)がある．頭蓋外の椎骨動脈の大部分は横突孔に保護され，軟組織により周囲を囲まれているが，C2から大後頭孔の間は傷つきやすい．後頭下部での椎骨動脈の傷害は，環椎の骨折のような深刻な頸椎外傷が原因で生じる．また椎骨動脈の圧迫はバレー・リオー症候群に付随して生じる[148]．見当識障害，吐き気，嘔吐，視力障害，めまい，体重のかかっていない姿勢(背臥位)から体重のかかる姿勢(座位あるいは立位)へと変化したときに起こるめまいなどの危険信号が認められた場合は，ただちに椎骨動脈の関連性を除外診断するために，さらなる診査を行う必要がある[148-151]．経験のある内科医や理学療法士は，診査中に上記の危険信号のいずれかの症状が現れたり，悪化したならば，神経学的検査や画像検査をあえて省略して症状に特化した評価を行うべきである．

頸椎の自力可動域と回転位，側屈位，伸展位における誘発試験は，同側あるいは対側の椎骨動脈を伸ばしたり，圧迫させたり，よじれさせたりするのに用いるが，この検査は最大の注意を払って行わなければならない．そして経験のある臨床医によって行われなければ信頼できない[148-151]．迷路動脈と椎骨動脈の関与も区別されるべきである．トレーニングを受けた臨床医は，患者を座らせて頭を自然なポジションにおいた状態で頸動脈と鎖骨下動脈に雑音がないかどうかを聴診することができる．しかし，頸部の回転や両側への側屈などの位置での検査もなされるべきである[148]．

### バレー・リオー症候群(ICD-9 723.2)

ストレッチや圧迫時にかかる力によって生じる，椎骨動脈や後頸交感神経網の刺激は，後頭部交感神経症候群としても知られるバレー・リオー症候群を引き起こす[152]．頭蓋内の血管収縮により特徴づけられるこの稀な疾患は，片頭痛，緊張型頭痛，副鼻腔炎，顔面頭蓋自律神経障害などに類似した自覚的症状を，顔面や頭蓋の広範囲に引き起こす．その自覚的症状は三叉神経脊髄路，上位頸神経根，交感神経節後神経，椎骨動脈の関与による．バレー・リオー症候群に分類される頭や頸部の痛みは，通常持続性で変化に富んでおり，拍動性，燃えるような，刺すような，つねられたようなという痛みの質的特徴を示す[152-154]．耳鳴り，聴覚の低下，目にゴミが入ったような感覚，かすみ目，流涙，鼻の炎症，嗄声もまた認められる．自力運動範囲の試験や頭位変換試験や後頭下部の圧迫によって，痛みに加えて1つないしはそれ以上の自覚的症状が生じたり，増悪されたりする．信頼のおける神経学的な検査によって，いくつかの陽性所見を得ることが，診断に必要不可欠である．この症候群は後頭下窩での他の圧迫力が関連する椎骨動脈症候群に単純に分類されることがあるために，その分類について論議されることが多い[154]．

## アーノルド・キアリ症候群
(ICD-9 348.4)

　小脳扁桃の大後頭孔への3〜5mmのヘルニア，あるいはC2レベルに向かう遠心方向へのヘルニアは，アーノルド・キアリ症候群として知られている脳幹と硬膜の構造の奇形を示す[155]．この症候群は一般的に奇形であるとされており，後方窩でのヘルニアとともに，水頭症，脊髄髄膜瘤，脊髄空洞症，脊髄の空洞化もともなうことがある．頭痛，片側顔面けいれん，咳をすることは関連した自覚的症状で，睡眠時無呼吸，会話不能，嚥下困難，眼振などの自覚的症状をともなう場合とともなわない場合がある[155-160]．アーノルド・キアリ症候群は，1つないしはそれ以上の脳神経の牽引あるいは圧迫を引き起こし，MRIを用いた評価法と同様に神経学的評価法を用いて確認することができる．外科的減圧法がしばしば必要とされる．

## 要　約

　三叉神経頸部複合体で収束する神経が合わさって，TMD（顎関節症），顎顔面痛，頭痛，また，付随して胃腸障害，耳の障害，喉頭の障害，咽頭の障害，平衡障害などを引き起こしたり，それらに類似した疾患を引き起こしたり，またそれらの原因となったりする．痛みや付随する自覚的症状を引き起こす原因となる頸椎レベルや構造物を決定するには，身体の上方1/4の包括的な理学療法評価が必要である[56]．後頭下頸椎の病変は，近傍に関連痛を引き起こし，頭痛の亜型としてしばしば診断されることを臨床医は理解している必要がある．関連して起こる感覚の消失は，これらの疾患においてはよく生じることで，それは正確な診断を下す補助となる．

　最近わかったこととして，早期に行われる姿勢の修正，人間工学的な適応，治療体操，経験のある理学療法士の徒手治療などの，特異的で個人に合わせた包括的な診療が頸部の因子を効果的に管理し，痛みを減少させ，機能を回復させ，再発を予防させることにおいて臨床医の助けとなることが示されている[100, 109, 161-173]．

## 参考文献

1. Scientific approach to the assessment and management of activity-related spinal disorders. A monograph for clinicians. Report of the Quebec Task Force on Spinal Disorders. Spine 1987；12(7 suppl)：S1-S59.
2. Spitzer WO, Skovron ML, Salmi LR, et al. Scientific monograph of the Quebec Task Force on Whiplash-Associated Disorders：Redefining "whiplash" and its management. Spine 1995；20(8 suppl)：S1-S73.
3. Abenhaim L, Rossignol M, Valat JP, et al. The role of activity in the therapeutic management of back pain. Report of the International Paris Task Force on Back Pain. Spine 2000；25(4 suppl)：1S-33S.
4. Linton SJ. A review of psychological risk factors in neck and back pain. Spine 2000；25：1148-1156.
5. Svensson P, Graven-Nielsen T. Craniofacial muscle pain：Review of mechanisms and clinical manifestations. J Orofac Pain 2001；15：117-145.
6. de Wijer A, de Leeuw JR, Steenks MH, Bosman F. Temporomandibular and cervical spine disorders. Self-reported signs and symptoms. Spine 1996；21：1638-1646.
7. Mannheimer JS, Rosenthal RM. Acute and chronic postural abnormalities as related to craniofacial pain and temporomandibular disorders. Dent Clin North Am 1991；35(1)：185-208.

8. Kirveskari P, Alanen P, Karskela V, et al. Association of functional state of stomatognathic system with mobility of cervical spine and neck muscle tenderness. Acta Odontol Scand 1988 ; 46 : 281-286.

9. De Wijer A. Temporomandibular and Cervical Spine Disorders[thesis]. The Netherlands : Utrecht Univ, 1995.

10. De Laat A, Meuleman H, Stevens A, Verbeke G. Correlation between cervical spine and temporomandibular disorders. Clin Oral Investig 1998 ; 2 : 54-57.

11. Clark GT, Green EM, Dornan MR, Flack VF. Craniocervical dysfunction levels in a patient sample from a temporomandibular joint clinic. J Am Dent Assoc 1987 ; 115 : 251-256.

12. Ciancaglini R, Testa M, Radaelli G. Association of neck pain with symptoms of temporomandibular dysfunction in the general adult population. Scand J Rehabil Med 1999 ; 31(1) : 17-22.

13. Visscher CM, Lobbezoo F, de Boer W, van der Zaag J, Naeije M. Prevalence of cervical spinal pain in craniomandibular pain patients. Eur J Oral Sci 2001 ; 109 : 76-80.

14. Okeson J. Orofacial Pain. Guidelines for Assessment, Diagnosis, and Management. Chicago : Quintessence, 1996.

15. Balasubramaniam R, de Leeuw R, Zhu H, Nickerson RB, Okeson JP, Carlson CR. Prevalence of temporomandibular disorders in fibromyalgia and failed back syndrome patients : A blinded prospective comparison study. Oral Surg Oral Med Oral Pathol Oral Radiol Endod 2007 ; 104 : 204-216.

16. Wright EF, Des Rosier KF, Clark MK, Bifano SL. Identifying undiagnosed rheumatic disorders among patients with TMD. J Am Dent Assoc 1997 ; 128 : 738-744.

17. Aaron LA, Burke MM, Buchwald D. Overlapping conditions among patients with chronic fatigue syndrome, fibromyalgia, and temporomandibular disorder. Arch Intern Med 2000 ; 160 : 221-227.

18. Aaron LA, Buchwald D. Chronic diffuse musculoskeletal pain, fibromyalgia and co-morbid unexplained clinical conditions. Best Pract Res Clin Rheumatol 2003 ; 17 : 563-574.

19. Sollecito TP, Stoopler ET, DeRossi SS, Silverton S. Temporomandibular disorders and fibromyalgia : Comorbid conditions? Gen Dent 2003 ; 51 : 184-187 ; quiz 88-89.

20. Brodie AG. Anatomy and physiology of head and neck musculature. Am J Orthod 1950 ; 36(11) : 831-844.

21. Amiri M, Jull G, Bullock-Saxton J, Darnell R, Lander C. Cervical musculoskeletal impairment in frequent intermittent headaches. Part 2 : Subjects with concurrent headaches. Cephalalgia 2007 ; 27 : 891-898.

22. Kraus S. Clinics in Physical therapy, ed 2. New York : Churchill Livingstone, 1994.

23. Juhl J, Miller S, Roberts G. Roentgenographic variations in the normal cervical spine. Radiology 1962 ; 78 : 591-597.

24. Visscher CM, de Boer W, Naeije M. The relationship between posture and curvature of the cervical spine. J Manipulative Physiol Ther 1998 ; 21 : 388-391.

25. Lawrence E, Razook S. Nonsurgical management of mandibular disorders. In : Kraus S(ed). Temporomandibular Disorders, ed 2. New York : Churchill Livingstone, 1994.

26. Yemm R. The mandibular rest position : The roles of tissue elasticity and muscle activity. J Dent Assoc S Afr 1975 ; 30(1) : 203-208.

27. Darling DW, Kraus S, Glasheen-Wray MB. Relationship of head posture and the rest position of the mandible. J Prosthet Dent 1984 ; 52(1) : 111-115.

28. Goldstein DF, Kraus SL, Williams WB, Glasheen-Wray M. Influence of cervical posture on mandibular movement. J Prosthet Dent 1984 ; 52 : 421-426.

29. Forsberg CM, Hellsing E, Linder-Aronson S, Sheikholeslam A. EMG activity in neck and masticatory muscles in relation to extension and flexion of the head. Eur J Orthod 1985 ; 7 : 177-184.

30. Boyd CH, Slagle WF, Boyd CM, Bryant RW, Wiygul JP. The effect of head position on electromyographic evaluations of representative mandibular positioning muscle groups. Cranio 1987 ; 5(1) : 50-54.

31. Woda A, Pionchon P, Palla S. Regulation of mandibular postures : Mechanisms and clinical implications. Crit Rev Oral Biol Med 2001 ; 12 : 166-178.

32. Hackney J, Bade D, Clawson A. Relationship between forward head posture and diagnosed internal derangement of the temporomandibular joint. J Orofac Pain 1993 ; 7 : 386-390.

33. Lee WY, Okeson JP, Lindroth J. The relationship between forward head posture and temporomandibular disorders. J Orofac Pain 1995 ; 9 : 161-167.

34. Visscher CM, De Boer W, Lobbezoo F, Habets LL, Naeije M. Is there a relationship between head posture and craniomandibular pain? J Oral Rehabil 2002；29：1030-1036.

35. Olivo SA, Bravo J, Magee DJ, Thie NM, Major PW, Flores-Mir C. The association between head and cervical posture and temporomandibular disorders：A systematic review. J Orofac Pain 2006；20(1)：9-23.

36. Armijo Olivo S, Magee DJ, Parfitt M, Major P, Thie NM. The association between the cervical spine, the stomatognathic system, and craniofacial pain：A critical review. J Orofac Pain 2006；20：271-287.

37. Visscher CM, Huddleston Slater JJ, Lobbezoo F, Naeije M. Kinematics of the human mandible for different head postures. J Oral Rehabil 2000；27：299-305.

38. Eriksson PO, Zafar H, Nordh E. Concomitant mandibular and head-neck movements during jaw opening-closing in man. J Oral Rehabil 1998；25：859-870.

39. McCouch GP, Deering ID, Ling TH. Location of receptors for tonic neck reflexes. J Neurophysiol 1951；14：191-195.

40. Wyke B. Neurology of the cervical spinal joints. Physiotherapy 1979；65：72-76.

41. Sumino R, Nozaki S, Katoh M. Trigemino-neck reflex. In：Kawamura Y, Dubner R(eds). Oral-Facial Sensory and Motor Functions. Tokyo：Quintessence, 1981：81.

42. Hu JW, Yu XM, Vernon H, Sessle BJ. Excitatory effects on neck and jaw muscle activity of inflammatory irritant applied to cervical paraspinal tissues. Pain 1993；55：243-250.

43. Funakoshi M, Amano N. Effects of the tonic neck reflex on the jaw muscles of the rat. J Dent Res 1973；52：668-673.

44. Svensson P, Wang K, Arendt-Nielsen L, Cairns BE, Sessle BJ. Pain effects of glutamate injections into human jaw or neck muscles. J Orofac Pain 2005；19：109-118.

45. Sessle BJ, Hu JW, Amano N, Zhong G. Convergence of cutaneous, tooth pulp, visceral, neck and muscle afferents onto nociceptive and nonnociceptive neurones in trigeminal subnucleus caudalis(medullary dorsal horn)and its implications for referred pain. Pain 1986；27：219-235.

46. Carlson CR, Okeson JP, Falace DA, Nitz AJ, Lindroth JE. Reduction of pain and EMG activity in the masseter region by trapezius trigger point injection. Pain 1993；55：397-400.

47. Sumino R, Nozaki S. Trigemino-neck reflex：Its peripheral and central organization. In：Anderson DJ, Matthews B(eds). Pain in the Trigeminal Region. Amsterdam：Elsevier/North-Holland Biomedical Press, 1977：365-374.

48. Clark GT, Browne PA, Nakano M, Yang Q. Co-activation of sternocleidomastoid muscles during maximum clenching. J Dent Res 1993；72：1499-1502.

49. Ehrlich R, Garlick D, Ninio M. The effect of jaw clenching on the electromyographic activities of 2 neck and 2 trunk muscles. J Orofac Pain 1999；13：115-120.

50. Eriksson PO, Haggman-Henrikson B, Nordh E, Zafar H. Co-ordinated mandibular and head-neck movements during rhythmic jaw activities in man. J Dent Res 2000；79：1378-1384.

51. Sherrington CS. The Integrative Action of the Nervous System. New Haven, CT：Yale Press, 1906.

52. Ralston HJ, Libet B. The question of tonus in skeletal muscle. Am J Phys Med 1953；32(2)：85-92.

53. Kraus S. Head and orofacial pain：Cervical spine implications. In：Gremillion H(ed). Denl Clin North Am 2007；51：161-193.

54. Mersky H, Bogduk N. Classification of Chronic Pain, ed 2. Descriptions of Chronic Pain Syndromes and Definitions of Pain Terms. Task Force on Taxonomy of the International Association for the Study of Pain. Seattle：IASP Press, 1994.

55. Dworkin SF, LeResche L. Research Diagnostic Criteria for Temporomandibular Disorders：Review, criteria, examinations and specifications, critique. J Craniomandib Disord 1992；6：301-355.

56. Mannheimer JS, Dunn JJ. Cervical spine evaluation and relation to temporomandibular disorders. In：Kaplan A, Assael LA(eds). Textbook of Craniomandibular Disorders. Philadelphia：Saunders, 1991.

57. Braun B, Schiffman EL. The validity and predictive value of four assessment instruments for evaluation of the cervical and stomatognathic systems. J Craniomandib Disord 1991；5：239-244.

58. Dvorak J. Epidemiology, physical examination, and neurodiagnostics. Spine 1998；23：2663-2673.

59. Meloche JP, Bergeron Y, Bellavance A, Morand M, Huot J, Belzile G. Painful intervertebral dysfunction : Robert Maigne's original contribution to headache of cervical origin. The Quebec Headache Study Group. Headache 1993；33：328-334.
60. Farmer JC, Wisneski RJ. Cervical spine nerve root compression. An analysis of neuroforaminal pressures with varying head and arm positions. Spine 1994；19：1850-1855.
61. Simons DG. Review of enigmatic MTrPs as a common cause of enigmatic musculoskeletal pain and dysfunction. J Electromyogr Kinesiol 2004；14(1)：95-107.
62. Hall T, Robinson K. The flexion-rotation test and active cervical mobility—A comparative measurement study in cervicogenic headache. Man Ther 2004；9：197-202.
63. Yi X, Cook AJ, Hamill-Ruth RJ, Rowlingson JC. Cervicogenic headache in patients with presumed migraine : Missed diagnosis or misdiagnosis? J Pain 2005；6：700-703.
64. Zito G, Jull G, Story I. Clinical tests of musculoskeletal dysfunction in the diagnosis of cervicogenic headache. Man Ther 2006；11：118-129.
65. Visscher CM, Lobbezoo F, de Boer W, van der Zaag J, Verheij JG, Naeije M. Clinical tests in distinguishing between persons with or without craniomandibular or cervical spinal pain complaints. Eur J Oral Sci 2000；108：475-483.
66. Rocabado M. Biomechanical relationship of the cranial, cervical, and hyoid regions. Cranio 1983；1(3)：61-66.
67. Wackenheim A. Cervico-Occipital Joint Radiography. Berlin：Springer-Verlag, 1985.
68. Harris JH, Edeiken-Monroe B. The Radiology of Acute Cervical Spine Trauma. Baltimore：Williams & Wilkins, 1987.
69. Henderson DJ, Staines M. Radiographic evaluation of the upper cervical spine. In：Vernon H (ed). Upper Cervical Syndrome：Chiropractic Diagnosis and Treatment. Baltimore：Williams & Wilkins, 1988：18-47.
70. Ellis B, Kosmorsky G. Referred occular pain relieved by suboccipital injection. Headache 1987：101-103.
71. Bovim G, Berg R, Dale LG. Cervicogenic headache：Anesthetic blockades of cervical nerves (C2-C5) and facet joint (C2/C3). Pain 1992；49：315-320.
72. Bovim G, Fredriksen TA, Stolt-Nielsen A, Sjaastad O. Neurolysis of the greater occipital nerve in cervicogenic headache. A follow up study. Headache 1992；32：175-179.
73. Vincent M. Greater occipital nerve blockades in cervicogenic headache. Funct Neurol 1998；13(1)：78-79.
74. Treleaven J, Jull G, Sterling M. Dizziness and unsteadiness following whiplash injury：Characteristic features and relationship with cervical joint position error. J Rehabil Med 2003；35(1)：36-43.
75. Malik H, Lovell M. Soft tissue neck symptoms following high-energy road traffic accidents. Spine 2004；29(15)：E315-E317.
76. Bogduk N. The clinical anatomy of the cervical dorsal rami. Spine 1982；7：319-330.
77. Retzlaff E, Mitchell F. The Cranium and Its Sutures. New York：Springer-Verlag, 1987.
78. Berkowitz B, Moxham B. A Textbook of Head and Neck Anatomy. London：Wolfe, 1988.
79. Bogduk N. The anatomical basis for cervicogenic headache. J Manipulative Physiol Ther 1992；15(1)：67-70.
80. Janda V. Some aspects of extracranial causes of facial pain. J Prosthet Dent 1986；56：484-487.
81. Razook JC, Chandler MJ, Foreman RD. Phrenic afferent input excites C1-C2 spinal neurons in rats. Pain 1995；63(1)：117-125.
82. Jaeger B. Are "cervicogenic" headaches due to myofascial pain and cervical spine dysfunction? Cephalalgia 1989；9：157-164.
83. Smith MV, Hodge CJ Jr. Response properties of upper cervical spinothalamic neurons in cats. A possible explanation for the unusual sensory symptoms associated with upper cervical lesions in humans. Spine 1992；17(10 suppl)：S375-S382.
84. Dunteman E, Turner MS, Swarm R. Pseudospinal headache. Reg Anesth 1996；21：358-360.
85. Simons DG, Travell JG, Simons LS. Myofascial Pain and Dysfunction. The Trigger Point Manual, ed 2. Baltimore：Williams & Wilkins, 1999.
86. Poletti CE. C2 and C3 radiculopathies. APS Journal 1992；1：272-275.
87. Duane DD. Spasmodic torticollis. Adv Neurol 1988；49：135-150.
88. Galm R, Rittmeister M, Schmitt E. Vertigo in patients with cervical spine dysfunction. Eur Spine J 1998；7(1)：55-58.

89. Fishbain DA, Cutler R, Cole B, Rosomoff HL, Rosomoff RS. International Headache Society headache diagnostic patterns in pain facility patients. Clin J Pain 2001；17(1)：78-93.

90. Sjaastad O, Wang H, Bakketeig LS. Neck pain and associated head pain：Persistent neck complaint with subsequent, transient, posterior headache. Acta Neurol Scand 2006；114：392-399.

91. Barnsley L, Lord S, Bogduk N. Whiplash injury. Pain 1994；58：283-307.

92. Cusick JF, Pintar FA, Yoganandan N. Whiplash syndrome：Kinematic factors influencing pain patterns. Spine 2001；26：1252-1258.

93. Croft S. Management of soft tissue injuries. In：Foreman S, Croft A(eds). Whiplash Injuries：The Cervical Acceleration/Deceleration Syndrome, ed 3. Baltimore：Lippincott Williams & Wilkins, 2002：541-560.

94. McClune T, Burton AK, Waddell G. Whiplash associated disorders：A review of the literature to guide patient information and advice. Emerg Med J 2002；19：499-506.

95. Rao SK, Wasyliw C, Nunez DB Jr. Spectrum of imaging findings in hyperextension injuries of the neck. Radiographics 2005；25：1239-1254.

96. Kumar S, Ferrari R, Narayan Y. Looking away from whiplash：Effect of head rotation in rear impacts. Spine 2005；30：760-768.

97. Klobas L, Tegelberg A, Axelsson S. Symptoms and signs of temporomandibular disorders in individuals with chronic whiplash-associated disorders. Swed Dent J 2004；28(1)：29-36.

98. Eriksson PO, Haggman-Henrikson B, Zafar H. Jaw-neck dysfunction in whiplash-associated disorders. Arch Oral Biol 2007；52：404-408.

99. Carroll LJ, Ferrari R, Cassidy JD. Reduced or painful jaw movement after collision-related injuries：A population-based study. J Am Dent Assoc 2007；138(1)：86-93.

100. Sterling M, Jull G, Vicenzino B, Kenardy J. Sensory hypersensitivity occurs soon after whiplash injury and is associated with poor recovery. Pain 2003；104：509-517.

101. Davenport TE, Kulig K, Matharu Y, Blanco CE. The EdUReP model for nonsurgical management of tendinopathy. Phys Ther 2005；85：1093-1103.

102. Soderlund A, Lindberg P. An integrated physiotherapy/cognitive-behavioural approach to the analysis and treatment of chronic whiplash associated disorders, WAD. Disabil Rehabil 2001；23：436-447.

103. Dehner C, Hartwig E, Strobel P, Scheich M, Schneider F, Elbel M, et al. Comparison of the relative benefits of 2 versus 10 days of soft collar cervical immobilization after acute whiplash injury. Arch Phys Med Rehabil 2006；87：1423-1427.

104. Bland J. Disorders of the Cervical Spine：Diagnosis and Medical Management. Philadelphia：Saunders, 1987.

105. Christian C. Medical management of cervical spine diseases. In：Camins M, O'Leary P(eds). Disorders of the Cervical Spine. Baltimore：Williams & Wilkins, 1992：147-155.

106. Abdulkarim JA, Dhingsa R, L Finlay DB. Magnetic resonance imaging of the cervical spine：Frequency of degenerative changes in the intervertebral disc with relation to age. Clin Radiol 2003；58：980-984.

107. Tanaka Y, Kokubun S, Sato T, Ozawa H. Cervical roots as origin of pain in the neck or scapular regions. Spine 2006；31：E568-E573.

108. Mannheimer J, Lampe G. Clinical Transcutaneous Electrical Nerve Stimulation. Philadephia：Davis, 1984.

109. Mannheimer JS. Prevention and restoration of abnormal upper quater posture. In：Gelb H, Gelb M(eds). Postural Considerations in the Diagnosis and Treatment of Cranio-Cervical-Mandibular and Related Chronic Pain Disorders. London：Mosby-Wolfe, 1994：277-323.

110. Wilson PR. Cervicogenic headache. Am Pain Soc J 1992；1：259-264.

111. Kerr RW. A mechanism to account for frontal headache in cases of posterior-fossa tumors. J Neurosurg 1961；18：605-609.

112. Renehan WE, Zhang X, Beierwaltes WH, Fogel R. Neurons in the dorsal motor nucleus of the vagus may integrate vagal and spinal information from the GI tract. Am J Physiol 1995；268(5 pt 1)：G780-G790.

113. Kobashi M, Koga T, Mizutani M, Matsuo R. Suppression of vagal motor activities evokes laryngeal afferent-mediated inhibition of gastric motility. Am J Physiol Regul Integr Comp Physiol 2002；282：R818-R827.

114. Bogduk N. An anatomical basis for the neck-tongue syndrome. J Neurol Neurosurg Psychiatry 1981；44：202-208.

115. Sjaastad O, Saunte C, Hovdahl H, Breivik H, Gronbaek E. "Cervicogenic" headache. An hypothesis. Cephalalgia 1983；3：249-256.

116. Pfaffenrath V, Dandekar R, Pollmann W. Cervicogenic headache — The clinical picture, radiological findings and hypotheses on its pathophysiology. Headache 1987 ; 27 : 495-499.

117. Sjaastad O, Fredriksen TA, Pfaffenrath V. Cervicogenic headache : Diagnostic criteria. Headache 1990 ; 30 : 725-726.

118. Edmeads J. The cervical spine and headache. Neurology 1988 ; 38 : 1874-1878.

119. The International Classification of Headache Disorders, ed 2. Cephalalgia 2004 ; 24(suppl 1) : 9-160.

120. Saadah HA, Taylor FB. Sustained headache syndrome associated with tender occipital nerve zones. Headache 1987 ; 27 : 201-205.

121. Bansevicius D, Sjaastad O. Cervicogenic headache : The influence of mental load on pain level and EMG of shoulder-neck and facial muscles. Headache 1996 ; 36 : 372-378.

122. Chen TY. The clinical presentation of uppermost cervical disc protrusion. Spine 2000 ; 25 : 439-442.

123. De Leeuw JRJ. Psychosocial Aspects and Symptom Characteristics of Craniomandibular Dysfunction[thesis]. The Netherlands : Utrecht Univ, 1993.

124. Lobbezoo-Scholte AM, de Leeuw JR, Steenks MH, et al. Diagnostic subgroups of craniomandibular disorders. Part I. Self-report data and clinical findings. J Orofac Pain 1995 ; 9 : 24-36.

125. Browne PA, Clark GT, Kuboki T, Adachi NY. Concurrent cervical and craniofacial pain. A review of empiric and basic science evidence. Oral Surg Oral Med Oral Pathol Oral Radiol Endod 1998 ; 86 : 633-640.

126. Raskin NH. Facial pain. Headache, ed 2. New York : Churchill Livingstone, 1988 : 333-373.

127. Burstein R, Yamamura H, Malick A, Strassman AM. Chemical stimulation of the intracranial dura induces enhanced responses to facial stimulation in brain stem trigeminal neurons. J Neurophysiol 1998 ; 79 : 964-82.

128. Strassman AM, Raymond SA, Burstein R. Sensitization of meningeal sensory neurons and the origin of headaches. Nature 1996 ; 384(6609) : 560-564.

129. Schepelmann K, Ebersberger A, Pawlak M, Oppmann M, Messlinger K. Response properties of trigeminal brain stem neurons with input from dura mater encephali in the rat. Neuroscience 1999 ; 90 : 543-554.

130. Kimmel DL. Innervation of spinal dura mater and dura mater of the posterior cranial fossa. Neurology 1961 ; 11 : 800-809.

131. Alix ME, Bates DK. A proposed etiology of cervicogenic headache : The neurophysiologic basis and anatomic relationship between the dura mater and the rectus posterior capitis minor muscle. J Manipulative Physiol Ther 1999 ; 22 : 534-539.

132. Bartsch T, Goadsby PJ. Stimulation of the greater occipital nerve induces increased central excitability of dural afferent input. Brain 2002 ; 125(pt 7) : 1496-1509.

133. Hack GD, Hallgren RC. Chronic headache relief after section of suboccipital muscle dural connections : A case report. Headache 2004 ; 44(1) : 84-89.

134. Nash L, Nicholson H, Lee AS, Johnson GM, Zhang M. Configuration of the connective tissue in the posterior atlanto-occipital interspace : A sheet plastination and confocal microscopy study. Spine 2005 ; 30 : 1359-1366.

135. Beder E, Ozgursoy OB, Karatayli Ozgursoy S. Current diagnosis and transoral surgical treatment of Eagle's syndrome. J Oral Maxillofac Surg 2005 ; 63 : 1742-1745.

136. Mendelsohn AH, Berke GS, Chhetri DK. Heterogeneity in the clinical presentation of Eagle's syndrome. Otolaryngol Head Neck Surg 2006 ; 134 : 389-393.

137. Beder E, Ozgursoy OB, Karatayli Ozgursoy S, Anadolu Y. Three-dimensional computed tomography and surgical treatment for Eagle's syndrome. Ear Nose Throat J 2006 ; 85 : 443-445.

138. Cheifetz I. Intraoral treatment of Eagle's syndrome. J Oral Maxillofac Surg 2006 ; 64 : 749.

139. Kohno S, Yoshida K, Kobayashi H. Pain in the sternocleidomastoid muscle and occlusal interferences. J Oral Rehabil 1988 ; 15 : 385-392.

140. Smith AM. The coactiviation of antagonist muscles. Can J Physiol Pharmacol 1981 ; 59 : 733-747.

141. Smania N, Corato E, Tinazzi M, Montagnana B, Fiaschi A, Aglioti SM. The effect of two different rehabilitation treatments in cervical dystonia : Preliminary results in four patients. Funct Neurol 2003 ; 18 : 219-225.

142. Konrad C, Vollmer-Haase J, Anneken K, Knecht S. Orthopedic and neurological complications of cervical dystonia Review of the literature. Acta Neurol Scand 2004 ; 109 : 369-373.

143. Ondo WG, Gollomp S, Galvez-Jimenez N. A pilot study of botulinum toxin A for headache in cervical dystonia. Headache 2005 ; 45 : 1073-1077.

144. Bertoft ES, Westerberg CE. Further observations on the neck-tongue syndrome. Cephalalgia 1985 ; 5(suppl 3) : 312-313.

145. Orrell RW, Garsden CD. The neck-tongue syndrome. J Neurol Neurosurg Psychiatry 1994 ; 57 : 348-352.

146. Fortin CJ, Biller J. Neck tongue syndrome. Headache 1985 ; 25 : 255-258.

147. Terrett AGJ. Neck tongue syndrome and spinal manipulative therapy. In : Vernon H(ed). Upper Cervical Syndrome : Chiropractic Diagnosis and Treatment. Baltimore : Williams & Wilkins, 1988 : 223-229.

148. Sakaguchi M, Kitagawa K, Hougaku H, et al. Mechanical compression of the extracranial vertebral artery during neck rotation. Neurology 2003 ; 61 : 845-847.

149. Zaina C, Grant R, Johnson C, Dansie B, Taylor J, Spyropolous P. The effect of cervical rotation on blood flow in the contralateral vertebral artery. Man Ther 2003 ; 8 : 103-109.

150. Mitchell JA. Changes in vertebral artery blood flow following normal rotation of the cervical spine. J Manipulative Physiol Ther 2003 ; 26 : 347-351.

151. Mitchell J, Keene D, Dyson C, Harvey L, Pruvey C, Phillips R. Is cervical spine rotation, as used in the standard vertebrobasilar insufficiency test, associated with a measureable change in intracranial vertebral artery blood flow? Man Ther 2004 ; 9 : 220-227.

152. Gayral L, Neuwirth E. Oto-neuroophthalmologic manifestations of cervical origin ; posterior cervical sympathetic syndrome of Barré-Liéou. N Y State J Med 1954 ; 54 : 1920-1926.

153. Wight S, Osborne N, Breen AC. Incidence of ponticulus posterior of the atlas in migraine and cervicogenic headache. J Manipulative Physiol Ther 1999 ; 22(1) : 15-20.

154. Foster CA, Jabbour P. Barré-Liéou syndrome and the problem of the obsolete eponym. J Laryngol Otol 2006 : 1-4.

155. Penarrocha M, Okeson JP, Penarrocha MS, Angeles Cervello M. Orofacial pain as the sole manifestation of syringobulbia-syringomyelia associated with Arnold-Chiari malformation. J Orofac Pain 2001 ; 15 : 170-173.

156. Taylor FR, Larkins MV. Headache and Chiari I malformation : Clinical presentation, diagnosis, and controversies in management. Curr Pain Headache Rep 2002 ; 6 : 331-337.

157. Wynn R, Goldsmith AJ. Chiari Type I malformation and upper airway obstruction in adolescents. Int J Pediatr Otorhinolaryngol 2004 ; 68 : 607-611.

158. Tubbs RS, Soleau S, Custis J, Wellons JC, Blount JP, Oakes WJ. Degree of tectal beaking correlates to the presence of nystagmus in children with Chiari II malformation. Childs Nerv Syst 2004 ; 20 : 459-461.

159. Botelho RV, Bittencourt LR, Rotta JM, Tufik S. Adult Chiari malformation and sleep apnoea. Neurosurg Rev 2005 ; 28 : 169-176.

160. Colpan ME, Sekerci Z. Chiari type I malformation presenting as hemifacial spasm : Case report. Neurosurgery 2005 ; 57 : E371 ; discussion E71.

161. Watson DH, Trott PH. Cervical headache : An investigation of natural head posture and upper cervical flexor muscle performance. Cephalalgia 1993 ; 13 : 272-284 ; discussion 232.

162. Vernon H, McDermaid CS, Hagino C. Systematic review of randomized clinical trials of complementary/alternative therapies in the treatment of tension-type and cervicogenic headache. Complement Ther Med 1999 ; 7 : 142-155.

163. Whorton R, Kegerreis S. The use of manual therapy and exercise in the treatment of chronic cervicogenic headaches. J Man Manipulative Ther 2000 ; 8 : 193-203.

164. Jull G, Trott P, Potter H, et al. A randomized controlled trial of exercise and manipulative therapy for cervicogenic headache. Spine 2002 ; 27 : 1835-1843 ; discussion 1843.

165. Wang WT, Olson SL, Campbell AH, Hanten WP, Gleeson PB. Effectiveness of physical therapy for patients with neck pain : An individualized approach using a clinical decision-making algorithm. Am J Phys Med Rehabil 2003 ; 82 : 203-218 ; quiz 219-221.

166. Biondi DM. Physical treatments for headache : A structured review. Headache 2005 ; 45 : 738-746.

167. McLean L. The effect of postural correction on muscle activation amplitudes recorded from the cervicobrachial region. J Electromyogr Kinesiol 2005 ; 15 : 527-535.

168. Sjogren T, Nissinen KJ, Jarvenpaa SK, Ojanen MT, Vanharanta H, Malkia EA. Effects of a workplace physical exercise intervention on the intensity of headache and neck and shoulder symptoms and upper extremity muscular strength of office workers : A cluster randomized controlled cross-over trial. Pain 2005 ; 116(1-2) : 119-128.

169. Torelli P, Lambru G, Manzoni GC. Psychiatric comorbidity and headache : Clinical and therapeutical aspects. Neurol Sci 2006 ; 27(suppl 2) : S73-S76.

170. van Ettekoven H, Lucas C. Efficacy of physiotherapy including a craniocervical training programme for tension-type headache : A randomized clinical trial. Cephalalgia 2006 ; 26 : 983-991.
171. Fernandez-de-las-Penas C, Alonso-Blanco C, San-Roman J, Miangolarra-Page JC. Methodological quality of randomized controlled trials of spinal manipulation and mobilization in tension-type headache, migraine, and cervicogenic headache. J Orthop Sports Phys Ther 2006 ; 36 : 160-169.
172. Fernandez-de-Las-Penas C, Cuadrado ML, Pareja JA. Myofascial trigger points, neck mobility and forward head posture in episodic tension-type headache. Headache 2007 ; 47 : 662-672.
173. Fernandez-de-Las-Penas C, Simons D, Cuadrado ML, Pareja JA. The role of myofascial trigger points in musculoskeletal pain syndromes of the head and neck. Curr Pain Headache Rep 2007 ; 11 : 365-372.

# 頭痛・顔面痛の頭蓋外および全身的原因

栗田　賢一　訳

　頭痛・顔面痛は通常，歯および咀嚼器官に起因するが，頭頸部領域各種器官や全身的原因によることもある．もし，口腔顔面痛や頭痛が生命を脅かす重篤な疾患に関連しているなら，早期発見と専門医への紹介がきわめて重要である．頭痛・顔面痛の原因が明らかでない症例では，鑑別診断として，咀嚼器官以外や頭蓋外および全身的原因を考慮すべきである．本章では，最近のIHS(国際頭痛学会)[1]の分類方法に基づき，これらの痛みの原因について簡単に述べるとともに，関連疾患と自覚的症状を参考のために記載する．詳細については，本書の他章または標準的な医学書を参考にされたい．

## 頭蓋骨(IHS 11.1)

　頭蓋骨を侵す疾患のほとんどは非疼痛性である[2]．頭蓋に痛みを生じやすいのは，急速な拡大性，著しい骨破壊性，または炎症性疾患である[3]．この場合，痛みは骨膜の侵害受容器で感知される．この疾患群には骨髄炎，多発性骨髄腫，パジェット病が挙げられる．

## 眼(IHS 11.3.x)

　ほとんどの眼疾患は有痛性でないが，眼痛がある場合には他の眼症状を呈するので，診断は容易である．

　眼痛は一次性であるか関連痛のいずれかである(図1)．一次性疼痛は三叉神経の眼神経より起こる．上顎神経の眼窩下神経は下眼瞼を支配する[4]．網膜や視神経には侵害受容器はないが，角膜，結膜，虹彩には多くの侵害受容器がある．外眼筋や視神経硬膜鞘，眼窩骨膜は牽引されると疼痛を起

## 10 頭痛・顔面痛の頭蓋外および全身的原因

---

**図10-1　眼に由来する頭痛・顔面痛（IHS 11.3.x）**

**原発痛**
緑内障（IHS 11.3.1）
輻輳障害（IHS 11.3.3）
　（斜位または斜視）
眼炎（IHS 11.3.4）
角膜疾患
疼痛性眼筋麻痺
上眼窩裂症候群
眼窩内腫瘍

**関連痛**
嚢状動脈瘤（IHS 6.3.1）
海綿静脈洞炎
海綿静脈洞瘻孔（IHS 6.3.3）
頸動脈解離（IHS 6.5.1）
筋筋膜痛
眼窩先端部症候群
パラセラー症候群

---

**図10-2　耳に由来する頭痛・顔面痛**

**原発痛**
耳介，外耳道，鼓膜，中耳の感染症
　（IHS 11.4）
真珠腫（IHS 11.4）
乳様突起炎
ラムゼーハント症候群
単純ヘルペス
帯状疱疹
腫瘍

**関連痛**
顎関節機能障害
筋筋膜痛
歯痛
耳介側頭神経症候群
頸動脈解離（IHS 6.5.1）
レッドイアー症候群
下咽頭痛
喉頭痛
鼻咽腔痛
口腔粘膜痛
洞痛
舌痛

---

こす．顔面より皮質までの視神経走行間のどの部位ででも，刺激を受けると眼痛を生じる．可能性のある刺激の原因は頭蓋内腫瘍，眼窩や副鼻腔腫瘍，海綿静脈洞炎，頸動脈瘤である[5]．顔面頸部頭部筋は眼窩およびその周囲に疼痛を起こす原因となる[6]．

痛みの質と随伴する自覚的症状は原因検索の手がかりとなる．たとえば深部眼痛はぶどう膜，特に虹彩から発生し，同側の歯に放散する[5]．炎症に関連する疼痛は羞明や結膜充血をともなう．動眼痛は視神経炎や前頭洞炎に起因する[5]．緊張性および灼熱性眼性疲労，またはひりひりする眼痛などの自覚的症状はコンピュータ使用者に多い[7]．屈折障害では眼痛や頭痛を起こしにくい．頭痛は眼およびその周囲痛をともなうことが多いが，眼症状がない場合には一次性眼疾患の存在の可能性は低く，他の検査を行う[5]．

## 耳(IHS 11.4)

耳痛の約50％は外耳および中耳を構成する病変による[8]．残りは歯性疾患，顎関節疾患，咽頭喉頭疾患や頸部疾患からの関連痛による[9,10]．

耳の知覚は第2，3頸神経や，第5，7，9，10脳神経支配による．したがって，これらの神経が分布する部位からの疼痛は耳およびその周囲の痛みとなりうる．耳介，外耳道，鼓膜，中耳に一次性に発症する疾患による耳痛はめまい，難聴，耳鳴をともなうことが多い[11]（図10-2）．

## 副鼻腔

鼻腔は副鼻腔(上顎洞，蝶形骨洞，篩骨洞，前頭洞)に囲まれている．副鼻腔は線毛上皮で覆われ，開口部(自然口)をとおして鼻腔と交通する．もし，開口部が炎症などにより閉塞されると，滲出液や細菌は貯溜し，副鼻腔炎の自覚的症状を呈する．開口部の閉塞は解剖学的形態や腫瘍にも起因する．

急性副鼻腔炎は突発性に発症し，4週間ほど続き，抗菌薬により治癒する．慢性副鼻腔炎は12週以上続く[12]．急性副鼻腔炎で検出される菌種は*肺炎レンサ球菌，インフルエンザ菌，カタル球菌*であり，嫌気性菌や黄色ブドウ球菌は慢性副鼻腔炎に検出される[13]．

副鼻腔炎の自覚的症状は鼻閉，鼻漏，後鼻漏，顔面圧迫感や顔面痛，嗅覚異常，咳，発熱，口臭，倦怠感，歯痛，咽頭痛，耳痛，頭痛である[12]．副鼻腔の神経支配は三叉神経第1，2枝による[8]．副鼻腔や鼻中隔粘膜は痛みに比較的鈍感であるが，開口部や下鼻甲介はきわめて敏感である[14,15]．急性副鼻腔炎の研究[16]では，上顎歯痛は93％ときわめて高い特異度を示すが，副鼻腔炎の11％のみがこの自覚的症状を呈する．頭痛は68％の感度であるが，特異度は30％である．いわゆる副鼻腔由来の頭痛はよくある訴えであるが，この本態と関連はよくわかっていない[17]．

急性副鼻腔炎では上顎洞のみに炎症を起こすことがあるが，篩骨洞，前頭洞，蝶形骨洞が単独で炎症を起こすことは稀である．痛みの部位により，どの副鼻腔が侵されているかが判明する．たとえば，上顎洞では眼窩下部や頬部に違和感を生じ，篩骨洞炎は涙腺部に圧痛を，前頭洞炎は眼窩を取り巻く前頭部に疼痛を，蝶形骨洞炎では後頭部や頸部に疼痛が放散する[18]．図10-3は鼻腔および副鼻腔の疼痛性疾患を示す．

## 咽頭

*咽頭*はつぎの3つに分けられる．上咽頭(鼻咽腔)：鼻腔の後方で，軟口蓋の上方．中咽頭：硬軟口蓋の移行部から喉頭蓋谷まで．下咽頭：喉頭と気管後方で梨状陥凹部[19]．喉頭周囲には上中下咽頭括約筋がある[20]．この部位にはアデノイド(咽頭扁桃)，口蓋扁桃やリンパ組織があり，上気道を囲みワルダイエル扁桃輪を形成している．

咽頭部は舌咽神経と迷走神経により支配を受ける[20]．これらは交差して支配しているので，咽頭部痛は限局せずに，耳への関連痛は多い[11]．炎症に加え，咽頭の疼痛性疾患は神経性や腫瘍性のものがある(図10-4)．

## 10 頭痛・顔面痛の頭蓋外および全身的原因

### 図10-3 鼻・副鼻腔に由来する頭痛・顔面痛

**原発痛**
副鼻腔炎(IHS 11.5)
急性または慢性蓄膿症(IHS 11.5)
鼻前庭炎
鼻中隔湾曲
下鼻甲介肥厚
鼻茸
鼻中隔膿瘍
サルコイドーシス
ウェゲナー肉芽腫症
腫瘍
感染症

**関連痛**
歯痛
顎関節機能障害
筋筋膜痛

### 図10-4 咽頭に由来する頭痛・顔面痛

**原発痛**
咽頭炎
扁桃炎
気管炎
扁桃膿瘍
茎状突起症候群(イーグル症候群)
サルコイドーシス
ウェゲナー肉芽腫症
輪状披裂関節炎
舌咽神経痛
腫瘍

**関連痛**
顎関節機能障害
筋筋膜痛

## リンパ系

　リンパ系はリンパ毛細管，リンパ管，リンパ腺からのネットワークで構成される．リンパ系は組織液，タンパク，細胞を循環に戻して排泄する機能がある．いったんリンパ毛細管に入ったものはリンパ液とよばれ，管の筋肉による間欠性の収縮と一方弁によりリンパ管内で運ばれる[21]．もし間質液の量が排出量を超せば，液は組織に溜まり，浮腫を起こす．

　頭頸部では，リンパ腺はグループでリンパ系を形成する．皮下と深部筋膜に分けられる．リンパ線は後頭部，前耳介，後耳介，耳下腺，頰部，下顎，顎下，オトガイ下，浅頸，深頸，副神経，鎖骨上リンパ節に分

類される．

　健常ではリンパ節は触知しない．肥大して触知するリンパ節はリンパ節症とよばれ，炎症，感染や腫瘍にみられる[22]．炎症性（感染性）の原因は局所性および全身性であり，細菌性やウイルス性疾患による．炎症性リンパ節症はサルコイドーシスや結合織性疾患のような非感染性疾患もある．腫瘍性にリンパ節が増殖する場合は，リンパ節の原発性腫瘍か転移性腫瘍である．

　頭頸部領域でもっとも肥大しやすいリンパ節は頸静脈二腹筋リンパ節であり，上気道ウイルス性感染により肥大する[22]．このリンパ節は下顎角の前下方にある．孤立性の肥大は通常局所的原因によるが，多発性肥大は全身的疾患による．リンパ節肥大の様式は病態を反映する．リンパ節肥大が軟らかく，可動性であり，圧痛があれば炎症性であることが多い．一方，硬く，周囲組織に癒着し，圧痛がなければ腫瘍性を疑う．非疼痛性のリンパ節症の鑑別診断としてはホジキン病，非ホジキンリンパ腫，白血病，形質細胞腫が挙げられる．リンパ系に重度の疼痛を示すのは局所的急性炎症や感染症に続発する場合が考えられる（図10-5）．

## 血管系

　血管性疾患も頭痛・顔面痛の原因となりうる（図10-6）．巨細胞性動脈炎（側頭動脈炎）は側頭動脈や他の大動脈に肉芽腫形成性炎症を起こし顎顔面痛を生じる．本疾患は高齢者の白人に多く，頭痛，顎顔面痛，顎跛行，視力障害，肩や腰部の疼痛のほか，素質的な自覚的症状を特徴とする[23]．他の症状としては，側頭動脈の圧痛と硬結，赤血球沈降速度の亢進がみられる．虚血性視神経症をともなった毛様体動脈炎により失明することがある[23]．したがって，迅速な診断とステロイド療法が必要である．

　頸動脈圧痛とは頸動脈に圧迫を加えるときに起こる片側性頸部疼痛である．最近ではこの診断は根拠が薄いことにより，用いられなくなってきている[24]．

## 唾液腺

　耳下腺，顎下腺，舌下腺の三大唾液腺がある．耳下腺が最大であり，耳の前下方で咬筋の浅層に位置する．耳下腺管（ステノン管）は耳下腺の上前方より起こり，頬骨弓下方を前方に上顎第二大臼歯頬側に開口する．知覚神経は三叉神経耳介側頭神経により支配される．分泌神経線維は舌咽神経に支配されるが，途中で耳介側頭神経に入る[25]．顎下腺は口腔底後方で，顎舌骨筋の下後方に位置する．顎下腺管は腺体の深部から顎舌骨筋後縁を回って前方に走行し，舌小帯基部（舌下小丘）に開口する．舌下腺は三大唾液腺のなかで最小であり，顎舌骨筋上方の前方口腔底粘膜下で下顎小臼歯犬歯部に位置している．舌下腺では多くの小さな排出管が直接口腔か，または顎下腺管に開口する．顎下腺と舌下腺の両方とも知覚神経は舌神経であるが，分泌神経は鼓索神経である[25]．

　唾液腺原発疼痛は炎症性，感染性，外傷性もしくは腫瘍性である．疼痛をともなう唾液性疾患は唾液腺炎，唾石症，流行性耳下腺炎，腫瘍がある．食事痛，腫脹，硬さ，

### 図10-5　リンパ系に由来する頭痛・顔面痛

**原発痛**
局所および全身的細菌感染
局所および全身的ウイルス感染
原虫感染症
リーシュマニア症
川崎病
サルコイドーシス
クローン病
結合組織病
白血病
リンパ腫
転移性疾患
薬物性疼痛

### 図10-6　血管系に由来する頭痛・顔面痛

**原発痛**
クモ膜下出血（IHS 6.2.2）
未破裂血管奇形（IHS 6.3）
嚢状動脈瘤（IHS 6.3.1）
動静脈奇形（IHS 6.3.2）
巨細胞性動脈炎（IHS 6.4.1）
原発性頭蓋内血管炎（IHS 6.4.2）
全身性エリテマトーデス（IHS 6.4.3）
頸動脈解離，椎骨動脈解離（IHS 6.5.1）
動脈内膜剥離術後（IHS 6.5.2）
脳静脈血栓症（IHS 6.6）
動脈高血圧（IHS 10.3）

### 図10-7　全身疾患に由来する頭痛・顔面痛

貧血
副腎皮質不全
関節炎
　　関節リウマチ
　　骨関節炎
　　乾癬性関節炎
　　全身性エリテマトーデス
炭酸過剰血症をともなう慢性肺不全
糖尿病
線維筋痛症
橋本甲状腺炎
帯状疱疹
HIV / AIDS
高血圧／褐色細胞腫
伝染性単核症
虚血性心疾患
ライム病
閉経
月経
転移性悪性腫瘍
多発性硬化症
原発性悪性腫瘍
腎不全（尿毒症）／透析

圧痛などの随伴症状により唾液腺疼痛の鑑別は困難ではない．

## 全身的原因

　頭痛や顔面痛をともなう全身疾患は多数ある．そのなかには代謝性疾患，内分泌疾患，感染症，自己免疫疾患，心血管系疾患，腎疾患，肺疾患がある．図10-7にはこれら全身疾患のなかで主な疾患を記載してあるが，それらについては本章では記載しない．しかし，患者が顎顔面痛にともなって発熱，倦怠感，全身痛，故意ではない体重減少や増加，慢性疲労，頻脈あるいは心悸亢進，胸部痛，呼吸難，極端な空腹や口渇，皮膚病変などの全身的な他覚的兆候や自覚的症状を訴える場合には全身疾患を疑わなくてはならない．こうした場合には，臨床医は重篤な疾患を見過ごして顔面痛を治療する，といった罠にはまらないように注意しなければならない．これらの疾患や他の素質的な自覚的症状については第4章を参考にされたい．

## 参考文献

1. The International Classification of Headache Disorders, ed 2. Cephalalgia 2004；24(suppl 1)：9-160.
2. Weiss HD, Stern BJ, Goldberg J. Post-traumatic migraine：Chronic migraine precipitated by minor head or neck trauma. Headache 1991；31：451-456.
3. Göbel H, Edmeads JG. Disorders of the skull and cervical spine. In：Olesen J, Goadsby PJ, Ramadan NM, Tfelt-Hansen P, Welch KM(eds). The Headaches. Philadelphia：Lippincott Williams & Wilkins, 2006：1003-1011.
4. Beck RW, Smith CH. Trigeminal nerve. In：Duane TD, Jaeger EA(eds). Biomedical Foundations in Ophthalmology. Philadelphia：Harper & Row, 1983：1-16.
5. Orcutt JC. Ocular and periocular pain. In：Loeser JD(ed). Bonica's Management of Pain. Philadelphia：Lippincott Williams & Wilkins, 2001：925-935.
6. Jaeger B. Head and neck pain：Overview of head and neck region. In：Simons DG, Travell JG, Simons LS(eds). Travell & Simons' Myofascial Pain and Dysfunction：The Trigger Point Manual. Baltimore：Lippincott Williams & Wilkins, 1999：237-277.
7. Blehm C, Vishnu S, Khattak A, Mitra S, Yee RW. Computer vision syndrome：A review. Surv Ophthalmol 2005；50：253-262.
8. Göbel H, Baloh RW. Disorders of ear, nose, and sinus. In：Olesen J, Goadsby PJ, Ramadan NM, Tfelt-Hansen P, Welch KM(eds). The Headaches. Philadelphia：Lippincott Williams & Wilkins, 2006：1019-1027.
9. Simons DG, Travell JG, Simons LS. Travell & Simons' Myofascial Pain and Dysfunction：The Trigger Point Manual. Baltimore：Lippincott Williams & Wilkins, 1999.
10. Wright EF. Referred craniofacial pain patterns in patients with temporomandibular disorder. J Am Dent Assoc 2000；131：1307-1315.
11. Dray TG, Weymuller EA. Pain in the ear, midface, and aerodigestive tract. In：Loeser JD(ed). Bonica's Management of Pain. Philadelphia：Lippincott Williams & Wilkins, 2001：936-947.
12. Lanza DC, Kennedy DW. Adult sinusitis defined. Otolaryngol Head Neck Surg 1997；117：S1-S7.
13. Brook I. The role of bacteria in chronic rhinosinusitis. Otolaryngol Clin North Am 2005；38：1171-1192.
14. Wolff HG. Wolff's Headache and Other Head Pain. New York：Oxford Univ Press, 1948.
15. McAuliffe GW, Goodell H, Wolff HG. Experimental studies on headache：Pain from the nasal and paranasal structures. Res Publ Assoc Res Nerv Ment Dis 1943；23：185-206.
16. Williams JW, Simel DL, Roberts L, et al. Clinical evaluation of sinusitis. Ann Intern Med 1992；117：705-710.
17. Silberstein SD, Willcox TO. Nasal disease and sinus headache. In：Silberstein SD, Lipton RB, Dalessio DJ(eds). Wolff's Headache and Other Head Pain. New York：Oxford Univ Press, 2001：494-508.
18. Hadley JA, Schafer SD. Clinical evaluation of rhinosinusitis：History and physical examination. Otolaryngol Head Neck Surg 1997；117：S8-S11.
19. Viani L, Donnelly M. Non-malignant diseases of the pharynx. In：Jones ES, Phillips DE, Hilgers FJ(eds). Diseases of the Head and Neck, Nose and Throat. London：Arnold, 1998：574-585.
20. Sharp J, Watkinson JC. Surgical anatomy of the head and neck. In：Jones AS, Phillips DE, Hilgers FJ(eds). Diseases of the Head and Neck, Nose and Throat. London：Arnold, 1998：11-23.
21. Berne RM, Levy MN. Physiology. St Louis：Mosby, 1998.
22. Scully C, Porter S. Orofacial disease：Update for the dental clinical team. II. Cervical lymphadenopathy. Dent Update 2000；27：44-47.
23. Wall M, Corbett JJ. Arteritis. In：Olesen J, Goadsby PJ, Ramadan NM, Tfelt-Hansen P, Welch KMA(eds). The Headaches. Philadelphia：Lippincott Williams & Wilkins, 2006：901-910.
24. Biousse V, Bousser M. The myth of carotidynia. Neurology 1994；44：993-995.
25. Bradley PJ. Tumors of the salivary gland. In：Jones AS, Phillips DE, Hilgers FJ(eds). Diseases of the Head and Neck, Nose and Throat. London：Arnold, 1998：329-346.

# II軸：生物行動学的考察

木野　孔司・和気　裕之 訳

## 生物行動学的モデルの基盤

　疼痛の伝達における，上行性および下行性神経回路の修飾調節を理解するうえでの科学的進歩は，情動，注意および予測といった，非生物学的変数が疼痛伝達を演じるという重要な役割に焦点を当ててきた．情動と認知が口腔顔面痛を強めたり弱めたりしうるという事実[1]は，疾患の生物行動学的モデルの採用を必要とする．行動要因は広範な行動科学理論(たとえば，学習原理，対人処理，家族システム，社会的学習)および変化に対するテクニック(たとえば，リラックストレーニング，対人精神療法，バイオフィードバック，認知療法，呼吸リズム同調法)を包含する．行動要因がなぜ生物システムの機能化に貢献するのかという文脈で議論される場合に，生物行動学的という用語を用いるのが適切である．口腔顔面痛疾患の発症と管理における生物行動学的要因の役割について調べるなら，読者は他の書物にあたると良い[2,3]．

　第1章で述べたように，Engel[4]は生物学に焦点を当てた生物医学モデルは，疾患状態の進行を十分には説明しえないことに言及した．そのため彼は生物心理社会学的という用語を導入し，機能(または機能障害)を引き起こし，あるいは維持する生物，心理状態，社会的環境間の複雑な相互関係を記述した．生物行動学的という用語を用いることは，医学生物学的という言葉を用いることに類似しており，両者の概念ともEngelの生物心理社会学的モデルに含まれる．生物行動学的という言葉の使用は，生物システムの機能化に貢献するものとして行動要因への注意を喚起する．

　口腔顔面痛に生物行動学的モデルを採用するということは，治療における線形で一次元的モデルから二次元的アプローチに置き換えることを必要とする．臨床家が歯科的あるいは心理的な治療を提供したとしても，それが機械的(たとえば単一の原因を特定し，1つの原因を治療し回復を観察する)であって，口腔顔面痛の疼痛状態を理解するための線形モデルであるなら，不完全な療法を生む不完全なモデルである．患者の

現在の訴えや現時点での適応戦略に行動学的，心理的，社会的次元を治療計画に割り当てることなくしては，効果的な疼痛管理が達成されることはないだろう．治療に対するこの多面的哲学は，必ずしも歯科医師，心理学者，理学療法士，内科医を揃えた多専門性クリニックを必要とするわけではない．それ以上に生物行動学的展望をもった臨床家自身による世界観を必要とする．

疼痛は複雑な現象であり，生物学的および心理学的要因に影響される．大脳の視床皮質基底部神経節回路が疼痛感覚を発生させる．しかし疼痛は知覚経験であるため，その侵害刺激そのものの強度以外の要因によって変容しうる．たとえば疼痛経験を増幅する興奮要因には，恐れ，不安，注意，それに疼痛への予測がある．逆に自身に対する信頼，前向きな情動状態，リラクセーション，疼痛が管理可能であるという確信は疼痛の評価を減弱させる[5]．

疼痛障害に対する生物行動学的アプローチには，疼痛状態に関連する，疼痛の裏に横たわる行動学的，心理学的，生理学的混乱を評価すること，および患者が障害を取り扱うための，新たなスキルを学ぶ手助けをすることがある．それらのなかには精神的治療専門家への紹介も含まれる．自覚症状の身体的および心理学的側面双方の効果的生物行動学的な症状管理は，多くの患者にとっては理解しにくいかもしれず，特に疼痛が慢性化している（たとえば3～6か月以上持続している場合）患者にとってはなおさらである．これらの患者は，一定レベルの機能を維持することを可能にするための対処パターンを採用していることがある．しかし，ときにこれらの対処努力が悪い適応を生じさせ，疼痛の状況を超えて日常生活の範囲にまで影響を拡大していることがある．たとえば，疼痛のために日常活動のなかで楽しみとなることを停止している患者は，抑うつを亢進させる傾向がある．悪い適応パターンが現れるとき，口腔顔面痛臨床医はそれらを適切に認識し，管理する準備をすることが重要である．これに失敗すると苦痛を長引かせ（疼痛に対する個々人の否定的情動反応），効果的な自覚的症状の管理を妨げる．悪い適応対処パターンはまた，すでに疼痛発現以前からあったり，障害の増悪に貢献したり，また強める可能性すらある．同様に，急性痛が一定期間に解決されないままだと慢性に移行し，結果として患者の個人的，対人関係，職業生活を決定的に損なう行動学的，情動的，認知的パターンをつくりだし，またそれを維持させるということも起こりうる．そのような混乱の重症度は本章の次項以降で述べる，さまざまな精神病理学的病態の1つというかたちをとることさえある．

生物行動学的観点はあるモデルを導入する．それによって患者の心理社会的過程に焦点を当てた面接を含む評価過程が，患者の現在の疼痛を理解し，概念化するための広範な見方を提供する．患者の述べる疼痛経験が，完全に心理学的ないし精神障害的要因に基づいていることは稀である．しかし同様に疼痛，特に3～6か月以上持続する疼痛が，何らかの程度であれ，心理的要因の影響を受けていないということを見いだすことも稀である．心理学的要因はまた，同程度の疼痛に対する反応にみられる個々の患者間の違いを説明しうる．たとえば，ある患者は0～10のスケール（0は無痛，10

はもっとも強い疼痛を表す)で7という疼痛強度を報告し，そのレベルの疼痛のため完全に何もできないと述べる．同じく7という強度を報告する他の患者は，疼痛に適応対処しており，大部分の日常活動は続けているかもしれない．疼痛状態に対する反応は，現実的には個人差がありうるので，疼痛の受容強度は，必ずしも表された個人の疼痛反応とリンクしているとは限らない．

　十分な心理社会的履歴を知ることなく，多くの慢性疼痛状態の治療結果を予測することは困難である．しばしば患者は長期にわたる口腔顔面痛の管理法を学ぶことが，かなりの割合で助けになる．継続する生物行動学的問題が自覚的な症状の管理のためのスキルを促進したり，あるいは妨害したりしうる．しかしながら現実には，それは疼痛を「治す」ことではなく，科学の実践を通じて発展し，改良してきた身体的，心理学的手段によって疼痛管理を学ぶということである．

## 発展しつつある生物行動学的枠組み

　口腔顔面痛の臨床家は，初診時の問診の間に生物行動学的問題の役割を評価するという戦略を発展させる必要がある．もちろん，その仕事は生物行動学的診断をするためのものではない．むしろ歯科臨床医の役割は患者の臨床像の複雑さをスクリーニングによって判断し，また治療計画に歯科以外の追加手段を含めるかどうかを決めることである．このスクリーニングには潜在的な精神障害を同定するのに用いる，妥当性と信頼性が示されている質問票がある．客観的な質問票は，初診時問診でつくられた臨床判断のみに頼るのではなく，意思決定への補助的アプローチを臨床医に提供する．たとえば歯科臨床医が，疼痛患者の精神状態の正確な判断をすることは困難だというエビデンスがある[6]．特にOakleyら[6]は歯科医師が精神病理を過剰に評価すると報告している．これらの結果は，スクリーニング質問票の使用が正確な臨床上の意思決定を向上させるのを助けることを示唆している．

　あるスクリーニング質問票には，患者の現在の疼痛強度，正常な生活活動への疼痛の干渉程度，疼痛のコントロール能力，仕事への疼痛の影響力，より専門的な心理学的ないし精神科的診査の必要があることを示す現時点での指標(たとえば抑うつや不安程度)について評価することが含まれる．現在疼痛は0〜10の疼痛スケールを用いることで，もっとも簡便に評価される．現在疼痛レベル，平均疼痛レベル，もっとも強い疼痛レベルを評定し，次いでこの三者を平均化することが疼痛強度の良い全般的指標になるということを示唆するデータがある[7]．同様に日常生活への干渉の程度，疼痛コントロール能力，疼痛の仕事への影響力は同じようなアプローチで評価しうる．自己評価での高い疼痛レベル，干渉レベル，影響力レベル，同時に低い疼痛コントロール能力が一緒になると，さらなる生物行動学的評価が必要であることを示唆する[7,8]．

　ある種の症例には，妥当性と信頼性が証明されたスクリーニング質問票が有用である．たとえば，Symptom Checklist-90改訂版(SCL-90-R)[9]は，重大な心理学的機能障害の自覚的症状に対する客観的で妥当性のあるスクリーニング質問票を臨床医に提供

する．これを使用するには，実施，スコア化および解釈にトレーニングが必要であり，本章の守備範囲を超えているが，教育を続けることで，あるいは他のまとめられたトレーニングプログラムによって容易に達成しうる．他の標準化されたスクリーニング質問票は，抑うつとか不安といった特異的な範疇のためのものである[10-12]．

## 2軸診断化の実行

口腔顔面痛の病因における心理学的要素の認知を反映させるために，これらの障害に対する多軸疾病分類がつくられ実施されている．American Psychiatric Association（米国精神医学会）による精神障害[13]やInternational Association for the Study of Pain（国際疼痛学会）による疼痛障害のために多軸診断が発展したのと同様に，Research Diagnostic Criteria for Temporomandibular Disorders（RDC/TMD）が1992年に科学者と臨床家のグループによって作成された[14]．Ⅰ軸領域は疾患の身体的性質に焦点を当て，前章に記述されたさまざまな口腔顔面痛病態を含む．Ⅱ軸領域は疼痛経験への患者の適応，疼痛そのものの結果としての疼痛に関連した不能に焦点を当て，標準化され妥当性がある評価手段に基づいて，口腔顔面痛病態がどの程度心理学的苦悩，不能，機能不全（正常活動の重大な損壊）に関連しているかを評価する．RDC/TMDのⅡ軸は慢性口腔顔面痛に随伴する情動的続発症や機能制限を体系化し，精神障害の正式な診断と治療のために，患者を適切な医療供給者（たとえば精神科医，臨床心理士）に紹介する必要があるか否かを決定するための試みであった．

RDC/TMDのⅡ軸はオリジナルのものと，1996年にAAOP（米国口腔顔面痛学会）ガイドライン[15]に初めて発表されたⅡ軸とは違いがある．当初のAAOPのⅡ軸の目的は，単に口腔顔面痛患者間によくみられる精神科的病態への導入を示すことであった．RDC/TMDのⅡ軸は口腔顔面痛の心理学的および生物行動学的要素，またそれらが慢性口腔顔面痛の発現，維持に果たす役割を診査するために作成された．RDC/TMDのⅡ軸使用に関するより詳細な情報のためには，読者はこれらの測定法への包括的導入のため，他を参照されたい[8,14]．

## 一般的障害の定義と一般的特徴

家庭や職場関係での軋轢，経済的問題，文化的再適応といったストレスに満ちた生活上の出来事が病気や慢性疼痛を起こしうる[16,17]．環境ストレッサーは緊張，危機感，不安感を高め，ストレスは筋緊張に転換されてパラファンクション行動を増加させるために，これが次に咀嚼システムへの不利な負荷（クレンチングや歯ぎしり）を増加させる[18]．すべてのストレッサーが筋緊張増加をまねき，筋緊張の増加がいつも疼痛をつくりだすというわけではないが，個々の臨床症状を評価する際に，これを考慮することは識別を可能にする．多くの精神的病態が口腔顔面痛に影響をうけ，あるいは結果として出現するが，本章では限定したグループのみに的を絞る．さらに完全な他の精神病態についての記述を求めるなら，

読者には現在の Diagnostic and Statistical Manual for Mental Disorders, Fourth Edition (DSM IV)[13]を参照されることを勧める．Gatchelらは，もっとも高頻度に発生する精神障害は大うつ病，不安障害，パーソナリティ障害であると報告している[19]．本章に掲載したその他の障害は，発生頻度は低いものの，口腔顔面痛臨床医が確定診断や治療のために，紹介できるようにするうえで知っておくべきものである．

## 大うつ病性障害（ICD-9 296.2x）[13]

大うつ病は口腔顔面痛患者に，もっとも普遍的にみられる精神障害の1つと考えられてきた[19]．最近の臨床データは，口腔顔面痛の治療を求める患者のほぼ3人に1人が，抑うつの診断に合致する自覚的症状を経験していることを示している[20]．大うつ病の診断には，少なくとも抑うつ気分である自覚的症状をもつか，あるいは興味や喜びの欠如を示し，少なくとも以下の自覚的症状のなかの5つが2週間以上続いていることが必要である．(1)ほぼ終日にわたる抑うつ気分，(2)すべて，またはほとんどの日常活動における興味あるいは喜びの減退，(3)体重減少あるいは食欲の変化，(4)不眠あるいは過眠，(5)精神運動興奮あるいは遅滞，(6)疲労感あるいはエネルギー減退，(7)無価値観あるいは罪責感，(8)思考能力あるいは集中力の減退，(9)死あるいは自殺への思考である．このような自覚的症状が苦悩を発現させ，機能を損ない，医学的病態とか薬物使用によるものでない場合，診断は大うつ病であろう．

抑うつは疼痛の知覚と知覚コントロールに重大な影響力をもちうる[21]．抑うつはまた，患者自身が疼痛治療計画に従うといったセルフケアに携わる能力を減退させる．大うつ病は深刻で，潜在的に生命を脅かす病態であり，効果的な治療のために適切な医療提供者に紹介することが疼痛障害のケアに必須である．

## 不安障害

### 全般的不安障害（ICD-9 300.02）[13]

全般的不安障害（GAD）は持続的で過剰な不安，あるいは6か月以上不安が続いている場合に診断される．GAD患者はこれらの感覚をコントロールすることができず，以下の自覚的症状の少なくとも3つが存在する．落ち着きのなさ，疲労，注意集中困難，短気，筋緊張，睡眠障害である．押さえるべき追加情報として，不安と悩みは他の精神障害，薬物使用，医学的病態，対人関係や仕事達成に関する重大な障害とは関連しない．口腔顔面痛患者集団の10〜30%がGADを経験していると見積もられている．GADの治療のための精神科紹介は，最初に口腔顔面痛そのものの治療を始めるかどうかという迷いのために，決定が遅れがちである．

### パニック障害（ICD-9 300.01）[13]

GADに比べると頻度はごく少ないが，パニック障害は突然で強烈な恐れや恐怖の発現があり，しばしば何らかの被害を今にもこうむるだろうという思いを抱いている．これらの患者が，関連した胸部痛，動悸，

促迫呼吸のために，あたかも死にかかっているかのような感覚を抱くことは稀でない．パニック発作の患者は息苦しさや窒息感を訴え，思考コントロールを失うことを恐れる．パニック障害はパニック発作が起こることで診断され，少なくとも以下に示す基準の1つが，少なくとも1か月継続する：また発作が起こるのではないかという執拗な懸念，発作の意味と結果への過度な心配，発作や発作に対する恐れに関係した行動の著明な変化である．追加事項として，パニック発作は器質的病態や薬物使用によることはありえない．パニック障害は多くはみられないが，もしそれがあるなら，即座に注意を向け，対処のためのスキルを必要とする病態である．

外傷後ストレス障害（ICD-9 309.81)[13]

かなりな数の専門家の興味と一般人に生じ始めた関心が，外傷経験からの続発症に向けられてきた．肉体に対する暴力や性的虐待が，広範な身体的，情動的な自覚的症状の病因になるということが現在よく認識されている．外傷後ストレス障害（PTSD）の本質的な特徴とは，個人的な直接体験であるとか，現実の死や瀕死状況，あるいは重篤な外傷，肉体的ないし精神的健全さに対する脅威を目撃するといった外傷的事件を経験した後に，特徴的な自覚的症状が発現することである．典型的な自覚的症状には，外傷的な出来事を執拗に心理的に再体験する，執拗に外傷に関連した刺激を避ける，あるいは全般的な反応性の鈍麻，増加した過覚醒状態の持続といったものがある．十分な自覚的症状所見が1か月以上継続し，

その障害は臨床的に重要な苦悩や日々の生活機能の低下を引き起こさねばならない．小児にとって，性的外傷には恐怖とか実際の暴力や外傷がなくとも，発育期に不適切な性的体験をするということも含まれる．この障害は，自然災害とは対照的に，外傷体験が人間によって計画された目的（たとえば拷問とか強姦）によってなされた場合に，特に重篤で長期間続くことがある．この障害の発現の可能性は，その事件の大きさや事件への身体的かかわりの程度が増大することにともなって増加する．

外傷の心理的再体験は繰り返し起こり，しかも絶えず再修正され，苦悩に満ちた夢として発生する．さらに稀な例として，短い解離状態やフラッシュバックのかたちをとる．その間，外傷体験の構成要素が追体験させられ，その当時の体験をまた経験しているかのように行動する．患者が，その外傷体験に類似していたり，その体験をある側面で象徴化しているような，引き金となる出来事（たとえば，エレベーター内で襲撃されたり，強姦を受けた人間にとってのエレベーターへの乗り込み，口腔内に性的暴行を受けたり，外傷を負った人間にとっての口腔内疼痛や口腔内処置）に遭遇すると，しばしば強烈な心理的苦悩や身体反応が発生する．

典型的な例では，この病態をもった人びととはそのような外傷体験について考えること，感じること，あるいは会話を避けるように慎重な努力をする．またある場合には，その体験の重要な側面に対して記憶を喪失させる．*精神的無感覚，感情鈍麻*（特に親密で，愛情のこもった性的状況において）とよばれる心理的反応性の減弱は，以前には楽しみだった活動への興味と情動反応能力の著し

## 一般的障害の定義と一般的特徴

い減弱をともなう．外傷以前にはなかった不安や過覚醒の執拗な自覚的症状があり，睡眠障害，悪夢，過度な不眠症，過剰な驚愕反応をともなう．この過覚醒には，心電図，筋電図，汗腺活動性によって測定可能な自律神経の活性化をしばしばともなっている．

幼い子どもにとっては，その出来事についての苦悩に満ちた夢は，一般化した悪夢に変化することがある．幼い子どもは記憶している過去を追体験するという感覚をもつことはなく，むしろ繰り返し行う遊びのなかで外傷を変化させたかたちに再創造することが多い．たとえば，交通事故に巻き込まれた子どもはおもちゃの自動車の衝突シーンを再演する．また性的外傷を受けた子どもはおもちゃの動物に性器接触を演じさせる．

しかしながら，外傷を体験した患者における精神病理のすべてをPTSDとすべきではない．ストレッサーに曝露される前に存在していた回避，鈍麻，過覚醒などの自覚的症状は，PTSDの診断基準に合致することはなく，気分障害や不安障害といった診断をさらに考慮すべきだろう．急性ストレス障害は，外傷から4週間以内に自覚的症状が発現し，その後消失するのでPTSDとは区別される．適応障害は，極度なストレッサーに対する反応がPTSDの基準に合致しない，あるいはストレッサーそのものがそれほど大きくない場合に診断される．

最近のエビデンスは，口腔顔面痛患者のかなりの割合がPTSDを経験してきたという基準に合致するようだ[22,23]．この比較的高い発症割合は，外傷的ライフイベントへの曝露が口腔顔面痛[24]や，同様に他の疼痛病態[25]をもつ患者では一般的であるということを示す他のデータとも一致する．これらのデータを考慮に入れると，臨床家はPTSDの兆候に注意し，治療のために適切な紹介ができるようになることが必要である．この障害の特徴である，自律神経系の活性化，知覚のゆがみ，自分自身の必要性への否定は，潜在する障害に取り組まないかぎり，治療効果を大きく妨げるだろう．

PTSDの自覚的症状のいくつかは，他の障害における側面と同様なものがあることから，慎重に鑑別する必要がある．たとえば強迫性障害においては，反復する不適切な脳裏に入り込んで来る思考が経験されており，この思考は体験した外傷とは関連しない．PTSDのフラッシュバックは統合失調症や他の精神病態に生じる錯覚，幻覚，その他の知覚異常とは区別されねばならない．最後に，経済的利得や判決が何らかの役割を果たしている状況においては，最近，「偽記憶症候群」として公開されたいくつかの判例で証言されているように，詐病が除外されねばならない．

### 薬物使用障害[13]

口腔顔面痛患者が現在，あるいは過去に薬物使用障害をもっていたことは稀ではない．これらの障害には依存，乱用，中毒，禁断がある．薬物依存は臨床的に重大な損傷や苦悩を引き起こす薬物使用のパターンとして定義される．薬物乱用は仕事，学校，家庭の役割義務を果たすことに失敗する，使用しながら車を運転するといった肉体的に危険な行動をとる，使用によって法律的問題を起こす，持続的な薬物使用に関連した対人関係の問題を生じるといった，重大で否定的な結果をもつ薬物使用パターンが

ある．薬物中毒は肉体的，行動学的，心理学的変化を引き起こす薬物の摂取に関連した可逆的な他覚的兆候と自覚的症状である．禁断は一定期間を超えて摂取してきた薬物の摂取減量，中止にともなって発生する薬物特異的な肉体的，行動学的，心理学的変化である．

口腔顔面痛臨床家は耽溺と偽性耽溺という用語にも慣れておくべきである．耽溺には以下のなかの1つ以上の特徴がある．薬物使用に対するコントロール不良，強迫観念的薬物使用，自傷をいとわない連続使用，それに薬物への渇望である．耽溺者はしばしば処方や計画に従った服薬をせず，多くの臨床医を繰り返し受診し，自分の処方箋をなくした，ないし盗まれたと繰り返し訴えがちである．慢性疼痛をもった患者において，耽溺と偽性耽溺とを区別することが重要である[26,27]．偽性耽溺は同様な行動が典型的に存在し，耽溺のように見える．しかし，偽性耽溺では投薬中の特定できる(たとえば，がん性疼痛，ニューロパシー性疼痛，術後疼痛)侵害刺激を有しており，そのため，患者は効果的な治療を探し続けている．そのような患者に適切な投薬がなされると，耽溺様の行動は治まる．明らかに，活性化した侵害受容に対する投薬下にある偽性耽溺患者と，疼痛を訴えることでオピオイドを求め続ける患者とを分けるには臨床家による，患者についての十分な知識が必要である．特に偽性耽溺ケースでは，特定された侵害受容に対する投薬の的確さとともに，投薬を求める行動の依存的性質について経過記録を明確につけるべきである．

これらの障害はアルコール，アンフェタミンないし同様な合成物，カフェイン，大麻，コカイン，幻覚剤，吸入剤，ニコチン，オピオイド，フェンシクリジンないし同様な合成物，それに鎮痛薬／睡眠薬／抗不安薬といった11の薬物分類のなかで発生する．疼痛臨床医は潜在する乱用障害に用心すべきである．臨床医が耽溺障害の管理に特別なトレーニングを受けないかぎり，それを実施する医療提供者に紹介することが適切な標準医療である．紹介に成功するためには，薬物乱用という問題をもった患者と信頼関係をつくり上げることが重要である．

### 睡眠障害[13]

2つの主要な睡眠障害がある．疼痛臨床家が遭遇しやすいものとしての，原発性不眠症(ICD-9 307.42)と呼吸関連睡眠障害(たとえば睡眠時無呼吸　ICD-9 780.59)である．その他のナルコレプシーとか夜間驚愕といった睡眠障害は，慢性疼痛状況では稀である．原発性不眠症は入眠困難や睡眠維持困難が少なくとも1か月以上継続しているものである．この病態は人間関係や雇用など，患者の生活に多くの場面で悪影響を及ぼす．本来の不眠症の診断には，抑うつ，不安，薬物や物質使用が睡眠異常に影響していないことが明らかでなければならない．

呼吸関連睡眠障害は睡眠を阻害し，しばしば昼間の眠気を起こす呼吸障害である．呼吸問題はたいてい気道の障害や中枢性無呼吸の結果であるが，中枢型肺胞低喚起症候群の結果であることもある．後者の場合は睡眠医学のトレーニングを積んだ内科医に紹介すべき医学的障害である．慢性疼痛患者に睡眠障害があるのは一般的であり，睡眠障害そのものの適切な管理が，患者管

理における生物行動学的アプローチの重要な要素である.

## 身体疾患に影響する心理的要因 (ICD-9 316)[13]

もともとの主訴が医学的(肉体的)病態であり，1つないしそれ以上の，その病態に影響している精神的ないし生物行動学的問題がある場合，身体疾患に影響する心理的要因の診断がなされる．典型的なものとしては「咀嚼筋痛に影響する，恋人に対するストレスと怒り」といった例にあるように，診断は精神的関連要因と身体病態を結びつける．特定された問題は(1)身体病態の始まりと精神的ないし生物行動学的要因の開始が時間的に近接していること，(2)身体病態の治療を妨げていること，(3)健康へのリスクが増大していること，(4)身体病態を引き起こす，あるいは強める身体活動が増加していること，によってその障害に関与していなければならない．

この診断カテゴリーは，患者の身体病態管理能力に影響する可能性がある，随伴した精神的病態を臨床家が整理する手段を提供する．慢性疼痛の訴えは精神的および肉体的要因の複雑な相互作用を示すので，この診断カテゴリーを使用するのが一般的である．加えてこのカテゴリー名はまた，ある患者にとっては精神科病態の他の名称よりも受け入れられやすい．

## パーソナリティ障害[13]

最近のデータは，かなりの数の口腔顔面痛患者がパーソナリティ障害をもっていることを示している[19]．一般論として，パーソナリティ障害は思考が長い傾向にあり，行動は一般集団とかなり異なっており，本人や本人を取り巻く人びとにかなり悪い結果をまねく．こういった異常なパターンは性格のある断面における，誇張されたかたちや機能異常として現れる．パーソナリティ障害は疼痛を扱う臨床家にとって深刻な難問となっている．

パーソナリティ障害には，一般的な臨床像を分ける3つの基本的なグループがある．*A群*は奇妙なあるいは常軌を逸した障害(妄想性，シゾイド(統合失調症質)，失調型)であり，*B群*は情動的，劇的，予測不能的障害(反社会性，境界性，演技性，自己愛性)であり，*C群*は不安，恐怖障害[13](回避性，依存性，強迫性)である.

A群のなかで，妄想性パーソナリティ障害(ICD-9 301.0)は他人を信頼せず非常に懐疑的である．この患者は医者が言うことを過剰に解釈し，他人から受けた傷害や侮辱に対して不寛容である．シゾイドパーソナリティ障害(ICD-9 301.2)患者は他人から距離をおき，非常に限定された情動表現をする．この障害をもった人は付き合う人間が少なく，もしいるとしても親しい友人や家族であり，たいてい物事を一人で行う．失調型パーソナリティ障害(ICD-9 301.22)は，離人的で限定された情動表現については共通であるが，本質的に思考のゆがみと非常に特異な行動によっても特徴づけられる．ゆがんだ思考には神秘的思考，テレパシー存在の確信，超自然的空想などがある．特異的な行動には「特殊なパワー」を使った活動とか「指示する声」に耳を傾けるなどがある.

B群のなかで，反社会性パーソナリティ

障害(ICD-9 301.7)は，他人の権利をほとんど，ないし，まったく尊重しないことで特徴づけられる．このパーソナリティ障害には以下の特徴の少なくとも3つが必要である．(1)逮捕をまねくようなことをする，(2)嘘をつく，(3)将来を計画することはない，(4)けんかになるまでいらつき，攻撃的になる，(5)自分自身や他人の安全を無視する，(6)無反応，(7)他人を害する行動に対し自責の念や後悔を示すことがない．境界性パーソナリティ障害(ICD-9 301.83)は，人間関係の不安定性や行動の衝動性といったパターンを繰り返し表す．この不安定性とは，人間関係の性質が頻繁に変化しているかのように，繰り返しのかたちで関係に入ったり離れたりするというかたちをとる．境界性パーソナリティ障害の患者はしばしば見捨てられることをいやがる．この患者は薬物乱用，危険な性行動，過食，向こう見ずな運転，自殺を含む自傷行動をとると繰り返し脅したり，そのそぶりをする．また，顕著な情動の不安定性や強力で不適切な怒り，極端な思考(たとえば，あるときは臨床家を「今までで最高の医者」といい，数週間後では「無能なヒキガエル」と言う)がある．最後に，境界性パーソナリティ障害は脅迫観念や解離症状を示すことがある．

演技性パーソナリティ障害(ICD-9 301.5)は，突出した情動表現と注意喚起によって特徴づけられる．この患者は他人をいらだたせ，性的に魅力的であり，暗示には容易にかかりやすく，おそらくは正常に維持されている境界を不明瞭にしようとして，人間関係を現実以上に親密に受け取る．自己愛性パーソナリティ障害(ICD-9 301.81)の患者は大げさな動きをし，他人からの賞賛を強く求める．一方，他人への共感をあまり示さない．この患者は週末であろうと，医師が患者の必要に応じることを当てにする．

C群の障害には，日常経験について過度な不安や恐れを主要な姿とする人たちが含まれる．回避性パーソナリティ障害(ICD-9 301.82)は，社会的抑制感覚や，不適切で，どんな批判に対しても過度に過敏化する．依存性パーソナリティ障害(ICD-9 301.6)は，やたらと世話をされたがり，過度な依存心と捨てられることに対する恐れがある．これらの人たちは，長期にわたり改善がなくとも，あるいは現実には害をもたらされてもいないのに，彼らの病態に対する介護を求め続ける．強迫性パーソナリティ障害(ICD-9 301.4)[28,29]によって，完全さや整頓，および統制下にあることを求める衝動が，その人の毎日の生活を規制する．新しい考えや規則に対する寛容さに乏しく，細々したことや一覧表が非常に重要になる．強迫性パーソナリティ障害の患者は他人と一緒に働くことを好まず，たとえ価値のないものであろうと，あらゆることを自らの内に納め，将来起こる何らかの場合の手段としてため込む．

## 身体表現性障害[13]

精神疾患のなかで身体表現性障害カテゴリーは，患者は体性(身体)の症状を訴えるが，器質性疾患の証拠が認められない．そして，身体表現性障害のなかには身体化障害，鑑別不能型身体表現性障害，転換性障害，身体表現性疼痛障害，心気症，身体醜形障害(BDD)，および特定不能の身体表現性障害が含まれている．

身体化障害(ICD-9 300.81)

　身体化障害の特徴は，繰り返し起こる複数の身体の愁訴が数年にわたって存在しており，患者はその治療を探し続けているが，器質的原因が突き止められないでいることである．さらに，患者の生活には，治療が見つけられていないことによる著しい混乱や苦痛が存在する．臨床的な特徴としては，身体の愁訴にとらわれる，生活の困難性の否認，身体の愁訴の治療を熱心に求めるなどが含まれる一方で，治療の指示には従わない，自覚的症状が増幅される，などがある．身体化障害は30歳以前に始まり，経過は慢性でありながら変動的でもある．以前はヒステリーやブリケー症候群とよばれていた．愁訴の説明はしばしば演技的，あいまい，または誇張的であり，あるいは数多くの身体的診断が検討された複雑な医科や歯科の病歴そのものが愁訴の一部であることもある．患者は複数の医師による歯科治療を頻繁に，ときには同時に受けている．愁訴はしばしば複数の器官系にわたる．

　身体化障害の診断基準としては，部位(頭，腹，背，関節，四肢，胸，直腸など)や機能(咀嚼，月経，性交，排尿など)の少なくとも4つに関連した疼痛の病歴がなければならない．また，疼痛以外に少なくとも2つの胃腸の自覚的症状の病歴がなければならない．この障害を有するほとんどの患者が鼓腸や悪心を訴える一方，嘔吐や下痢や食物不耐性の訴えは少ない．さらに，疼痛以外に性的な自覚的症状または生殖器の自覚的症状の病歴が少なくとも1つなければならない．身体化障害における説明不能の自覚的症状は，意図的につくりだされたり，ねつ造されたりしたものではないので，注意されたい．

　身体化障害は比較的稀であるが，様式あるいは主な特徴としての身体化は，口腔顔面痛の患者には頻繁にみられる[30]．またRDC/TMD検査の筋圧痛点の数と，SCL-90-Rの身体化に関するスコアとの間に顕著な関連があることが示されている[31]．こうした臨床データは，身体化が口腔顔面痛患者の間で1つの対処様式となっていることを示している．

　不安と抑うつ気分はきわめてよくみられ，自殺の兆し・企図，反社会的な行動，および職場・対人関係・結婚生活の困難をともなっていることが多い．典型的な臨床経過は慢性で変動的で，症状が短期間で消失することは稀である．患者は，診察や検査を何度でも求めること，投薬治療を繰り返し試すこと，および不要な手術を不要だとは知らずに受けることを繰り返すなかで，医原性の合併症を病院の内外でしばしば経験する．

　鑑別診断としては，あいまいでわかりにくい複数の身体的な自覚的症状を呈する身体障害を除外する必要がある．また，複数の身体の妄想をともなう統合失調症，気分変調性障害，全般性不安障害，パニック障害，および転換性障害をこの診断分類から除外する必要がある．

鑑別不能型身体表現性障害(ICD-9 300.81)

　1つ以上の身体愁訴が6か月以上持続し，それを既知の歯科・一般身体疾患あるいは出来事や物質(外傷，薬物使用，投薬による副作用の影響など)では十分に説明できない場合，鑑別不能型身体表現性障害である可

## 11　II軸：生物行動学的考察

能性が高い．また，身体愁訴や結果として生じている障害が，病歴，身体の診察，または検査所見から予測されるものをはるかに超えている場合も，この障害が疑われる．自覚的症状は，社会や職場などの分野への順応機能に対して，臨床的に著しい苦痛または障害を引き起こしていなければならない．このカテゴリーは，身体化障害をはじめとする他の身体表現性障害の基準を，完全には満たさない身体表現性症状が持続している場合の受け皿である．

　説明不能の医学・歯学的な自覚的症状があったり，身体疾患を心配していたりするからといって，それが必ずしも精神病理を示唆しているとは限らないので，注意が必要である．説明不能の身体愁訴は，社会経済的地位が低い若い女性にもっとも多く認められるが，あらゆる年齢層，性別，社会文化圏に広くみられる．神経衰弱（疲労および虚弱を特徴とする症候群）は，自覚的症状が6か月以上持続しており，他の器質性疾患や精神障害と考えられない場合は，鑑別不能型身体表現性障害に分類する．

### 転換性障害（ICD-9 300.11）

　転換性障害の患者には，身体機能の喪失や変化がみられるが，これは身体障害を示唆するようで，実は心理的な葛藤または欲求の表現である．症状は随意的にコントロールされているわけではなく，他の身体障害や既知の病態生理学的機序では説明がつかない．転換性の自覚的症状が疼痛に限られる場合（「身体表現性疼痛障害」を参照），または性的機能の限局性障害に限られる場合は，転換性障害ではない可能性が高い．

　転換性の自覚的症状の発症により得られる，心理的な利点を説明する機序が2つ提唱されている．その1つによると，患者は，内なる葛藤や欲求を顕在意識の外へ追いやる，という「一次的利得」を得る．このとき，心理的な葛藤や欲求を強める環境的な刺激と，自覚的症状の始まりまたは悪化との間に，時間的な関係がみられることが多い．この場合，自覚的症状には，背後にある心理的葛藤の表出としての，および部分的な解決としての象徴的な価値がある．

　もう1つの機序によると，患者は，自分がいやな行動を避ける，または症状がなければ期待できない支援を周囲から得る，という「二次的利得」を得る．転換性の自覚的症状の場合，1つの発現に認められる自覚的症状は1つである可能性が高いが，その後の発現で部位や自覚的症状が変わることがある．

　通常，この自覚的症状は極度の心理的ストレス下で形成され，突然表出する．ヒステリーのような性格特性がみられるのが一般的だが，必ずというわけではない．また，障害の深刻さと不釣り合いなほど自覚的症状への関心が欠けている，いわゆる「満ち足りた無関心」（または「美しき無関心」）がみられる場合がある．しかし，この特徴はみずからの状況に平然としている一部の重篤な医科患者にもみられるため，診断的な価値はほとんどない．

　一般的な発症年齢は，小児期後期または成人期初期で，10歳以前や35歳以降は稀である．はっきりとした転換性障害が中年または老年期に初めて発症した場合には，神経学的な疾患または他の一般身体疾患が隠されている可能性が高い．

あいまいでわかりにくい複数の体性の自覚的症状を呈する一部の身体疾患（多発性硬化症，全身性エリテマトーデスなど）は，経過の初期に転換性症状と誤診される可能性がある．既知の身体疾患と自覚的症状が一致しない場合や，愁訴が神経系の解剖学的な分布と明らかに食い違っている場合は，転換性障害と診断する．暗示，催眠術，または催眠分析によって自覚的症状が永久的に緩解した場合も，転換性障害と診断する（ただし，器質性疾患の患者にも，暗示によって一時的に改善がみられる場合がある）．

身体化障害や頻度は低いが，統合失調症は転換性の自覚的症状をともなうことがある．しかし，転換性の自覚的症状がこのような障害に起因する場合は，転換性障害と診断しない．一部の心因性疼痛は転換性の自覚的症状として説明することは可能だが，経過や治療の意味合いが違うため，そのような症例はすべて身体表現性疼痛障害に分類する．一方，疼痛のない一部の異常機能や非定型の顎運動障害は，診断カテゴリーとして転換性障害がふさわしいことがある．

心気症では，身体的な自覚的症状にとらわれるのが典型的であるが，通常は身体機能が実際に失われたり，ゆがんだりしているわけではない．身体的な自覚的症状をともなう虚偽性障害の場合，症状は定義上，随意的にコントロールされており，詐病が転換性の自覚的症状とまぎらわしい神経学的な自覚的症状を見せることは稀である．詐病の場合，自覚的症状は患者の随意的なコントロール下でつくりだされ，患者が置かれている状況から明白な目的がある．このような目的には，物質的な利益の期待やいやな仕事・責任の回避などが絡むことが多い．

身体表現性疼痛障害（ICD-9 308.8x）

この障害の臨床像は，疼痛の訴えが顕著で妥当な身体所見がない一方，疼痛の発症，重症度，悪化，または持続に一定の役割を果たす心理的要因のエビデンスがあるというものである．

気分障害，不安障害，または精神病性障害のほうが疼痛をうまく説明する場合は，身体表現性疼痛障害と診断しない．ただし疼痛は，他の情動状態に寄与する関連要因または増悪因子である可能性がある．

心理的要因が主な役割を演じていると判断され，一般身体・歯科疾患に疼痛の発症や持続に対する役割がまったくないか最小限である場合は，*心理的要因と関連した身体表現性疼痛障害*（ICD-9 307.80）と診断する．身体化障害の基準を満たしている場合は，この病型とは診断しない．

心理的要因や身体疾患（TMD（顎関節症）など）が疼痛の発症や持続と共存している場合は，*心理的要因と一般身体疾患の両方に関連した身体表現性疼痛障害*（ICD-9 307.89）と診断する．

この2つの病型には，急性（疼痛の持続期間が6か月未満）と慢性（疼痛の持続期間が6か月以上）を付加できる．歯科・身体疾患と関連した疼痛性障害の場合，疼痛の診断コードは，関連する身体診断が確立されていればそれに基づいて選択し，確立されていなければ疼痛の解剖学的部位に基づいて選択する．

身体表現性疼痛障害の場合，疼痛の自覚的症状は神経系の解剖学的な分布と食い違っている．あるいは，既知の病気とよく似ている場合は，器質病理学的に妥当な

説明ができない．同じように，疼痛を病態生理学的機序では説明できない（対照的なのが，たとえば頭蓋周囲筋の圧痛が絡む緊張型頭痛）．心理的な葛藤や欲求と明らかに関連がある環境的刺激と，疼痛の発症または悪化との間に時間的な関係がある場合は，疼痛の原因が心理的なものという可能性が考えられる．また，患者が疼痛を利用して自分がいやな活動を避けたり，症状がなければ期待できない支援を周囲から得たりしている可能性がある．

身体表現性疼痛障害では，感覚または運動機能の局所的な変化をともなうことがある（知覚異常や筋スパズムなど）．患者は，いくら医学的に保証されても改善を求めて医療専門家を頻繁に訪ねたり，疼痛が緩和しないのに鎮痛薬を過剰に服用したり，"病人の役割"を引き受けたり（慢性疼痛症候群など）することが多い．患者はたいてい，疼痛に対して心理的な要因が果たす役割を考えたがらない．疼痛に象徴的な意味があることがある．たとえば，不誠実な配偶者をもつ患者にとって，疼痛が"顔面を平手打ちされている"ことに相当している場合がある．普通，転換性の自覚的症状の既往がある．一方，性格特性に演技性がみられることは稀である．「満ち足りた無関心」になることも稀だが，訴えている痛みの強さのわりに疼痛の自覚的症状への関心はたいてい低い．不快な気分はよくみられる．

この障害は小児期から老齢期まで，生涯のどの段階でも発症しうるが，もっとも多い発症時期は青年期または成人期早期のようである．疼痛は通常，急に発症し，数日から数週間にわたって症状が重くなる．原因となっている出来事に適切な介入があったり，出来事が終結したりすると，自覚的症状が緩解することがある一方で，強化されると，何か月あるいは何年も持続することがある．機能障害の程度は疼痛の強さと持続期間によって異なり，社会的または職業的な能力にわずかに支障がでるというレベルから，まったく無力になって入院が必要となるレベルまで，さまざまである．もっとも深刻な合併症は医原性で，マイナートランキライザーや麻薬性鎮痛薬への依存や，不要な診察や治療介入の繰り返しなどが挙げられる．

強い心理社会的ストレスがあると，身体表現性疼痛障害になりやすくなることが知られている．一般集団での罹患率は不明だが，この障害と診断される患者には女性が多い．この障害を有する人の親族は，一般集団にみられるより，つらいけがや病気にかかっていることが多い．

疼痛愁訴を演技的に訴えることは，身体表現性疼痛障害と診断する根拠としては十分とはいえない．性格特性として，または話し方の文化的な様式として，演技的である患者は，器質性の不快感を表現するときに過度に演技的になる（が，精神医学的には正常）かもしれないからである．

身体化障害，うつ病性障害，または統合失調症の患者は，さまざまな部位の疼痛を訴える可能性があるが，疼痛が臨床像の中心となることは稀である．疼痛が他の精神疾患と関連している場合は，身体表現性疼痛障害を一次診断とはしない．このようなケースで付加的に身体表現性疼痛障害と診断するのは，疼痛が臨床的に注目される独立した対象になっている場合，疼痛によって臨床的に著しい苦痛または障害が引き起こされている場合，および疼痛が他の精神

障害に通常ともなうレベルを超えている場合に限定する．緊張型頭痛，ブラキシズム，運動や姿勢の異常は，身体表現性疼痛障害とは診断しない．これは，疼痛を説明する病態生理学的機序があるためである（なかには転換性障害の診断条件を満たす患者もいる）．

国際疼痛学会の分類作業部会[32]により，慢性疼痛を分類するための5軸システムが提案されている．このシステムでは，慢性疼痛を(I)部位，(II)器官系，(III)疼痛と発現パターンの時間的な特徴，(IV)疼痛の発現以来の強さと期間に関する患者による説明，および(V)病因で分類する．

この5軸システムは主として疼痛の身体症状に焦点を当てており，II軸（精神障害が関連していることをコードで示せる）とV軸（精神生理学的な病因と心理的な病因が可能性として含まれている）の両方の心理的要因について見解を示すことができる．

心気症（ICD-9 300.70）

この障害の主たる特徴は，身体的な他覚的兆候や感覚を異常であると非現実的に解釈し，重病なのではという恐怖や信じ込みにとらわれるようになることである．この非現実的な恐怖や信じ込みは，医学・歯学的に問題がないことをいくら保証しても持続し，社会的および職業的機能に障害を引き起こす．とらわれの対象としては身体機能，または患者が重病の自覚的症状や他覚的兆候だと解釈している身体異常が考えられる．複数の器官系が同時に絡むこともある．

心気症の患者は，頻繁に自分の医科・歯科の病歴を詳細に延々と説明したり，医師との関係をしばしば悪化させて（医師と患者の双方が不満や怒りを感じる）"ドクターショッピング"をした経験があったり，自分が適切な処置を受けていないという思い込みを繰り返したりする．身体愁訴は，家族や友人との関係をコントロールするために二次的に用いられることがある．不安や抑うつ気分，および強迫性の性格特性がよくみられる．心気症と身体化を区別するには，自覚的症状の解釈が非現実的かどうか，および不明の病気に対して強い恐怖感を抱いているかどうかに注目する．

もっとも一般的な発症年齢は成人期早期だが，40代の男性や50代の女性が発症することも多い．経過は通常，慢性で，自覚的症状は強まったり弱まったりする．発症が急性であること，一般身体疾患が合併していること，パーソナリティ障害をともなっていないこと，および二次的利得がないことが好調な予後の指標であると思われる．この障害は，病気に関する知識を得て発症したり，医療機関とのかかわりをきっかけに医原的に発症したりすることがある．

患者には社会的および職業的機能に障害がみられ，病気にとりつかれていることが原因で往々にして対人関係がうまくいっていない．病人のようなライフスタイルを取り入れて寝たきりになると，障害は深刻になる．心気的な心配は，単純な（だが過度の）心配から精神生理学的反応の経験までさまざまで，後者の場合は患者の感情が正当化される．

合併症は，医科・歯科治療を得ようとする試みのなかで派生する．器質的に根拠のない複数の身体的な自覚的症状が焦点となるため，器質病理学的な側面が見落とされる可能性がある．また，ドクターショッピングによって診察や検査が繰り返される危

険性が増し，不要な薬理学的，生体力学的，および外科的介入が関連した医原性の発症がみられることもある．自身や家族に器質性疾患の病歴があったり，一般的な心理社会的ストレスを受けた経験があったりすると，明らかにこの障害を発症しやすくなる．心気症の患者は，自分の恐怖感や思い込みが非現実的かもしれないと言われると憤慨し，精神科への紹介を拒否することが多い．鑑別診断でもっとも重要なポイントは，一般身体疾患との鑑別である．ただし，器質病理学的な症状があるからといって，心気症が合併している可能性を除外することはできない．

統合失調症あるいは精神病性の特徴を有する大うつ病といった精神病性障害では，病気があるという身体の妄想がみられる可能性がある．心気症の場合，病気があるという思い込みは，身体妄想と言えるほど固執することはない．臨床家にとってその病態が"洞察に乏しい"タイプかどうかを示すことができるように特定子（特定するための条件）が用意されている．精神病性障害に心気的なとらわれの自覚的症状がみられる場合は，心気症と追加診断しない．

気分変調性障害，パニック障害，GAD，強迫性障害，および身体化障害では，心気的なとらわれの自覚的症状がみられることがあるが，一般的には主たる障害ではない．身体化障害では，特定の病気であるという恐怖より，自覚的症状へのとらわれが見られる傾向にある．これらの症候群のいずれかの基準に当てはまり，心気的なとらわれがそのいずれかの障害に起因している場合は，心気症という追加診断はしない．

## 身体醜形障害（ICD-9 300.7）

身体醜形障害（BDD）の本質的特徴は，外見に対する想像上の欠陥にとらわれていること，または，わずかな身体的異常がある場合に，それを過剰に心配することである．このとらわれが，著しい苦痛または障害を引き起こしていなければならない．また，他の精神障害の存在（神経性無食欲症における体型やサイズへの不満など）ではうまく説明できないことが必要である．

とらわれの対象としては，鼻，目，瞼，眉毛，耳，口，唇，歯，顎，オトガイ，頬，頭の形や大きさなどが一般的である．ただし，身体のどの部位も心配の対象になりうる．BDD患者のなかには，自分の心配を恥ずかしく思っているために，自分の"欠陥"を詳しく説明するのを避け，代わりに自分の全体的な"醜さ"に言及するにとどめる人もいる．ほとんどのBDD患者は，自分が想像している醜さに強い苦痛を感じており，自分のとらわれを「ひどく苦痛だ」，「拷問のようだ」または「打ちのめされる」などと表現することが多い．自分の"欠陥"について考えることが生活の中心であることが多く，それにともない社会を避けたり，一般的な機能に著しい障害が引き起こされたりする．

BDDの関連症状としては，"欠陥"を頻繁に鏡で調べては，とらわれたように過剰に身繕いすることなどが挙げられる．"欠陥"に対していくら保証を与えようとしても，うまくいって一時的な安心感しかもたらさない．想像上の欠陥に他人が関心を向けていると考えることも多い．この障害にともなう苦痛や機能障害が元で患者が取りうる行動はさまざまで，入院の繰り返しか

ら自殺の企図や自殺の完遂まで，幅広い．

BDD患者は自分の想像上の欠陥を直すために，一般身体・歯科・外科治療を求めたり受けたりすることが多い．こうした治療によって障害が悪化して，とらわれが強まったり，新たなとらわれが生じたり，いつまでたっても不満が解消されなかったり，怒りっぽくなったり，担当した医療専門家を訴えたりすることがある．一次的な調査によると，BDDと診断される患者の数に性差はほとんどない．

青年期に発症するのが一般的で，漸次あるいは突発的なこともある．経過はかなり持続的なことが多く，自覚的症状のない期間はほとんどないが，とらわれや社会への順応障害の強さは，時間とともに強まったり弱まったりすることがある．心配の対象となる身体部位は，同じままのことも変わることもある．

過剰なとらわれが，神経性無食欲症や性同一性障害の患者によくみられる心配，または大うつ病エピソード中に起こる，気分に一致した思いわずらいに限られる場合は，BDDとは診断しない．回避性パーソナリティ障害または対人恐怖症の患者も，実際の外見上の欠陥のために恥ずかしい思いをするのを心配していることがあるが，この心配は通常，顕著だったり，持続的だったり，苦痛をともなっていたり，時間を費やすものだったり，機能障害を引き起こしたりするものではない．BDD患者を独立して強迫性障害と診断できるのは，強迫観念や強迫行為が外見に対する心配に限られていない場合のみである．BDD患者が想像上の欠陥に妄想的な強固さでとらわれている場合は，「妄想性障害，身体型」と追加診断できる．口腔顔面痛絡みのBDDの例としては，患者が，とりたてて問題ではない顎関節のクリッキングに対し，手術によって"欠陥"が治ることを期待して，手術を切望するような状況が挙げられる．このような患者は，気にしているクリッキングに問題はないといくら保証しても，そのことを受け入れない．

### 特定不能の身体表現性障害（ICD-9 300.81）

このカテゴリーには，他のどの身体表現性障害の基準も満たさない身体的な自覚的症状を有する疾患が含まれる．たとえば想像妊娠，持続期間が6か月未満の自覚的な非精神性心気症状，他の精神障害や一般身体・歯科疾患が原因ではない持続期間が6か月未満の説明不能な身体愁訴(疲労，口腔顔面痛，脱力感など)をともなうあらゆる障害が挙げられる．

## 虚偽性障害[13]

虚偽とは，真実ではない，まがいものの，不自然な，という意味である．これをふまえて，虚偽性障害とは患者によってつくりだされて随意的にコントロールされている身体的，または心理的な自覚的症状と特徴づけられる．患者が自覚的症状を意図的につくりだしているかどうかの判断基準の1つは，患者がばれないように病気を模倣できるかどうかである．しかし，このような行動には強迫的な側面もある．というのも，患者はある特定の振舞いを，その危険性を承知しているにもかかわらず，やらずにはいられないからである．したがって，こ

のような症状は，故意であり目的があるという点についてのみ随意的と考え，病理学的な振舞いを意図的に取り入れている，または維持しているという点については随意的とは考えない．虚偽性の心理的または身体的な自覚的症状が存在するからといって，真の身体的または心理的な病気が共存している可能性は排除されない．

虚偽性障害は，詐病とは区別される．詐病の場合も患者は自覚的症状を随意的にコントロールするが，それは意図的なねつ造によって明白な利益を追求してのことである．一方，虚偽性障害の場合，患者の役割を演じること以外に明確な目的はない．詐病は状況によっては順応と見なされうるが，定義上，虚偽性障害という診断はつねに精神病理学的であることを含意する（たいていは重度なパーソナリティ障害）．ここに分類される障害の一部は，以前はヒステリーに含まれていた．

虚偽性障害は身体的または心理的な自覚的症状を呈することがあり，そのなかで優勢な自覚的症状を特徴とする病型に基づいてコードづけする．病型は，(1)「虚偽性障害，心理的な他覚的兆候と自覚的症状の優勢なもの」(ICD-9 300.16)，(2)「虚偽性障害，身体的な他覚的兆候と自覚的症状の優勢なもの」(ICD-9 300.19)，(3)「虚偽性障害，心理的および身体的な他覚的兆候と自覚的症状をあわせもつもの」(ICD-9 300.19)，および(4)「特定不能の虚偽性障害」(ICD-9 300.19)である．

たとえば「虚偽性障害，身体的な他覚的兆候と自覚的症状の優勢なもの」では，患者が見せる偽りの身体的な自覚的症状は，入院を繰り返したり続けたりできるほど，まことしやかである．このような患者にとっては，入院しようとすること，または入院を続けようとすることが，人生のすべてなのかもしれない．あらゆる器官系が自覚的症状の表出対象になりうるが，現れる自覚的症状はその人の医学・歯学的な知識，教養，および想像力の範囲をでない．この障害は，ミュンヒハウゼン症候群ともよばれている．

患者は通常，自分の病歴を劇的に語るが，詳細について聞かれると，きわめてあいまいになり，一貫性がなくなる．病的な嘘をつかずにはいられなくなる（空想虚言症）ことがあり，最初の主訴について広範な検査一式を行って，それが陰性だとわかると，また別の身体的問題を訴え，さらに虚偽性自覚的症状をつくりだす．痛みを訴えて鎮痛薬を求めることが非常に多い．この障害の患者は往々にして，自ら望んで侵襲的な診断や外科的介入を数多く受ける．自覚的症状が虚偽性である証拠を突きつけられると，その意見を否定するか，医師の忠告に反してただちに退院する．

物質乱用，とくに処方された鎮痛薬や鎮静薬の乱用が頻繁に認められる．発症は通常，成人期早期で，多くの場合，身体疾患の初めての入院で起こる．その後すぐ，入院を繰り返すパターンが始まり，それが一生続くパターンになる．この障害により，著しく活動能力が損なわれる．入院を繰り返すうちに，医原性の身体問題が誘発されることが多い．

虚偽性障害にかかりやすい要因には，広範囲な医科・歯科での治療や入院を要した身体疾患の病歴で，それには，たとえば過去に受けた管理ミスなどによる医師や歯科医師などの専門職への恨みがあり，看護師や技工士などとしての勤務，根底にある依

存的・搾取的・自虐的な性格特性，過去の歯科医師や医師との同一視(たとえば医療専門家である家族との同一視)，医療専門家が関与したトラウマ(たとえば医師や歯科医師から受けた性的虐待など)などがある．

　鑑別診断で重要なポイントは，いうまでもなく一般身体疾患を除外することである．つぎに挙げるものの任意の組合せが認められる場合は，高い確率で虚偽性障害が疑われる．(1)空想虚言症，とくに演技性のものがみられる，(2)秩序を乱す行動をとる，たとえば規則や法令を守らない，医療専門家と度を超えて口論する，(3)医学・歯学用語や病院の日常業務の幅広い知識がある，(4)"痛み"に対して鎮痛薬を服用し続ける，(5)臨床経過が変動し，最初の検査が陰性だとわかったとたんに"合併症"または新しい"病状"をつくりだす．

　真の器質的疾患に起因しない身体愁訴は，身体表現性障害でもみられる．しかし，自覚的症状は随意的にコントロールされているわけではなく，虚偽性障害ではよくみられる入院も，身体表現性障害では稀である．詐病の患者は，明白な利益または代償を得ようとするなかで，自覚的症状をつくりだして入院を求める．しかし，普通は目的が明白で，自分に有益でなくなった自覚的症状は"やめる"ことができる．患者に空想虚言症，他人との親密な関係の欠如，および，稀にだが薬物歴や犯罪歴の存在に基づいて，反社会性パーソナリティ障害と誤診されることが多い．しかし，虚偽性障害とは違って，反社会性パーソナリティ障害は発症年齢が早く，生活様式として常習的に入院が繰り返されることは稀である．患者の特異な生活様式から，統合失調症と誤診されることも多い．しかし，統合失調症に特徴的な自覚的精神病症状は，虚偽性障害の患者にはみられない．

### 詐病(ICD-9 V65.2)[13]

　詐病の本質的特徴は，虚偽の，またはひどく誇張した，身体的な自覚的症状や心理的な自覚的症状を随意的につくりだすことである．自覚的症状は，患者に明白な利益をもたらす目的(仕事や徴兵の回避，補償金の獲得，刑事訴追の回避，薬物の入手など)を自覚的，かつ随意的に追求するなかでつくりだされる．

　つぎに挙げるものの任意の組合せが認められる場合は，高い確率で詐病が疑われる．(1)法医学的状況における受診である(検査のために弁護士から歯科医師・医師に紹介された場合など)，(2)患者が主張するストレスまたは能力障害と客観的所見との間が著しく違う，(3)診断評価に協力しない，処方された治療処置を遵守しない，(4)反社会性パーソナリティ障害がみられる．一方，虚偽性障害の患者には，病気の役割を維持したいという精神的な欲求が，現実的な費用対効果とは無関係に存在する．このため，虚偽性障害の診断から詐病は除外される．

　詐病は，自覚的症状が随意的につくりだされていること，および明白な目的があることをもって，転換性障害や他の身体表現性障害と鑑別する．詐病の人が情緒的な葛藤という文脈で自覚的症状を説明することは非常に少なく，見せる自覚的症状が内なる情緒的な葛藤を象徴していることも少ない．転換性障害は，暗示，催眠，またはバルビツール酸系催眠鎮静薬の静脈注射で自

覚的症状が軽減することが多いが，詐病ではそうならないことが多い．

## 要　約

　口腔顔面痛の発症と経過に影響を与えうる要因は幅広く存在する．臨床医は機転をきかせて，心理社会的な要因が絡んでいるのを見抜くことが期待される．臨床医は行動生物学的な枠組みに照らすことで，複雑な慢性口腔顔面痛を初診時に調べて，疼痛疾患の多元的な性質に対応する人材を動員できるようになる．精神障害の存在が疑われる場合は，機転をきかせて，口腔顔面痛患者の精神疾患を診断，および治療するスキルをもつ専門医を紹介すると，効果が上がるであろう．口腔顔面痛を呈する障害には，症状にみられる認知的，情緒的，および行動的な特徴のマネジメントを含む治療が適している．

## 参考文献

1. Fields HL. Pain modulation : Expectation, opioid analgesia and virtual pain. Prog Brain Res 2000 ; 122 : 245-253.
2. Dworkin SF. Perspectives on the interaction of biological, psychological and social factors in TMD. J Am Dent Assoc 1994 ; 125 : 856-863.
3. Turk DC. Psychosocial and behavioral assessment of patients with temporomandibular disorders : Diagnostic and treatment implications. Oral Surg Oral Med Oral Pathol Oral Radiol Endod 1997 ; 83 : 65-71.
4. Engel GL. The need for a new medical model : A challenge for biomedicine. Science 1977 ; 196 : 129-136.
5. Carlson CR. Psychological factors associated with orofacial pain. Dent Clin North Am 2007 ; 51 : 145-160.
6. Oakley ME, McCreary CP, Flack VF, Clark GT, Solberg WK, Pullinger AG. Dentists' ability to detect psychological problems in patients with temporomandibular disorders and chronic pain. J Am Dent Assoc 1989 ; 118 : 727-730.
7. Von Korff M, Ormel J, Keefe FJ, Dworkin SF. Grading the severity of chronic pain. Pain 1992 ; 50 : 133-149.
8. Dworkin SF. Psychosocial issues. In : Lund GLJP, Dubner R, Sessle B(eds). Orofacial Pain : From Basic Science to Clinical Management. Chicago : Quintessence, 2001 : 115-127.
9. Derogatis LR. The SCL 90R : Administration, Scoring and Procedure Manual. Baltimore : Clinical Psychology Research, 1977.
10. Beck AT. Beck Depression Inventory. San Antonio, TX : The Pyschological Corporation, 1978.
11. Spielberger CD. State-Trait Anxiety Inventory. Palo Alto, CA : Consulting Psychologists Press, 1983.
12. Beck AT. Beck Anxiety Inventory. San Antonio, TX : The Psychological Corporation, 1993.
13. Diagnostic and Statistical Manual of Mental Disorders, ed 4. Washington, DC : American Psychiatric Association, 1994.
14. Dworkin SF, LeResche L. Research Diagnostic Criteria for Temporomandibular Disorders : Review, criteria, examinations and specifications, critique. J Craniomandib Disord 1992 ; 6 : 301-355.
15. Okeson JP. Orofacial Pain : Guidelines for Classification, Assessment, and Management. Chicago : Quintessence, 1996.
16. Dworkin SF, Burgess JA. Orofacial pain of psychogenic origin : Current concepts and classification. J Am Dent Assoc 1987 ; 115 : 565-571.
17. Rugh JD, Davis SE. Temporomandibular disorders : Psychological and behavioral aspects. In : Sarnat BG, Laskin DM(eds). The Temporomandibular Joint : A Biological Basis for Clinical Practice. Philadelphia : Saunders, 1992 : 329-345.
18. Bertrand PM. The management of facial pain. American Association of Oral and Maxillofacial Surgery Knowledge Update Series. Rosemont, IL : AAOMS, 2001 ; 3 : 79-109.
19. Gatchel RJ, Garofalo JP, Ellis E, Holt C. Major psychological disorders in acute and chronic TMD : An initial examination. J Am Dent Assoc 1996 ; 127 : 1365-1370, 1372, 1374.
20. Korszun A, Hinderstein B, Wong M. Comorbidity of depression with chronic facial pain and temporomandibular disorders. Oral Surg Oral Med Oral Pathol Oral Radiol Endod 1996 ; 82 : 496-500.

21. Turk DC, Okifuji A. Pain management. In : Nezu AM, Nezu CM, Geller PA(eds). Handbook of Psychology. New York : Wiley, 2003 : 299-300.
22. Sherman JJ, Carlson CR, Wilson JF, Okeson JP, McCubbin JA. Post-traumatic stress disorder among patients with orofacial pain. J Orofac Pain 2005 ; 19 : 309-317.
23. De Leeuw R, Bertoli E, Schmidt JE, Carlson CR. Prevalence of post-traumatic stress disorder symptoms in orofacial pain patients. Oral Surg Oral Med Oral Pathol Oral Radiol Endod 2005 ; 99 : 558-568.
24. Curran SL, Sherman JJ, Cunningham LL, Okeson JP, Reid KI, Carlson CR. Physical and sexual abuse among orofacial pain patients : Linkages with pain and psychologic distress. J Orofac Pain 1995 ; 9 : 340-346.
25. Wurtele SK, Kaplan GM, Keairnes M. Childhood sexual abuse among chronic pain patients. Clin J Pain 1990 ; 6 : 110-113.
26. Heit HA. The truth about pain management : The difference between a pain patient and an addicted patient. Eur J Pain 2001 ; (5 suppl A) : 27-29.
27. Weissman DE. Understanding pseudoaddiction. J Pain Symptom Manage 1994 ; 9 : 74.
28. Kinney RK, Gatchel RJ, Ellis E, Holt C. Major psychological disorders in chronic TMD patients : Implications for successful management. J Am Dent Assoc 1992 ; 123 : 49-54.
29. Kight M, Gatchel RJ, Wesley L. Temporomandibular disorders : Evidence for significant overlap with psychopathology. Health Psychol 1999 ; 18 : 177-182.
30. Dworkin SF. Somatization, distress and chronic pain. Qual Life Res 1994 ; 3(suppl 1) : S77-S83.
31. Wilson L, Dworkin SF, Whitney C, LeResche L. Somatization and pain dispersion in chronic temporomandibular disorder pain. Pain 1994 ; 57 : 55-61.
32. International Association for the Study of Pain, Task Force on Taxonomy. Scheme for coding chronic pain diagnoses. In : Merskey H, Bogduk N (eds). Classification of Chronic Pain. Descriptions of Chronic Pain Syndromes and Definitions of Pain Terms, ed 2. Seattle : IASP Press, 1994 : 3-4.

# Glossary

杉崎　正志・松香　芳三　訳

## A

**abducens nerve**／**外転神経**：　第6脳神経（運動神経，CN VI）眼の外側直筋に分布する．

**abduction**[*ant*:*adduction*]／**外転**[反：内転]：　外方または外側に方向を変えること．

**ablation**／**剥離，表層切除**：　通常外科処置による体の一部の除去または剥離．

**abrasion, tooth**／**歯の摩耗**：　歯と歯の接触による歯の構成体の摩滅．化学的侵食または咬耗と対比される．

**abscess**／**膿瘍**：　組織の崩壊により，あらかじめ形成された腔内への膿の限局性集積．

**acceleration-deceleration injuyry**—*see flexion-extension injury*／**加速減速損傷**：　屈曲－伸展損傷　参照．

**accommodation**／**調節**：　距離に応じた眼の焦点の調節，また持続性の直接刺激中に生じる神経閾値の上昇．

**acoustic meatus**[*syn*:*external auditory meatus*]／**耳道**[同：外耳道]：　外側の軟骨性耳道と内側の骨性耳道より構成される鼓膜に通じる管腔．

**acoustic myography**／**筋音図**：　筋収縮の機械的成分を反映した，筋音の電気的記録．

**acoustic nerve**／**聴神経　第8脳神経（知覚神経　CN VIII）**：　蝸牛神経（聴覚）と前庭神経（平衡感覚）よりなる．

**acoustic neuroma**／**聴神経鞘腫**：　第8脳神経（聴神経　CN VIII）由来で耳管内に発生する良性腫瘍．しばしば頭痛，難聴，耳鳴り，顔面痛，しびれ感をきたす．

**acquired disorder**／**後天性障害**：　正常発達が生下時以後に逸脱，変化，または障害を受けるか，あるいは先天性ではなく，生下時以後に引き起こされた状態．

**acromegaly**／**末端肥大症**：　下垂体前葉からの成長ホルモンの過剰生成に起因する慢性の代謝異常で，顔面，上下顎，四肢の遠位側の骨や軟組織の進行性の顕著な肥大や過長が特徴である．

**activation, muscle**／**筋の活性化**：　筋収縮を引き起こす筋組織内でのエネルギーの放出．

**activation, nerve**／**神経の活性化**：　ニューロンの脱分極．

**active mandibular opening**／**自発開口**：　拮抗筋（閉口筋）に比して作動筋（開口筋）の優位な随意収縮による下顎の運動．

**active resistive stretch**／**自発的抵抗伸張法**：　筋，腱，関節包，または関節内構造の抵抗に抗した随意運動．

**active trigger point**—*see myofascial trigger point, active*／**活性トリガーポイント**：　活動性筋筋膜トリガーポイント　参照．

**acupuncture**—*see endorphin, enkephalin*／**鍼治療**：　身体のいわゆる経路に沿った特定の点に鍼を刺入することで，無痛や痛みの軽減を引き起こし，あるいは治療目的のための中国の伝統的治療法である．この処置によって麻薬様効果を有するエンドルフィンの一種であるエンケファリンが放出されるため，鎮痛効果が生じることが実験的に証明されている．エンドルフィン，エンケファリン　参照．

**acute**[*ant*:*chronic*]／**急性の**[反：慢性の]：　急激に発症し，自覚的症状が激烈で，短期の経過をとる．

**acute malocclusion**／**急性不正咬合**：　患者により認識されているか，または臨床的に明らかな疾患により，二次的に引き起こされた急激な咬合の変化．

# Glossary

**acute onset**[ant: *insidious onset*]／**急性発症**[反：潜伏性発症]：　急激そして最近，発症．

**acute pain**／**急性痛**：　正常な治癒期間内か，または原因や発症因子が中和されるのに必要な時間内での不快な感覚．

**adamantinoma**—*see ameloblastoma*／**アダマンチノーマ**：　エナメル上皮腫　参照．

**adaptation**／**順応**：　連続した知覚刺激，または刺激の欠如にともなう，刺激感応性の進行性調節性変化．生体が環境のストレスに反応する過程．

**adaptive capacity**[syn: *adaptive potential, adaptive response*]／**順応能**[同：順応能力，順応反応]：　変化のどんなタイプにも適応していく相対的能力．

**adaptive potential**—*see adaptive capacity*／**順応能力**：　順応能　参照．

**adaptive response**—*see adaptive capacity*／**順応反応**：　順応能　参照．

**addiction, substance**／**薬物嗜癖**：　ある薬剤の使用継続に対し，抗しがたい強い欲求と，またどのような手段を使ってもそれを得ようとする欲求があり，使用量の漸増傾向，薬効に対する精神的・身体的依存性，個人および社会に対する為害性などを特徴とする状態．[依存　と対比せよ]

**adduction**[ant: *abduction*]／**内転**[反：外転]：　内方または内側に方向を変えること．

**Aδ pain fibers**／**Aδ痛覚線維**：　直径が1〜4μmの痛覚を伝達する神経線維．

**adenocarcinoma**／**腺がん**：　悪性の腺腫．

**adenopathy**／**アデノパシー**：　腺の疾患，とくにリンパ系に用いられ，通常，増大を特徴とする．

**adenosine triphosphate(ATP)**／**アデノシン三燐酸(ATP)**：　横紋筋細胞内に認められるヌクレオチドで，エネルギーの生成に重要なはたらきをする．

**adherence**／**付着**：　向かい合う面間の結合，接合，または固着．

**adhesion**／**癒着**：　接触し隣接する表面間での分子間引力．炎症の過程に引き続いて，または損傷の修復の結果として生じる隣接する構造間の異常な線維性結合．

　**capsular adhesion**／**関節包癒着**：　関節の関節包組織の線維化．

　**fibrous adhesion**—*see adhesion: intracapsular adhesion*／**線維性癒着**：　癒着：関節包内癒着　参照．

　**intracapsular adhesion**[syn: *fibrous ankylosis*]／**関節包内癒着**[同：線維性強直症]：　関節包内での関節面間の線維化で，関節の可動性の減少をきたす．

**adjunctive therapy**／**補助療法**：　主たる治療過程以外の追加的療法．

**affect**／**情動**：　心理学においては，経験または心理状態にともなう感情または情動的反応．

**afferent neural pathway**／**求心性神経路**：　末梢から中枢神経系に伝達される神経インパルス．

**agenesis**／**無形成**：　体の一部の発育欠損または欠如．

**agonist**[ant: *antagonist*]／**作働筋，作働薬**[反：拮抗筋，拮抗薬]：　ある特定の動きの主たる原因となる筋．薬理学的には，自然な物質によって正常に活性化される細胞の受容器に作用する薬剤．

**-al**[suffix]／**の**[接尾語]：　に関する．

**-algia**[suffix]／**痛**[接尾語]：　疼痛．

**algogenic**／**発痛性の**：　痛みの原因となる．

**algometer**／**痛覚計**：　有痛刺激に対する感受性の程度を測定する機器．

　**pressure algometer**／**加圧痛覚計**：　加圧疼痛反応点または加圧疼痛閾値を，確実に記録する機器．

**allo-**[prefix]／**異**[接頭語]

**allodynia**／**アロディニア，異痛症**：　正常では痛みを誘発しない刺激による痛み．

**allostasis**／**アロスターシス**：　ストレッサーに直面した場合の神経系，神経内分泌および免疫機構の適応．

**alveolar**／**歯槽の**：　下顎骨の歯槽突起に関連し，歯槽，歯槽骨およびそれらに付随する結合組織を含む．

**ameloblastoma**[syn: *adamantinoma*]／**エナメル上皮腫**[同：アダマンチノーマ]：　歯原性上皮由来の良性腫瘍．

**analgesia**／**無痛**：　正常で有痛であろう刺激に対する痛覚の欠如．

**analgesic**／**鎮痛剤**：　意識の喪失をともなわずに痛みを除去する薬剤．痛みを軽減するか，または感じなくする．

**anamnestic**／**既往歴の**：　医学的，心理社会的既往，または患者が思い出す過去あるいは現在の自覚的症状に関する．

# Glossary

**Anamnestic Dysfunction Index／アナムネスティック ディスファンクション インデックス**： 疾病または損傷の既往歴を基にした疫学的な自覚的症状の重症度指標(Helkimo)．

**anastomosis／接合**： 2つの離れた構造間の結合．

**anatomic／解剖学の**： 生体の構造に関する．

**aneurysm／脈瘤**： 動脈，静脈，心臓の壁の拡大により形成され，液体あるいは凝血塊で満たされた囊．

　**saccular aneurysm／囊状動脈瘤**： 通常，局在した拡大した部分で，動脈壁の周囲の一部分のみを侵す．

**anesthesia／感覚消失，麻酔**： 感覚，とくに痛覚の消失．

　**anesthesia dolorosa／無感覚部痛**： 感覚消失部位または領域での痛み．

　**block anesthesia／ブロック麻酔[法]**： 神経幹に近接する部位，あるいはそのものに麻酔注射することで得られる部分鎮痛．

　**central anesthesia／中枢性感覚消失**： 神経インパルスの中枢性遮断によるか，または中枢神経の疾患による感覚消失．

　**general anesthesia／全身麻酔**： 薬剤により引き起こされる無意識の状態で，とくに外科処置に用いられる．

　**local anesthesia／局所麻酔**： 体の限局した部分の神経インパルスの局所的遮断による麻酔．

　**regional anesthesia／領域麻酔，部分鎮痛**： 局麻剤を用いて神経インパルスを近位で遮断することにより得られる身体の一部の麻酔．

**Angle classification of occlusion／アングルの不正咬合分類**： 上下顎の臼歯と切歯の関係を基準にした咬合関係の分類．

　**class I [syn:neutroclusion]／I級[同：中性咬合]**： 下顎の歯に対する上顎の前後的関係は正しいが，軽微な個々の歯の不揃いがある．

　**class II [syn:distoclusion]／II級[同：遠心咬合]**： 下顎および下顎の歯が，上顎の歯よりも後方位または後退位にある．

　　**division 1／1類**： 上顎前歯は正常または過度に唇側に傾斜し，しばしば過度の水平被蓋を有する．

　　**division 2／2類**： 上顎前歯は直立しているか口蓋側に傾斜し，しばしば過度の垂直被蓋を有する．

　**class III [syn:mesioclusion]／III級[同：近心咬合]**： 下顎およびその歯が上顎よりも前方に位置している．

**angular cheilitis／口角炎(口角びらん症)**： 通常カンジダ症による口角の炎症．

**ankylosing spondylitis [syn:spondylosis]／強直性脊椎炎 [同：脊椎炎]**： 脊椎靭帯の骨化で，関節の骨性被包化をきたす．男性に好発し，多くは9～12歳時に発症する．

**ankylosis／強直症**： 疾患，外傷，または先天的な原因による関節の骨性癒合の結果としての関節の硬化あるいは非可動化，また骨性癒合をともなわない線維化，癒着と比較せよ．

　**bony ankylosis [syn:synostosis, true ankylosis]／骨性強直症 [同：骨癒合症，真性強直症]**： 通常は可動性を有する，隣接する骨組織間の骨性癒合．

　**dental ankylosis／歯の強直症**： 歯根膜の骨化による歯とその周囲歯槽骨との固定．

　**extracapsular ankylosis [syn:false ankylosis]／関節包外強直症 [同：偽強直症]**： 関節の硬化または非可動化をきたす関節包周囲組織の硬直化．

　**false ankylosis—see ankylosis：extracapsular ankylosis／偽強直症**： 関節包外強直症　参照．

　**fibrous ankylosis [syn:pseudoankylosis]—see adhesion：intracapsular adhesion／線維性強直症 [同：偽強直症]**： 癒着：関節包内癒着　参照．

　**intracapsular ankylosis／関節包内癒着**： 関節内の関節構造の骨性癒合．

　**true ankylosis—see ankylosis：bony／真性強直症**： 強直症：骨性強直症　参照．

**anorexia／食欲不振**： 食欲の減少，または食物の拒否．

　**anorexia nervosa／神経性食欲不振**： 体型イメージにおける誤認識と食物の拒絶を特徴とする精神疾患で，過度の体重減少および無月経症を引き起こす．通常若い女性に起こる．

**ANS, autonomic nervous system／自律神経系**：

**ansa hypoglossi／舌下神経ワナ**： 頸神経ワナとしても知られている．舌下神経の下行線維，すなわちC1とC2の上神経根およびC2とC3の下神経根によってつくられ，舌骨下筋に分布する神経ワナ．

# Glossary

**antagonist**[*ant*:*agonist*]／拮抗筋，拮抗薬[反：作働筋，作働薬]： 作働筋または主動筋と反対の機能を有する筋．薬理学的には，他の薬剤または生体内の物質の効果をそれらが作用する同じ受容器に作用して減弱させる薬剤．

**anterior**[*ant*:*posterior*]／前方の[反：後方の]： 前方への，または器官前部の．

**anterior bite plate**／アンテリアル・バイト・プレート： 前歯部でのみ咬合接触が与えられる固いアクリルレジン製の装置．

**anterior guidance**—*see anterior guided occlusion*／前歯誘導： 前歯誘導咬合　参照．

**anterior-guided occlusion**[*syn*:*anterior guidance*]／前歯誘導咬合[同：前歯誘導]： 前歯部の垂直および水平被蓋が，下顎のすべての滑走運動において後方歯を離開させる咬合様式．

**anterior repositioning appliance, mandibular**／下顎前方整位型装置： 下顎を最大咬頭嵌合の前方位に誘導あるいは位置づけする口腔内装置．

**anticholinergic**／抗コリン薬，抗コリン作用性の： 中枢および末梢の副交感神経におけるアセチルコリンの作用を遮断する薬剤．その薬剤の作用．

**anticonvulsant**／抗けいれん薬，抗けいれん性の： けいれんの制御，または予防に用いる薬剤．その薬剤の効果．

**antidepressant**／抗うつ剤，抗うつ性の： うつ病の治療に用いる薬剤．その薬剤の効果．

**antidromic**／逆行性(伝導)： 正常とは反対方向にインパルスを伝達する．

**antidromic release**／逆行性遊離： 逆行性神経活動にともなって起こる，受容器での化学物質や神経伝達物質の分泌．

**antinuclear antibody(ANA)**／抗核抗体(検査)(ANA)： 核抗原に対する抗体で，通常は，全身性エリテマトーデスの患者の血清に主に認められるが，リウマチ性関節炎，強皮症，また他の結合織疾患にも認められる．

**antipyretic**／解熱剤，解熱の： 解熱を引き起こす薬剤．その薬剤の効果．

**anxiety**／不安： 起こりうる脅威，危険に対する心配，不確実性あるいは恐怖感覚で，緊張あるいは不安をともなう．

   **anxiety disorder**／不安障害： 強迫性障害，外傷後ストレス障害，恐怖症，パニック障害などを含む精神病カテゴリーのひとつで，その自覚的症状は順応機能の制限をきたし，保証することで取り除けない．

**aphasia**／失語症： 会話あるいは言語の書き取りやしゃべることを含めた不能を示す．脳損傷あるいは疾患，または心因性起源の疾患によって生じる．

**aplasia**／形成不全： 胎生原器の正常発育不全による，器官構造の不完全な発達，または発育停止．

**apnea**／無呼吸： 呼吸の一時的停止．

**aponeurosis**／腱膜： 扁平な線維性の腱鞘で，筋を骨や他の組織に付着させる．

**appliance**／アプライアンス(装具)： 特定の機能や治療を付与するか，もしくは備えるために用いる装置または装具．

**arteriovenous malformation**／動静脈奇形： 動脈または静脈の形態の変化，脆弱化，または膨張．動脈の炎症．

**arteritis**[*syn*:*cranial arteritis, giant cell arteritis, temporal arteritis*]／動脈炎[同：頭蓋動脈炎，巨細胞性動脈炎，側頭動脈炎]： 発熱，拒食症，体重減少，白血球増多症，頭皮上および顔面や側頭動脈に沿った圧痛，頭痛，および顎の跛行を特徴とする巨細胞動脈炎の頭蓋の兆候．失明を引き起こし，60歳前には稀で，明確に増加した赤血球沈降速度に関連している．

**arthralgia**／関節痛： 関節の痛み．

**arthritis**[*pl*:*arthritides*]／関節炎[複数：arthritides]： 関節の炎症，通常は痛みをともなう．

**arthrocentesis**／関節穿刺： 注射針あるいはカテーテルを関節腔へ穿刺し，内容液を吸引する．

**arthrodial**／滑走関節の： 隣接する2つの面による滑走運動に関する．

**arthrodial joint**／滑走関節： 関節面間の滑走運動が可能な関節．

**arthrogenous pain**／関節因／原性痛： 関節構造に由来する疼痛．

**arthrogram**／関節腔造影写真： 関節のエックス線写真．

**arthrography**／関節腔造影撮影法： エックス線写真による関節の可視化．

   **double-contrast arthrography**／関節腔二重造影撮影法： 関節腔単純造影法と同様の関節エックス線撮影法であるが，少量のエックス線不透過造影剤注入した後に空気で関節を膨らませる．

**double-space arthrography／両関節腔造影撮影法**： 顎関節の上下の滑膜関節腔の両方に造影剤を注入する造影法.

**single-contrast arthrography／関節腔単純造影撮影法**： 関節円板の位置，軟組織の輪郭，穿孔の有無，関節の動き，関節内遊離体および癒着性関節包炎を含む関節内軟組織構造の位置や統合性を確認するために，関節腔内に造影剤を注入後に行われる関節エックス線撮影法.

**single-space arthrography／単一腔造影撮影法**： 顎関節の上関節腔または下関節腔のどちらか一方に造影剤を注入する関節エックス線撮影法.

**arthrogryposis／関節拘縮症**： 関節が曲がったままの状態，または拘縮した状態で固定化している状態で，神経支配，筋，または結合組織に関連している.

**arthrokinematics, TMJ／関節運動学，顎関節**： 関節面間の動きの描写.

**arthrokinetics, TMJ**[*syn*：*arthrokinematics, TMJ*]／**関節運動学，顎関節**[同：関節運動学，顎関節]： 顎関節の運動.

  **depression of mandible／下顎下制**： 下顎歯槽突起が上顎から離れて行く.

  **distraction of mandible／下顎の離開**： 関節構成部の損傷や脱臼を起こすことなく，伸展によって顎関節の関節面どうしが離開すること.

  **elevation of mandible／下顎の挙上**： 下顎の歯槽突起が上顎に向かって行く.

  **lateral excursion of mandible**—*see arthrokinetics, TMJ：laterotrusion of mandible*／**下顎の外側方滑走運動**： 関節運動学，顎関節：下顎の側方運動　参照.

  **laterotrusion of mandible／下顎の外側方運動**： 下顎が正中から離れて側方に向かっていく運動.

  **mediotrusion of mandible／下顎の内側方運動**： 下顎の正中に向かう運動.

  **protrusion of mandible／下顎の前方運動**： 両側の下顎頭の前方滑走運動をともなう下顎の前方運動.

  **retrusion of mandible／下顎の後方運動**： 両側の下顎頭の後方滑走運動をともなう下顎の後方運動.

**arthropathy／関節病変**： 関節を冒す疾患または障害.

**arthroplasty／関節形成術**： 関節の外科的修復，または再建.

**arthroscopy／関節鏡**： 内視鏡を用いた関節の直接的可視化.

**arthrosis／関節症**： 関節の骨性変化が明らかな関節の疾患.

**arthrotomography／断層関節腔造影エックス線撮影法**： 関節の断層エックス線撮影.

**arthrotomy／関節切開術**： 関節の外科的切開.

**articular／関節の**： 関節に関する.

**articular capsule／関節包**： 滑膜関節を取り囲み，関節の動きに制限を加える線維性結合組織の包様構造体.

**articular disc**—*see disc：intra-articular disc*／**関節円板**： 円板：関節内の円板　参照.

**articular remodeling**—*see remodeling*／**関節のリモデリング**： リモデリング　参照.

**articulate／咬合**： 歯科においては，歯が咬み合っている状態.

**articulation, TMJ**—*see temporomandibular joint*／**関節，顎関節**： 顎関節　参照.

**articulator／咬合器**： 歯列模型を装着できる機械的装置で，種々の偏心位への顎運動の再現が可能になっている.

**asthen-**[prefix]／**weakness 無力**[接頭語]： 無力.

**asymmetry／非対称**： 身体の反対側の2つの対応する部の大きさ，形，運動，または機能が不均等なことによる対称性の欠如.

**ataxia／運動失調**： 協調運動能力の障害，神経筋機構不全.

**atrophy**[*ant*：*hypertrophy*]／**萎縮**[反：肥大]： 組織，器管あるいは身体部の進行性の大きさの減少あるいは消耗で，しばしば神経麻痺，疾病，加齢，廃用あるいは栄養不良による.

**attrition／咬耗**： 摩擦による摩滅．歯と歯の接触による歯の構造が摩り減る.

  **attrition bruxism／咬耗性ブラキシズム**： 滑走運動時における対合歯の摩滅をともなう歯のグラインディング．クレンチングと対比される.

**atypical facial pain**—*see facial pain of unknown origin*／**非定型顔面痛**： 原因不明の顔面痛　参照.

**atypical odontalgia**—*see idiopathic odontalgia*／**非定型歯痛**： 特発性歯痛　参照.

# Glossary

**atypical tooth pain**─*see idiopathic odontalgia*／**非定型歯痛**： 特発性歯痛　参照.

**aura**／**前兆**： 発作やけいれんの出現に先行するあるいは起始となる，主観的感覚または現象.

**auricle**[*syn*: *pinna*]／**耳介**[同：耳翼]： 外耳の可視できる部分.

**auriculotemporal nerve**／**耳介側頭神経**： 三叉神経の下顎神経の知覚枝．外耳道，鼓膜，顎関節関節包の外側，耳下腺鞘，耳介の皮膚，および側頭部に分布する．

**auriculotemporal neuralgia**─*see neuralgia: auriculotemporal*／**耳介側頭神経痛**： 神経痛の耳介側頭神経　参照．

**auscultation**／**聴診**： 体内の音を聴取する診断技法．

**autogenous graft**／**自家移植**： 患者の身体の一部を他の部位に用いるために移植する方法．

**autoimmune disorder**／**自己免疫疾患**： 身体が自己の組織に対して，秩序を乱した免疫反応を引き起こした疾病で，組織損傷をきたす疾患（例：リウマチ性関節炎，強皮症）．

**autologous**／**自己の**： 組織内または体の構造のなかに自然にまたは正常に生じること．

**autonomic effects of central excitation**／**中枢性興奮による自律神経効果**： 痛みを感じている間に，遠心性自律神経インパルスの伝達を引き起こす，介在ニューロンの二次的刺激で，それらの刺激は痛みに随伴する正常な生理的刺激による効果とは異なる．

**autonomic nervous system (ANS)**／**自律神経系**： 末梢神経系の一部分で，全身の平滑筋と腺に分布し，運動（遠心性）伝達神経系で，その機能はほとんど無意識のうちに自律的に機能する．自律神経系は交感神経系と副交感神経系の2つからなっている．

**avascular**／**無血管の**： 血管の欠如．

**avascular necrosis (AVN)**／**無血管性壊死 (AVN)**： 無菌とは関連がないが，循環障害（血管の閉塞）による骨梗塞で，骨壊死と関節面の崩壊が内在する梗塞部に起こる．

**axon**／**軸索**： 神経細胞の有髄または無髄の長い突起部で，神経細胞体からの情報を伝達する．

## B

**balancing occlusal contact**[misnomer]─*see nonworking occlusal contact*／**平衡側咬合接触**[不適切用語]： 非作業側咬合接触　参照．

**balancing interference**[misnomer]─*see nonworking occlusal contact*／**平衡側干渉**[不適切用語]： 非作業側咬合接触　参照．

**behavior**／**行動**： 特定の状況下での活動または反応．

**behavior modification**／**行動変容法**： 観察可能な行動様式を，ある与えられた刺激に対する新しい反応様式に置き換えることによって変容しようとする心理療法．

**Bell palsy**／**ベル麻痺**： 顔面神経（CN Ⅶ）の病変による末梢性顔面麻痺．

**benign**／**良性の**： 軽度，非進行性で非再発性および非悪性を特徴とする腫瘍．

**benign masseteric hypertrophy**／**良性咬筋肥大**： 病因不明で，通常両側性に起こる，咬筋の非悪性の大きさまたは膨隆の増大．

**benign migratory glossitis**─*see geographic tongue*／**良性遊走性舌炎**： 地図状舌　参照．

**Bennett angle**／**ベネット角**： 下顎頭路と正中矢状面とのなす角度．

**Bennett mandibular movement**／**ベネット下顎運動**： 下顎の非対称性運動時の下顎全体の外側へのズレ．

**bilateral**[*ant*: *unilateral*]／**両側の**[反：片側の]： 2つの側面に関する，または有する．

**biobehavioral**／**生物行動学的**： 生物学的システムの機能に関与する行動因子．

**biofeedback training**／**バイオフィードバック療法**： 生理的活動または自律的機能を，機器を用いて視覚化または聴覚化し，それらの活動または機能を随意に改変できるように教える治療法．

**biomechanical**／**生力学の**： 生体諸構造，とくに運動系の，内在的または外在的力に関連する力学的法則の応用に関する．

**biopsychosocial**／**生物心理社会的**： 機能（障害）を引き起こすあるいは維持する，生物学および心理学状態ならびに社会的状況間の複雑な相互作用．

**bite**／**バイト**： 咬合関係，またはその位置の記録．

　**closed bite**[misnomer]─*see posterior overclosure*／**クローズドバイト**[不適切用語]： 臼歯部過蓋咬合　参照．

　**deep bite**[misnomer]─*see overbite*:

## Glossary

*deep overbite*／ディープバイト[不適切用語]：　過蓋咬合　参照.

*dual bite*／二態咬合：　2種類の咬頭嵌合位間での2mm以上のズレ.

*edge-to-edge bite*／切端咬合：　上顎切歯切縁と下顎切歯切縁が咬み合う咬頭嵌合位.

*open bite*／開咬：　下顎のどのような位置でも前歯が咬み合わない咬頭嵌合位.

*overclosed bite*—*see posterior overclosure*[contrast with *posterior bite collapse*]／オーバークローズドバイト：　白歯部過蓋咬合　参照.［白歯咬合崩壊と対比］

*scissor bite*／鋏状咬合：　上顎の歯が全体として下顎の歯に対して舌側で咬み合った咬合関係.

*bite guard*[misnomer]—*see stabilization appliance*／バイトガード[不適切用語]：スタビライゼーションアプライアンス　参照.

*blepharospasm*／眼瞼けいれん：　眼輪筋の緊張性れん縮で，眼瞼をより完全に，またはより不完全に閉じさせる.

*body dysmorphic disorder*(BDD)／身体醜形障害：　外観上の欠点が最大の関心事となり，それは想像あるいは，もしわずかな身体的異常が存在するなら，個々の関心事は明らかに度を超えたもののどちらかである.

*body section roentgenography*—*see tomography*／エックス線断層撮影法：　断層撮影法　参照.

*bony ankylosis*—*see ankylosis: bony*／骨性癒着：　癒着：骨性癒着　参照.

*border movements*／限界運動：　関節の解剖学的形態，関節包，靱帯および関連する筋群によって決定される運動範囲の限界または周縁での下顎の運動.

*brachycardia*—*see bradycardia*／徐脈：　徐脈　参照.

*brachycephalic*／短頭の：　丸くて，前後径が短く，幅の広い頭の形.

*bracing*—*see clenching*／ブレーシング：　クレンチング　参照.

*bradycardia*／徐脈：　異常に緩徐な脈拍.

*bradykinesia*／運動緩慢：　異常に緩徐な運動.

*bradykinin*／ブラジキニン：　血管拡張作用および発痛作用を有する血漿キニン.

*brain stem*／脳幹：　両大脳半球と脊髄とを連結する神経組織で，延髄，橋および中脳よりなる.

*breathing-related sleep disorder*／呼吸関連睡眠障害：　閉塞性や中枢性睡眠時無呼吸のような呼吸に関連した病状，あるいは中枢性肺胞低換気症候群による睡眠の中断を特徴とする障害.

*Briquet syndrome*—*see somatization disorder*／ブリケー症候群：　身体化障害　参照.

*bruxism*／ブラキシズム：　クレンチング，ブレーシング，ナッシング，グラインディングを含む，日中または夜間になされる異常機能活動.自覚されていない場合は，過去のブラキシズムは咀嚼機能によって形成されたのではない明瞭な摩耗面で推察される.また現在のブラキシズムは，睡眠中の記録採取により観察される.

*bruxism appliance*／ブラキシズム装置：　ブラキシズム活動に付随する不快感や，歯の損傷のような為害作用を制御するために口腔内で用いられる装置.

*buccally*／頬側の：　頬方向の.

*buccolingual relationship*／頬舌的関係：　舌と頬の相対的位置関係を基にした位置基準.

*buccoversion*／頬側転位：　歯列より頬側にある歯の位置に関する.

*bulimia*／過食症：　食物への渇望，しばしばむちゃ食いを繰り返す.

*bulimia nervosa*／神経性過食症：　通常若い女性にみられる精神疾患で，むちゃ食いの発作を特徴とし，後に故意の自己誘発性嘔吐を繰り返す.その結果，胃酸による歯の化学的侵食を生じ，時として耳下腺の両側腫脹が生じる.

*burning mouth syndrome*(BMS)／舌痛症，口腔灼熱症候群：　口腔粘膜の灼熱感として記述される異常錯感覚で，臨床的な粘膜異常所見あるいは臨床検査所見が欠落し，しばしば痛みとして認識する.

*bursa*—*see synovial joint*／滑液嚢：　摩擦が別に生じる部位の結合組織内に見られる嚢様腔.滑膜によって裏層され，粘稠な滑液で満たされている.滑膜関節　参照.

*bursitis*／滑液嚢炎：　滑液嚢の炎症.

## C

*calcified cartilage zone*／石灰化軟骨層：　滑膜関節における関節軟組織と軟骨下骨との間の石灰化組織.

# Glossary

**calcium pyrophosphate dehydrate crystals／ジハイドロピロリン酸カルシウム結晶**： 軟骨石灰化症関節の滑液中に現れる無機質沈渣．

**canine disclusion**—see canine-protected occlusion／**キャナインディスクルージョン**： キャナインプロテクティッドオクルージョン 参照．

**canine guidance**—see canine-protected occlusion／**犬歯誘導**： キャナインプロテクティッドオクルージョン 参照．

**canine-protected articulation**—see canine-protected occlusion／**キャナインプロテクティッドアーティキュレション**：キャナインプロテクティッドオクルージョン 参照．

**canine-protected occlusion**[syn：canine-/cuspid-protected articulation]／**キャナインプロテクティッドオクルージョン**[同：キャナインプロテクティッドアーティキュレーション]： 下顎の側方運動時に犬歯のみが接触し，他の歯を接触させないようにする咬合．

**canine rise**—see canine-protected occlusion／**キャナインライズ**： キャナインプロテクティッドオクルージョン 参照．

**capsular／関節包の**： 関節包に関する．

**capsular fibrosis**—see adhesion：capsular／**関節包線維化**： 癒着：関節包癒着 参照．

**capsular ligament, TMJ／関節包靱帯，顎関節**： 上下の顎関節滑膜を別々に被包する靱帯．

**capsule, joint**—see articular capsule／**関節包**： 関節包 参照．

**capsulitis／関節包炎**： 機械的刺激や全身疾患による関節包，付随する関節包靱帯，および関節円板付着部の炎症．

  **adhesive capsulitis／癒着性関節包炎**： 関節包炎の時に認められる，関節腔容量の減少と滑膜の腫脹による，癒着と関節運動の制限．

**carotid artery／頸動脈**： 頸部の主動脈で，頸部，顔面，頭蓋，脳，中耳，下垂体，眼および側脳室脈絡叢に供給する．両側の総頸動脈は甲状軟骨上縁の高さで外頸動脈と内頸動脈に分岐する．

**carotidynia／頸動脈圧痛**： 総頸動脈の炎症に由来する痛みで，通常はセルフィミッティングである．

**cartilage／軟骨**： ほとんどの関節面と骨格のいくつかの部分を被覆する密な線維性結合組織．

**articular cartilage／関節軟骨**： いくつかの骨の関節面にある薄い軟骨層．

**cast, dental**[syn：diagnostic cast, study cast, study model]／**模型，歯の**[同：診断用キャスト，スタディキャスト，スタディモデル]： 歯と歯槽骨の模型あるいはその再現，通常は石膏で作られる．

**catecholamines／カテコールアミン**： 交感神経興奮作用を有する生体維持に必要なアミン．

**caudal**[syn：inferior；ant：cephalad]／**尾側の**[同：下の；反：頭側の]： 下方の，尾方向の．

**causalgia**—see complex regional pain syndrome II（CRPS II）／**カウザルギー**：CRPS，複合性局所疼痛症候群 参照．

**cellulitis／蜂巣炎**： 筋膜面に沿って，また細胞組織間隙，とくに皮下結合組織を通って広がっていく，びまん性の炎症過程．

  **acute cellulitis／急性蜂巣炎**： 化膿，腫脹および疼痛をともなう蜂巣炎．

  **chronic cellulitis／慢性蜂巣炎**： 腫脹や疼痛がほとんどない蜂巣炎．

**central excitation effects**—see autonomic effects of central excitation／**中枢性興奮効果**： 中枢性興奮性自律神経効果 参照．

**central nervous system（CNS）／中枢神経系（CNS）**： 脳および脊髄．

**central pain／中枢性疼痛**： 中枢神経系の一次病巣または機能障害に起因あるいは先導する痛み*．また，中枢神経系への損傷に起因する疼痛．例：視床症候群や脊髄損傷痛．

**centric occlusion（CO）**[syn：maximum intercuspal position, maximum intercuspation]—see intercuspal position／**中心咬合位（CO）**[同：最大咬頭嵌合位，最大咬頭嵌合]： 咬頭嵌合位 参照．

**centric relation（CR）**[syn：centric relation occlusion]—see retruded contact position／**中心位（CR）**[同：中心位咬合]： 後方咬合位 参照．

**centric relation occlusion（CRO）**—see retruded contact position／**中心位咬合（CRO）**： 後方咬合位 参照．

**cephalad**[syn：cranial rostrad, superior；ant：caudal]／**頭側の**[同：吻側の，反：尾側の]： 上方の，頭の方向の．

**cephalalgia**[syn：headache]／**頭痛**：

cephalic／頭の： 頭に関する，または頭の構造に関する．

cephalogram／セファログラム： 頭部のエックス線写真．

cerebral ischemia／脳虚血： 血管の狭窄あるいは急性の閉塞による脳部への血液供給の欠乏．

cerebral palsy／脳性麻痺： 生下時またはその直後に存在した，永久的，非進行性の脳の欠陥または病変による運動機能障害．深部腱反射は亢進し，指はしばしばけいれんし，言語は不明瞭となるであろう．

cervical／頸部の： 頸に関する．

cervical plexus／頸神経叢： 第1～第4頸神経の前(腹側)枝からなる神経ネットワーク．

cervical spine disorder(CSD)／頸椎障害： 頸椎の筋，面関節，椎間板および神経を含む障害の1カテゴリー．

cevicalgia[syn : cervicodynia]／頸部痛： 頸部を構成する組織の痛み．頸部以外の部位からの関連痛を含む．

cervicodynia—see cervicalgia／頸部痛： 頸部痛 参照．

cervicogenic／頸部原性の： 頸部を構成する組織由来の．

cervicogenic headache／頸原性頭痛： やや強く，重く，引きずるような，片側性の頭痛で，頸部を動かすことで疼痛側の変化，誘発あるいは悪化はしないという特徴をもち，流涙，結膜充血，めまい，悪心，嘔吐および光や音への過敏などの自覚的症状をともなう．

chewing cycle[syn : masticatory cycle]／チューイング・サイクル[同：咀嚼運動周期]： 単一開閉口咀嚼運動行程における下顎の運動様式．

chewing force／咬合力： 咬合時に被験歯で記録された力．

chief complaint(CC)／主訴(CC)： 患者の主たる問題点，または主たる心配事に関する発言．

chondritis／軟骨炎： 軟骨の炎症．

chondroblastoma／軟骨芽細胞腫： 軟骨細胞の前駆体由来の良性腫瘍．しばしば石灰化した部位と壊死した部位が散在している．

chondrocalcinosis[syn : pseudogout, pyrophosphate arthropathy]／軟骨石灰化症[同：偽痛風，ピロリン酸関節症]： 再発性の関節疾患で，ピロリン酸カルシウム結晶の石灰化した沈着物が，滑液，関節軟骨，および周囲軟組織に沈着し，痛風様の疼痛発作や罹患した関節の腫脹を引き起こす．

chondroma／軟骨腫： 良性の軟骨の腫瘍．

chondromalacia／軟骨軟化症： 軟骨の軟化，しばしば腫脹，痛み，変性をともなう．

chondron／コンドロン： 関節軟骨の軟骨帯の細胞群．

chondrosarcoma／軟骨肉腫： 軟骨からなる細胞，またはそれらの前駆体由来の悪性腫瘍で，石灰化した硝子軟骨塊を含むことがある．

chorea／舞踏病： 不随意性の不規則な異常運動をともなうけいれん性の神経疾患．

chronic[ant : acute]／慢性の[反：急性の]： 緩徐に進行し，長期にわたり持続する．

chronic idiopathic orofacial pain — see idiopathic odontalgia／慢性特発性顎顔面痛： 特発性歯痛 参照．

chronic pain／慢性痛： 疾病の痛み以外の症状は消退した時点においても持続している痛み．典型的には6か月以上，または急性の損傷や痛みが治癒する正常な期間を超えて持続する．行動や社会心理的反応をともなった，不快な知覚的，感覚的，情動的経験と関連している可能性がある．

chronic paroxysmal hemicrania／慢性発作性片側頭痛： 眼を中心に，つねに片側性に起こる稀な頭痛で，頬部や側頭部へ放散し，5～60分持続する発作が1日のうちに4～12回起こり，長年の間緩解しない．群発頭痛に似て，結膜充血と透明な鼻汁と関連している可能性がある．

cinefluoroscopy—see fluoroscopy／エックス線映画透視検査： エックス線透視検査 参照．

claudication／跛行： 間欠的疼痛を引き起こす部位への動脈血流の減少による筋の虚血．

clenching[syn : bracing]／クレンチング[同：ブレーシング]： 静的咬合関係下における，非機能的で間欠的な咀嚼力の発現，主に挙上筋による．日中または夜間に行われ，患者自身もこの筋活動を自覚していないこともある．

clicking joint noise, TMJ／クリッキング関節音，顎関節： 顎関節の運動時または関節を圧迫したときに発現する明瞭なパチンまたはポンという音．

　early-closing clicking joint noise, TMJ／早期閉口時クリッキング，顎関節： 下顎頭の後方滑走運動早期に発現するクリッキング．

## Glossary

**early-opening clicking joint noise, TMJ／早期開口時クリッキング，顎関節：** 下顎頭の前方滑走運動開始時に発現するクリッキング．

**late-closing clicking joint noise, TMJ／晩期閉口時クリッキング，顎関節：** 下顎頭の後方滑走運動終了時直前に発現するクリッキング．

**late-opening clicking joint noise, TMJ／晩期開口時クリッキング，顎関節：** 下顎頭の前方滑走運動終了直前に発現するクリッキング．

**mid-opening clicking joint noise, TMJ／開口中期時クリッキング，顎関節：** 下顎頭の滑走運動路の中間で発現するクリッキング．

**reciprocal clicking joint noise, TMJ／相反性クリッキング，顎関節：** クリックが対をなしており，通常1回目のクリックは開口時に，2回目は閉口時に発現するが，発現する部位は異なっている．復位性関節円板転位と関連している．

**terminal closing clicking joint noise, TMJ**—see *TMJ; late-closing clicking joint noise, TMJ*／**終末期閉口時クリッキング，顎関節：** 晩期閉口時クリッキング，顎関節　参照．

**terminal opening clicking joint noise, TMJ**—see *TMJ: late-opening clicking joint noise, TMJ*／**終末期開口時クリッキング，顎関節：** 晩期開口時クリッキング，顎関節　参照．

**closed lock**[misnomer] — see *disc displacement without reduction*／**クローズドロック**[不適切用語]： 非復位性関節円板転位　参照．

**cluster headache**[syn: *Horton syndrome, Horton headache, histamine cephalalgia*]／**群発頭痛**[同：ホートン症候群，ホートン頭痛，ヒスタミン頭痛]： 片側性の頭部および顔面の激痛で，しばしば不随意の流涙をともない，痛みと結膜充血の一因となる眼周囲に限局した頭蓋外性の血管拡張をともなう．この突発性の痛みは区切りをもって，あるいは群発して発現し，しばしば発現時刻は定時的で，通常夜間に起こり，30～120分持続する．

**CNS central nervous system／中枢神経系．**

**cocontraction**[syn: *protective muscle splinting*]／**協力収縮**[同：防御的筋スプリンティング]： 痛みのある組織の運動を抑制し，安定させるために関節，軟組織，または他の構造体の知覚域からの侵害刺激に起因する拮抗筋群の反射性収縮．

**cognition／認識：** 知ること，考えること，学ぶことおよび判断することの過程．

**cognitive behavioral therapy／認知行動療法：** 考え方，想定，認識および思考パターンを変更することに主眼をおいた治療法．

**cold laser therapy**—see *infrared laser therapy*／**冷レーザー治療：** 赤外線レーザー治療　参照．

**collagen disease**—see *connective tissue disorders*／**膠原病：** 結合組織疾患　参照．

**collateral ligaments, TMJ／側副靱帯，顎関節：** 顎関節関節包の内側と外側にある一対の支持靱帯で，関節円板を下顎頭に付着させている．この靱帯は関節円板の前後軸においてのみ回転運動を可能にしている．

**complex regional pain syndrome I (CRPS I)／CRPS I，複合性局所疼痛症候群 I：** しばしば外傷後に発現する疼痛症候群．自覚的症状は末梢神経の分布に制限されておらず，また損傷に不釣り合いである．浮腫，皮膚血流の減少，皮膚，毛髪および爪の萎縮，疼痛部における自律神経変化，痛覚過敏あるいはアロディニアが発症の経過中にときおり生じるであろう．正式には reflex sympathetic dystrophy(RSD)．

**complex regional pain syndrome II (CRPS II)／CRPS II，複合性局所疼痛症候群 II：** 持続的な激しい灼熱感，アロディニアや異常痛症を呈する症候群で，通常は末梢神経の一部損傷や血管運動神経や異常運動の機能障害の連合に引き続いて起こる．後にこの状態は通常皮膚，毛髪および爪の栄養障害をともなう*．

**compression of joint／関節の圧迫：** 関節面どうしを圧接する．

**computed tomography(CT)**[misnomer] — see *tomography, computerized*／**コンピュータ断層撮影法(CT)**[不適切用語]： 断層撮影法，コンピュータ　参照．

**computer-assisted tomography**[misnomer] — see *tomography, computerized*／**コンピュータアシスティッド　断層撮影法**[不適切用語]： 断層撮影法，コンピュータ　参照．

**computerized axial tomography**[misnomer]—*see tomography, computerized*／コンピュータライズド　アキシャル断層撮影法［不適切用語］：　断層撮影法，コンピュータ　参照．

**computerized transaxial tomography**[misnomer]—*see tomography, computerized*／コンピュータライズド　トランスアキシャル断層撮影法［不適切用語］：　断層撮影法，コンピュータ　参照．

**condylar agenesis**／下顎頭形成不全：　下顎頭の欠如を特徴とした発育異常．

**coudylar fracture**／下顎頭骨折：　下顎頭の頭部または頸部の骨折で，さらに関節包内と関節包外，偏位と非偏位の特徴がある．

**condylarthrosis**[*syn*：*condyloid joint*]／顆状関節：　顆を有する関節．

**condyle**／顆：　骨端の丸い関節端．

**condylectomy**[*syn*：*subcondylar osteotomy*]／下顎頭切除術［同：下顎頸部骨切り術］：　下顎頭全体の外科的切除．

**condyloid**／顆状の：　顆の形態に似ている．

**condyloid joint**—*see condylarthrosis*／顆状関節：　顆状関節　参照．

**condylolysis**—*see condylysis*／顆溶解：　顆溶解　参照．

**condylotomy**／下顎頭切断術：　外科的下顎頭の切離，または形態修正．

**condylysis**[*syn*：*condylolysis*]／下顎頭溶解：　特発性の関節突起の吸収，または溶解．

**congenital disorder**／先天性異常：　生下時またはそれ以前にあった発育異常．

**conjunctiva**／結膜：　眼球の前面および眼瞼の内面を覆う粘膜．

**conjunctival hyperemia**／結膜充血：　結膜の血管拡張．

**connective tissue**／結合組織：　中胚葉由来の組織で，他の組織間を結合または支持する．弾性または膠原性の線維結合組織，骨，軟骨を含む．結合組織は軟骨を除いて血管に富む．

**connective tissue disorders**[*syn*：*mixed connecctive tissue disease, collagen disease*]／結合組織疾患［同：混合性結合組織疾患，膠原病］：　原因不明の結合組織の疾患群で，共通の解剖学的または臨床的特徴を有している．

**contact**／接触：　2つの身体あるいは部位相互の接触．

**continuous passive motion（CPM）**／連続的受動運動（CPM）：　他人または機械によって，決められた可動範囲で関節を動かす周期運動．

**contraction**／収縮：　筋線維の大きさまたは長さの正常な短縮，引き締め，または減少．

**contracture**／拘縮：　異常な短縮．

  **capsular contracture, TMJ**—*see adhesion：capsular adhesion*／関節包拘縮，顎関節：　癒着：関節包癒着　参照．

  **muscular contracture**／筋拘縮：　筋の長さの減少による，受動的筋伸展に対する持続した抵抗の増加．

  **myofibrotic contracture**／筋線維性拘縮：　筋の過剰な線維化による筋拘縮で，通常は外傷か感染の続発症である．

  **myostatic contracture**／筋短縮性拘縮：　筋刺激の減少による筋拘縮．

**contralateral**[*ant*：*ipsilateral*]／反対側の［反：同側の］：　反対側に関する．

**contrast medium**／造影剤：　特定の組織や腔を不透過にして，描出するために画像診断時前に注入するエックス線不透過性材料．

**contributing factor**／寄与因子：　疾患または障害を発現させるか，増悪させることに関与する状態または行動．

**contusion of joint**／関節打撲傷：　外傷性の関節の打撲傷で，急性滑膜炎，液体貯溜が特徴である．関節内出血をともなうこともあるが，骨折はない．

**convergence, neural**／収束，神経性：　1つのニューロンが数個のニューロンにシナプス結合すること．

**conversion disorder**／転換性障害：　器質的疾患がない状態で，無意識下での欲求や葛藤のため，知覚機能や運動機能の障害を特徴とする精神異常．

**coping mechanisms**／対処機構：　特別な仕事，問題，あるいは状況にうまく対処しようとする，認識的また行動的努力．

**cordotomy**／脊髄切断術：　慢性痛に対する脊髄中の線形線維束を分離するための手術．通常，疼痛がずっと保存的治療に反応しない症例に実施される．

**coronal**／冠状の：　頭または歯の冠に関する．または頭蓋の冠状縫合に関する．

**coronal plane**[*syn*：*facial plane*]—*see frontal plane*／冠状平面［同：顔面平面］：　前額面　参照．

## Glossary

**coronoid hyperplasia／筋突起過長症**： 下顎骨筋突起の良性の過成長，開口制限をきたすことがある．

**coronoid process／筋突起**： 下顎枝の前上面の円錐形の突起，側頭筋の付着部となる．

**coronoid process impingement／筋突起衝突性開口障害**： 筋突起過長症による顎運動の制限．

**coronoplasty**—see occlusal equilibration／**歯冠形成術**： 咬合調整 参照．

**cortical bone／皮質骨**： 緻密で固い骨の外層部で，骨髄腔を囲む．

**corticosteroid／コルチコステロイド**： 副腎皮質で見つかる結晶性のステロイド．

**Costen's syndrome／コステン症候群**： 1934年にある耳鼻科医により，過蓋咬合と下顎頭の後方偏位に起因するとして提唱された症候群で，めまい，耳鳴，耳痛，耳閉感，口渇，舌および喉の灼熱感，副鼻腔痛，頭痛などの症候よりなる．

**cracked tooth syndrome／亀裂歯症候群**： 歯の(不完全)破折でときおり発生する疼痛とともに，咬合時あるいはその解除における散発性の，鋭い，瞬間的疼痛．

**cranial**[syn : superior]—see cephalad／**頭側の，頭の**[同：上方の]： 頭側の 参照．

**cranial arteritis**—see arteritis／**頭蓋動脈炎**： 動脈炎 参照．

**cranial nerves(CN)／脳神経(CN)**： 脳にその起始を有する12対の神経．

**cranial neuralgia**—see neuralgia : cranial／**頭部神経痛**： 神経痛：頭の 参照．

**craniocervical／頭頸部の**： 頭部と頸部の両方に関連する．

**craniofacial／頭蓋顔面の**： 顔面と頭部の両方に関連する．

**craniomandibular**—see temporomandibular／**頭蓋下顎の**： 顎関節の 参照．

**craniomandibular disorders(CMD)**—see temporomandibular disorders／**頭蓋下顎機能障害(CMD)**：顎関節症 参照．

**cranium／頭蓋**： 脳を被包する頭蓋骨．

**crepitation**[syn : grating, crepitus]／**関節摩擦音**[同：クレピタス，関節軋音]： 荒い，ざらざらした，拡散性の雑音または振動で，不整な骨または軟骨の表面が擦れ合うことによって生じる．通常，関節で聴取されたときは，変形性関節症の変化とみなされる．

**crepitus**—see crepitation／**クレピタス**： 関節摩擦音 参照．

**crossbite／交叉咬合**： 上下顎の歯の正常な唇舌的または頬舌的関係が逆転している状態．

**cryoanalgesia／凍結麻酔**： 疼痛シグナルを伝達する能力を故意に中絶するために，侵された神経を極端な低温度を適用する．

**cryotherapy／寒冷療法**： 寒冷を用いた治療法．

**CT**—see tomography, computerized／**CT**： 断層撮影法，コンピュータ 参照．

**CT scan**—see tomography, computerized／**CTスキャン**： 断層撮影法，コンピュータ 参照．

**cuspid disclusion**—see canine-protected occlusion／**カスピッド ディスクルージョン**： キャナインプロテクティッドオクルージョン 参照．

**cuspid guidance**—see canine-protected occlusion／**犬歯誘導**： キャナインプロテクティッドオクルージョン 参照．

**cuspid-protected articulation**—see canine-protected occlusion／**カスピッドプロテクティッドアーティキュレーション**： キャナインプロテクティッドオクルージョン 参照．

**cuspid-protected occlusion**—see canine-protected occlusion／**カスピッドプロテクティッドオクルージョン**： キャナインプロテクティッドオクルージョン 参照．

**cuspid rise**—see canine-protected occlusion／**カスピッドライズ**： キャナインプロテクティッドオクルージョン 参照．

**cutaneous／皮膚の**： 皮膚に関する．

**cycle／周期**： 出来事や自覚的症状が相次いで起こること．

## D

**deafferentation／求心路遮断**： 神経路の一部を除去することで，特定の体の部位からの求心性神経活動の部分的または全部喪失．

**deafferentation pain／求心路遮断性疼痛**： 求心性神経路の喪失または断裂の結果生じる，局所に認める通常は一定した疼痛．

**debridement／デブリードマン**： 病的部位または創部からの壊死組織や異物の切除術．

**decompression of a joint／関節のデコンプレッション**： 関節の減圧術．

**deep bite**[misnomer]—*see overbite : deep overbite*／ディープバイト[不適切用語]： 垂直被蓋：過蓋咬合　参照.

**deep brain stimulation(DBS)**／脳深部刺激，DBS： 運動機能障害のような神経学的な自覚的症状を解除するために，脳内の目標とする神経あるいは構造を刺激するために移植された生成器からの電気信号を用いる神経刺激の1型.

**deep-heat therapy**／深部温熱療法： 高周波電気治療と超音波.

**deflection on mandibular opening**／開口時偏位： 開口時における下顎正中の中心経路からの偏位で，最大開口時においても正中へ復帰しない.

**degeneration**—*see osteoarthritis*／変性： 低質な組織に置換あるいは変換された軟組織，軟骨および骨の組織変化. 負荷に対する順応への関節の破綻で，機能不全をきたす. 変形性関節炎：骨関節炎　参照.

**degenerative joint disease**—*see osteoarthritis*／変形性関節疾患： 骨関節炎　参照.

**deglutition**／嚥下： 飲み込む行為.

**delayed-onset muscle soreness**／遅発性筋痛： 断続的な筋の酷使後の間質の炎症によって引き起こされる筋痛.

**delta sleep**／デルタ睡眠： 急速眼球運動をともなわない深い睡眠の第4相.

**demyelination**／脱髄： 神経鞘からのミエリンの喪失.

**denervation**／除神経： 神経組織の切除または除去.

**dental**／歯の： 歯に関する.

**dentition**／生歯，歯群： 天然の歯.

**dentofacial orthopedics** — *see orthodontics*／顎顔面整形外科： 歯科矯正学　参照.

**dentulous**／有歯顎の： 歯がある.

**dependence**／依存： その物質の使用を中止したときに，自覚的禁断症状が出現するほどに，身体的欲求が発展する化学物質の使用. 精神的依存の起こる耽溺とは区別される.

**depression, major**／大うつ病： 長期の抑うつ状態を特徴とする精神異常で，しばしば食欲減退，過食，不眠，睡眠過多，気力減退あるいは易疲労感，自尊心の低下，集中力の低下，さらには絶望感などの自覚的症状をともなう.

**depression of mandible**[ant : *elevation of mandible, mandibular closure*]／下顎下制[反：下顎の挙上，閉口]： 下顎の歯槽突起が上顎から離れていく： 正常な開口運動の構成要素.

**depression, psychologic**[syn : *dysthymia*]／うつ状態[同：気分変調]： 悲しみ，無力感，失望感，罪悪感，絶望感，空虚感などを特徴とする憂うつ感.

**deprogrammer**／ディプログラマー，身体反射記憶解除装置： 咀嚼または閉口中の固有反射機構を妨害するために用いられる装置.

**derangement**／障害： 身体部分の正常な配置が乱れた状態.

**dermatome**／皮膚分節： 単一脊髄後根または脳の神経分節の刺激により，痛みを感じる皮膚上の基準表面領域.

**determinants of mandibular movement**／下顎運動の決定要因： 下顎の運動を決定する解剖学的構造. 前方決定要因は咬合，後方決定要因は顎関節とその付属構造.

**detrusion**[ant : *occlusion*]／離開[反：咬合]： 下方への運動.

**developmental disorder**[ant : *acquired disorder*—*see congenital disorder*]／発育異常[反：後天性異常]： 先天性異常　参照.

**deviation in form**／形態の変異： 関節包内の軟硬関節組織の形態の不整または逸脱.

**deviation on mandibular opening**／開口時偏位： 開口時における下顎の偏心への偏位で，下顎の正中開口路からの偏位で，最大開口時においては，正中に復帰する.

**diagnosis**／診断： 疾患を他の疾患から鑑別する. または病歴，他覚的兆候，自覚的症状および身体的検査から疾患の性質を決定する.

**diagnostic cast**—*see cast, dental*／診断用模型： 模型，歯の　参照.

**diaphragm sellae**／鞍膈膜： 鞍状凹窩(トルコ鞍)と下垂体の天蓋を被覆する筋膜. トルコ鞍の中で脳硬膜，クモ膜，および軟膜は下垂体皮膜と結合する.

**diarthrodial joint**／蝶番関節の： 滑液に満たされた腔内で自由に動けるが，筋，靱帯，骨により制限を受けている.

**diathermy**／ジアテルミー： 高周波電流による深部温熱療法.

**differential diagnosis**／鑑別診断： 類似した自覚的症状を有する2つ以上の複数の疾患のうちで，どの診断が正しいか決定するための鑑別.

# Glossary

**diginglymoarthrodial joint**／蝶番滑走関節：蝶番運動と滑走運動の両方が可能な顎関節のように対をなす関節．

**disability**／不能：個人的，社会的，または職業的責任に見合う患者の能力の変化で，行動，心理学的，また社会心理学的評価にて決定される．不能は社会的用語であって医学用語ではない．

**disc**／円板：円形の丸い平板．

**intra-articular disc**[syn：*articular disc*；misnomer：*meniscus*]／関節内の円板[同：関節円板；　不適切用語：半月板]：関節内の円形で丸い平板様の，線維軟骨構造体で，いくつかの滑膜関節に見られる．

**disc-condyle complex**／関節円板―下顎頭複合体：顎関節において，下顎頭の関節円板を含めた関節で，単純な帳番運動として機能する．

**disc degeneration**／関節円板変性：関節円板内の退行変性変化．

**disc derangement**—see *disc displacement*／関節円板転位障害：関節円板転位　参照．

**disc detachment**／関節円板剥離：関節包，靱帯，骨との付着からの関節円板の周辺部の解離．

**disc dislocation**—see *disc displacement*／関節円板脱臼：関節円板転位　参照．

**disc displacement**[syn：*disc derangement, disc interference disorder, disc prolapse*]／関節円板転位[同：関節円板障害，ディスクインターフェアレンスディスオーダー，関節円板脱出]：顎関節における，下顎頭と側頭骨下顎窩に対応する関節円板の位置異常．

**disc displacement with reduction**[syn：*reducing disc*]／復位性関節円板転位[同：復位性円板]：顎関節における咬頭嵌合位における関節円板の転位で，下顎頭の回転または滑走運動中に，下顎頭と関節円板の正常な解剖学的関係が再構成される．

**disc displacement without reduction**[syn：*nonreducing disc*]／非復位性関節円板転位[同：非復位性円板]：咬頭嵌合位における関節円板の転位で，下顎頭の回転または滑走運動中に，下顎頭と関節円板との正常な解剖学的関係の再構成ができない．

**disc interference disorder**—see *disc displacement*／ディスクインターフェアレンスディスオーダー：関節円板転位　参照．

**disc locking**[misnomer]—see *disc displacement without reduction*／ディスクロッキング[不適切用語]：非復位性関節円板転位　参照．

**disc perforation**／関節円板穿孔：関節円板の限局した断裂で，上下関節腔の交通を認めるが，周囲の関節包，靱帯，骨との付着の断裂はない．

**disc prolapse**—see *disc displacement*／関節円板脱出：関節円板転位　参照．

**disc-repositioning surgery, TMJ**／観血的関節円板整位術，顎関節：正常な関節円板と下顎頭との解剖学的関係を再構築するために行われる関節切開術．

**disc space**／関節円板空隙：顎関節のエックス線写真上における，下顎頭と側頭骨下顎窩との間のエックス線透過性領域．

**disc thinning**／関節円板菲薄化：関節円板の厚みの退行性減少．

**discectomy**／関節円板切除術：関節円板の完全な切除をともなう関節切開術．

**disclusion**[syn：*disocclusion*]／咬合離開[同：咬合離開]：下顎の滑走運動時に，歯の接触に誘導されながら上顎から下顎が離開すること．

**discopexy, superior**／関節円板上方固定術：関節円板の前方付着部を切離した後，下顎窩に関節円板を縫合する術式．

**discoplasty**／関節円板形成術：関節円板の外形を修正または改善する術式．

**disease**／疾患：病気，疾病，身体の機能異常，または他覚的兆候，自覚的症状や理学所見が同定可能な一群として特徴づけられる病理学的変化．

**disk**[misnomer]—see *disc*／disk：[不適切用語]　disc（円板）　参照．

**dislocation of condyle**[syn：*luxation, open lock*]／下顎頭脱臼[同：脱臼，オープンロック]：関節隆起の前方への下顎頭の非整復性の前方転位．

**disocclusion**—see *disclusion*／咬合離開：咬合離開　参照．

**disorder**／障害：機能，構造，または精神状態の障害．

**displacement**／転位：正常または通常の位置や空間からの移動．

**distal**[ant：*proximal*]／遠位の[反：近位の]：基準点より離れる方向に関する．

**distocclusion**—see *Angle classification of occlusion：class II*／遠心咬合：アングルの不正咬合分類：　II級　参照．

**distraction of the condyle／下顎頭の離開**： 関節窩からの下顎頭の離開，または強制的下方運動．

**diurnal**[*ant*：*nocturnal*]**／日中の，昼間の**[反：夜間の]： 日照時間内に起こること，またはそれに関する．

**dizziness／浮動性めまい**： 空間との関係の感覚の障害，また頭の中で動く感覚をともなう不安定感．回転性めまいと区別される．

**dolichocephalic／長頭の**： 楕円形で，前後的に長く，幅の狭い頭の形．

**Doppler effect／ドップラー効果**： 発信部と受信部の相対的動きにより引き起こされる波動の振動数の明らかな変化．

**Doppler ultrasonography／ドップラー超音波測定法**： 超音波走査へのドプラー効果の応用で，超音波反射波を変換（増幅）して音響化または可視波形化して用いる．

**dorsal column stimulator／後索刺激**： 後索として知られている脊髄の特定部位における錯感覚を生成するための神経組織の電気刺激；脊髄刺激ともいう．

**drug pump／薬剤ポンプ**： 薬剤の微量を排出するために皮下に観血的に設置された小さな器具で，通常は鞘内—脊髄（髄液を含む）を囲む空隙—に注入する．その薬剤は直接脊髄に運ばれるので，少量の薬剤を必要とし，それは最小の系統的副作用にすることができる．

**dys-**[prefix]**／悪化，不良，困難**[接頭語]：

**dysarthria／構音障害**： 口唇，舌，口蓋あるいは咽頭を含む運動不足に引き続く不完全な調音．

**dysarthrosis／関節異常**： 関節の変形または奇形で，それらによる関節の運動障害がある．

**dysautonomia／自律神経障害**： 日々の生活の正常な活動を阻害あるいは全体的不能を引き起こす自律神経系の機能不全で，自律神経障害は循環系の姿勢変換，とくに背臥位から立位への変化を補正する．また浮動性めまいあるいは失神を生じる．系統的な影響としては頻脈あるいは尿崩症も引き起こす．自律神経障害は自律神経系への外傷，ウイルス感染，遺伝疾患，化学的曝露，妊娠，あるいは自己免疫疾患から発症する．

**dyscrasia／悪液質**： 構成要素の不均衡に関連する病的状態．

**dysesthesia／異常感覚，錯感覚**： 自発性または誘発性の不快な異常感覚＊．

**dysfunction／機能障害**： 異常な，障害された，または変化した機能．

**dysfunction index／機能障害指数**： 機能障害の重症度を定量するシステム．

  **Clinical Dysfunction Index／クリニカル・ディスファンクション・インデックス**： Helkimo によって開発された重症度の指数で，臨床検査中に認められた他覚的兆候と自覚的症状に基づいている．

**dyskinesia／ジスキネジー**： 随意運動障害による運動機能異常で，定型的な様式による自然発生的な，不明瞭な，不随意な，不規則な動きにより特徴づけられる．

  **tardive dyskinesia／遅発性ジスキネジー**： 薬剤誘発性のジスキネジー．

**dysmasesis／咀嚼障害**： 咀嚼が困難．

**dysostosis／骨形成不全**： 不完全な骨化を特徴とする異常な状態で，とくに胎生軟骨が障害される．

**dysphagia／嚥下障害**： 嚥下困難．

**dysphasia／失語症**： 中枢性に引き起こされた協調性の欠如による発語障害，言葉の適正排列障害を含む．

**dysphonia／発音障害**： 発声の障害，会話の困難をともなう．

**dysphoria／身体違和感**： 情動的苦悩，不穏，落ち着きのない，不快感．

**dysplasia／異形成**： 発育の異常．

**dysthymia**—*see depression：psychologic***／気分変調**： うつ状態 参照．

**dystonia／ジストニー，失調**： 異常な緊張，通常は筋組織における異常な緊張で，運動や姿勢の変化をきたすことがある．

  **focal dystonia／局在性ジストニー**： 関連する筋の一時的拘縮の持続を特徴とする局所的ジストニー．

  **lingual dystonia／舌ジストニー**： 舌に関連するジストニー．

  **mandibular dystonia／下顎ジストニー**： 下顎に関連するジストニー．

  **perioral dystonia／口周囲ジストニー**： 口周囲の組織に関連するジストニー．

**dystrophy／ジストロフィー，異栄養症**： 栄養の欠乏に起因した筋の発育変化で，脂肪変性と肥大をきたすが，筋力は低下する．中枢神経系は関与しない．

# Glossary

## E

**eccentric jaw relation／偏心性顎位**： 下顎位が中心位咬合位か咬頭嵌合位の周辺にある，あるいは離れている．

**edema／浮腫**： 細胞内，組織間隙，または腔内への異常な液体の集積．

**edentulous／無歯顎の**： 歯のない状態．

**efferent neural pathway／遠心性神経路**： 中枢神経系からの神経インパルスの伝達．

**efficacy／効果**： 薬剤や治療がある結果を生みだす能力．

**effusion／滲出**： 血管またはリンパ管から組織内または腔内への液体の逸脱．

**Ehlers-Danlos syndrome／エーラスダンロス症候群**： 結合組織の常染色体優生遺伝の疾患で，関節の過伸展，皮膚の過弾力性と脆弱性，さらに偽腫瘍などを特徴とする．

**elastic tissue／弾性組織**： 約30％のエラスチン(黄色の線維性ムコタンパク)を含む結合組織．

**electrodiagnostic testing／電気的診断テスト**： 診断を支援するための電気器材の使用．

**electrogalvanic stimulation(EGS)／直流電流刺激(EGS)**： 筋線維を収縮させるために，直流電流(ガルバニック電流)を用いる電気治療．またイオン導入法や疼痛緩和法として用いられる．

**electromyography(EMG)／筋電図(EMG)**： 筋電位の内在性変化の図形記録．

**electrotherapy／電気療法**： 直流電流(ガルバリズム)または交流電流(ファラディズム)を用いた疾患の治療．

**elevator masticatory muscles／挙上咀嚼筋**： 両側の，咬筋，内側翼突筋および側頭筋で，それらの主たる作用は下顎を挙上すること．

**eminence**[*syn*：*tubercle*]**／隆起**[同：結節]： 骨の隆起，または突出．

**emission scintigraphy／エミッションシンチグラフィ**： 放射性同位体にて標識された物質を体内に投与し，骨における改造現象が相対的に著明な部位を示すための画像化法．

**emotional motor system／情緒的運動システム**： 思考と情動が神経内分泌系調節性の運動反応を生みだすと主張する理論．

**enarthrosis joint**[*syn*：*spheroidal joint*]**／球関節**[同：球状関節]： 球と窩が配列された関節．

**end-feel／エンドフィール**： 最大自動伸展から最大他動伸展へと関節を操作したときに感じられる抵抗の質．

**endocrine／内分泌**： 腺より直接的な循環系あるいはリンパ系へのホルモン分泌．

**endogenous／内因性の**： 組織または生体内に由来する，あるいは生成される．

**endorphin**[*syn*：*enkephalin*]**／エンドルフィン**[同：エンケファリン]： 神経細胞より産生され，侵害刺激経路の抑制性神経伝達物質として作用する，脳脊髄液内の内因性抗侵害受容性オピオイド．

**endoscope／内視鏡**： 体腔内の内部を検査するための器具．

**enkephalin**—*see endorphin*／**エンケファリン**： エンドルフィン 参照．

**enophthalmos／眼球陥入**： 眼窩内で眼球が後方に位置した状態．

**envelope of motion／限界運動範囲**： 下顎の限界運動および下顎の任意点の咬合接触によって取り囲まれる三次元空間．

**ephapsis／エアファプス伝達**： 神経線維間の電気的混線．

**epidemiology／疫学**： 疾患の頻度や分布を決定する因子の相互関係を定義し，説明することに関する科学．

**epilepsy／てんかん**： 反復性のけいれん発作を特徴とする神経学的異常のグループ．知覚障害，異常行動，意識のレベル変化や脳電図所見の変化をともなうことがある．

**equilibration, occlusal**—*see occlusal equilibration*／**咬合調整**： 咬合調整 参照．

**Erb palsy／エルプ麻痺**： 主に生下時の外傷による状態．腕の運動および感覚を供給する5本の頸神経の1つ，あるいはすべてに影響する．麻痺は一部性あるいは全部性で，それぞれの神経への損傷は打ち傷から断裂まである．また腕神経叢麻痺ともよばれている．

**erosion of teeth／歯の侵食**： 歯の非咬合面部の摩耗．とくに化学的方法による．

**erythema migrans**—*see geographic tongue*／**遊走性紅斑**： 地図状舌 参照．

**erythema multiforme／多形性紅斑**： 急性の皮膚および粘膜疾患で，数日持続する丘疹，結節，斑紋が特徴で，灼熱感，掻痒感，またしばしば頭痛をともなう．

**erythrocyte sedimentation rate(ESR)／**

赤血球沈降速度(ESR)： 抗凝固化血液の入った試験管内での赤血球沈降速度．mm/hour で示される．赤血球沈降速度の亢進は炎症の存在を示唆するが，疾患に対して特異的ではない．

etiology／病因： 特定の疾患の原因．

euryprosopic／広顔の： 短く，広く，平坦な顔面形態．

eustachian tube／耳管： 中耳腔から咽頭へ開口する間腔．

Ewing's sarcoma／ユーイング肉腫： 内皮性骨髄腫．骨髄から発生する悪性骨腫瘍で，長管骨に好発し，痛み，発熱，白血球増多症をともなう．

exacerbating factor／増悪因子： 他覚的兆候や自覚的症状の強度や頻度の増大によって明らかにされるような，疾患または障害の重症度を増加させる因子．

excursion of mandible／下顎の滑走運動： 下顎が中心咬合位または正中から離れて行く運動．

　lateral excursion of mandible／側方滑走運動： 下顎の側方への運動．

　protrusive excursion of mandible／前方滑走運動： 下顎の前方への運動．

extension of joint[ant：flexion]／関節の伸展[反：屈曲]： 関節角を増加する動き．

exophthalmos／眼球突出： 眼球の突出．

external／外側の： 体の中央から離れる方向，または生体構造の外側．

external auditory meatus—see acoustic meatus／外耳道： 耳道　参照．

extracapsular[ant：intracapsular]／包外の[反：包内の]： 通常，関節包の外面，または外側．

extracranial／頭蓋外の： 頭蓋の外面，または外側．

extrinsic／外因性の： 供与される部位または作用を及ぼす部位の，外部に由来する．

extrinsic trauma／外因性外傷： 器官系または個人の，外部に由来する外傷．

extrusion／突出： 力で送り出す，突き出す，押し出す．

F

facet／ファセット，小関節面，咬合小面： 硬組織表面の小さな平滑な平面．

facet joint—see zygapophyseal／面関節： 関節突起の　参照．

facial／顔面の： 顔面または，頭部前面の前額部からオトガイ部に至る部に関する．；歯の外面の方向に関する．

facial nerve／顔面神経： 第7脳神経(感覚と運動の混合神経　CN Ⅶ)で，頭皮，前額部，眼瞼，顔面表情筋，広頸筋，顎二腹筋後腹，茎突舌骨筋，口唇，オトガイ，および鼻の筋，下顎の腺，顎下腺に分布し，および舌前方2/3の味蕾からの求心性神経線維よりなる．

facial neuralgia—see facial pain of unknown origin／顔面神経痛： 原因不明の顔面痛　参照．

facial pain of unknown origin／原因不明の顔面痛： 特発性顔面痛　参照．

facial plane—see frontal plane／顔面平面： 前額面　参照．

facial tic／顔面チック： 顔面のれん縮性運動，または単収縮．

facilitation[ant：inhibition]／促通[反：抑制]： 反応の増強．1つのインパルスの通過後に神経組織の抵抗を減少させることで，2番目の刺激がより容易に反応を喚起できる．

factitious disorder／虚偽性障害： 強迫性の，病気の他覚的兆候と自覚的症状の意図的産出を特徴とする精神障害で，患者の役割を演じることが唯一の目的で，他の二次的利得は欠如している．

falx cerebelli／小脳鎌： 小脳テントから後頭蓋窩に拡がる小さな筋膜で，内後頭稜後方と後頭静脈洞辺縁に付着する．

fascia／筋膜： 筋や特定の器官を被包し，また皮下ではそれらを種々の群に隔離する，コラーゲン性結合組織よりなる線維性の帯または鞘．

fascicle—see muscle compartment／筋束： 筋線維束　参照．

fasciculation／線維束性収縮： 単一神経線維に支配される筋線維束の不随意収縮で，線維れん縮(フィブリレーション)より粗大な筋収縮．

fibrillation／線維れん縮，フィブリレーション： 一つひとつの筋線維の自発性，不随意収縮．

fibrocartilage／線維軟骨： 軟骨基質内の大量の線維組織と，順応性リモデリング能を特徴とする軟骨の一種．椎間板，恥骨結合部，下顎接合部，顎関節の特定な部位に認められる．

fibrocartilaginous joint—see symphysis／線維軟骨関節： 癒合部　参照．

## Glossary

**fibromyalgia／線維筋痛症：** 腰の上下方両方の，両側性の広範な筋骨格系の痛みと硬結をともなった全身性の疼痛症候群．18の規定された解剖学的部位のうち，少なくとも11か所の圧痛と関連している．

**fibrosarcoma／線維肉腫：** 線維性結合組織を含んでいる肉腫．

**fibrosis／線維化，線維症：** 損傷または炎症で失われた正常組織を置換する線維性結合組織の形成．

**fibrositis**[misnomer]—*see fibromyalgia*／**結合組織炎**[不適切用語]： 線維筋痛症 参照．

**fibrous／線維の，線維性の：** 結合組織の線維で構成されるか，またはそれらを含んでいる．

**fibrous dysplasia／線維性異形成症：** 骨髄の異常な線維性置換で，通常は小児期に発症する．

**filiform／糸状の：** 糸のような形をした，または，きわめて細い．

**flat-plane appliance**[misnomer]—*see stabilization appliance*／**フラットスプリント**[不適切用語]： スタビライゼーション型スプリント 参照．

**flexion**[ant : *extension*]／**屈曲**[反：伸展]： 関節の角度を減少させる動き．屈曲する動作，または屈曲している状態．

**flexion-extension injury／屈曲―伸展損傷：** 過屈曲と引き続いての過伸展による，関節可動域での過度の外傷性の急激な増悪性の関節運動．靱帯損傷，筋の緊張，炎症，さらに反射性筋収縮を引き起こす．

**fluoroscopy／エックス線透視検査：** 臓器や関節のような深部構造の外形や機能を，即座に動的画像として視覚化するエックス線技法．

**focal／焦点，局在：** 高度に限局化された．

**focal plane tomography**—*see tomography, focal plane*／**フォーカルプレーン断層撮影法：** 断層撮影法，断層面断層撮影法 参照．

**foraminal encroachment**[syn : *foraminal stenosis*]／**椎間孔狭窄：** 脊髄神経が脊髄から抹消への通路の開口部の狭窄．

**force／力：** 運動を開始させるか，または停止させるもの．

　**masticatory force／咀嚼力：** 咀嚼行為中または物を咬んでいるときの，筋群の動的運動により産生される力．

　**occlusal force／咬合力：** 歯を咬み合わせたときに，筋群の動的運動によって産生される力．

**fos／フォス：** ウイルスがん遺伝子の細胞相似器管で，細胞(c-fos)内の遺伝タンパクで構成されており，がんを誘導する異常成長を防止するためにデザインされている．侵害伝達系内でのそれらの存在下での疼痛の分子マーカーとしての細胞がん遺伝子機能は，侵害刺激によって引きだされる．またプロトがん遺伝子ともよばれ，正常な遺伝子発現の代表である．

**fossa**[pl : *fossae*；syn : *fovea*]／**窩：** 窪み，小窩，あるいは陥凹，とくに骨端や歯の表面にあるもの．

**fovea**—*see fossa*／**窩：** 窩 参照．

**fracture／骨折：** 身体部分，とくに骨の破断または破損．

**freeway space／安静空隙：** 下顎が安静位にあるときの，歯列弓間の咬合面間距離，または空隙．

**fremitus／振盪音：** 振動，とくに，触診における振動．

**frontal plane**[syn : *coronal plane, facial plane*]／**前額面**[同：冠状平面，顔面平面]： 矢状面に直交する垂直面で，体を前方部と後方部に分ける面．

**functional mandibular disorder／機能性下顎障害：** 下顎の異常な運動または動作に関連する障害．

**functional mandibular movement／機能性下顎運動：** 会話，咀嚼，欠神，嚥下，呼吸，さらに他の適正な活動中になされる下顎の自然で，適切な特徴的運動または動作．

**fungiform／きのこ型：** きのこ型の，または球状の．

## G

**gamma knife surgery**[syn : *stereotactic radiosurgery, stereotactic neurosurgery*]／**ガンマナイフ治療**[同：定位放射線治療，定位脳手術]： 201の光子線から放たれた40から90グレイの正確に集束された放射線を三叉神経根入口部(root entry zone)に適用する．

**ganglion／神経節：** 神経細胞の集積または集塊で，神経支配の中心となる．

**generalized anxiety disorder(GAD)／全般性不安障害：** 持続する，過度なコントロール不可能な不安感あるいは憂慮感で，少なくとも以下のうち3つの自覚的症状をともなう6か月以上

の期間継続する．情動不安，疲労，集中困難，神経過敏，筋緊張，および睡眠障害．また他の精神異常，薬物使用，あるいは症状と関連がない＊＊＊．

**genetic／ジェネティク，遺伝学の**： 生殖，出産，起源，または遺伝に関する．

**geniculate neuralgia**—*see neuralgia : geniculate*／**膝神経痛**： 膝神経痛 参照．

**genioplasty／オトガイ形成術**： オトガイの形成手術．

**geographic tongue／地図状舌**： ときおり症候性で，舌背および舌縁の多発性，境界明瞭な遊走性紅斑を特徴とする舌粘膜の炎症性障害．

**giant cell arteritis**—*see cranial arteritis*／**巨細胞性動脈炎**： 頭蓋動脈炎 参照．

**Gilles de la Tourette syndrome**—*see Tourette syndrome*／**ギルドラトウレット症候群**： トウレット症候群 参照．

**ginglymoid joint／蝶番関節の**： 1つの凸面と1つの凹面よりなる蝶番関節で，空間内の一平面内で運動する．

**gliding of condyle**—*see translation of condyle*／**下顎頭の滑走運動**： 下顎頭の滑走運動 参照．

**globus／咽頭異物感症**： 咽頭部のしこり（球）の存在感で，物理的な物は存在しない．

**glossalgia**—*see glossodynia*／**舌痛**： 舌痛 参照．

**glossodynia**[*syn : glossalgia*]／**舌痛**： 舌の痛みまたは灼熱感．

**glossopharyngeal neurve／舌咽神経**： 脳神経（CN IX）の混合神経で，後部咽頭組織からの体性感覚情報と舌後方1/3からの体性感覚および味覚情報を伝搬する：運動線維は咽頭筋を支配する．

**glossopharyngeal neuralgia**—*see neuralgia : glossopharyngeal*／**舌咽神経痛**： 舌咽神経痛 参照．

**glossopyrosis／舌熱感**： 舌灼熱感．

**gnathic／顎の**： 顎あるいは頬部に関する．

**gnathologic／ナソロジック**： 顎動力の科学に関する．

**gout**[*syn : arthritis urica*]／**痛風**[同：痛風性関節炎]： プリン代謝障害で，高尿酸血症と，関節内への尿酸ナトリウム結晶の沈着を特徴とする．とくに拇趾に，関節の発赤，発熱，腫脹をともなう関節炎の急性の発作を引き起こす．主に30歳以上の男性に起こる．

**grating joint sound**—*see crepitation*／**関節軋音**： 関節摩擦音（クレピタス） 参照．

**grinding of teeth**—*see attrition bruxism*／**歯のグラインディング**： 咬耗性ブラキシズム 参照．

**group function／グループファンクション**： 側方運動時の作業側において，上下顎の歯が多数接触している関係で，臼歯部のいくつかの接触点と前歯部のいくつかの接触点間に咬合力が同時に分布する．

**guidance／誘導，ガイダンス**： 下顎が最大咬頭嵌合位から，または最大咬頭嵌合位に向かって滑走咬合運動をしている間の，歯の接触様式．

　**anterior guidance／前歯誘導**： 下顎が最大咬頭嵌合位から，または最大咬頭嵌合位へ向かって，滑走咬合運動をしている間の，前歯間での接触様式．

　**posterior guidance／臼歯誘導**： 下顎が最大咬頭嵌合位から，または最大咬頭嵌合位へ向かって，滑走咬合運動をしている間の，臼歯間での接触様式．

**gustation／吟味，味覚**： 味覚あるいは味見する行為．

## H

**hard tissue／硬組織**： 比較的硬い骨格系組織で，骨，硝子軟骨および線維軟骨を含む．

**headache**—*see cephalalgia*／**頭痛**： 頭痛 参照．

**hemarthrosis／出血性関節症，関節血症**： 関節腔内への血性滲出．

**hematoma／血腫**： 組織で取り囲まれた，あるいは腔への血液による腫脹，または血塊．

　**epidural hematoma／硬膜外血腫**： 中硬膜動脈の損傷あるいは血液漏出による硬膜腔への血液貯溜．

　**subdural hematoma／硬膜下血腫**： 脳の裂傷あるいは架橋静脈の破裂による硬膜下腔への血液貯溜．

**hemifacial microsomia／片側顔面小体症**： 顔面の片側が，正常に形成されているが，異常に小さいか，発育不全の状態．

**hemifacial spasm／片側顔面れん縮**： 顔面神経支配領域における筋の不随意性で片側性の急激な収縮．

**hemiparesis／片側不全麻痺**： 片側性の筋脆弱あるいは麻痺．

## Glossary

**hemiplegia／片麻痺**： 体部片側の運動機能および感覚の喪失．

**hemorrhage／出血**： 血液の異常な身体の内部または外部への流出；出血．

**herpes zoster**[syn：zoster, shingles]／**帯状疱疹**： 水痘―帯状疱疹ウイルスの脳神経節または脊髄神経節への感染で，それらの支配領域の急性の炎症を引き起こし，有痛性の皮膚の小水疱または粘膜の発疹を特徴とする．

**heterogenous／異種の**： 異なった起源に由来する．

**heterophoria／斜位**： 眼を閉じたときだけの単眼の偏位．

**heterotopic pain／異所性疼痛**： 原因となっている部位とは異なった部位に起こる痛み．

**heterotropia**[syn：strabismus]／**斜視**： 両眼の注視軸の平行性の持続的欠如．

**high condylectomy／高位下顎頭切除術**： 下顎頭の上方部のみの外科的切除．

**hinge axis／蝶番軸**： 回転関節運動における理論的単一水平軸；下顎に関しては，開口開始時の理論的純粋回転運動軸．

**hinge movement**[misnomer]—see rotation of condyle／**蝶番運動**[不適切用語]： 下顎頭の回転運動　参照．

**histaminic cephalalgia**—see cluster headache／**ヒスタミン頭痛**： 群発頭痛　参照．

**histochemical／組織化学的**： 細胞学的水準での生体組織の化学物質に関する．

**histology／組織学**： 組織の微細構造，組成，機能の解剖学的研究．

**history of present illness(HPI)／現病歴**： 現病の発症の日時，期間，および特徴などを含むそれぞれの自覚的症状または訴えの体験記録．

**holocephalic headache／全頭部頭痛**： 頭部全体に感じる頭痛．ギリシャ語のholos（全体の）とcephale（頭部）に由来する．

**homogenous／同種の**： 同様の構造または特徴を有する．

**homolateral**—see ipsilateral／**同側の**： 同側の　参照．

**homologous／相同性の**： 構造，位置，起始などの重大な特性または属性が，類似しているかまたは一致する．機能は必ずしもこの限りではない．

**horizontal dental overlap**—see overjet／**水平被蓋**： 水平被蓋　参照．

**horizontal plane**—see transverse plane／**水平面**： 横断面　参照．

**Horner syndrome／ホルネル症候群**： 片側性の縮瞳，眼瞼下垂，顔面の無汗症を特徴とする神経学的状態で，通常は頸部交感神経麻痺に起因する．

**Horton headache**—see cluster headache／**ホートン頭痛**： 群発頭痛　参照．

**Horton syndrome**—see cluster headache／**ホートン症候群**： 群発頭痛　参照．

**human leukocyte antigen-B27(HLA-B27)／ヒト白血球抗原B-27**： 通常，強直性脊椎炎の患者に現れる遺伝子マーカー．

**humoral／体液の**： 体液に関する，または起因する．

**hyaline cartilage／硝子軟骨**： ほとんどの骨関節面に認められる軟骨の種類．弾性，ガラス様外観，および結合組織線維の網状構造が特徴である．軟骨内骨化のテンプレートを形成する．

**hydrocephalus／水頭(症)**： 脳脊髄液の頭蓋内での過剰な貯留で，脳室の膨張を起こし，頭蓋内圧を上げ，また頭蓋骨の拡大を起こす．

**hypalgesia**[syn：hypoalgesia]／**痛覚鈍麻**： 痛覚の感受性の低下．

**hyperactivity／過剰運動**： 機能亢進．機能運動の過剰．

**hyperacusis／聴覚過敏**： 音に対する有痛性，または異常な急性の鋭い感性．

**hyperalgesia／痛覚過敏**： 正常な有痛刺激に対する反応の増強*.

   **primary hyperalgesia**—see primary hyperalgesia／**一次性痛覚過敏**： 一次性痛覚過敏　参照．

   **secondary hyperalgesia**—see secondary hyperalgesia／**二次性痛覚過敏**： 二次性痛覚過敏　参照．

**hyperesthesia／感覚過敏**： 刺激に対する感受性の亢進．特別な感覚を除く．

**hyperextension／過伸展**： 四肢または関節の過剰な伸展．

**hyperextension-hyperflexion injury**—see flexion-extension injury／**過伸展―過屈曲損傷**： 屈曲―伸展損傷　参照．

**hyperflexion／過屈曲**： 四肢または関節の過剰な屈曲．

**hyperfunction of muscle／筋機能亢進**： 過度な筋の機能．

## Glossary

**hypermobility** *syn*: *hypermobility syndrome*[misnomer];[*ant*: *hypomobility*]／**過剰可動**[不適切用語]，**過剰可動性症候群**[反：過少可動]： 過剰な可動域．決められた関節の特定の最小数における関節運動域または関節の弛緩性が過大になることと定義される*．

   **monoarticular hypermobility**／**単関節可動域過大**： 単一の関節のみでの可動域過大．

   **oligoarticular hypermobility**／**少数関節可動域過大**： 2〜4関節での可動域過大．

   **polyarticular hypermobility**／**多関節可動域過大**： 4関節より多い関節での可動域過大．

**hyperpathia**／**痛覚異常鋭敏**： 刺激，とくに反復刺激に対し，閾値の上昇のみならず，異常に強い痛み反応を示すことを特徴とする症候群*．

**hyperplasia**／**過形成**： 正常な細胞排列のなかで，正常細胞数の増大による，組織または生体構造の過成長．

**hypertonicity of muscle**／**筋の緊張亢進**： 筋の緊張，張力，または活動の亢進．

**hypertranslation**／**過滑走**： 下顎頭のような生体の一部の，過度で過剰な滑走運動範囲．

**hypertrophic arthritis**—*see osteoarthritis*／**肥大性関節炎**： 骨関節炎　参照．

**hypertrophy**[*ant*: *atrophy*]／**肥大**[反：萎縮]： 構成細胞数の増加によるのではなく，器官または生体構造の大きさの増大．

**hyperuricemia**／**高尿酸血症**： 血液中の尿酸量が異常に高い状態．痛風においてみられるが，他の多くの状態でも認められる．

**hypesthesia**—*see hypoesthesia*／**感覚鈍麻**： 感覚鈍麻　参照．

**hypoalgesia**—*see hypalgesia*／**痛覚鈍麻**： 正常では有痛性である刺激に対する反応としての痛みの減少*．

**hypochondriasis**／**心気症**： 自分の健康に関する先入観と不安を特徴とする身体表現性障害で，正常な感覚を過大評価し，正常な身体的他覚的兆候や小さな問題を重篤な病気あるいは疾患として誤解する．

**hypoesthesia**[*syn*: *hypesthesia*]／**感覚鈍麻**： 刺激に対する感受性の減少，特別な感覚は除く*．

**hypogeusia**／**味覚鈍麻**： 味に対する感受性の減少．

**hypoglossal nerve**／**舌下神経**： 混合脳神経(CN XII)で，舌の内舌筋および外舌筋への遠心性運動刺激伝達線維とともに，同部の固有受容器からの求心性線維よりなる混合神経で，迷走神経(CN X)とも交通する．

**hypomobifity**[*ant*: *hypermobility*]／**可動域減少**[反：可動域過大]： 運動範囲の減少または制限．

**hypoplasia**／**減形成**： 発育不全，発育障害，または組織や生体構造の低発育．通常の細胞数が少ないことを意味する．

**hypoxia**／**低酸素症**： 酸素の欠乏．

**hysteria**—*see somatization disorder*／**ヒステリー**： 身体化障害　参照．

**hysterical trismus**／**ヒステリー性開口障害**： 急性の精神障害による重度の下顎運動制限．

## I

**-iasis**[suffix]／[接尾語]： 異常な状態．

**iatrogenic**／**医原性の**： 検査，診断テスト，あるいは治療中において，医療関係者により引き起こされた状態．

**idioglossia**／**構音不全**： 意味のない発声をともなった構音不全．

**idiopathic**／**特発性の**： 病因不明の．

**idiopathic continuous neuropathic pain**／**持続特発性神経因／原性疼痛**： 神経系での機能障害に由来する持続する絶え間ない疼痛で，明らかな病理所見を欠如し，不明な病因．

**idiopathic odontalgia**／**特発性歯痛**： 歯痛であるが，明らかな病理所見を欠如し，または不明な病因．

**idiopathic pain**／**特発性疼痛**： 明らかな病理所見を欠如し，または不明な病因の有痛性疾病あるいは障害．

**illness**／**病気**： 正常な健康状態から，著しく外れている状態．

**illness behavior**／**病的行動**： 急性の病気，または病気と感じたときに現れる行動の変化．

**imaging**／**画像化**： 診断の目的での生体構造の視覚的再現のハードレコード．エックス線写真，超音波，CT，MRIを含む．

**impairment**／**障害，侵害**： 正常な健康状態からの悪化程度の医学的決定．機能の喪失あるいは心理，身体的あるいは解剖学的構造や機能の異常性の測定．

**incidence**／**発症率**： ある特定の期間における新しい症例の数．[罹患率　と比較せよ]

**incisor**／**切歯**： それぞれの歯列の前4本で，主に切断に使われる．

## Glossary

**incoordination／協調運動失調**：　スムースで，制御された，対称性のある，調和のとれた運動ができない状態．

**infarct／梗塞**：　血液供給の停止または中断に引き続いて起こる，組織の壊死した部位．

**infection／感染**：　組織内で繁殖・増勢する病原性微生物の組織への侵入で，局所的細胞障害，毒素の放出，または抗原抗体反応により宿主に疾病を引き起こす．

**infectious arthritis／感染性関節炎**：　細菌またはウイルス感染により引き起こされた関節の急性炎症状態．

**inferior**[*ant*：*superior, cephalad*]—*see caudal*／**下方の**[反：上方の，頭側の]：　尾側の　参照．

**inferior retrodiscal lamina／関節円板後部結合組織下層**：　関節円板後部結合組織，または後方付着部の最下縁．この組織は密な線維性結合組織よりなり，下顎頭上の関節円板の前方回転を制限する靱帯として機能する．

**inflammation／炎症**：　刺激または損傷に対する組織の防御反応で，発赤，熱感，腫脹，疼痛を特徴とする．

**infrared laser therapy**[*syn*：*cold laser therapy*]／**赤外線レーザー**[同：冷レーザー治療]：　赤外線レーザー装置を用いた深部温熱療法．

**inhibition／抑制**：　過程の抑止または停止．

**initiating factors／発症因子**：　疾患または障害の発症の原因となる因子．

**insidious onset**[*ant*：*acute onset*]／**潜伏性発症**[反：急性発症]：　障害の発症が緩徐で，軽微で，感知できない．

**insomnia／不眠症**：　正常なら眠っている時間中の，異常な覚醒状態，または睡眠困難状態．

**interarch**—*see interocclusal*／**顎間の**：　咬合面間の　参照．

**interceptive occlusal contact**—*see supracontact*／**干渉性咬合接触**：　高位接触　参照．

**intercondylar／下顎頭間の**：　2つの下顎頭の間に位置する．

**intercondylar distance／下顎頭間距離**：　2つの下顎頭間の距離．

**intercuspal position(ICP)**[*syn*：*maximum intercuspal position, maximum intercuspation, centric occlusion*]／**咬頭嵌合位(ICP)**[同：最大咬頭嵌合位，最大咬頭嵌合，中心咬合位]：　下顎頭の位置とは独立して，対合する歯が完全な嵌合状態にある下顎の位置．

**intercuspation**[*syn*：*interdigitation*]／**咬頭嵌合**：　歯の咬合．

　**maximum intercuspation**—*see intercuspal position*／**最大咬頭嵌合位**：　咬頭嵌合位　参照．

**interdigitation**—*see intercuspation*／**咬頭嵌合**：　咬頭嵌合　参照．

**interdisciplinary／学際的**：　多数の臨床分野専門家の協調した作業．

**interference of occlusion**—*see supracontact*／**咬合干渉**：　高位接触　参照．

**intermaxillary**[*misnomer*]—*see interocclusal*／**顎間の**[不適切用語]：　咬合面間の　参照．

**internal**[*ant*：*external*]／**内側の**[反：外側の]：　身体の内部，または構造の内部．

**internal derangement／関節内障**：　関節のスムースな動きを妨げる関節包内の関節構成部分の配列の乱れ．顎関節においては，関節包または靱帯の伸展，断裂，穿孔に関連しており，変化した関節円板の位置または形態の原因となる．

**interocclusal／咬合面間の**：　対合する歯列弓間の．

**interocclusal orthosis／咬合面間装具**：人工的な咬合面が付与された，上顎または下顎どちらかを被うように作られた口腔内装置．

**interstitial／間質の**：　組織間の空隙に関する．

**intra-arch／歯列弓内の**：　下顎または上顎どちらか一方内の．

**intra-articular／関節内の**：　関節内に位置する．

**intra-articular disc**—*see disc*：*intra-articular*／**関節内の円板**：　円板：関節内の　参照．

**intracapsular**[*ant*：*extracapsular*]／**関節包内の**[反：関節包外の]：　関節包内に位置する．

**intracapsular adhesion**—*see adhesion*：*intracapsular*／**関節包内癒着**：　癒着：関節包内　参照．

**intracondylar／下顎頭内の**：　下顎頭の内部の．

**intracranial**[*ant*：*extracranial*]／**頭蓋内の**[反：頭蓋外の]：　頭蓋の内部の，頭骨の内部の．

**intractable／難治性の**：　治療抵抗性の．

**intrameatal／耳道内の**：　耳道の内部の．

intraoral／口腔内の： 口腔の内部の.

intrathecal drug infusion／クモ膜下薬剤注射： クモ膜下腔に小さなカテーテルを介して直接に薬剤を投与する．薬剤は直接に脊髄に運ばれるので，少量で十分であり，副作用を最小限に抑える．

intrinsic[ant：extrinsic]／内因性の[反：外因性の]： 器官，組織，生体構成部分の内部に完全に存在する，あるいは由来する．

intrinsic trauma[ant：extrinsic trauma]—see trauma：microtrauma／内因性外傷[反：外因性外傷]： 外傷：微小外傷 参照．

intrusion／圧下： 内方への突出．歯の歯尖方向への移動．

ionizing radiation／電離放射線： 電流を流すことで，原子から負に荷電した電子が分離することによって生じる放射線．

iontophoresis／イオン導入法： 直流電流を用い皮膚を傷つけることなく，組織内に種々の可溶性塩類イオンを導入する方法．

ipsilateral[syn：homolateral；ant：contralateral]／同側の[同：同側の，反：反対側の]： 同じ側に関連する．

ischemia／虚血： ある特定の器管，組織への不十分な局所的，一過性血液供給．

isokinetic exercises／等速訓練： 一定の角(運動)速度で行われる動的筋活動．

isometric exercises／等尺性訓練： 筋の長さが変化することなく，不動の抵抗体に対してなされる動作訓練．

isotonic exercises／等張性訓練： 筋の収縮力には変化がなく，筋を短縮させる動作訓練．

## J

jabs and jolts syndrome — see primary stabbing headache／ジャブ・ブロー頭痛症候群： 一次性穿刺様頭痛 参照．

jaw／顎： 上顎または下顎．

jaw tracking — see mandibular movement recording／顎運動を記録する： 下顎運動記録 参照．

　jaw tracking devices／顎運動計測装置： 下顎運動を量的に現すのに用いる機器．

joint／関節： 2つ以上の骨間の結合，または接合する部位．

juvenile rheumatoid arthritis(JRA)[syn：Still disease]／若年性リウマチ性関節炎(JRA)[同：スティル病]： 16歳以前に発症する特発性の関節炎で，その70％の症例において，リウマチ因子がみられる．女子に好発し，12〜15歳の間にもっとも発症する．

juxtaposed／隣接する： 隣接して位置する，あるいは並んで位置する．

## K

kinesiograph／キネジオグラフ： 運動を記録し，グラフとして表示するために使われる器具．

kinesiography — see mandibular movement recording／運動記録： 顎運動記録 参照．

kinesiology／運動学： 人間の運動に関する科学または研究．

kinetic／運動の： 運動に関する，運動を特徴とする，運動を生じる．

## L

labial／口唇の： 口唇の，口唇に関する，口唇の方向．

labioversion／唇側転位： 正常な歯列よりも唇側に位置がずれている状態．

lacrimation／流涙： 涙腺からの涙の分泌．

lallation／幼児語： 舌足らず，幼児性発語．

larynx／喉頭： 粘膜に裏層された筋軟骨構造体．気管の上端で舌根部と舌骨の下部に位置している．発声の器官．

latent disease／潜伏性疾病： 潜伏した状態での疾病として存在する休止した状態．

lateral[ant：medial]／外側の[反：内側の]： 体の正中から離れる方向，側方へ向かう．

lavage／洗浄： 腔または臓器を洗い流すあるいは洗浄する処置．

leaf gauge／リーフゲージ： 切歯間のような，2つの部分の間隙，またはその間の距離を測定するために用いられる，厚みが増加していく金属板のセット．

leptoprosopic／長顔の： 長くて狭く，突出した顔の形を有する．

leukocytosis／白血球増多症： 循環している白血球数の増加．

lichen planus／扁平苔癬： 炎症性皮膚疾患で，幅広く，平坦で，不整形で，しばしば難治性の環状の丘疹で，角化異常をともなう．

## Glossary

**ligament／靱帯：** 柔軟な線維性組織の帯状構造体で，わずかに弾性があり，平行に配列した膠原線維束よりなり，関節を連結し，また種々の骨や軟骨をつなげる．

  **ligament laxity／靱帯弛緩：** 靱帯付着部の過度の弛緩．

**lingual／舌側の，舌の：** 舌に関する，または舌の方向．

**linguoversion／舌側転位：** 正常な歯列より舌側に偏位している状態．

**loading, joint／荷重，関節：** 関節への圧縮力の増加．

**locking of joint**[misnomer]—*see disc displacement without reduction*／関節のロッキング[不適切用語]： 非復位性関節円板転位　参照．

**longitudinal plane**—*see sagittal plane*／縦断面： 矢状面　参照．

**lupus erythematosus**—*see systemic lupus erythematosus*／エリテマトーデス： 全身性エリテマトーデス　参照．

**luxation**—*see dislocation of condyle*／脱臼： 下顎頭脱臼　参照．

**lys-**[prefix]／分解する[接頭語]：

**lysis／溶解：** 溶解，分解，または組織の脆弱化．

**lytic／溶解の：** 溶解に関する．

## M

**macroglossia／巨舌症：** 舌の大きさが過剰な状態．

**macrotrauma**—*see trauma: macrotrauma*／マクロ外傷： 外傷：マクロ外傷　参照

**magnetic resonance imaging (MRI)／磁気共鳴撮像 (MRI)：** 非侵襲性で，電離放射線を用いない画像検査法．磁場内で磁場の影響を受けた後の水素原子の核共鳴現象からの信号を用いる．緩和周波数および共鳴周波数を検出，測定し，コンピュータによって画像に変換される．

**malformation／奇形：** 正しいあるいは正常な発達の失敗．局所的形態発生の過誤に起因する主要な構造の欠損または変形．

**malinger／詐病：** 意図的に病気のふりをするか，または誇張すること．通常，故意に責任を回避し，同情を買い，補償を得ようとしてなされる．精神障害はなく，意図的に欺こうとすること．

**malocclusion**—*see occlusal variation*／不正咬合： 咬合変異　参照．

**mandible／下顎骨：** 馬蹄形の下顎の顎骨で，癒合部で結合した水平的体部と，下顎切痕によって分離された前方の筋突起と後方の関節突起を有する垂直的に位置する2つの枝部よりなる．体部の上方部である歯槽部は，下顎の歯のための歯槽を有する．

**mandibular／下顎の：** 下顎に関する．

**mandibular closure**—*see arthrokinetics, TMJ: elevation of mandible*／閉口： 関節運動学，顎関節：下顎の挙上　参照．

**mandibular movement recording／下顎運動記録：** 下顎の運動のキネジオグラフによる記録．

**mandibular nerve／下顎神経：** 三叉神経の第3枝で，卵円孔を通り頭蓋を出た後，運動神経として，咀嚼筋，口蓋帆張筋，鼓膜張筋，顎二腹筋前腹，さらに顎舌骨筋に分布する．また一般知覚神経としては，下顎の歯および歯肉，頬粘膜，口腔底粘膜，舌の前2/3の上皮，硬膜，さらに顔面下部の皮膚に分布する．

**mandibular trismus**—*see trismus*／下顎開口障害： 開口障害　参照．

**mandibular orthopedic repositioning appliance (MORA)／下顎矯正位装置 (MORA)：** 下顎位を一時的に変化させるために，下顎の臼歯のみ被覆する，特別な咬合面間装置を表す用語．

**Marfan syndrome／マルファン症候群：** 常染色体優性遺伝の結合織疾患で，四肢が異常に長く，心臓血管系の異常，およびその他の奇形を特徴とする．

**mastication／咀嚼：** 嚥下の準備として食物を噛み砕く過程．

**masticatory cycle**—*see chewing cycle*／咀嚼運動周期： チューイング・サイクル　参照．

**masticatory muscles／咀嚼筋：** 咀嚼運動を担う筋群で，一対の咬筋，側頭筋，外側翼突筋，および内側翼突筋よりなる．

**masticatory pain／咀嚼時痛：** 歯や口を含めた局所的疾患とは関係なく，咀嚼または他の顎運動時に引き起こされる，顔や口の周囲の痛みや不快感．

**maxilla／上顎骨：** 一対の上顎を構成する骨で，下方は口蓋および上顎の歯を有する歯槽，上方は眼窩の一部をなし，内側は鼻腔壁を形成する．

**maxillary／上顎の：** 上顎に関する．

**maxillofacial／顎顔面の：** 上下顎の歯列弓と顔面に関する．

maxillomandibular／上下顎の： 上顎と下顎に関する．

maximum intercuspal position—*see intercuspal position*／最大咬頭嵌合位： 咬頭嵌合位 参照．

maximum intercuspation—*see intercuspal position*／最大咬頭嵌合： 咬頭嵌合位 参照．

medial[*ant*：*lateral*]／内側の[反：外側の]： 体の正中に向かって．

mediate auscultation／間接聴診法： 器具を用いて音を聞くこと．

mediation／触媒，調停： 結果を引きだす，作用を伝える，情報を伝達する，媒介としてはたらく．

mediotrusion／内側変位： 内側への下顎運動．

medullary dorsal horn—*see spinal trigeminal nucleus*／延髄後角： 三叉神経脊髄路核 参照．

meniscectomy, TMJ[misnomer]—*see discectomy*／半月板切除術，顎関節[不適切用語]： 関節円板切除術 参照．

meniscus／半月板： いくつかの滑膜関節内に認められる半月形の線維軟骨構造体，顎関節には存在しない．

meniscus, TMJ[misnomer]—*see disc：intra-articular*／半月板，顎関節[不適切用語]： 円板：関節内 参照．

mental disorder／精神障害： 器質的または心理的原因による，認知，情動，あるいは行動の障害で，順応機能を障害する．

mesial／近心の： 歯列弓の曲線に沿っての，顔面の正中矢状面に向かう方向の．

mesioclusion—*see Angle classification of occlusion：class III*／近心咬合： アングルの不正咬合分類：III級 参照．

mesocephalic／中頭の： 長くも短くもなく，狭くも広くもなく，丸くも楕円でもない頭の形の．

mesoprosopic／中顔の： 長くも短くもなく，狭くも広くもなく，扁平でも突出もしていない顔の形の．

metaboreceptor／代謝性受容器： 代謝産物内での増加に対応する受容器．

metaplasia／化生： ある組織型が，その組織にとっては正常でない組織型に変化すること．

metastatic／転移性の： 身体の一部のある疾患またはその兆候が，他の部位に移ること．悪性腫瘍においては，原発腫瘍の位置から離れた体の部位に，新生物が出現すること．

microglossia／小舌症： 異常に小さな舌．

micrognathia／小顎症： 顎が異常に小さいこと，とくに下顎．

microstomia／小口症： 異常に小さな口．

microtrauma[*syn*：*intrinsic trauma*]—*see trauma：microtrauma*／微小外傷[同：内因性外傷]： 外傷：微小外傷 参照．

midline of teeth／歯列の正中： 上顎または下顎の歯列弓の中切歯間の隣接面接触帯部．

migraine headache／片頭痛： 周期的で，再発性の激しい拍動性の頭痛で，高頻度で片側性で，しばしば音過敏，光過敏や悪心または嘔吐をともない，日常の身体活動によっても増悪する．これは既知の生理学的機構によってではなく，叙述的特徴によって分類される．

basilar migraine headache／脳底型片頭痛： 劇的ではあるが緩徐な展開の，神経学的兆候をともなった脳幹機能の障害で，しばしば全盲，意識状態の変化，錯乱状態，そしてそれに続く頭痛をともなう．

chronic migraine headache／慢性片頭痛： 月に少なくとも15日の片頭痛発症が3か月以上生じており，薬物乱用と関連がない．

classic migraine headache—*see migraine headache with aura*／古典的／古典型片頭痛： 前兆をともなった片頭痛 参照．

common migraine headache—*see migraine headache without aura*／普通型片頭痛： 前兆をともなわない片頭痛 参照．

hemiplegic migraine headache／片麻痺性片頭痛： 動眼神経の麻痺，および片側性の運動機能の部分的または完全な麻痺をともなう頭痛．

migraine headache with aura[*syn*：*classic migraine*]／前兆のある片頭痛[同：古典型片頭痛]： 前兆である感覚，運動，または視覚的な自覚的症状をともなった頭痛．

migraine headache without aura[*syn*：*common migraine*]／前兆のない片頭痛[同：普通型片頭痛]： 頭痛に先立つ局所的神経学的障害をともなわないが，その他は，前兆をともなう片頭痛の特徴と同じである状態．

ophthalmoplegic migraine headache／眼筋麻痺性片頭痛： 眼窩および眼窩

## Glossary

周囲の同側片側頭蓋に放散する，非拍動性のきわめて稀な痛みで，しばしば嘔吐をともない，1～4日持続する．高頻度で同側の眼瞼下垂と，またときおり，頭蓋内病変はないが，散瞳をともなう．片頭痛との関係は真実ではない可能性がある．

**probable migraine headache／片頭痛の疑い**： 片頭痛のすべての基準を完全に満たさない片頭痛様頭痛．

**retinal migraine headache／網膜片頭痛**： 頭痛をともなう1時間以内に消失する単眼性の暗点または視覚消失の，反復性の発作．通常の検査，さらにはMRIまたはCTでは正常所見を示す．

**transformed migraine headache／変容性片頭痛**： 発作ごとから日ごとに変化する頭痛．

**miosis／縮瞳**： 瞳孔の収縮．

**mixed connective tissue disease**—*see connective tissue disorders*／**混合性結合組織疾患**： 結合組織疾患 参照．

**mobilization, joint／関節可動化**： 関節の可動性の回復法．

**mononeuropathy／単ニューロパシー，単神経障害**： 単一神経の神経障害．

**monosynaptic reflex／単シナプス反射**： 単一のシナプスを介して，単一の運動性ニューロンと感覚性ニューロンに生じる，もっとも単純でもっとも速い反射．（例：筋伸張反射）

**mood disturbance／気分障害**： 情動の持続的な障害．

**morphology／形態学**： 生体の形や構造．

**motor neuron／運動ニューロン**： 筋の収縮を開始させる遠心性インパルスを伝達するニューロン．

**mouth guard／マウスガード**： コンタクトスポーツ時に，歯を被覆・保護するためのプラスチック性の口腔内装置．

**MRI**—*see magnetic resonance imaging*／**MRI**： 磁気共鳴撮像 参照．

**multidisciplinary／集学的**： 多数の専門分野が1人の患者に対して協調した治療にあたること．

**multifactorial／多因子的**： いくつかの因子の組み合わされた作用から引き起こされること．

**multiple myeloma／多発性骨髄腫**： 骨髄の悪性新生物．

**multiple sclerosis／多発性硬化症**： 原因不明の中枢神経系の慢性で，緩徐ではあるが進行性の疾患で，プラークとよばれるグリア組織の脱髄斑を特徴とする．

**muscle／筋**： 生体の器官または各部分の，運動を生じさせる収縮性線維よりなる組織．筋のタイプには骨格筋および心筋の横紋筋，および内臓の筋である横紋のない平滑筋がある．

**digastric muscle／顎二腹筋**： 乳様突起の二腹筋窩より起始し，下顎癒合部近くの下顎に停止する．舌骨および舌基底部を挙上し，下顎骨を引き下げる．

**lateral(external)pterygoid muscle／外側翼突筋**： 2頭筋で，翼状突起外側板および蝶形骨大翼に単一起始を有し，停止は下顎頭の翼突筋窩および顎関節の関節包，さらに第2の停止として関節円板内に一部停止する．この咀嚼筋は下顎骨を滑走させ，開口時および閉口末期に活動する．

**masseter muscle／咬筋**： 咬筋浅部は，頬骨突起および頬骨弓より起始し，下顎枝面および下顎角に停止する．咬筋深部は，頬骨弓より起こり下顎枝面の上方半部および下顎筋突起に停止する．下顎骨を挙上する強力な咀嚼筋である．

**medial pterygoid muscle／内側翼突筋**： 上顎結節および翼状突起外側板内面より起始し，下顎枝内面および下顎角に停止する．咀嚼中に下顎骨を挙上し，また前方に移動させ，また発音時には，下顎運動として活性化される．

**scalene muscles／斜角筋群**： 頸椎の横突起より起始し，肋骨に停止する3個の筋．頸椎を安定させ，首を側方に傾斜させる．また呼吸の補助筋でもある．

**sternocleidomastoid muscle／胸鎖乳突筋**： 2頭筋で，1つは胸骨から，他の1つは鎖骨から起始し，乳様突起および後頭骨の上項線に停止する．頭部を回転または伸展させ，頸椎柱を湾曲させる．

**suboccipital muscles／後頭下筋群**： 後頭骨の下部に位置する筋群で，頸椎および頭位を安定させ，また頭と首の伸展と回転する．

**suprahyoid muscles／舌骨上筋群**： 顎二腹筋，オトガイ舌骨筋，顎舌骨筋，および茎突舌骨筋で，すべて舌骨の上方に付着し，舌骨の安定と挙上，および下顎骨を引き下げる作用をする．

**temporal muscle／側頭筋**： 扇形をした筋で，側頭窩より起始し，下顎骨の筋突起およ

び下顎枝前縁部に停止する．咀嚼中に下顎骨の挙上および後退させる作用をする．

**trapezius muscle／僧帽筋**：　後頭骨の上項線と，第7頸椎およびすべての胸椎の棘突起より起始し，鎖骨および肩胛骨に停止する．肩を挙上し，肩胛骨を回転させる．

**muscle compartment**[*syn*：*fascicle*]／**筋線維束，筋コンパートメント**[同：筋束]：　単一の鞘内に包含された筋線維束．

**muscle compartment syndrome／コンパートメント症候群**：　筋のコンパートメント内の酸素欠乏による筋の痛みと硬直．

　**acute muscle compartment syndrome／急性コンパートメント症候群**：　筋コンパートメント内の急性の増加による酸素の欠乏によるコンパートメント症候群で，骨折，浮腫，または出血に引き続き生じる．

　**chronic muscle compartment syndrome／慢性コンパートメント症候群**：　筋の収縮と収縮の間の筋弛緩時間の減少に引き続く筋収縮中の酸素の欠乏．

**muscle contraction／筋収縮**：　筋の短縮，または筋内での張力の発現．

**muscle contracture**—*see contracture：muscular*／**筋拘縮**：　拘縮：筋拘縮　参照．

**muscle cramp**[misnomer]—*see myospasm*／**筋けいれん**[不適切用語]：　筋れん縮　参照．

**muscle hypertonia／筋緊張亢進（症）**：　骨格筋の緊張の増加，または受動ストレッチに対する抵抗の増加．

**muscle hypertonicity**—*see muscle hypertonia*／**筋緊張亢進**：　筋緊張亢進（症）　参照．

**muscle relaxation appliance**[misnomer]—*see stabilization appliance*／**筋弛緩装置**[不適切用語]：　スタビライゼーション・アプライアンス　参照．

**muscle splinting**—*see protective muscle splinting*／**筋スプリンティング**：　防御的筋スプリンティング　参照．

**muscular dystrophy／筋ジストロフィー**：　神経組織の明らかな変性をともなわずに，左右対称的に骨格筋群に現れる進行性萎縮を特徴とする遺伝疾患群．

**musculoskeletal／筋骨格の**：　筋（筋膜鞘，および腱を含む）と関節に関する．

**musculoskeletal pain／筋骨格痛**：　骨格筋，筋膜鞘および腱（筋原性痛），骨および骨膜（骨性痛），関節，関節包および靱帯（関節性痛），さらに軟部結合組織に由来する深部体性痛．

**myalgia／筋痛**：　筋の痛み．

**myelin／ミエリン**：　いくつかの神経細胞の軸索を被覆し，絶縁体として機能する髄鞘の主要な成分を形成する脂質．

**myelomeningocele／骨髄髄膜瘤**：　神経管の先天性発育欠損で奇形あるいは閉鎖不全を引き起こす；また二分脊椎として知られている．通常，腰仙骨部に発現する．

**myelopathy／ミエロパシー，脊髄症**：　脊髄における機能障害あるいは変化．

**myoclonus／ミオクローヌス**：　1つ以上の筋群の収縮に起因する間代性けいれん，またはれん縮．

**myofascial／筋筋膜の**：　筋およびそれに付着する筋膜に関する．

**myofascial pain／筋筋膜痛**：　活動性筋筋膜トリガーポイントから，あるいは周辺から，起因あるいは放散する局所痛．

**myofascial pain dysfunction syndrome**[misnomer]—*see myofascial pain*／**筋筋膜疼痛機能障害症候群**[不適切用語]：　筋筋膜痛　参照．

**myofascial trigger point／筋筋膜トリガーポイント**：　過剰刺激感受性のスポットで，通常，骨格筋または筋膜内の索状硬結で，圧痛があり，特徴的な関連痛，圧痛（二次的疼痛過敏），および自律神経性現象が生じる．活動性と潜伏性に亜分類される．

　**active myofascial trigger point／活動性筋筋膜トリガーポイント**：　触診による刺激がなくても，現存する局所痛または放散痛を引き起こす筋筋膜トリガーポイント．

　**latent myofascial trigger point／潜伏性筋筋膜トリガーポイント**：　触診時の関連痛を含む，活動性筋筋膜トリガーポイントの特徴をすべて有するが，現存する自発痛または自覚的症状の原因ではない筋筋膜トリガーポイント．

**myofascitis／筋筋膜炎**：　筋とその筋膜の炎症．

**myofibrosis／筋線維化**：　線維組織による筋組織の置換．

**myofibrositis／筋線維炎**：　個々の筋線維束を分けている結合組織である筋周膜の炎症．

**myofunctional therapy／筋機能療法**：　筋群の機能改善のために訓練すること．

# Glossary

**myogenous**／筋因／原性の： 筋に起源がある.

**myogenous pain**／筋因／原性疼痛： 骨格筋，鞘または腱に由来する深部体性筋骨格の疼痛.

**myositis**／筋炎： 筋組織の炎症.

**myositis ossificans**／骨化性筋炎： 筋組織の骨化，通常は損傷後に起こる.

**myospasm**[syn：trismus, muscle cramp]／筋れん縮[同：咬痙，筋けいれん]： 典型的な急性痛を起こす筋のれん縮性の持続性不随意収縮.

**myxoma**／粘液腫： 間葉系組織に類似した基質よりなる原始結合組織に由来する新生物.

## N

**narcotic**／麻薬の： 睡眠，無感覚，または昏迷を引き起こす薬剤．一般的にはアヘンおよびその誘導体(モルフィン，ヘロイン，コデインなど).

**natural history of disorder**／疾患の自然経過： 外傷や治療のような外部からの介入がない状況下での疾患または障害の自然な経過，罹病期間，病期の移行および変化の様相.

**neck-tongue syndrome**／頸―舌症候群： 上頸部から耳にかけての片側性疼痛の短時間の稀な発作であり，しびれ，知覚異常または舌の半側が無意識に動くような感覚をともなうことにより特徴づけられる，稀な障害.

**necrosis**／壊死： 組織の死.

**neoplasm**[syn：tumor]／新生物[同：腫瘍]： 新しい組織の異常な，制御されていない，進行性の成長．良性と悪性に分類される.

**nerve**／神経： 生体のある部位から他の部位へ刺激を伝達する，多数の神経線維からなる可視性の索状構造体．神経細胞は軸索と細胞体よりなる.

**nerve block**／神経ブロック： 持続性の疼痛軽減のための局所麻酔薬あるいはステロイドの硬膜外への注射.

**nervus intermedius**／中間神経： 膝神経節へ合流する顔面神経の小根．涙腺，鼻腺，口蓋腺，顎下腺，舌下腺などの腺組織および舌の前2/3を支配する.

**neural**／神経の： 1つ以上の神経に関する.

**neural pathway**／神経路： 刺激が伝達されていく神経構造体.

**neuralgia**[syn：neurodynia]／神経痛[同：神経痛]： ある神経の分布範囲での，鋭い，刺すような，掻痒感のある，または焼けるような，特発性または持続性の痛み.

**auriculotemporal neuralgia**／耳介側頭神経痛： 三叉神経耳介側頭枝の不応期をともなう発作性疼痛.

**cranial neuralgia**／脳神経痛： 脳神経の分布に沿って起こる神経痛.

**geniculate neuralgia**[syn：nervus intermedius neuralgia, Ramsay Hunt syndrome]／膝神経痛[同：中間神経痛，ラムゼイ・ハント症候群]： 顔面神経の知覚神経における疼痛障害．中耳や外耳道の電撃痛として特徴づけられる.

**glossopharyngeal neuralgia**／舌咽神経痛： 舌因神経(CN IX)の下神経節と上神経節の病変に由来する強度の，特発性の電撃痛であり，喉，耳，歯，舌に疼痛が広がり，嚥下や咳による扁桃の動きが誘因になる．頸動脈の分枝が血管迷走神経性の反応を引き起こし，呼吸，血圧，心拍出量の変化を引き起こす．稀な片側性の症状である．普通，50歳以上の男性に多い.

**nervus intermedius neuralgia** ― see geniculate neuralgia／中間神経痛： 膝神経痛 参照.

**occipital neuralgia**／後頭神経痛： 大後頭神経(C2 or C3)の神経痛.

**postherpetic neuralgia**／帯状疱疹後神経痛： 帯状疱疹の発症に続いて起こる神経痛.

**postsurgical neuralgia**／術後性神経痛： 手術時の知覚神経の不慮の損傷により二次的に発症する神経痛.

**pretrigeminal neuralgia**／前三叉神経痛： 真の特発性三叉神経痛に先立って起こる，口腔内や歯の鈍痛または灼熱痛．痛みの持続時間は，数時間から数か月と変異が大きく，また種々の期間の緩解期をともなう．真の神経痛の発症はきわめて突発的である可能性が高い.

**superior laryngeal neuralgia**／上咽頭神経痛： 片側の顎下部に起こる鋭い特発性の痛みを特徴とする状態で，耳，眼，または肩へ放散することがあり，その範囲は舌咽神経痛と区別しにくい．上咽頭神経は迷走神経(CN X)の分枝で，喉頭の輪状甲状筋に分布する

**traumatic neuralgia**／外傷性神経痛： 外傷または手術による正常な感覚神経路の断裂による二次的求心路遮断痛.

**trigeminal neuralgia**[syn：tic douloureux］／**三叉神経痛**［同：疼痛性チック］： 三叉神経(CN Ⅴ)知覚枝の異常で，1つ以上の分枝の分布範囲での，しばしば特定の誘発点の刺激により誘発される，鋭い刺すような痛みの再発性発作を特徴とする．

**neurasthenia**／**神経衰弱**： 慢性の心理的，身体的な疲労と虚弱の症候群―西洋医学ではほとんど使用されない用語である．

**neurectomy**／**神経切断術**： 局所麻酔や全身麻酔下において不快な三叉神経枝を剥離する末梢神経の奪格療法．

**neuritis**／**神経炎**： 神経または複数の神経の炎症*．

**neuroablative procedures**／**神経切断療法**： 固有の病態を切断したり，破壊することにより，脳や脳幹への知覚経路を妨害する不可逆性の治療．脊髄切断，神経根切断，視床破壊または神経構造の化学破壊などを含む．

**neuroaugmentation**／**神経増強**： 神経系の補足機能への薬物や電気刺激の使用．

**neurodynia**―see *neuralgia*／**神経痛**： 神経痛 参照．

**neurogenic pain**／**神経障害性疼痛，神経因性疼痛**： 末梢または中枢神経系の一次病変，機能異常または一過性の障害により発現または起因する痛み．

**neurogenous**／**神経障害性の，神経因性の**： 神経組織または神経組織の病変より起こる．

**neurogenous pain**―see *neuropathic pain*／**神経障害性疼痛，神経因性疼痛**： ニューロパシー性疼痛 参照．

**neurolepsis**／**神経弛緩**： 神経弛緩薬によって引き起こされる，意識状態の変化した状態で，鎮静，運動性の低下，不安の消失，さらに周囲への無関心を特徴とする．

**neuroleptic**／**神経弛緩薬**： 抗精神病作用を有する薬剤．

**neurologic**／**神経学的**： 神経系およびその異常に関する．

**neurolysis**／**神経鞘剥離，神経剥離，神経組織崩壊**： 神経鞘を開放するための外科的縦切開，神経の線維性癒着の外科的剥離または神経組織の破壊．

 **sympathetic neurolysis**―see *sympathectomy*／**交感神経遮断**： 交感神経切断術 参照．

**neuromodulation**／**神経修飾**： 薬物ポンプや電気刺激を含む，疼痛を調整したり，機能障害を最小にしたりする，薬物や電気を使用する医科治療の総称．

**neuromuscular**／**神経筋の**： 神経と筋の両方に関連する．

**neuropathic**／**ニューロパシー性**： 神経障害に関する，神経因性の．

**neuropathic pain**［syn：*neurogenic pain*］／**ニューロパシー性疼痛**［同：神経障害性疼痛，神経因性疼痛］： 神経系の病変または機能異常により，発現または起因する痛み．(本文中では神経障害性疼痛,神経因性疼痛も同義語として用いる.)

**neuropathy**／**ニューロパシー，神経障害**： 神経の機能障害または病理学的変化．1本の神経では，単ニューロパシーであり，数本の神経では多発性単ニューロパシーであり，もし，拡散したり両側性であれば，多ニューロパシーである*．

**neuroplasticity**／**神経可塑性**： 中枢での刺激インパルスを，通常は侵害性と考えられる二次的な求心性刺激に変化させる中枢神経系の動的能力．

**neurostimulation**／**神経刺激**： 脊髄，末梢神経，脳などの神経系の種々の組織を刺激する，体内に埋め込まれたペースメーカータイプの装置による強度の弱い電気信号．

**neurotransmitter**／**神経伝達物質**： 神経細胞から他の神経細胞へと，インパルスがシナプスを通過することを媒介する生化学物質．

**neurovascular**／**神経血管の**： 神経と血管の両方に関連する．

**neutrocclusion**―see *Angle classification of occlusion*：*class* Ⅰ／**中性咬合**： アングルの不正咬合分類Ⅰ級 参照．

**nightguard appliance**／**ナイトガードアプライアンス**： ブラキシズムの為害作用を減少させるために，従来より夜間のみに装着する咬合面間装置．

**NMRI**―see *magnetic resonance imaging*／**核磁気共鳴映像法**： 磁気共鳴撮像 参照．

**nocebo**／**ノセボ，反偽薬効果**： 有毒または有害な物質を含まない物質，または治療により引き起こされる負の治療結果．

**nociception**／**侵害受容**： 組織傷害の可能性または実際の組織傷害に関する情報を，中枢神経系に伝達することを目的とした，特別な神経終末の刺激．

**nociceptive**／**侵害受容の**： 痛い感覚を受容し，伝達することができる．

## Glossary

**nociceptive pain／侵害受容性疼痛**：　組織損傷とそれに引き続き生じる，侵害刺激として機能し，疼痛として脳が感知する化学物質の遊離の結果生じる疼痛．体性痛ともよばれる．

**nociceptive pathway／侵害受容神経路**：中枢神経系へ痛覚刺激を伝達する求心性神経路．

**nociceptor／侵害受容器**：　疼痛や有害な感覚を感知する特別な神経終末．

　**primary afferent nociceptor／一次求心性侵害受容器**：　皮膚から脊髄へ侵害刺激の存在を伝達することができる三大末梢神経群の1つ．それらはAβ機械感受性侵害受容器，Aδ機械温度侵害受容器，無髄C‐多覚侵害受容器を含む．

**nocturnal**[*ant*：*diurnal*]／**夜間の**[反：日中の]：　夜間に関する，または夜間に起こること．

**noma／水癌**：　口腔や顔面の急速に進行する壊死性炎症であり，一般的に栄養不良の子どもに観察される．また，免疫不全の患者に観察される可能性がある．

**noninnervated／非神経支配性の**：　知覚または運動神経の支配が欠如している組織．

**noninvasive／非侵襲性の**：　皮膚を貫通したり，器官や体腔内に侵入することのない診断法や治療法を表す．

**nonodontogenic toothache／非歯原性歯痛**：　歯痛を訴えるが，歯や歯周組織ではなく，その他の原因による疼痛．

**nonreducing disc** — *see disc displacement without reduction*／**非復位性関節円板**：　非復位性関節円板転位　参照．

**nonsteroidal anti-inflammatory drug (NSAID)／非ステロイド系抗炎症剤(NSAID)**：ステロイド使用にともなう有害副作用がない，鎮痛作用も有する抗炎症剤．

**nonworking／非作業側**：　機能している側の反対側．

**nonworking condyle／非作業側下顎頭**：機能している側の反対側の下顎頭．

**nonworking occlusal contact／非作業側咬合接触**：　ガイドされた下顎の側方滑走運動時の，反対側での歯の接触．

**noradrenalin** — *see norepinephrine*／**ノルアドレナリン**：　ノルエピネフリン　参照．

**norepinephrine／ノルエピネフリン**：　中枢神経系と交感神経系の神経伝達物質としてはたらく，副腎髄質よりホルモンとして分泌される生物学的アミン．N‐メチル基の欠如によりエピネフリンと区別される．

**norepinephrinergic／ノルエピネフリン産生性の**：　ノルエピネフリンの産生を刺激する薬剤に関連する．

**noxious stimulus／侵害刺激**：　組織を損傷する可能性のある，あるいは実際に損傷する刺激．

**nuchal line／項線**：　頭蓋の後側外面にある骨隆起．

**nuchal rigidity／項部硬直**：　頸部頸屈曲に対する抵抗．髄膜炎においてよく観察される．

**nuclear magnetic resonance imaging (NMRI)** — *see magnetic resonance imaging*／**核磁気共鳴撮像法**：　磁気共鳴撮像　参照．

## O

**occipital／後頭の**：　頭の後面に関する．

**occlude／咬合する**：　上下顎の歯が接触し合う．閉塞または閉鎖する．

**occlusal／咬合**：　歯の咀嚼面に関する．

**occlusal adjustment** — *see occlusal equilibration*／**咬合調整**：　咬合調整　参照．

**occlusal appliance** — *see interocclusal orthosis*／**オクルーザル・アプライアンス**：咬合面間装具　参照．

**occlusal contact** — *see occlusion*／**咬合接触**：　咬合　参照．

**occlusal equilibration／咬合調整**：　通常，垂直的咬合力や滑走運動時の咬合力がより均一に分布するように行う，切削器具を用いての歯冠部の形態調整．

**occlusal guidance／オクルーザル・ガイダンス，咬合誘導**：　歯が接触した状態を維持しているときの下顎の偏心運動における，歯によって決定される下顎の運動方向誘導路．

**occlusal interference** — *see supracontact*／**咬合干渉**：　高位接触　参照．

**occlusal slide／オクルーザル・スライド**：後方咬合位から最大咬頭嵌合位への下顎の運動．

**occlusal splint** — *see interocclusal orthosis*／**オクルーザル・スプリント**：　咬合面間装具　参照．

**occlusal trauma**[*syn*：*periodontal trauma, occlusal traumatism, periodontal traumatism*]／**咬合性外傷**[同：周囲外傷，咬合性外傷，歯周外傷]：　歯周組織の付着機構の

修復機能を超えた咬合力による歯周組織の損傷．一次性咬合性外傷，二次性咬合性外傷と対照をなす．

**occlusal traumatism** — see occlusal trauma／**咬合性外傷**： 咬合性外傷 参照．

**occlusal variation**／**咬合変異**： 上顎と下顎の歯の異常な，生物学的または機能的関係．

**occlusal vertical dimension** — see vertical dimension of occlusion／**咬合高径**： 咬合の垂直高径 参照．

**occlusal wear** — see attrition／**咬耗**： 咬耗 参照．

**occlusion**／**咬合**： 閉鎖または閉鎖される行為や過程．上顎または下顎の歯の咬合面間，または機能が類似した歯の咬合面間の静的関係．

**ocular**／**眼の**： 眼に関する．

**oculomotor nerve**／**動眼神経**： 第3脳神経（運動神経，CN Ⅲ）中脳より起こり，眼瞼挙筋，眼球の上直筋および他の直筋群，下斜筋，また眼の瞳孔括約筋，毛様体筋，さらに鼻粘膜にも分布する．

**odontalgia**／**歯痛**： 1本または数本の歯に感じる疼痛．

**odontogenic**／**歯原性の**： 歯または歯をつくる組織に由来するか，またはその中で産生された．

**odontogenic pain**／**歯原性痛**： 歯または歯周靱帯の中で起こる深部体性痛．

**olfactory nerve**／**嗅神経**： 第1脳神経（知覚神経，CN Ⅰ）．鼻粘膜に分布する．

**open bite**／**離開咬合，開咬，オープンバイト**： 臼歯が咬合しているときに，前歯が接触していない異常な咬合状態．

**open lock** — see dislocation of condyle／**オープン・ロック**： 下顎頭の脱臼 参照．

**ophthalmic** — see ocular／**眼の**： 眼の 参照．

**optic nerve**／**視神経**： 第2脳神経（知覚神経，CN Ⅱ）．眼の網膜に分布する．

**oral**／**口の**： 口に関する．

**oral apraxia**／**口腔失行**： 麻痺または他の運動知覚障害がないにもかかわらず，口の有目的運動を行うことができない．

**oral orthopedics**／**口腔整形外科学**： 診断，治療および予防的見地からの正常または異常な顎関係，およびそれらの口腔諸構造体への影響の分析．

**organic**／**器官の**： 生体の臓器，器官に関連する．組織的構造に関する．生物から発生する．

**orofacial**／**口腔顔面の**： 口と顔面に関連する．

**orthodontic**／**歯科矯正の**： 適正な咬合関係と適正な上下顎の関係に関する．

**orthodontics**／**歯科矯正学**： 不正咬合や上下顎の関係の異常の予防および治療，さらにそれらの発達に関する歯科の専門分野．

**orthodromic**／**順方向の**： 神経の方向に沿って正常方向に伝達する信号．

**orthognathic**／**オルソナシック，正顎の**： 顎骨の位置の異常に関する．

**orthognathic surgery** — see surgery: orthognathic／**顎矯正手術**： 手術，顎矯正 参照．

**orthopedic**／**整形外科的**： 運動器官，とくに四肢，脊椎，および骨，関節，筋，筋膜，靱帯，軟骨を含む付属器官の形態および機能の修復に関連している．

**orthopedic appliance** — see orthosis／**オルソペディック・アプライアンス**： 矯正装具 参照．

**orthosis** [syn: orthopedic appliance]／**装具** [同：矯正装具]： 体の可動部分の機能を支持し，または改善するために用いられる整形外科的装置または副子．

**orthostatic**／**直立位の**： 起立位または直立位に関連する．

**orthotic**／**整形術の，装具の**： 機能を支持または改善すること．装具に関する．

**osseous**／**骨の**： 骨の．

**ossification**／**骨形成，骨化**： 骨の発達または形成．

**osteoarthritis** [syn: degenerative arthritis, degenerative joint disease, hypertrophic arthritis]／**変形性関節症** [同：変形性関節炎，変形性関節疾患，肥大性関節炎]： 関節内の関節軟骨，線維性結合組織，さらに関節円板の退行性変化による関節の変形に起因する慢性の疾患．疾患の後期においては，辺縁性骨増殖体，唇状構造を有する骨新生（リッピング），または骨棘として知られている関節端部における新生骨組織の増殖をともなう．軟骨のフィブリレーションまたは断裂は炎症性の変化ではないが，断裂により炎症が惹起される．

**osteoarthrosis**／**骨関節症**： 非炎症性の特徴を有する慢性関節炎．

# Glossary

**osteoblast／骨芽細胞**： 間葉系組織由来の骨形成性細胞．

**osteoblastoma[syn：giant osteoid osteoma]／骨芽細胞腫[同：巨類骨骨腫]**： 類骨および石灰化した組織部分さらに線維組織よりなる，良性の血管に富む腫瘍で，周囲の健常骨の吸収をきたす．

**osteochondral junction／骨軟骨接合部**： 滑膜関節内の石灰化軟骨体と軟骨下骨との境界部．

**osteochondritis dissecans／離断性骨軟骨炎**： 骨と軟骨両方の炎症で，軟骨片が関節内に分離される．

**osteoclast／破骨細胞**： 骨を吸収，排除する多核細胞．

**osteoma／骨腫**： 良性の緩徐の発育を示す成熟骨塊で，通常，骨の表面，またはしばしば他の構造体上に認められる．

**osteomyelitis／骨髄炎**： 病原性微生物による骨，とくに骨髄の炎症．

**osteophyte／骨増殖体,骨棘**： 骨の外方増殖．

**osteoporosis／骨粗鬆症**： 骨の菲薄化．

**osteosarcoma／骨肉腫**： 間葉組織由来の未分化な細胞よりなる骨の悪性腫瘍．

**osteotomy／骨切り術**： 骨への外科的切開，または骨切り．

**otolaryngology／耳鼻咽喉科学**： 耳，喉頭，上気道，および他の頭頸部構造体の疾患に関する医学分野．

**otologic／耳科の**： 耳および耳科学に関する．

**overbite／垂直被蓋**： 前歯の垂直的な被蓋．

　**deep overbite／過蓋咬合**： 前歯の過剰な被蓋．

　**excesive overbite—see overbite：deep overbite／過剰垂直被蓋**： 垂直被蓋：過蓋咬合 参照．

**overeruption, tooth／過萌出，歯**： 対合歯のない歯または咬合していない歯が正常な咬合面を越えて挺出している咬合関係．

**overjet／水平被蓋**： 前歯の水平的な被蓋．

## P

**Paget's disease／パジェット病**： 単一骨または複数の骨の炎症をともなう原因不明の疾患で，無秩序な骨の修復機転による，骨の肥厚と軟化をきたす．変形性骨炎ともよばれる．

**pain／痛み**： 組織損傷またはその可能性に随伴する不快な感覚的または情動的経験．そのような損傷の名の下に述べられる不快な感覚的または情動的経験**．

　**pain behavior／疼痛行動**： 苦痛や疼痛を他人に伝える目に見える行動．

　**pain detection threshold—see pain threshold／痛覚閾値**： 疼痛閾値 参照．

　**pain disorder—see somatoform pain disorder／疼痛性傷害**： 身体表現性疼痛障害 参照．

　**pain map／疼痛地図**： 患者の疼痛領域を記載した図．

　**pain mediators／発痛因子**： 痛みを誘発する，または持続させる侵害刺激によって賦活化される神経血管由来の物質．

　**pain modulation／疼痛調整**： 神経系内での痛みの抑制．

　**pain pathway—see nociceptive pathway／疼痛神経路**： 侵害受容神経路 参照．

　**pain receptor／疼痛受容体**： 疼痛あるいは害を及ぼす感覚を感じたり，神経に伝える特別な神経終末．

　**pain threshold／疼痛閾値**： 被検者が疼痛と認識しうる最小の知覚経験*．

　**pain tolerance level／疼痛許容度**： 被検者が耐えられる最大の痛みの程度*．

**palatal／口蓋の**： 口蓋に関する．

**palate／口蓋**： 口蓋．

**palliative／一時的な**： 自覚的症状の激しさを緩和または減少させることで，その原因になっている疾患を治癒させるのではなく，症状を消失させることを意味する．

**pallidotomy／淡蒼球切断**： パーキンソン病などの神経学的な状態が引き起こす制御不可能な動作を軽減するために，ワイヤー探子を脳の淡蒼球に挿入し，周囲組織に熱を加え，神経を破壊する外科療法．

**palpation／触診**： 手または指の感覚による検査，触覚による感受．

**palsy／麻痺**： 麻痺と不全麻痺．

**panic disorder／パニック障害**： 繰り返し起こる予期しないパニック発作が随伴する，不安障害の一種で，パニック発作は過度の不安や恐怖とともに以下の症状をともなうことがある．動悸，心悸亢進，発汗，身震い，息切れ感，窒息感，胸痛，嘔吐感，腹部不快感，めまい，現実感の消失，

死の恐怖，コントロールを失うことに対するまたは気が狂うことに対する恐怖．パニック障害は，もっと発作が起こるのではないかという心配が少なくとも1か月以上持続し，そのような心配による順応機能行動の大きな変化が認められる***.

**panoramic radiograph／パノラマエックス線写真**：顎または関連する構造体の回転断層撮影エックス線写真．

**pantograph／パントグラフ**：下顎の運動様式や咬頭嵌合位を記録するために用いられる，上下顎それぞれに固定される一対の顔弓よりなる歯科用器具．

**parafunction／異常機能**：非機能的活動．口腔顔面領域においてはクレンチング，ブラキシズム，咬爪，咬唇，咬頰などである．

**paralysis／麻痺**：麻痺，支配神経の損傷または疾患による筋力または不随意運動の消失．

**parasympathetic nervous system[syn: craniosacral division]／副交感神経系[同：脳仙髄系]**：脳幹と仙髄(S2〜4)の節前神経細胞から起こる自律神経系の一系統．第3，第7，第9脳神経は副交感神経として頭部に分布する．第10脳神経は脊椎前神経叢を経由して胸腹部臓器に分布する．恥骨神経(勃起神経)は下腹部神経叢を経由してその自律神経線維を大腸の大半と骨盤および生殖臓器に分布する．

**paratrigeminal syndrome—see Raeder syndrome／傍三叉神経症候群**：レーダー症候群　参照．

**paravertebral／脊椎旁の**：脊柱に沿っているか，または近接している．

**paresis／不全麻痺**：部分的または不完全な麻痺．

**paresthesia／知覚異常**：自発性または誘発性の異常感覚．知覚不全とは異なり，知覚異常は不快または不快ではないすべての異常な感覚を含む．知覚不全は知覚異常の一部であり，とくに不快な異常感覚を含む*.

**parotid gland／耳下腺**：咬筋外面で耳前方より下顎角下部に至る範囲に位置する一対の唾液腺．

**paroxysm／発作**：突然の明白なけい縮，けいれん，発作．

**paroxysmal／発作性の**：れん縮，けいれん，または突然の持続時間の短い発症，または自覚的症状の変化に関連する．

**passive range of motion／受動関節可動域**：他人や機器による外部からの力によって，関節およびそれに付随する関節包，靭帯，筋に与えられる動き．

**passive resistive stretch／受動抵抗伸展運動**：対抗する力に抗して相反する筋を活動させ，つぎにストレッチすることにより筋の長さを増加することを目的とした運動．

**pathogenic condition／病原性状態**：病理学的状態を引き起こす．

**pathogenic occlusion／病原性咬合**：顎口腔系に病理学的変化を引き起こしうる咬合関係．

**pathognomonic／特徴的**：病気または病理的状態に，とくに他と区別可能な，または特徴的な症候．それらによって診断をすることが可能な自覚的症状や他覚的兆候．

**pathologic／病理学的**：病気を示す，または病気に起因する．

**pathologic condition／病理学的状態**：病気になっている状態．

**pathophysiologic derangement of function／病態生理学的機能障害**：構造的変化によるのではなく，疾患に起因した機能の変化．

**pathophysiology／病態生理学**：正常な生理機構が疾患によりどのように変化するかを研究する学問．

**pathosis[misnomer]—see pathologic condition／病的状態[不適切用語]**：病理学的状態　参照．

**pemphigus／天疱瘡**：皮膚病の一群で，消失後に色素斑を残す可能性のある水疱群が繰り返し発生し，しばしば掻痒感や灼熱感をともなう．

**percutaneous／経皮的**：皮膚を通して作用させる．

**percutaneous balloon microcompression／経皮的風船微小圧迫**：微小な風船を神経線維の部分で膨らませることにより，三叉神経を圧迫する神経外科療法．

**percutaneous glycerol rhizotomy／経皮的グリセロール神経切断術**：無水グリセロールを注射することにより，神経線維を破壊する神経外科療法．

**percutaneous radiofrequency thermocoagulation／経皮的高周波熱凝固法**：加熱部位の神経線維を破壊する神経外科療法．

**periarticular／関節周囲の**：関節の周りの．

**pericranium／頭蓋骨膜**：頭蓋を覆う線維性の膜．頭蓋骨の骨膜．

311

# Glossary

**periodontal trauma**—*see occlusal trauma*／歯周外傷： 咬合性外傷 参照.

**periodontalgia**／歯根膜痛： 歯周靱帯から放散する痛み.

**periodontium**／歯周組織： 歯の周りを包囲している組織．結合組織，歯槽骨，歯肉を含む．解剖学的には，歯槽骨と歯の間の結合組織を示す．歯周靱帯ともよばれている．

**peripheral nerve stimulation**／末梢神経刺激： 除痛のため，目的とする神経を刺激するために脊髄外に埋め込まれた電極による電気信号を使用するある種の神経刺激．

**peripheral nervous system**／末梢神経系： 脳と脊髄の外にある運動，知覚，交感および副交感神経，さらに神経節よりなる．

**peripheral neurogenic pain**／末梢性神経因性痛： 末梢神経系における，原発性病変，機能異常または一過性の障害による痛み*.

**peripheral neuropathic pain**／末梢ニューロパシー性疼痛： 末梢神経系における原発性病変または機能異常による痛み*.

**personality disorder**／パーソナリティ障害： 一般大衆と明らかに異なり，個人や周囲に対して明らかに反対の結果を引き起こすことになる，長期間にわたる同じパターンの思考や行動と性格づけられる障害.

**antisocial personality disorder**／反社会性パーソナリティ障害： 広汎にわたる，他人の権利に対する無関心や侵害などのパターンによって特徴づけられる障害．つぎに挙げるもののうち，少なくとも3つがあてはまる．逮捕されることを行う，計画なく嘘をつく，けんかになるように怒りっぽかったり，攻撃的になる，自分や他人の安全を無視する，無責任である，他人を傷つける行為に対して，反省の色を表さなかったり，悲しんだりしない***.

**avoidant personality disorder**／回避性パーソナリティ障害： 広汎にわたる，社会的な活動の抑制，"自分なんかふさわしくない"という感覚，否定的な評価に対する過敏さなどのパターンによって特徴づけられる障害***.

**borderline personality disorder**／境界性パーソナリティ障害： 広汎にわたる，対人関係，自己像の不安定，衝動的な自己破壊行為などのパターンによって特徴づけられる障害***.

**dependent personality disorder**／依存性パーソナリティ障害： 広汎にわたる，過剰に面倒をみてもらいたい欲求があり，服従的で，まとわりつく行動があり，分離することを恐れることよって特徴づけられる障害***.

**histrionic personality disorder**／演技性パーソナリティ障害： 言葉に表される感情表現，頻回で不適切な注意を引こうとする行動，性的に引きつけようとする性質によって特徴づけられる障害***.

**narcissistic personality disorder**／自己愛性パーソナリティ障害： 広汎にわたる，誇大な感覚，過剰な賞賛の渇求，共感の欠如などのパターンによって特徴づけられる障害***.

**obsessive-compulsive personality disorder**／強迫性パーソナリティ障害： 完璧，秩序性，対人関係の統制，開放性・柔軟性の制限などによって特徴づけられる障害***.

**paranoid personality disorder**／妄想性パーソナリティ障害： 広汎にわたる，他人が悪意をもって行動していると考え，他人に対する不信，猜疑心などによって特徴づけられる障害***.

**schizoid personality disorder**／シゾイドパーソナリティ障害： 統合失調症質パーソナリティ障害．広汎にわたる，社会関係からの孤立，対人関係における感情表現の限定などのパターンによって特徴づけられる障害***.

**schizotypal personality disorder**／シゾイドパーソナリティ障害： 統合失調型パーソナリティ障害．考えに対する実質的な曲解，変わった行動，加えて，社会関係からの孤立，対人関係における感情表現の限定などのパターンによって特徴づけられる障害***.

**perpetuating factors**／持続因子： 治癒を阻害するまたは疾患の経過を悪化させる因子.

**PET scan**—*see tomography : positron emission*／陽電子放出型断層撮影（PETスキャン）： 断層撮影法：陽電子萌出 参照.

**phantom limb pain**／幻肢痛： 失った体の部分がいまだに存在し，さらにその部分に疼痛を患者が感じる状態.

**pharmacotherapy**／薬物療法： 疾患または障害の薬剤による治療.

**pharyngeal plexus**／咽頭神経叢： 第9脳神経から第11脳神経の複合であり，僧帽筋上部，胸鎖乳突筋と同様に咽頭の神経支配を司る.

**pharynx**／咽頭： 口腔，鼻腔および食道の間の筋組織膜性の囊状構造部.

**Phoenix abscess／フェニックス膿瘍**：　以前は休止状態の慢性歯根肉芽腫が突然症状を発現する膿瘍．

**phonophobia／音過敏**：　音に対する異常恐怖または過度の感受性．

**photophobia／光過敏**　光に対する異常な恐怖または過度の感受性．

**physical dependence／身体的依存**：　物質を突然中断することによる禁断症状を発現させる薬物の薬理学的性質．

**physical therapy**[*syn*：*physiotherapy*]／**理学療法**[同：理学療法]：　マッサージ，マニピュレーション，訓練，温熱，寒冷，超音波，さらに電気のような理学的機械的方法での，疾患または障害の治療．正しい姿勢，身体力学および運動の再教育を含む．

**physiologic**[*ant*：*pathologic*]／**生理学**[反：病理学]：　組織または器官の正常な機能に関する．

**physiologic rest position of mandible**—*see rest position of mandible*／**下顎の生理学的安静位**：　下顎安静位　参照．

**physiotherapy**—*see physical therapy*／**理学療法**：　理学療法　参照．

**pinna**—*see auricle*／**耳介**：　耳介　参照．

**pivot appliance／ピボット・アプライアンス**：　片側性のまたは両側性の臼歯部の接触により，下顎頭の下方移動ができるように設計された，固いアクリリックレジン性の装置．

**placebo／プラセボ**：　表面的には，効力のある物質や器具または行動に類似し，患者も本物と信じているが，実際にはまったく効果のない物質，器具または行動．

**placebo effect／プラセボ効果**：　プラセボが与えられた後に，患者に起こる身体的または情動的変化で，用いられた物質，行動または治療の特定の性質，または効果に直接起因しない変化．

**planar scintigraphy**[*syn*：*scintigraphy, scintiscan*]／**プラナーシンチグラフィ**[同：シンチグラフィ，シンチスキャン]：　放射性物質の投与2〜4時間後に，ガンマカメラを用いて問題となる部位を走査し，二次元的に画像化する方法．走査された組織内での放射性物質の取り込みの増加は細胞での活動性の増加を示す．

**plane of reference／基準平面**：　他の面の位置を方向づける平面．

**platelet aggregating factor（PAF）／血小板活性化因子（PAF）**：　IgEに感作された好塩基球上の抗原との反応により，血液内で産生される物質．血小板を凝集させるとともに起炎物質である．

**plication／ひだ形成**：　組織の大きさを減少させるために，組織にひだを作り縫合すること．たとえば顎関節の円板後部組織または中空臓器の壁など．

**polyarthritis／多発性関節炎**：　いくつかの関節に同時に起こる関節炎．

**polymyalgia rheumatica／リウマチ性多発筋痛**：　高齢者にみられる自己限定性の症候群で，筋痛および発熱，さらに赤血球沈降速度の亢進をともない，急性発症後に四肢近位部の進行性の疼痛と硬直を示すことが特徴である．発症時に片側性であっても，ほとんどが両側性となり，早朝硬直をともない，筋群がつぎつぎと罹患していく．

**polyneuropathy／多発ニューロパシー**：　いくつかの神経に及んでいる疾患．通常，両側性で広汎性である．

**polysynaptic reflex／多シナプス反射**：　シナプスにより連結された神経細胞鎖により，形成された神経路に沿って，神経刺激が伝達される反射性運動．

**positron emission tomography**—*see tomography, positron emission*／**陽電子放出型断層撮影法**：　断層撮影法：陽電子放出型陽電子射出　参照．

**posterior**[*ant*：*anterior*]／**後方の**[反：前方の]：　後方，または人体の背側に関連する．

**posterior attachment, TMJ**[*syn*：*retrodiscal tissue*]／**後方付着部，顎関節**[同：関節円板後部結合組織]：　関節円板の線維性部分の後方に付着し，関節包後方部へ延び，同部を満たしている疎生結合組織．間質の膠原線維内には脂肪組織，動脈，弾性線維が豊富で，静脈叢も有している．

**posterior bite collapse／臼歯咬合崩壊**：　臼歯部の支持が欠損，部分的欠損，または移動により咬合高径の減少した咬合関係．しばしば代償性の前歯の突出をともなう．

**posterior cranial fossa／後頭蓋窩**：　最大の頭蓋窩であり，後頭骨底部，側頭骨，後頭骨鱗部，側頭骨錐体部，側頭骨乳突部，頭頂骨乳突部，蝶形骨後部からなる．

**posterior ligament**[misnomer]—*see pos-*

## Glossary

**terior attachment, TMJ／後方靭帯**[不適切用語]： 後方付着部，顎関節 参照．

**posterior open bite／臼歯部開咬症**： 咬頭嵌合位における臼歯接触の欠如．

**posterior overclosure**[*syn*：*bite*：*overclosed bite*]／**臼歯部過蓋咬合，ポステリアル・オーバークロージャー**[同：咬合：過蓋咬合]： 咬耗や侵食や臼歯部の圧下，後方歯の圧下，あるいは後方歯の完全な萌出阻止による，正常以下と推定される咬合高径．

**postganglionic／節後**： 神経節の後方または遠位に位置する．

**postherpetic neuralgia**—*see neuralgia*：*postherpetic*／**帯状疱疹後神経痛**： 神経痛，帯状疱疹後 参照．

**postsurgical neuralgia**—*see neuralgia*：*postsurgical*／**術後性神経痛**： 神経痛，術後 参照．

**posttraumatic stress disorder(PTSD)／心的外傷後ストレス障害(PTSD)**： 実際の死，死の危機，重大な事故，あるいは肉体・精神への脅威に関する直接的な個人の経験や目撃などの外傷後に特定の自覚的症状を発現する障害＊＊＊．

**postural／体位性の，姿勢の**： 体の傾き，また配置に関する．

**preauricular／耳前部の**： 耳の前方に位置している．

**predisposing／素因のある**： ある疾患または状態に発展する傾向または可能性を示す．

**predisposing factors／素因**： ある疾患または状態に発展する危険性を増加させる因子．

**preganglionic／節前の**： 神経節の前方または近位に位置する．

**premature occlusal contact**—*see supracontact*／**早期咬合接触**： 高位接触 参照．

**prematurity**—*see supracontact*／**早期咬合接触**： 高位接触 参照．

**pretreatment records／術前記録**： 治療に先立ち，診断や既往歴の記録または治療計画のために保存された記録．

**pretrigeminal neuralgia**—*see neuralgia*：*pretrigeminal neuralgia*／**前三叉神経痛**： 神経痛：前三叉神経痛 参照．

**prevalaence／罹患率，有病率**： ある任意の時点においての任意の地域の任意の人口における，ある疾患または異常を有する症例数．通常その特定の時点での問題となる集団の人口に対する罹患者の百分率として計測される．発生率と比較される．

**primary afferent nociceptor**—*see nociceptor*：*primary afferent*／**一次求心性侵害受容器**： 侵害受容器：一次求心性 参照．

**primary hyperalgesia／一次性痛覚過敏**： 最初に侵害受容のなされた部位，また組織損傷を受けた部位での，侵害刺激に対する過敏．

**primary occlusal trauma／一次性咬合性外傷**： 正常な支持構造を有する歯での，過大な咬合力による歯周組織の損傷．

**primary pain／一次性疼痛，原発痛**： 侵害刺激の真源での痛み．

**primary stabbing headache**[*syn*：*jabs and jolts syndrome*]／**一次性穿刺様頭痛**[同：ジャブ・ブロー頭痛症候群]： 自発性，短時間の頭部に感じる穿刺様疼痛．一般的には片側性ではなく，一箇所に限定されない．

**prodrome／前駆症状，予兆**： 障害の発症を示唆する自覚的症状．

**prognathic**[*syn*：*prognathous*]／**顎前突の**[同：顎前突の]： 前方に突出した顎を有する．

**prognosis／予後**： 疾病や状態の治療経過の予測．

**progressive supranuclear palsy**[*syn*：*psuedobulbar paralysis, supranuclear paralysis, spastic bulbar palsy*]／**進行性核上性麻痺**[同：偽性球麻痺，核上麻痺，けい性球麻痺]： 皮質脊髄路内の病変による，顔面筋，咀嚼筋，および口腔咽頭筋群のけいれん性脱力．自発性の笑いや泣鳴を引き起こす可能性がある．

**projected pain／投射痛**： 刺激が神経から皮質まで伝達される間，その神経の末梢の分布範囲に感じられる神経因性の痛み．

**proprioception／固有受容**： 身体の動きや位置に関する情報を提供する体の組織内にある知覚神経終末の刺激の感受および解釈．

**prostaglandins／プロスタグランジン**： 心臓血管系，消化管，呼吸器系，および中枢神経系で作用する，きわめて活性の高い生物学的物質である脂肪酸の一群．

**prosthesis／補綴物**： 身体の欠損部の審美的または機能的人工代用物．歯，眼，四肢を含む．

**prosthetic／補綴の**： 人工代用物による，身体の欠損部の置換，または不足部の補填に関する．

**protective muscle splinting**[*syn*：*reflex*

*muscle splinting, protective co contraction, muscle guarding*]／**防御的筋スプリンティング**［同：反射性筋スプリンティング，防御的協調収縮，筋保護］： 有痛部の組織の運動を抑制し，または安定させるために，関節の知覚領域，軟組織または他の構造体からの侵害刺激による，隣接する筋群の反射性収縮．筋が安静状態のときは収縮が持続しない点において筋れん縮と異なる．

**proteoglycan**／**プロテオグリカン**： 結合組織内の細胞外基質中のタンパク鎖に共有結合している粘多糖体．

**protrusion**／**突出，前方突出**： 前方に突き出されたまたは突出した状態．頭頸部領域においては，咬頭嵌合位からの下顎の前方への運動を表す．

**provisional appliance**／**暫定装置**： 限られた時間，使用される装置．

**provocation test**／**誘発試験**： 組織または機構を刺激することによって，兆候を発現させるか，または自覚的症状を悪化させる診断的方法．

**proximal**［*ant*：*distal*］／**近位の**［反：遠位の］： 基準点より近づく方向に関する．

**pseudoaddiction**／**偽嗜癖**： 嗜好を連想させる典型的な行動に類似する行動現象であるが，疼痛に対する薬剤量の不足による．疼痛が十分にコントロールされると行動は消失する．

**pseudoankylosis**—*see adhesion : intracapsular*／**偽強直症，偽の強直症**： 癒着：関節包内 参照．

**pseudobulbar paralysis**—*see progressive supranuclear palsy*／**偽性球麻痺**： 進行性核上性麻痺 参照．

**pseudogout**—*see chondrocalcinosis*／**偽痛風**： 軟骨石灰化症 参照．

**psoriatic arthritis**／**乾癬性関節炎**： 鱗屑様の赤色皮膚病変をともなった，多関節性に発現する進行性でびらん性の関節炎症で通常遠位指節間関節が障害される．

**psychic trauma**／**精神性外傷**： 個人の精神的対処能力を超えた，実際に体験したか，またはそのように感じた急性または持続性の情動ショック，損傷，ストレス．

**psychoactive medication**／**精神活性薬剤**： 精神機能に影響をあたえる薬剤．

**psychogenic pain disorder**—*see pain disorder*／**心因性疼痛障害**： 疼痛性障害 参照．

**psychomotor retardation**／**精神運動遅滞**： うつ病や他の精神障害においてしばしば見られる，思考および身体活動両方の鈍化．

**psychosocial**／**心理社会的な**： 機能の心理学的側面と社会学的側面の両方に及んでいる．

**psychosomatic**［*syn*：*somatopsychic*］／**心身の**［同：身体精神の］： 心と体の両方に関する．体の機能，とくに体の障害や疾患に関連する心や脳の高次機能(感情,恐怖,欲求など)に関する．

**psychotic**／**精神病の**： 思考過程の解体，現実検討の喪失を特徴とする重度の精神障害に関する．そのような疾患は，幻覚，妄想，解体した会話，さらに順応機能の障害を特徴的に含んでいる．

**psychotropic medication**—*see psychoactive medication*／**向精神薬**： 精神活性薬剤 参照．

**ptosis**／**下垂(症)**： 器官または生体部分の脱出または沈下．たとえば，第3脳神経の機能の変化，または頸部の交感神経切除術による上眼瞼．

 **eyelid ptosis**／**眼瞼下垂**： ホーナー症候群で観察される上眼瞼下垂．動眼神経麻痺に由来する上眼瞼挙上筋の機能障害．下垂は他の症候群の他覚的兆候の可能性がある．

**pulpal pain**／**歯髄痛**： 歯髄から放散される歯原性の痛み．

**pulpitis**／**歯髄炎**： 歯髄組織の炎症．

**pumping procedure**／**パンピング操作**： 他動関節受動術で，関節の関節包内に液体を追加注入した後に行われる．

**pyrophosphate arthropathy**—*see chondrocalcinosis*／**ピロリン酸関節症**： 軟骨石灰化症 参照．

## R

**radicalgia**／**脊髄根痛(脊髄神経の知覚根の刺激による神経痛)**： 1つ以上の知覚神経の分布における疼痛．

**radiculitis**—*see radiculopathy*／**神経根炎**： 1つ以上の神経根の炎症＊＊．神経根障害 参照．

**radiculopathy**／**神経根障害**： 1つ以上の神経根における機能障害または病的変化＊＊．機械的な神経根圧迫に由来し，疼痛，麻痺，衰弱および感覚異常を誘導する神経の疾患．

**radiofrequency lesioning**／**高周波損傷**： 高周波エネルギーにより神経を熱凝固させ，疼痛のシグナルを変換する能力を障害する．

## Glossary

**radiograph**[*syn*:*roentgenogram*]／エックス線写真[同：レントゲン写真]： 放射線が体のある部位を通過した後に，感受性のあるフィルム上に当たって作りだされる，生体内部構造の画像.

**radionucleotides**／放射性核種： 電磁波の放射をともないながら崩壊する原子で，放射線学的画像検索に用いられる.

**radiopaque**／エックス線不透過性の： エックス線エネルギーが通過できず，エックス線フィルム上で白くまたは明るく写る.

**RadioVisioGraphy(RVG)**／ラジオビジオグラフィ(RVG)： 放射線は用いるが，フィルムではなく，画像をコンピュータに保存するデジタル画像技法.

**Raeder syndrome**[*syn*:*paratrigeminal syndrome*]／レーダー症候群[同：傍三叉神経症候群]： 激烈な片側性の頭蓋顔面の疼痛あるいは通常は三叉神経の第1枝あるいは第2枝領域に観察される異常感覚.

**Ramsay Hunt syndrome**—*see neuralgia*:*geniculate*／ラムゼーハント症候群： 膝神経痛 参照.

**range of motion(ROM)**／関節可動域： 関節が伸展または屈曲できる範囲で，定型的には角度で計測される．顎関節に関しては，通常，下顎滑走運動時の切歯間距離をミリメートル単位で計測される.

**rapid eye movement(REM)**／レム睡眠，急速眼球運動睡眠： 深い睡眠の活動期で，心拍数，呼吸数，血圧の著明な増加を特徴とする．急速眼球運動や筋の単収縮の起こる時期もこの時期で，夢を見ている時期でもある.

**reciprocal clicking**—*see clicking joint noise, TMJ*:*reciprocal*／相反性クリッキング： クリッキング関節音，顎関節：相反性 参照.

**recruitment of muscle**／筋の漸増現象： 長期化した刺激に反応して，活動中の筋単位数が漸次増加し最高に達していく過程.

**reducing disc**—*see disc displacement with reduction*／復位性関節円板： 復位性関節円板転位 参照.

**reduction**／復位： 外科的または徒手的手技により，体の部分を正常な解剖学的位置に戻すこと．たとえば骨折や脱臼.

**reference zone**—*see referral zone*／関連域： 関連域 参照.

**referral zone**[*syn*:*reference zone*]／関連域[同：関連域]： 関連(異所性)痛または関連(異所性)する自覚的症状が感じられる部位.

**referred pain**[*syn*:*heterotopic pain*]／関連痛[同：異所性痛]： 侵害受容源から離れた部位で感じられる痛み.

**reflex**／反射： すべての不随意活動の総計.

**reflex splinting of muscle**—*see protective muscle splinting*／反射性筋スプリンティング： 防御的筋スプリンティング 参照.

**reflex sympathetic dystrophy(RSD)**[*syn*:*causalgia, Sudeck atrophy, shoulder-hand syndrome*]／反射性交感神経性ジストロフィー(RSD)[同：カウザルギー，ズーデック萎縮，肩手症候群]： 交感神経性に持続される，灼熱痛と感覚過敏性の求心路遮断痛で，定型的には外傷または手術操作により発現する．しばしば皮膚の血管運動性，発汗運動性，また後には栄養性の変化をともなう．複合性局所疼痛症候群の語が望ましい.

**refractory**／難治性の： 治療抵抗性の.

**Reiter syndrome**／ライター症候群： 通常，非特異性の非淋菌性尿道炎に続発する，多関節性関節炎，尿道炎，結膜炎の三兆候で，主に男性に好発する．口内炎と亀頭の潰瘍をともなうことがある.

**relaxed position of mandible**—*see rest position of mandible*／下顎安静位： 下顎安静位 参照.

**remodeling**／リモデリング： 関節の線維軟骨および軟骨下骨の細胞性変化による，機能的要求に反応した，組織の形の順応性変化.

**repositioning appliance**—*see anterior repositioning appliance, mandibular*／整位型アプライアンス： 下顎前方整位装置 参照.

**repositioning, jaw**／リポジショニング，整位，顎： 通常，天然歯または人工歯の咬合を変化させるか，または装具を用いて，上顎に対する下顎の相対的位置を変化させること.

**resorption**／吸収： 生理的または病理的過程による組織構成物質の消失.

**rest position of mandible**[*syn*:*relaxed position of mandible, physiologic rest position of mandible*]／下顎安静位[同：下顎の安静位，下顎の生理学的安静位]： 患者が直立位で安静にし，下顎頭は関節窩内で緊張のない

自然な状態にあり，また下顎の筋群はその位置を維持するための，最小の張力で収縮しているときに認められる，上顎に対する下顎の位置関係．

**restorative dentistry／修復歯科学**：　天然歯の修復，再構築，置換に関する歯科学の分野．

**retrodiscal pad**[misnomer] —see *posterior attachment, TMJ*／**レトロディスカル・パッド**[不適切用語]：　関節円板後部結合組織，顎関節　参照．

**retrodiscal tissue**—see *posterior attachment, TMJ*／**関節円板後部結合組織**：　関節円板後部結合組織，顎関節　参照．

**retrodiscitis／関節円板後部組織炎**：　顎関節内の円板後部組織の炎症．

**retrognathia／顎後退症**：　上顎か下顎，または上下顎両方，通常は下顎が正常な頭蓋顔面に対する位置関係よりも後方に位置している顔面不調和．

**retruded contact position(RCP)**[syn：*centric relation, centric relation occlusion*]／**後方咬合位**[同：中心位，中心位咬合]：　閉口時に両側の下顎頭が関節結節の後方斜面に沿ってそれぞれの最上方位へ誘導されていくときに，最初に歯が接触する位置．

**retrusion／後退**：　後方の位置，または後方への運動．口腔顔面領域では，正常な位置よりも歯または下顎が後方に位置していること．

**reversible treatment／可逆的治療**：　永久的変化をきたさない治療．

**review of systems(ROS)／系統総括，レビュー オブ システムス**：　病歴と身体検査を完了させる間に行われる，身体機能の系統ごとの総括．

**rheumatic／リウマチ性の**：　リウマチに関する．

**rheumatism／リウマチ**：　とくに筋と関節に関連した結合組織の退行変性，代謝性変化または炎症を特徴とする一連の障害．

**rheumatoid arthritis／関節リウマチ**：　両側性の増殖性滑膜炎，萎縮，骨の希薄化を特徴とする，慢性で多関節性の変形性炎症性疾患で，女性に多くみられる．

**rheumatoid factor(RhF)／リウマチ因子(RhF)**：　大多数の慢性関節リウマチ患者の血清中に認められる抗γ-グロブリン抗体．明らかに正常な個人においても，また膠原病，慢性感染症や，非感染性疾患患者においても数パーセントの陽性率を示す．

**rhizotomy／神経根切断術**：　慢性疼痛の緩和や運動障害を治療するため，脊髄の神経線維を切断または破壊する手術．保存的な治療に反応がない場合に用いられる．

**risk factor／危険因子**：　ある個人またはある集団を，ある疾患または異常に罹患しやすくさせる因子で，その疾患の頻度または重症度を高める．

**roentgenogram**—see *radiograph*／**レントゲン写真**：　エックス線写真　参照．

**rostal**[syn：*superior*, ant：*caudal*]—see *cephalad*／**吻側の**[同：上方の，反：尾側の]：　頭側の　参照．

**rostrum／吻**：　吻様付属物または吻様構造物．

**rotation／回転**：　軸の周りを運動すること．

**rotation of condyle／下顎頭の回転運動**：　主に下顎頭と関節円板下面の間で行われる，下顎頭の運動の一部分で，滑走運動を含まない．

## S

**sagittal／矢状の**：　前後的平面に関する，または体の長軸に平行な断面に関する．

**sagittal plane／矢状面**：　前後的方向に位置し，体の長軸に平行で垂直な基準面．体を右半分と左半分に分ける．

**saline／塩の**：　塩化ナトリウムと純水を含んでいる液体．

**sarcoidosis／サルコイドーシス**：　皮膚，リンパ節，唾液腺，目，肺，および骨にみられる肉芽腫性病変を特徴とする，原因不明の慢性の進行性疾患．

**scintigraphy**—see *planar scintigraphy*／**シンチグラフィ**：　プラナーシンチグラフィ　参照．

**scintillation／閃輝暗点**：　片頭痛の前兆時に生じる強度の異なる閃光の知覚．

**scintillation detector／シンチレーション検出器**：　ある結晶が電離放射線に反応して放射する光または紫外線により，放射能を測定する装置．

**scintiscan**—see *planar scintigraphy*／**シンチスキャン**：　プラナーシンチグラフィ　参照．

**scleroderma／硬皮症**：　皮膚，心臓，肺，腎を含む体のほとんどの部位における，結合組織の肥厚と硬化を特徴とする慢性の疾患．皮膚は色素沈着斑をともなって肥厚や硬化を起こすことがある．

## Glossary

**scotoma／暗点**： 視野内に現れる，さまざまな大きさと形の，視覚が欠落または低下した孤立した部位．

**secondary gain／二次的利得**： 病気あるいは能力障害で得られる間接的な利得で，責任や本人に有害な活動を回避でき，また通常では期待できない他人からの支援を得る．

**secondary hyperalgesia／二次性痛覚過敏**： 一次性痛覚過敏域の外側や周囲における，有痛性の刺激に対する感受性の増大．

**secondary occlusal trauma／二次的咬合外傷**： 歯周疾患に罹患している歯に対する過剰な咬合力による歯周組織の損傷．

**secondary pain**—see referred pain／二次性痛： 関連痛　参照．

**sedimentation rate**—see erythrocyte sedimentation rate／赤血球沈降速度： 赤血球沈降速度　参照．

**sella turcica／トルコ鞍**： 下垂体がある中頭蓋窩に位置する蝶形骨の鞍状の部分．

**sensitization**[syn：secondary hyperalgesia]／感作，増感[同：二次性痛覚過敏]： 侵害刺激を反復して加えられることによる，一次求心受容器の感受性の増加．疼痛閾値の低下．心理学的には侵害刺激に反復して曝されることによる，防御的過剰喚起．また，一次侵害受容部や一次性痛覚過敏部に隣接する，刺激を受けていない非損傷部において，疼痛閾値の低下をきたすこと．

**sensory nerve／感覚神経**： 体の末梢から脳あるいは脊髄に感覚刺激を伝導する求心性線維．

**serology／血清学**： 生体外での抗原抗体反応の研究．

**serotonergic／セロトニン様の，セロトニン作働性の**： セロトニンの産生を刺激する．またはセロトニンを含んでいるか，セロトニンによって活性化される細胞に関連する．

**serotonin**[syn：5-hydroxytryptamine, 5-HT]／セロトニン[同：5-ヒドロキシトリプタミン]： トリプトファンから生成される生体アミン．血清や粘膜，松果体，中枢神経などの多くの他の組織内に見られる．血管収縮物質，神経伝達物質，疼痛感作物質として機能する．

**shingles**[misnomer]—see herpes zoster／帯状疱疹[不適切用語]： 帯状疱疹　参照．

**shoulder-hand syndrome**—see reflex sympathetic dystrophy／肩手症候群： 反射性交感神経性ジストロフィー　参照．

**sialography／唾液腺造影法**： 造影剤を唾液腺管から注入し，唾液腺を撮影するエックス線撮影技法．

**sign／他覚的兆候**： 疾患の客観的なしるし．

**silent period, masticatory muscle／サイレント・ピリオド，咀嚼筋**： 筋電図学的に観察される，最初の歯の接触時の挙上筋活動の瞬間的低下．刺激された歯根膜受容器による抑制効果と推定される．

**single photon emission computerized tomography(SPECT)**—see tomography, SPECT／単光子放出コンピュータ断層撮影(SPECT)： 断層撮影法，SPECT　参照．

**sinusitis／副鼻腔炎**： 化膿性または非化膿性の副鼻腔粘膜の炎症．

**sinuvertebral nerve**[syn：recurrent meningeal nerve]／椎骨洞神経[同：再発性髄膜腫]： 反対側に吻合する脊髄神経と交換神経の枝の混合により構成される．脊椎骨膜，線維輪の外層，後縦靭帯，硬膜，硬膜外血管壁の神経支配をする．

**Sjögren syndrome／シェーグレン症候群**： 涙腺および唾液腺の萎縮性変化を特徴とする，特発性の膠原病で，眼球の乾燥感，口腔乾燥症を引き起こす．中年以降の女性に好発し，多関節性関節炎を随伴することがある．

**skeletal／骨格の**： 動物の体の骨組に関する．

**sleep apnea／睡眠時無呼吸**： 睡眠中にみられる呼吸異常で，呼吸努力の欠如による，二次的な空気の流出入の停止を特徴とする．一般に上気道の閉塞に関連しているが，中枢性無呼吸と関連している可能性もある．

**sliding condylar movement**[misnomer]—see translation of condyle／下顎頭の滑走運動[不適切用語]： 下顎頭の滑走運動　参照．

**SNOOP／SNOOP**： 深刻なまたは生命を脅かす疾患の患者の自覚的症状や他覚的兆候の概略を記憶するための米国頭痛学会から提案された方法．全身性の自覚的症状，全身性疾患，神経学的症候，突然の発症，壮年期以降の発症，頭痛パターンの変化．

**soft tissue／軟組織**： 筋，筋膜，腱，腱鞘，靱帯，関節包，滑膜嚢，脂肪，皮膚などを含む非骨性または非軟骨性組織．

**somatic／体性の**： 心や精神とは区別される，身体そのものに関する．内臓構造に対する，骨格組織のような体壁構造に関する．

**somatic pain／体性痛**： 脳では疼痛として認

識される侵害刺激としてはたらく組織障害や，それに続く化学物質の遊離による疼痛．侵害疼痛ともよばれる．

**somatization**／**身体化**： 精神医学的には，精神的状態が身体的な自覚的症状として経験される過程．

**somatization disorder**[*syn*：*Briquet syndrome, hysteria*]／**身体化障害**[同：ブリケー症候群，ヒステリー]： 39歳以前に発症し，数年間持続し，疼痛，自覚的胃腸症状，性的症状，偽性神経症状などにより性格づけられる多症状障害＊＊＊．

**somatoform disorder**／**身体表現性障害**： 器質的所見は認められないが，自覚的症状は身体的疾患を示唆し，臨床的には著しい順応機能の障害をきたしている心因的状態．DSM-IVにおいては，このカテゴリーのなかに，身体化障害，鑑別不能型身体表現性障害，転換性障害，疼痛性障害，心気症，身体醜形障害，特定不能の身体表現性障害の7つの障害を認めている＊＊＊．

　**somatoform disorder not otherwise specified**／**特定不能の身体表現性障害**： どの身体表現性障害の診断基準にも該当しない身体表現性症状を有する障害＊＊＊．

　**undifferentiated somatoform disorder**／**鑑別不能型身体表現性障害**： 身体表現性障害の診断基準に達しない説明不能な身体の訴えが6か月以上継続する＊＊＊．

**somatoform pain disorder**[*syn*：*psychogenic pain disorders*]／**身体表現性疼痛障害**[同：精神的疼痛障害]： 妥当な身体所見がみられず，心理的要因が疼痛の発症，重症度，悪化，持続にかかわる，疼痛の訴えが顕著な臨床状態．

**somatosensory**／**体性感覚の**： 体性求心性神経系に関する．

**sonography**—*see ultrasonography*／**ソノグラフィ**： 超音波検査法　参照．

**space-occupying lesion**／**占拠性病変**： 増大するとともに隣接組織を膨圧する病的腫瘤または腫瘍．

**spasm, muscle**—[*syn*：*myospasm*]／**れん縮，筋**[同：筋れん縮]： 筋または筋群の，不随意性の突然の運動またはけいれん性の収縮で，通常は疼痛または機能不全に関連している．

**spastic bulbar palsy**—*see progressive supranuclear palsy*／**けい性球麻痺**： 進行性核上性麻痺　参照．

**SPECT**—*see tomography, single-photon emission computerized*／**SPECT**： 断層撮影法，単光子放出コンピュータ断層撮影　参照．

**speculum**／**鏡**： 体腔または管の開口部を開いて，内部の検査を容易にする器具．

**sphenoid bone**[*syn*：*sphenoid*]／**蝶形骨**[同：蝶形骨の]： 頭蓋底において，前方で前頭骨，篩骨および上顎骨と接し，後方で側頭骨および後頭骨と接する複合した1個のくさび型の骨．

**spheroidal joint**—*see enarthrosis joint*／**球状関節**： 球関節　参照．

**spinal accessory cranial nerve**／**副神経：第11脳神経(運動神経，CN XI)**： 延髄根と脊髄根よりなる運動神経で僧帽筋，胸鎖乳突筋および咽頭に分布する．

**spinal anesthesia**／**腰椎麻酔**： 意識を喪失させることなく，注射部位より下部の脊髄の一時的な感覚消失を起こさせる療法．硬膜外麻酔ともよばれる．

**spinal cord stimulation**／**脊髄電気刺激**： 知覚障害を誘発するための脊髄の特定部位への神経組織への電気刺激．

**spinal nerves**／**脊髄神経**： 脊髄から分かれる神経であり，器官や組織を神経支配する．脊髄神経は31対であり，それぞれ前根と後根の2根で脊髄と結合する．

**spinal trigeminal nucleus**[*syn*：*medullary dorsal horn*]／**三叉神経脊髄路核**[同：延髄後核]： 三叉神経の核の1つであり，3つの亜核から構成される．吻側亜核，中間亜核，尾側亜核である．

**spine**[*syn*：*vertebral column, spinal column*]／**脊椎**[同：脊柱]：

**splint**—*see interocclusal orthosis*／**副子**：咬合面間装具　参照．

**splinting, muscle**—*see protective muscle splinting*／**スプリンティング，筋**： 防御的筋スプリンティング　参照．

**spondyloarthropathy**／**脊椎関節症**： 脊椎または椎間関節の疾患．

**spondylosis**—*see ankylosing spondylitis*／**脊椎症**： 強直性脊椎炎　参照．

**spontaneous remission**／**自然緩解**： 治療または他からの介助なしで起こる，疾患の自覚的症状や他覚的兆候の消失．

**spray and stretch**／**冷却伸展**： 噴霧性冷却剤を用いた後に他動筋伸展を行う理学療法．

## Glossary

**Spurling test／スパーリング試験**： 頸部神経根障害の診断を確定するために使用される．手で圧を加えたり，加えなかったりして，患者の頭部を側方に屈曲と進展する．もし患者の上腕に知覚障害があったり，疼痛が増強，再現できれば，障害ありと診断される．

**stabilization appliance／スタビライゼーション型スプリント**： 下顎をとくにリポジションすることなく，上顎または下顎の歯列上に装着される硬性レジン製の平面で構成される口腔内装置で，関節または筋の自覚的症状，またはブラキシズムの為害作用を制御するために用いられる．

**standard of care／標準治療**： 任意の集団または状況下において，診断や治療方法の確立されたモデルまたは指針．

**status migrainosus／片頭痛発作状態**： 72時間以上持続する悪心と嘔吐をともなう激烈で減弱しない片頭痛による頭痛発作．外来診療では管理できない可能性あり．

**stellate ganglion／星状神経節**： 第7頸椎の横突起と第1肋骨頭の間に位置する星型の交感神経節で，節後線維は頸動脈，中耳，唾液腺，涙腺に分布し，さらに第IX，第X，第XI脳神経および上方の3つの頸神経を介して毛様体神経節にも分布する．

**stenosis／狭窄**： 管腔構造体の狭小または狭窄．

**stent／ステント**： 皮膚または粘膜移植片をその場にとどめておく装置または管腔構造体を支持しておく装置．放射線治療を促進するためにも使われる．

  **antihemorrhagic stent／抗出血用ステント**： 手術中の出血を制御するために用いられる装置．

  **burn stent／熱傷用ステント**： 熱傷の治癒過程における拘縮を最小にするための装置．

  **medication stent／薬物療法用ステント**： 局所用薬剤を粘膜に接触させておくために用いられる器具．

  **nasal stent／鼻用ステント**： 鼻の形を支持するための鼻内装具．

  **palatal stent／口蓋ステント**： 口蓋の手術創の保護に，または粘膜弁や皮膚移植片を移植床に接触させておくための，口蓋に用いる装置．

  **radiation stent／放射線ステント**： 放射線療法を行う過程で用いられる装置．健常組織を保護し，そのような組織を照射野から排除し，または放射線を目標に向けることができる．

**stethoscope／聴診器**： 聴診を行うための器具．

**stereotactic neurosurgery—see gamma knife surgery／定位神経外科治療**： ガンマナイフ治療 参照．

**stereotactic radiosurgery—see gamma knife surgery／定位放射線治療**： ガンマナイフ治療 参照．

**Still disease [syn: juvenile rheumatoid arthritis]／スティル病 [同：若年性リウマチ性関節炎]**： 血清学的にはリウマチ因子陰性の関節炎で，しばしば発熱とリンパ節の腫大をともなう．16歳以前に発症し，関節炎の症例の70％を占める．

**stimulation／刺激**： 受容体への刺激による活動．

**stimulation coverage／刺激適応範囲**： 刺激により変化する患者の疼痛総量．

**stimulus／刺激**： 筋，神経あるいは他の興奮性組織内で活動を誘発させるもの．

**stomatognathic／顎口腔の**： 口と顎を集合的に表す．

**stomatognathic system／顎口腔系**： 歯，顎，顎関節さらに咀嚼筋群の機能的解剖学的関係．

**stomatology／口腔病学**： 口腔の構造，機能および疾患の研究．

**strabismus—see heterotropia／斜視**： 斜視 参照．

**stress／ストレス**： 生体の恒常性を障害する傾向のある，身体的，精神的，情動的，内因的または外因的なあらゆる刺激に対してなされる順応の試み．その反応が不適切である場合には，病的状態に進展しうる．

**stressor／ストレッサー**： ストレスの原因，恒常性を障害するすべての因子．

**study cast—see cast, dental／研究用模型，スタディキャスト**： 模型，歯の 参照．

**study model—see cast, dental／研究用模型，スタディモデル**： 模型，歯の 参照．

**stump pain／断端痛**： 切断した四肢の断端の疼痛．

**subchondral／軟骨下の**： 軟骨の下の．

**subchondral bone／軟骨下骨**： 軟骨の下の骨．

**subcondylar osteotomy—see condylotomy／下顎頭頸部骨切り術**： 下顎頭切除術 参照．

subcutaneous／皮下の： 皮膚の下．
sublingual／舌下の： 舌の下部の部位または構造に関する．
subluxation, TMJ／不全脱臼，顎関節： 大開口時の部分的または不完全な下顎頭の脱臼で，通常は関節雑音をともない，その間，関節面の一部は接触を保っている．
submandibular／顎下の： 下顎の下部に位置している．
subnucleus caudalis／三叉神経尾側亜核： 三叉神経脊髄路核の亜核の1つである．三叉神経の受容野から疼痛情報を伝達するもっとも速度の遅い一次神経の主な終末である．
subnucleus interpolaris／三叉神経中間亜核： 大半は温度覚と触覚情報であるが，いくつかの末梢からの侵害受容入力を受ける三叉神経脊髄路核の亜核の1つである．
subnucleus oralis／三叉神経吻側亜核： 大半は温度覚と触覚情報であるが，いくつかの末梢からの侵害受容入力を受ける三叉神経脊髄路核の亜核の1つである．
Sudeck atrophy — see reflex sympathetic dystrophy／ズーデック萎縮： 反射性交感神経性ジストロフィー　参照．
suffering／苦悩： ヒトを脅かす強度の苦痛状態．疼痛と関連することが多い．
summation／加重： 繰り返し侵害刺激による疼痛強度の増強．無髄の侵害受容器の活動に関連している．
SUNCT syndrome／SUNCT症候群： 結膜充血や流涙をともなう短時間，片側性の神経痛様の疼痛．
superior — see cephalad／上方の： 頭側の　参照．
superior laryngeal neuralgia — see neuralgia: superior laryngeal／上喉頭神経痛： 神経痛：上部咽頭　参照．
superior retrodiscal lamina／円板後部組織上層部： 円板後部組織または後方付着部の最上層．
superior sagittal sinus／上矢状静脈洞： 髄膜と硬膜の骨内膜間にある静脈洞の一種であり，脳や頭蓋骨からの血液を排出する．上矢状静脈洞は小脳鎌に付随しており，静脈洞の集合を形成するため内後頭隆起において後方部を拡大する．
supraclusion [syn : overeruption of teeth]／高位咬合 [同：過萌出歯]： ある咬合面が正常な咬合面を超えて，挺出している咬合関係．
supracontact [syn : prematurity, premature occlusal contact ; misnomers : occlusal interference, interceptive occlusal contact]／高位接触 [同：早期接触，早期咬合接触] [不適切用語：咬合干渉，干渉性咬合接触]： 最大咬頭嵌合位以前における，臼歯の咬合接触．
supranuclear paralysis — see progressive supranuclear palsy／核上麻痺： 進行性核上麻痺　参照．
surgery, orthognathic／顎矯正手術： 位置異常または変形を修正するために，上顎骨または下顎骨の一部または全部を外科的に整位すること．
symmetry [ant : asymmetry]／対称 [反：非対称]： 大きさ，形または相対的位置が，軸の周りまたは体の基準面のそれぞれの側で一致していること．
sympathectomy [syn : sympathetic neurolysis]／交感神経切断術 [同：交感神経遮断]： 交感神経系の神経路のある部分を切除または遮断すること．
sympathetic／交感神経の： 交感神経系に関する．
sympathetic nervous system [syn : thoracolumbar division]／交感神経系 [同：胸腰系]： 胸髄および腰髄（T1～L3または4）に起始する自律神経系の系統で，血管運動，体温，血糖値，さらにはストレスに対する"闘争または逃避"反応のその他の側面を制御している．
sympathetic neurolysis — see sympathectomy／交感神経遮断： 交感神経切断術　参照．
sympathetically maintained pain／交感神経依存性疼痛： 交感神経系の作用により維持される痛み．複合性局所疼痛症候群や反射性交感神経性ジストロフィーのような障害が含まれるが，特発性歯痛も含まれる可能性がある．
symphysis [syn : fibrocartilaginous joint]／癒合部 [同：線維軟骨関節]： 最初は別々であった2つの骨の間の，癒合した非可動性の軟骨性接合部．
　mandibular symphysis／下顎骨癒合部： 胎生下顎骨の左および右半部の正中癒合部．
symptom／自覚的症状： 患者によって病気のしるしとして感じられる自覚的経験．

## Glossary

**Symptom Checklist-90-Revised (SCL-90-R)／症状チェックリスト-90-改訂版**： 心理的機能の9つの特質のうち90項目の多次元の自己回答チェックリスト.

**synapse** [*syn : synaptic junction*]／**シナプス** [同：シナプス接合部]： 神経刺激が1つのニューロンから他のニューロンへと伝達されていく隣接する2つのニューロンの突起間の接合部.

**synaptic junction**—*see synapse*／**シナプス接合部**： シナプス 参照.

**syndrome**／**症候群**： 疾患を規定する, 自覚的症状と他覚的兆候の集合.

**synkinesis**／**連合運動**： 随意運動に随伴する不随意運動.

**synostosis**—*see ankylosis : bony*／**骨癒合症**： 強直症：骨性強直症 参照.

**synovia** [*syn : synovial fluid*]／**滑液** [同：滑液]： 関節や滑液嚢または腱鞘内の透明で濃厚な潤滑液で, その腔または鞘を裏層している膜より分泌される.

**synovial**／**滑液の**： 滑液または滑液の分泌に関する.

**synovial chondromatosis** [*syn : synovial osteochondromatosis*]／**滑膜軟骨腫症** [同：滑膜骨軟骨腫症]： 滑膜下結合組織内に軟骨結節が発生する稀な状態. 滑膜表面の軟骨病巣は剥離し, 関節内に遊離体となる.

**synovial fluid**—*see synovia*／**滑液**： 滑液参照.

**synovial joint**／**滑膜関節**： 滑膜による裏層のある関節.

　**synovial joint lining**／**滑膜関節**： 滑液を分泌する滑膜関節を裏層する膜.

**synovial osteochondromatosis**—*see synovial chondromatosis*／**滑膜骨軟骨腫症**： 滑膜軟骨腫症 参照.

**synovitis**／**滑膜炎**： 感染, 免疫学的反応または軟骨変性や外傷による二次的な原因による関節の滑膜の炎症.

**syringomyelia**／**脊髄空洞症**： 脊髄内の長い空洞と特徴づけられ, 疼痛, 感覚異常, 手と下肢の萎縮, けい性麻痺を誘発する.

**systemic disease**／**全身疾患, 系統疾患**： 全身に影響を及ぼす疾患で, 個々の部位の疾患と区別される.

**systemic lupus erythematosus (SLE)**／**全身性エリテマトーデス (SLE)**： 全身性の結合組織障害で, 主に中年の女性に発症し, 種々の兆候をきたすが, とりわけ皮膚病変, 血管炎, 関節痛, さらに白血球減少症などをきたす. 通常, 抗核抗体 (ANA) の上昇のような自己免疫疾患の所見と関連している.

## T

**tachycardia**／**頻脈**： 過剰に早い鼓動 (＞100回/分).

**tardive dyskinesia**／**遅発性運動障害 (ジスキネジー)**： 顔面, 四肢および体幹の筋群の不随意性反復性運動. ほとんどは神経遮断剤の使用と関連しており, 薬剤中止後も持続する.

**temporal**／**側頭の, 一時的**： 側頭に関する. または, 限定された時間内の.

**temporal arteritis**—*see arteritis*／**側頭動脈炎**： 動脈炎 参照.

**temporal bone**／**側頭骨**： 頭蓋の下外面の一部をなす一対の不整形の骨で, 乳突部, 鱗部, 岩様部, 鼓室部の4部分からなり, 聴覚器官を含んでいる.

**tempromandibular**／**顎関節の**： 顎関節に関する.

**temporomandibular disorders (TMDs)**／**顎関節症**： 咀嚼筋, 顎関節あるいはその両方に関連する多くの臨床的諸問題.

**temporomandibular joint (TMJ)**／**顎関節 (TMJ)**： 滑走運動と蝶番運動が可能な一対の滑膜関節で, 下顎頭, 関節円板および側頭骨鱗部で関節接合している.

　**temporomandibular joint dysfunction**／**顎関節機能障害**： 異常な, 不完全な, または障害された顎関節の機能.

　**temporomandibular joint hypermobility**／**顎関節可動域過大**： 顎関節の過剰な関節可動性.

　**temporomandibular joint syndrome** [misnomaer]—*see temporomandibular disorders*／**顎関節症候群** [不適切用語]： 顎関節症 参照.

**tender point**／**圧痛ポイント**： リウマチ学の用語で, とくに線維筋痛症において, 触診にて痛みを感じる9対 (全部で18部位) の解剖学的部位の1つを示す. 線維筋痛症は, 適切な病歴と18部位のうち11部位に圧痛があれば, 診断される.

**tendomyositis**／**腱膜炎**： 腱, および付着する筋の炎症.

**tendon／腱**： 筋を骨に付着させ，頑強で柔軟であるが，非弾性の線維性帯状組織.

**tendonitis／腱炎**： 腱または腱筋接合部の炎症.

**TENS** — *see transcutaneous electrical nerve stimulation*／**TENS**： 経皮的電気神経刺激　参照.

**tension[**syn：*stress(psychiatry)***]／緊張[同：ストレス(精神医学的には)]**： 伸張された，引っ張られた，または伸展された行為または状態.

**tension-type headache／緊張型頭痛**： 鈍い，圧迫するような持続性の痛みで，通常は軽度から中等度の両側性の頭痛．重症のときは，光過敏または音過敏をともなうこともあるが，悪心をともなうことは稀である．間欠的か，数分から数日間持続するか，または緩解せずに慢性的に持続することもある．

  **chronic tension-type headache／慢性緊張型頭痛**： 平均すると1か月に15回以上の頭痛頻度であり，その頻度が3か月以上持続する.

  **frequent episodic tension-type headache／頻発反復性緊張型頭痛**： 頭痛頻度は平均すると1～14日であり，それが3か月以上持続する.

  **infrequent episodic tension-type headache／稀発反復性緊張型頭痛**： 平均すると頭痛頻度は1か月1日未満である．

  **probable tension-type headache／緊張型頭痛の疑い**： 診断基準を1つだけ満たさないもの．

**tentorium cerebelli／小脳テント**： 大脳半球から小脳を分離し，半月型のテントまたは後頭蓋窩の天井を形成する膜．

**therapeutic／治療の**： 治療または治療法に関連する．疾患を回復または治癒させる．

**therapeutic prosthesis／治療用補綴物**： 治療の目的で，薬剤を移送または保持するために使われる補綴物．

**thermography／サーモグラフィ**： 近接組織間あるいは反対側の同じ組織間での，皮膚温の差を画像化する，赤外線カメラを用いた技法．

**thoracic outlet syndrome(TOS)／胸郭出口症候群**： 胸郭部(腕神経叢を含む)での神経根の圧迫が疼痛を誘発する状態．

**threshold／閾値**： 感受しうる最小の刺激．結果を得るのに必要な最低の程度．

**thunderclap headache／雷鳴頭痛**： 突然に始まる頭痛であり，1分間以内に最大の強度に達し，1時間から10日間持続する．

**tic douloureux** — *see neuralgia : trigeminal*／**有痛性チック**： 神経痛：三叉神経　参照．

**tidemark／タイドマーク**： 滑膜関節における，石灰化軟骨帯と線維性軟骨帯の間の分界線．

**time-contingent basis／定時(処方，療法)**： 投薬または治療の必要性を，自覚的症状の激しさに対する患者の自覚を基準にするのではなく，規則的な間隔を基準にして行われる薬物処方あるいは治療の施行．

**tinnitus／耳鳴**： 耳内または頭内で聞こえる，ベル音，ブザー音，咆哮音のような主観的な雑音．

**tissue／組織**： 生体を作り上げている，種々の細胞の組合せ．ある特定の機能を行うために連合した，同様に分化した細胞の集合体．

**TMJ** — *see temporomandibular joint*／**顎関節**： 顎関節　参照．

**tolerance／耐性**： 求める効果を継続するために，薬などの物質の増加が必要である生理的状態．

**tomography[**syn：*body section roentgenography***]／断層撮影法[同：体部切断面エックス線撮影法]**： あらかじめ決定した平面内での生体内部の構造を，画像化して示すエックス線撮影技術．他の平面上の構造体の像はぼかされるか排除される．

  **computerized tomography(CT)** [misnomers：CT scan, computed tomography, computer-assisted tomography, computerized axial tomography, computerized transaxial tomography]／**コンピュータ断層撮影法[不適切用語：CTスキャン，コンピューティッド断層撮影法，コンピュータ アシスティッド断層撮影法，コンピュータライズド アキシャル断層撮影法，コンピュータライズド トランスアキシャル断層撮影法]**： 細隙(細く絞られた)エックス線束を用いる断層撮影法で，エックス線束は人体を透過し，直線上に配置されたシンチレーション検出器によって記録される．コンピュータが組織吸収を算出し，種々の構造の組織密度を反映したフィルム画像で示す．

  **corrected cephalometric tomography／修正セファロ断層撮影法**： 頭部，とくに下顎頭のエックス線像から，撮像したい対象物の正確な位置と角度を計算して得られる断層撮影法．

# Glossary

**focal plane tomography／断層面断層撮影法**： あらかじめ決定した厚さと深さでの，身体部分の詳細な断面像を現すエックス線撮影技術．フィルムとエックス線源を照射中に反対方向に動かし，関心領域の前後の構造体をぼけさせることでなされる．

**positron emission tomography(PET)／陽電子放出型断層撮影法**： 患者に投与された放射性核種の崩壊による，陽電子の射出を検出することに基づいた断層撮影画像．組織密度と代謝の両方の情報を提供する．

**single-photon emission computerized tomography(SPECT)／単光子放出コンピュータ断層撮影法(SPECT)**： 患者に投与された放射性核種から射出されるシングルガンマフォトンを検出することに基づいた断層画像．これらの放射性核種を取り込んだ炎症性細胞や代謝中の骨細胞などの位置に関する情報を，それぞれに適切な走査の方法を用いることにより提供する．

**torticollis／斜頸**： 首のねじれや不自然な頭位を引き起こす，頸部の筋の収縮した状態．

　**spasmodic torticollis／けい性斜頸**： 頸部筋の強直性，間代性，または強直性間代性れん縮による間欠的斜頸．

**Tourette syndrome[*syn*：*Gilles de la Tourette syndrome*]／トウレット症候群[同：ギルドラトウレット症候群]**： 若年で発症し，顔面のチック，無目的で協調性を欠く随意運動，および不随意性の発声を含む．

**Towne radiograph／タウンエックス線写真**： 頭蓋の前頭-後頭単純エックス線撮影法．患者は仰臥位でオトガイを引く．後頭骨，側頭骨岩様部および下顎頭が視覚化される．

**transcranial radiograph／経頭蓋エックス線撮影写真**： 後上方の角度から，反対側下顎頭を撮影する単純エックス線撮影写真．

**transcutaneous electrical nerve stimulation(TENS)／経皮的電気神経刺激（TENS）**： 治療として使用される低電圧電気刺激．

**translation of condyle[*syn*：*gliding of condyle, sliding condylar movement*]／下顎頭の滑走運動[同：下顎頭の滑走，下顎頭滑走移動]**： 下顎の前方運動，側方運動，または開口時に起こる下顎頭の運動で，主に関節円板上面と関節結節によって行われる．通常はある程度下顎頭の回転運動と混合している．

**transverse plane／横断面**： 生体を上下に分ける水平面．

**trauma／外傷**： 生体の一部への損傷または創傷．また，人格に対し，持続性の有害な作用を及ぼしうる，個人の対処能力を超えた慢性または急性の精神的ショック．

　**macrotrauma／マクロ外傷，通常外傷**： 外部からの過度の力による生体への損傷．

　**microtrauma／微小外傷，ミクロ外傷**： 反復性の程度の軽い，生体に損傷を起こす可能性を秘めた力．通常は内因性で，不良姿勢や歯のクレンチングのような，慢性の習慣による力．

**traumatic arthritis／外傷性関節炎**： 外傷の直接的結果としての関節炎で，正常関節を障害するか，あるいはすでに存在する関節疾患や退行性変化を悪化させる．

**Treacher Collins syndrome／トリチャーコリンズ症候群**： 下顎および顔面の骨形成不全を特徴とする先天性異常．

**treatment plan／治療計画**： 診断後の，患者の治療のために計画された処置手順．

**tremor／振戦**： 不随意性の震えまたは静止時振戦，反復性かつ同調性の震え．

　**essential tremor／本態性振戦**： 良性の遺伝性家族性の錐体外路系振戦，加齢やストレスで悪化する．

　**movement-induced tremor／運動誘発性振戦**： ある体の動きに誘発される振戦．

　**Parkinsonian tremor／パーキンソン振戦**： パーキンソン病に随伴する緩徐な振戦．寒冷，疲労，ストレスにより悪化する．

　**resting tremor[*syn*：*static tremor*]／静止時振戦[同：静的姿勢時振戦]**： 運動とともに消失する静止時の振戦．

　**static tremor—*see resting tremor*／静的姿勢時振戦**： 静止時振戦 参照．

**trigeminal nerve／三叉神経　第5脳神経(混合神経，CN Ⅴ)**： 口腔および顔面を含む，発生学的に第1鰓弓より分化した構造体に分布する体性感覚神経で，3本の枝に分かれて分布する．眼神経(V1)，上顎神経(V2)，下顎神経(V3)．運動枝は原則的には咀嚼筋に分布しているが，顎舌骨筋，顎二腹筋前腹，口蓋帆張筋および鼓膜張筋にも分布する．

**trigeminal neuralgia—*see neuralgia*：*trigeminal*／三叉神経痛**： 神経痛：三叉神経　参照．

**trigger point—*see myofascial trigger point*／トリガーポイント**： 刺激されると疼痛

を誘発する筋や結合組織の過敏な部位．筋筋膜トリガーポイント　参照．

**trismus**[*syn*:*mandibular trismus*]／**開口障害**[同：下顎開口障害]：　開口制限をきたす咀嚼筋の筋れん縮．破傷風の初期症状．

**trochlear nerve**／**滑車神経**：　第4脳神経（運動神経，CN IV），眼の上斜筋に分布する．

**trophic**／**栄養の**：　栄養または食物に関する．

**tubercle**—*see* *eminence*／**結節**：　結核の特徴的病変．皮膚または骨の結節．隆起　参照．

**tumor**—*see* *neoplasm*／**腫瘍**：　新生物　参照．

## U

**ultrasonic**／**超音波の**：　超音波に関する．

**ultrasonography**[*syn*:*sonography*]／**超音波検査法**[同：音波検査法]：　超音波を対象となる組織に当てて，その反射を記録することによる，体の深部構造の視覚化．

**ultrasound**／**超音波**：　人間の聴覚の上限を超えた振動数の音波（機械的エネルギーの放散，>20,000Hz）．

**uncinate processes**[*syn*:*joints of Luschka*]／**鉤状突起**[同：ルシュカ関節，下位頸椎の外側椎体間にみられる小関節]：　第3頸椎と第7頸椎間にあり，椎体の側方に存在する鉤状突起により構成される．椎体から上方に，椎体の前部から下方に突出し，頸椎が屈曲と伸展でき，側方への屈曲を制限する．関節とみなされるが，関節腔を有する真の関節ではない．

**unilateral**[*ant*:*bilateral*]／**片側性の**[反：両側性の]：　一方の側にだけ起こる．

**urate crystal**／**尿酸塩結晶**：　痛風の関節内に沈着する尿酸塩．

## V

**vagus nerve**／**迷走神経**：　第10脳神経（混合神経，CN X）．頸静脈孔を通って頭蓋を出て，耳，舌，咽頭および喉頭へ知覚線維を分布し，副交感および内臓求心線維を内臓に，さらに喉頭，食道，および咽頭の筋群への運動神経線維を分布する．

**vapocoolant spray**／**気化冷却スプレー**：　温かい皮膚に用いると急速に気化し，患部を即座に冷却する揮発性の強い液体．冷却伸展療法に使われる．

**vapocoolant spray-stretch procedure**—*see* *spray and stretch*／**冷却伸展療法**：　冷却伸展　参照．

**vascular**／**血管の**：　血管に関する．

**vascular pain**／**血管痛**：　血管に分布する求心性神経から放散する，内臓由来の深部体性痛．

**vasculitis**／**血管炎**：　血管の炎症状態．

**vasoconstriction**／**血管収縮**：　血管の狭窄，その結果，体の一部の血流量が低下する．

**vasodilatation**／**血管拡張**：　血管の拡張，その結果，体の一部の血流量が増加する．

**vasomotor**／**血管運動の**：　血管の直径を変化させるよう作用する．

**vasospasm**／**血管けいれん**：　血管壁の筋の収縮による血管内径の急激な短縮，その結果，血流量が低下する．

**vertical dimension of occlusion（VDO）**／**咬合の垂直高径（VDO）**：　咬頭嵌合位にあるときの，下顎上の任意の1点と，顔面上の他の点との間の垂直距離．

**vertical plane**／**垂直面**：　矢状面または前頭面．横断面に垂直な面．

**vertigo**／**回転性めまい**：　運動の幻覚；外界が患者の周りを回転しているような感覚（他覚的めまい）または空間内を患者が回転しているような感覚（自覚的めまい）．しばしば，めまい感（dizziness）と同義に使われる．めまいは，内耳疾患から，心臓，胃または眼疾患から，または脳の器質的疾患や他の原因から起こることがある．

**vestibular nucleus**／**前庭神経核**：　頭，頸，体幹，眼，耳と広範囲の神経結合を有する延髄内の神経細胞の集合であり，バランス，凝視，平衡，姿勢の反射的な制御を調整する．姿勢に関しては，下行性神経が頸椎内でシナプス連絡し，頭と頸の関係を意味する．

**vibration analysis**／**振動分析**：　関節内障の診断補助のため，滑走時の下顎頭の1分間あたりの振動を計測する方法．

**visceral pain**／**内臓痛**：　裏層粘膜，中空臓器壁，臓器実質，腺，歯髄，さらに血管構造のような内臓構造体からの深部体性痛．

## W, X, Y, Z

**Waldeyer tonsillar ring**／**ワルダイエルの扁桃輪**：　咽頭扁桃，耳管扁桃，口蓋扁桃，舌扁桃からなる上気道を取り囲むリンパ組織．

## Glossary

whiplash[*misnomer*] —*see flexion-extension injury*／むち打ち[不適切用語]： 屈曲—伸展損傷 参照.

windup／ワインドアップ： 中枢神経系において，増強反応を引き起こす反復神経刺激.

working interference[*misnomer*] —*see working occlusal contact*／作業側干渉[不適切用語]： 作業側咬合接触 参照.

working occlusal contact／作業側咬合接触： 歯によって誘導された下顎側方運動時の，同側での歯の接触.

working side／作業側： 口腔の機能している側と同側.

xerostomia／口腔乾燥症： 口腔が乾燥した状態.

x-ray—*see radiograph*／エックス線： エックス線写真 参照.

zoster—*see herpes zoster*／帯状疱疹： 帯状疱疹 参照.

zygapophyseal[*syn*：*facet joint*]／関節突起の[同：面関節]： 伸長，屈曲，回転を行うことができる脊椎の面関節の関節運動.

zygoma／頬骨： 頬骨と側頭骨頬骨突起と上顎骨頬骨突起との癒合によって形づくられた部位.


## Terms to Avoid/Preferred Terms
使用を避ける用語／使用が推奨される用語.

arthritis deformans—Use rheumatoid arthritis／変形性関節炎： リウマチ性関節炎 を使う.

balancing interference — Use nonworking occlusal contact／平衡側干渉： 非作業側咬合接触 を使う.

balancing occlusal contact—Use nonworking occlusal contact／平衡側咬合接触： 非作業側咬合接触 を使う.

bilaminar zone — Use posterior attachment／二層部： 後方付着部 を使う.

bite guard — Use stabilization appliance／バイトガード： スタビライゼーションアプライアンス を使う.

closed bite — Use posterior overclosure／クローズドバイト： 臼歯部過蓋咬合 を使う.

closed lock—Use disc displacement without reduction／クローズドロック： 非復位性関節円板転位 を使う.

computer-assisted tomography—Use computerized tomography／コンピュータアシスティッド断層撮影法： コンピュータ断層撮影法 を使う.

computerized axial tomography—Use computerized tomography／コンピュータライズドアキシャル断層撮影法： コンピュータ断層撮影法 を使う.

computerized transaxial tomography—Use computerized tomography／コンピュータライズドトランスアキシャル断層撮影法： コンピュータ断層撮影法 を使う.

CT scan — Use computerized tomography／CTスキャン： コンピュータ断層撮影法 を使う.

deep bite—Use deep overbite／ディープバイト： 過蓋咬合 を使う.

disc locking—Use disc displacement without reduction／ディスクロッキング： 非復位性関節円板転位 を使う.

disk—Use disc／disk： disc を使う

fibrositis—Use fibromyalgia／結合組織炎： 線維筋痛症 を使う.

flat-plane appliance — Use stabilization appliance／フラットスプリント： スタビライゼーション型スプリント を使う.

interdigitation — Use intercuspation／インターディジテーション(咬頭嵌合)： intercuspation (咬頭嵌合) を使う.

intermaxillary—Use interocclusal／顎間の： 咬合面間の を使う.

locking of joint—Use disc displacement without reduction／関節のロッキング： 非復位性関節円板転位 を使う.

meniscectomy, TMJ—Use discectomy／半月板切除術，顎関節： 関節円板切除術 を使う.

meniscus, TMJ — Use intra-articular disc／半月板，顎関節： 関節円板 を使う.

muscle cramp—Use myospasm／筋けいれん： 筋れん縮 を使う.

muscle relaxation appliance—Use stabilization appliance／筋弛緩型スプリント： スタビライゼーション型スプリント を使う.

myofascial pain dysfunction syndrome―Use myofascial pain／筋筋膜疼痛機能異常症候群： 筋筋膜痛 を使う．

pathosis―Use pathologic condition／病的状態： 病理学的状態 を使う．

posterior ligament―Use posterior attachment／後方靭帯： 後方付着部 を使う．

psychogenic pain disorder―Use somatoform disorder／心因性疼痛障害： 身体表現性障害 を使う．

reflex sympathetic dystrophy―Use complex regional pain syndrome／反射性交感神経性ジストロフィー： 複合性局所疼痛症候群 を使う．

retrodiscal pad―Use posterior attachment／レトロディスカル・パッド： 関節円板後部結合組織 を使う．

shingles―Use herpes zoster／shingles（帯状疱疹）： herpes zoster 帯状疱疹 を使う．

sliding condylar movement―Use translation of condyle／下顎頭の滑走運動： 下顎頭の滑走 を使う．

temporomandibular joint syndrome―Use temporomandibular disorders／顎関節症候群： TMD（顎関節症） を使う．

whiplash―Use flexion-extension injury／むち打ち： 屈曲―伸展損傷 を使う．

working interference―Use working occlusal contact／作業側干渉： 作業側咬合 を使う．

＊International Association for the Study of Pain, Task Force on Taxonomy. Scheme for coding chronic pain diagnoses. In：Merskey H, Bogduk N（編）. Classification of Chronic Pain. Descriptions of Chronic Pain Syndromes and Definitions of Pain Terms. 2版. Seattle：IASP Press, 1994：3‐4. から引用．

＊＊Loeser JD（編）. Bonica's Management of Pain. 3版. Philadelphia：Lippincott Williams & Wlikins, 2001. から引用．

＊＊＊Diagnostic and Statistical Manual of Mental Disorders. 4版. Washington DC：American Psychiatric Associaton, 1994. から引用．

Dorland's Illustrated Medical Dictionary. 30版. Philadelphia：Saunders, 2003. 参考．

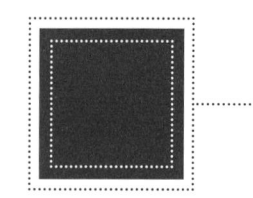

# 和文索引

## ア

アーノルド・キアリ症候群　241
アシクロビル　131
アスピリン　177
アセトアミノフェン　130, 136
アタッチメントロス　120, 121, 123
アミトリプチリン　88, 179
アムホテリシン　132
アルコール注射　101
アロスターシス　27
アロディニア　24, 106
アンテコリス　239
アンテリアガイダンス　184, 187
アンレキサノクス口腔用軟膏　129
悪性腫瘍
　　口腔内——　133

## イ

イーグル症候群　238, 252
イオン導入法　182
イトラコナゾール　132
インドメタシン　92
インピンジメント　236
依存性パーソナリティ障害　266
胃保護剤　178

異形成　158
　　線維筋性——　80
異常機能運動　175
異所性疼痛　24
遺伝的感受性　155
痛み
　　神経血管性の——　43
　　神経原性の——　43
痛みのカテゴリー　43
　　筋骨格性　43
　　心因性　43
　　神経血管性　43
　　ニューロパシー性　43
一過性の虚血発作　78
一次性頭痛障害　70
一次的利得　268
一次ニューロン　16
咽頭炎　252
陰性的中度　50

## ウ

うっ血乳頭　81
運動後筋痛　169
運動神経核　16
運動療法　180

329

## 和文索引

### エ
エファプス　99
壊死性潰瘍性口内炎　127
壊疽性口内炎　127
円板転位
　　前方転位　161
　　　非復位性――　159, 162, 167
　　　復位性――　159
炎症性メディエータ　117, 121
演技性パーソナリティ障害　266

### オ
オーバージェット　151
オーバーバイト　151
オピオイド系麻酔薬　177
オルソパントモグラム　53
温罨法　175
温熱的火傷　133

### カ
カウザルギー　108
ガバペンチン　100
カルバマゼピン　99
カンジダ症
　　急性萎縮性――　132
　　急性偽膜性――　131
　　口腔――　131
　　慢性萎縮性――　132
　　慢性肥厚性／過形成性――　132
ガンマナイフ治療　101
がん　133
　　――性髄膜炎　82
　　――性髄膜炎による頭痛　82
　　扁平上皮癌　133
下咽頭　251
下顎運動範囲　47

下顎後方位　151
下顎頭溶解　166
下行性抑制　23
下鼻甲介肥厚　252
化学的火傷　133
火傷
　　温熱的――　133
　　化学的――　133
可逆性歯髄炎　115
可塑性変化　23
可動化療法　181
加速－減速損傷　233
仮性動脈瘤　80
過覚醒　262
過形成　158
　　筋突起――症　173
介在ニューロン　18
回避性パーソナリティ障害　266
海綿状血管腫　79
海綿静脈洞炎　250
海綿静脈洞瘻孔　250
開口障害
　　慢性――　172
解剖学的変異　162
潰瘍性歯肉炎
　　急性壊死性――　127
外傷　133
　　――後ストレス障害　262
　　――性潰瘍　133
　　――性頭蓋内血腫　78
　　間接的――　149
　　直接的――　148
　　微小――　149
外側翼突筋
　　――下頭　144
　　――上頭　144

外転神経麻痺　81
核
　　運動神経——　16
　　三叉神経脊髄路——　17
　　主知覚——　17
　　中間亜——　18
　　中脳路——　17
　　吻側亜——　18
　　尾側亜——　18
顎運動計測装置　51
顎関節
　　——機能障害　250, 252
　　——強直症　167, 173
　　——手術　190
　　——障害　157
　　——脱臼　163
　　——内障　161
顎矯正手術　189
顎二腹筋　144
顎跛行　80
滑液　143
　　——分析　154
滑走関節　143
滑膜炎　164, 166
滑膜関節　143
硝子軟骨　143
川崎病　254
乾癬性関節炎　164
間接的外傷　149
感染症
　　中枢神経系の——　76
　　頭蓋内——　82
感染性炎症性疾患
　　頭蓋内非——　82
感染性関節炎　164
感度　50

関節炎
　　乾癬性——　164
　　感染性——　164
　　原発性骨——　165
　　骨——　162, 163, 164, 165, 170, 171
　　多発性——　163, 164, 166
　　二次性骨——　166
　　輪状披裂——　252
関節円板　143
　　——-下顎頭の非協調　161
　　——障害　159
　　——の瞬間的な押し込み　160
関節鏡視下手術　191
関節腔洗浄療法　190
関節雑音　47
関節切開術　191
関節包炎　164, 166
関節包靭帯の捻挫　164
関節包内圧　154
関節リウマチ　164
　　若年性——　164
関節隆起　151
関連痛　25, 231, 236
環軸関節　239
鑑別不能型身体表現性障害　267
眼炎　250
眼窩先端部症候群　250
眼筋麻痺
　　有痛性——　104
眼性疲労　250

# キ

気化冷却スプレー　182
気管炎　252
気分障害　156
亀裂歯症候群　124

## 和文索引

器質的精神障害　156
機能習慣　175
偽陰性　50
偽性脳腫瘍　81
偽陽性　50
拮抗／作動的活動　230
急性萎縮性カンジダ症　132
急性壊死性潰瘍性歯肉炎　127
急性偽膜性カンジダ症　131
急性虚血性脳血管疾患　78
急性筋骨格痛の初期治療　174
巨細胞性動脈炎　76, 254
巨細胞性側頭動脈炎　79
虚偽性障害　273
虚血性脳血管疾患　78
　　急性——　78
虚血性脳卒中　76
虚血発作
　　一過性の——　78
強直症　167
　　顎関節——　167, 173
　　骨性——　167
　　線維性——　163, 167
強直性脊椎炎　164
強迫性パーソナリティ障害　266
強皮症　164
境界性パーソナリティ障害　266
筋炎　169, 170, 171, 172
　　骨化性——　172
　　多発性——　168
　　　　リウマチ性——　168
　　皮膚——　168
筋筋膜炎　168
筋筋膜痛　169, 170, 250, 252
　　発痛因子　170
筋筋膜疼痛機能障害症候群　170

筋筋膜トリガーポイント　182
筋拘縮　167, 172
筋コンパートメント症候群　169
筋骨格性の痛み　43
　　急性——
　　　　初期治療　174
筋線維炎　168
筋線維症　172
筋線維性拘縮　172
筋弛緩型スプリント　184
筋弛緩薬　178
筋痛　170
　　運動後——　169
　　限局性——　169, 170, 171
　　遅発性——　169
　　中枢性機序による——　170
筋電図　51
筋突起過形成症　173
筋瘢痕化　172
筋れん縮　171
緊張型頭痛　88, 170

## ク

クモ膜下出血　76, 78, 254
クリッキング　145, 159
　　相反性——　159
クレピタス　145
クレンチング　168, 184
クローン病　254
クロスバイト　152
クロトリマゾール　132
　　——・トローチ　132
屈曲—伸展損傷　149, 233
群発頭痛　90

## ケ

ケトコナゾール　132
けいれん　171
形成不全　158
茎突舌骨靱帯　238
経咽頭撮影法　53
経皮的グリセロール神経根破壊術　101
経皮的電気神経刺激（TENS）　181
経皮的バルーン微小圧迫術　101
頸－舌症候群　239
頸原性頭痛　236
頸神経叢　20
頸神経ワナ　20
頸性疼痛症　70
頸椎
　　——と頭蓋下顎の連結　228
　　——の神経支配　231
　　——のスクリーニング評価　230
頸椎損傷　233
頸椎変形性関節症　235
頸動脈解離　76, 80, 250, 254
頸動脈体　20
頸動脈瘤　250
頸部痛　232
結合組織炎　168
結晶誘発性疾患　164
腱炎　172
腱膜炎　172
限局性筋痛　169, 170, 171
原発性骨関節炎　165
原発性頭蓋内血管炎　254
原発性不眠症　264
減形成　158

## コ

コーンビームＣＴ　54
コデイン　130
コリン作動性作用　21
コルチコステロイド噴霧薬　132
コンピュータ断層撮影法　53
呼吸関連睡眠障害　264
鼓膜張筋　17
口蓋帆張筋　17
口角炎　132
口角びらん症　132
口腔カンジダ症　131
口腔顔面痛
　　研究診断基準　65
　　緩解因子　44
　　増悪因子　44
　　頭蓋内を原因とする——　75, 82
口腔灼熱症候群　133
口腔内悪性腫瘍　133
口腔内診査　48
口腔内疼痛症　70
口内炎
　　壊死性潰瘍性——　127
　　壊疽性——　127
　　再発性アフタ性——　128
　　ヘルペス性歯肉——　129
広域スペクトル抗生物質　131
広作動域ニューロン　22
交感神経依存性疼痛　109
交感神経系　20
抗ウイルス薬　104
抗うつ薬　107, 179
抗炎症薬　178
　　非ステロイド性——（NSAIDs）　128, 177
抗不安薬　178
拘縮
　　筋線維性——　172
咬筋　144

## 和文索引

咬合調整　187
咬合療法　186
咬頭嵌合位　151
後頭神経痛　237
高閾値神経終末　15
高血圧
　　動脈——　254
高血圧性脳症　76
高周波熱凝固法　101
高尿酸血症　164
絞扼　236
硬性限界感　172
硬膜外血腫　78
硬膜下血腫　78
硬膜下膿瘍　82, 83
硬膜頭痛　238
硬膜動静脈瘻　79
膠着　154
骨化性筋炎　172
骨関節炎　162, 163, 164, 165, 170, 171
　　原発性——　165
　　二次性——　166
骨関節症　153
骨性強直症　167
骨折　163

### サ

サーモグラフィ　51
サブスタンスＰ　168
サルコイドーシス　253, 254
詐病　275
再発性アフタ性口内炎　128
細菌性髄膜炎　82
最大開口距離計測　47
三叉神経・自律神経性頭痛　85
三叉神経脊髄路核　17

三叉神経節　130
三叉神経痛（有痛性チック）　97

### シ

シェーグレン症候群　164
シクロベンザプリン　178
ジストニア　239
シゾイドパーソナリティ障害　265
ジプロピオン酸ベタメタゾン　132
ジャブ・ブロー頭痛症候群　99
シャルコー・マリー・トゥース病　98
シュウ酸化合物　119
シンチグラフィ　54
刺激鎮痛　23
姿勢訓練　180
視床下部　18
視床下部—脳下垂体—副腎軸活動　26
歯科矯正—顎矯正治療　188
歯科矯正治療　188
歯冠周囲炎　122
歯冠周囲膿瘍　122
歯原性疼痛　115
歯根周囲膿瘍　121
歯周—歯内複合膿瘍　123
歯周膿瘍　120
歯周ポケット　120, 121
歯髄炎
　　可逆性——　115
　　不可逆性——　115
歯髄象牙質複合体　117
歯痛　252
　　非歯原性——　126
　　非定型——　66
歯肉膿瘍　120
自己愛性パーソナリティ障害　266
自己管理　175

# 和文索引

自律神経ブロック　56
耳介側頭神経症候群　250
耳感染　164
失活歯髄　116
失調型パーソナリティ障害　265
社会心理的病歴　44
斜頸　238
若年性関節リウマチ　164
手術　190
　　顎関節——　190
　　顎矯正——　189
　　関節鏡視下——　191
　　関節切開術　191
主知覚核　17
腫瘍　82
　　口腔内悪性——　133
　　——に起因する頭蓋内圧亢進　82
　　副鼻腔——　250
腫瘍形成
　　咀嚼筋——　173
受容器
　　侵害——　15
　　代謝性——　15
　　低閾値——　15
受容体
　　AMPA——　24
　　NMDA——　24
収束　26, 230
修復的治療　188
出血性脳卒中　76
女性ホルモン　154
小下顎症　151
正円孔　16
上咽頭（鼻咽腔）　251
上眼窩裂症候群　250
上喉頭神経痛　103

情緒的運動システム　27
触診検査　45
心因性の痛み　43
心気症　271
身体化障害　267
身体検査　45
身体疾患に影響する心理的要因　265
身体醜形障害　272
身体表現性障害　156
　　鑑別不能型——　267
　　特定不能の——　273
身体表現性疼痛障害　269
身体妄想　272
信頼性　50
神経因性疼痛　97
神経学的検査　45
神経血管性の痛み　43
神経原性炎症物質　24
神経原性の痛み　43
神経障害性疼痛　97
神経衰弱　268
神経性無食欲症　273
神経切除術　101
神経脱落症状　75, 78, 81
神経痛
　　後頭——　237
　　三叉——　97
　　上喉頭——　103
　　舌咽——　103, 252
　　前三叉——　102
　　帯状疱疹後——　106
　　中間——　103
神経ペプチド　168
侵害受容器　15
侵害受容ニューロン
　　特異的——　22

# 和文索引

振動分析　52
真珠腫　250
診断テスト　50
　科学的妥当性　50
診断用模型　50
新生物　158, 163-166, 169-172

## ス
スクリーニング質問票　40
スクリーニング評価　40
スタビライゼーション型スプリント　184, 186
ストレッサー　27
スプリント
　筋弛緩型――　184
　スタビライゼーション型――　184, 186
　前方位型――　185
　前方整位型――　185
　軟性――　184
　部分被覆型――　185
スプリント療法　183
頭痛　82
　がん性髄膜炎による――　82
　緊張型――　88, 170
　群発――　90
　頸原性――　236
　硬膜――　238
　三叉神経・自律神経性――　85
　腫瘍による――　82
　水頭症による――　82
　片――　85
　　発作性――　92
　雷鳴――　78, 79
水癌　127
水頭症　82
　――による頭痛　82
睡眠障害　264

呼吸関連――　264
髄膜炎　83
　がん性――　82
　細菌性――　82
　リンパ球性――　82

## セ
セロトニン　168
生活歯髄　115
生物医学的モデル　26
生物行動学的モデル　257
生物心理社会的モデル　27
星状神経節ブロック　56
精神障害
　器質的――　156
　――の診断・統計マニュアル　156
脊椎関節症　164
舌咽神経痛　103, 252
舌痛　250
先天性障害　157
線維筋性異形成　80
線維筋痛症　168, 169, 170, 171
線維性強直症　163, 167
線維軟骨　143
全身性エリテマトーデス　164, 168, 254
全身性関節弛緩　152
全般的不安障害　261
前後方向撮影法　53
前三叉神経痛　102
前方位型スプリント　185
前方整位型スプリント　185

## ソ
ソノグラフィ　52
ソフトレーザー　183
咀嚼筋　143

## 和文索引

――圧痛　153
――腫瘍形成　173
――障害　157, 168
相反性円板　161
相反性クリッキング　159
側頭筋　144
側頭動脈炎　79
側副靱帯　143

### タ

タマネギの皮　18
多発性関節炎　163, 164, 166
多発性筋炎　168
　リウマチ性――　168
多発性硬化症　269
代謝性受容器　15
体性神経ブロック　55
対人恐怖症　273
帯状疱疹　104, 250
――後神経痛　106
大うつ病性障害　261
大唾液腺　48
単純ヘルペス　250
――ウイルス（HSV）　129
短時間持続性片側神経痛様頭痛発作（SUNCT）　99
断層撮影法　53

### チ

チザニジン　178
地図状舌　135
遅発性筋痛　169
蓄膿症　252
中咽頭　251
中間亜核　18
中間外側灰白質　21
中間神経痛　103

中枢神経系の感染症　76
中枢性機序による筋痛　170
中枢性興奮　230
中脳路核　17
超音波　182
腸神経系　20
蝶番滑走関節　143
蝶番関節　143
直接的外傷　148
鎮痛薬　177
　麻薬性――　177

### ツ

椎骨動脈解離　76, 80, 254
椎骨動脈症候群　240
痛覚過敏　106
痛風　164

### テ

低閾値受容器　15
低髄液圧　81
転換性障害　268
電気療法　181
電撃傷　133
電流刺激（EGS）　181

### ト

トリアムシノロンアセトニド　129, 133
トリガーポイント　126, 170
　筋筋膜――　182
　――注射　55, 182
　――痛　170
トリプタン　88, 91
徒手的授動術　181
投射痛　25

# 和文索引

疼痛
　　異所性―― 24
　　交感神経依存性―― 109
　　歯原性―― 115
　　神経因性―― 97
　　神経障害性―― 97
　　――誘発物質　170
　　ニューロパシー性―― 55, 97, 126
　　脳卒中後中枢性―― 107
疼痛症　70
　　頸性―― 70
　　口腔内―― 70
疼痛誘発物質　170
凍結療法　101
頭位と下顎の関節運動の関連性　229
頭蓋内圧亢進　81
　　腫瘍に起因する―― 82
　　特発性―― 81
頭蓋内感染症　82
頭蓋内血管炎
　　原発性―― 254
頭蓋内血腫
　　外傷性―― 78
　　非外傷性―― 78
頭蓋内非感染性炎症性疾患　82
頭蓋内を原因とする口腔顔面痛　75
動眼痛　250
動静脈奇形　79, 254
動脈炎
　　巨細胞性―― 76, 250
　　側頭―― 79
　　　　巨細胞性―― 79
動脈高血圧　254
動脈内膜剥離術後　254
動脈瘤　76
　　仮性―― 80

頸―― 250
　　囊状―― 79, 250, 250
特異的侵害受容ニューロン　22
特異度　50
特定不能の身体表現性障害　273
特発性頭蓋内圧亢進　81
頓挫療法　87

## ナ

ナイスタチン　132
　　――軟膏　132
内因性物質　168
　　サブスタンスP　168
　　神経ペプチド　168
　　セロトニン　168
　　ブラジキニン　168
　　プロスタグランジン　168
内頸動脈痛　80
内側翼突筋　144
軟性限界感　169, 170
軟性スプリント　184

## ニ

2軸診断　260
ニューロパシー性疼痛　55, 97, 126
　　――症　70
ニューロン
　　一次―― 16
　　介在―― 18
　　広作動域―― 22
　　侵害受容――
　　　　特異的―― 22
　　　　特異的侵害受容―― 22
二次性骨関節炎　166
二次的利得　29, 268
乳様突起炎　250

認知行動療法　176

## ノ

ノーマ　127
ノルアドレナリン作動性作用　21
脳炎　82
脳血管疾患
　　急性虚血性——　78
脳梗塞　76
脳腫瘍　82
　　偽性——　81
脳静脈血栓症　76, 81, 254
脳卒中
　　虚血性——　76
　　出血性——　76
　　——後中枢性疼痛　107
脳内血腫　76
脳内出血　78
脳膿瘍　82, 83
囊状動脈瘤　79, 250, 254

## ハ

パーソナリティ障害　265
　　依存性——　266
　　演技性——　266
　　回避性——　266
　　境界性——　266
　　強迫性——　266
　　シゾイド——　265
　　自己愛性——　266
　　失調型——　265
　　反社会性——　265
　　妄想性——　265
バイオフィードバック　176
パニック障害　261
パノラマエックス線写真撮影　53

パラシクロビル　131
パラセラー症候群　250
パラファンクション　149
バレー・リオー症候群　240
歯の喪失　151
歯の摩耗　150
発育障害　157
鍼　182
反社会性パーソナリティ障害　265
反射性交感神経性ジストロフィー　108

## ヒ

ヒアルロン酸ナトリウム　179
ビジュアルアナログスケール　43
ヒステリー　267
皮膚筋炎　168
非オピオイド系薬剤　177
非外傷性頭蓋内血腫　78
非歯原性歯痛　126
非ステロイド性抗炎症薬(NSAIDs)　128, 177
非定型顔面痛　66, 104
非定型歯痛　66
非復位性円板転位　159, 162, 167
尾側亜核　18
鼻茸　252
鼻中隔膿瘍　252
鼻中隔湾曲　252
微小外傷　149
微小血管減圧術　101
微小電圧刺激　181
病歴採取　41

## フ

ファニトイン　100
ファムシクロビル　131
フェニックス膿瘍　122

## 和文索引

ブラキシズム　145, 168, 184
　　夜間――　150
ブラジキニン　168
フラッシュバック　262
フリーラジカル　155
フルコナゾール　132
プロービングデプス　123
プロスタグランジン　168
不安　156
　　――障害　156, 261
　　　全般的――　261
不可逆性歯髄炎　115
部分被覆型スプリント　185
副交感神経系　20
副交感神経線維　19
副腎皮質ステロイド　178
副鼻腔炎　252
副鼻腔腫瘍　250
復位性円板転位　159
複合性局所性疼痛症候群　108
輻輳傷害　250
物理療法　181
吻側亜核　18
分子マーカー　164

### ヘ

ヘルペス性歯肉口内炎　129
ペンシクロビル　131
ベンゾジアゼピン　178
片頭痛　85
　　発作性――　92
辺縁系　18
扁桃炎　252
扁桃膿瘍　252
扁平上皮癌　133

### ホ

ポッピング　145, 159
ポリモダール　15
ホルネル症候群　80
ボンディング材　119
保存的治療　174
包括的評価　41
放射性核種画像法　54
蜂巣炎　122
発作性片頭痛　92

### マ

麻酔ブロック　182
麻薬性鎮痛薬　177
慢性萎縮性カンジダ症　132
慢性開口障害　172
慢性痛患者　174
慢性のTMD（顎関節症）　174
慢性肥厚性／過形成性カンジダ症　132

### ミ

ミュンヒハウゼン症候群　274
未破裂血管奇形　79, 254
満ち足りた無関心　268

### ム

むちうち　149, 233
無感覚部痛　107

### モ

妄想性障害，身体型　273
妄想性パーソナリティ障害　265
網様体　18, 22

### ヤ

夜間ブラキシズム　150

## ユ

薬物使用障害　263
薬物療法　176

## ユ

有痛性眼筋麻痺　104
有痛性チック　97
遊走性紅斑　135

## ヨ

予防療法　87
陽性的中度　50
抑うつ　156
翼口蓋神経節　19
　　──ブロック　56

## ラ

ライター症候群　164
ラポールの形成　175
ラムゼーハント症候群　250
雷鳴頭痛　78, 79
卵円孔　16

## リ

リーシュマニア症　254
リウマチ
　関節──　164
　　若年性──　164
リウマチ性多発性筋炎　168
リポ多糖(LPS)　121
リンパ球性髄膜炎　82
理学療法　180
良性移動性舌炎　135
緑内障　250
輪状披裂関節炎　252

## レ

レーザー治療　183
レッドイアー症候群　250
冷罨法(湿布)　175

## ワ

ワインドアップ　24

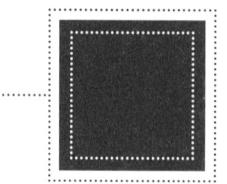

# 欧文索引

### A
AMPA 受容体　24
atypical facial pain　66
atypical odontalgia　66

### B
Bacterioides forsythus　121

### C
γδ⁺型 T 細胞　129
C albicans　132
CD4/CD8 陽性細胞比　129
CSD（頸部障害）　227
　——の下位分類　228
　——の有病率　228
CT
　コーンビーム——　54
Costen 症候群　64

### E
EGS　181
EMG　51

### F
Fusobacterium　128

　——nucleatum　121

### H
HIV/AIDS　135
HSV　129
HSV-1　129
HSV-2　129

### J
jabs and jolts 症候群　99
jamming　160

### L
LPS　121

### M
MRI　53
masticatory muscle disorders　157

### N
NMDA 受容体　24
NSAIDs　128, 136

### P
P intermedia　128

*Peptostreptococcus micros* 121
*Porphyromonas gingivalis* 120
*Prevotetella intermedia* 121

## R
RDC　65
Raschkow 神経叢　116
research diagnostic criteria　65
Research Diagnostic Criteria for Temporomandibular Disorders(RDC/TMD)　260

## S
SUNCT　99
*Selenomona*　128
sticking　154
Symptom Checklist-90改訂版(SCL-90-R)　259

## T
T細胞
　γδ+型——　129

TENS　181
TMD(顎関節症)　70, 144
　——スクリーニング　40
　——の疫学　146
　——の管理　173
　——の自覚的症状　146
　——の自然経過　146
　——の持続因子　148
　——の素因　147
　　持続因子　148
　　発症因子　148
　——の他覚的兆候　146
　——の定義　144
　——の病因　147
　——の有病率　147
　慢性の——　174
TMJ disorders　157
*Treponema*　128

343

口腔顎顔面痛の最新ガイドライン 改訂第4版
——米国AAOP学会による評価,診断,管理の指針——

2009年11月10日　第1版第1刷発行

編　　　者　Reny de Leeuw
　　　　　　（レニー　デリュー）

監 訳 者　杉崎正志・今村佳樹
　　　　　（すぎさきまさし）（いまむらよしき）

発 行 人　佐々木　一高

発 行 所　クインテッセンス出版株式会社
　　　　　東京都文京区本郷3丁目2番6号　〒113-0033
　　　　　クイントハウスビル　電話 (03)5842-2270(代表)
　　　　　　　　　　　　　　　　　(03)5842-2272(営業部)
　　　　　　　　　　　　　　　　　(03)5842-2279(書籍編集部)
　　　　　web page address　http://www.quint-j.co.jp/

印刷・製本　サン美術印刷株式会社

©2009　クインテッセンス出版株式会社　　禁無断転載・複写
Printed in Japan　　　　　　　　　　　　落丁本・乱丁本はお取り替えします
　　　　　　　　　　　　　　　　　　　　ISBN978-4-7812-0105-4　C3047

定価は表紙に表示してあります